Indian Medicinal Plants Volume 3

a compendium of 500 species

Editors (Arya Vaidya Sala, Kottakkal)

P K WARRIER Managing Trustee

V P K NAMBIAR Consultant, Medicinal Plants

C RAMANKUTTY Assistant Physician

Illustrations

R VASUDEVAN NAIR
formerly Head, Department of Botany
Government Victoria College
Palakkad

Subject Experts

K Rajagopalan Chief Physician, Susrutha Bhavan, Kollam

V V Sivarajan Professor of Botany, University of Calicut

P R Varier formerly Chief Physician
Kottakkal Arya Vaidya Sala, Thiruvananthapuram

S Varier formerly Chief Medical Advisor
Arya Vaidya Sala, Kottakkal

P S Varier formerly Chief Medical Advisor
Arya Vaidya Sala, Kottakkal

Indira Balachandran Research Officer
Arya Vaidya Sala, Kottakkal

N V K Varier Chief Editor 'Aryavaidyan'
Arya Vaidya Sala, Kottakkal

P Madhavikutty Chief Physician
Arya Vaidya Pharmacy, Shoranur

Indian Medicinal Plants

a compendium of 500 species

Volume 3

Vaidyaratnam P S Varier's
Arya Vaidya Sala
Kottakkal

Orient Longman

Indian Medicinal Plants Volume 3

First Published 1995

Reprinted 1996

ISBN 81 250 0302 9

Orient Longman Limited

Registered Office
3-6-272 Himayatnagar, Hyderabad 500 029 (A.P.) INDIA.

Other Offices:
Kamani Marg, Ballard Estate, Bombay 400 038
17 Chittaranjan Avenue, Calcutta 700 072
160 Anna Salai, Madras 600 002
1/24 Asaf Ali Road, New Delhi 110 002

80/1 Mahatma Gandhi Road, Bangalore 560 001
Plot No. 365, Saheed Nagar, Bhubaneswar 751 007
41/316 Gour Mohan, Ambady Lane, Chitoor Road, Cochin 682 011
S.C. Goswami Road, Panbazar, Guwahati 781 001
3-6-272 Himayatnagar, Hyderabad 500 029 (A.P.)
House No. 28/31, 15 Ashok Marg, Lucknow 226 001
City Centre Ashok, Govind Mitra Road, Patna 800 004

Phototypeset by

Venture Graphics
Chetpet, Madras 600 031.

Printed in India by offset at

Indcom Press
West Mambalam, Madras 600 033.

Published by

Orient Longman Ltd.
160 Anna Salai, Madras 600 002

Dedicated to

S. RAGHUNATHA IYER

whose research treatise forms the nucleus of this compendium

Foreword

In recent years interest in medicinal plants has increased considerably. Apart from the reliance on therapeutic values described in ancient texts and current interpretations by specialists in the field of ayurveda, laboratories in several countries have initiated analytical studies to scientifically determine the efficacy of better known medicinal plants in the treatment of diseases.

While descriptions of such plants have been available, sometimes in meticulous detail, it has not always been possible to authentically establish the identity of certain species. Some confusion has therefore prevailed and has led to a situation where the same plant might be known by different names, or where widely differing species share the same names. This has serious implications, and physicians and manufacturers of ayurvedic medicine have therefore had a critical interest in obtaining authentic descriptions of medicinal plants in currently valid taxonomic terms. They have likewise been interested in documenting the local-common names, the properties of specific parts which have medicinal value, and botanically accurate illustrations. As such a task would require the combined effort of Sanskrit scholars, systematic botanists and artists, attempts in that direction have been few and incomplete.

The late S Raghunatha Iyer, scion of a family known for its erudition in the old texts, a scholar in Sanskrit and disciple of the great Kottakkal school of ayurveda, undertook the above task, undaunted by the magnitude of the work involved. His treatise on 500 medicinal plants chosen by him perhaps at random, forms the nucleus of the present compendium.

P K Warrier, Managing Trustee of the Arya Vaidya Sala, Kottakkal, a renowned physician and scholar, together with V P K Nambiar, formerly systematic botanist at the Kerala Forest Research Institute and a specialist in the flora of the Western Ghats with a hereditary interest in herbal cures, and C Ramankutty, a learned physician of the Kottakkal Arya Vaidya Sala, undertook a thorough review of the work of Raghunatha Iyer. The result of their painstaking effort is this treatise in five volumes, the last of which includes the bibliography and index. They have taken the assistance of reputed subject specialists to supplement their authoritative knowledge of the subject.

The result of these endeavours is the presentation of this authoritative account of 500 medicinal plants, some of which are of common occurrence, some cultivated as vegetables and a few exotics. The treatise is interesting particularly for its contemporary understanding of therapeutic properties collected from various sources and more importantly from the Arya Vaidya Sala, Kottakkal, the treasure house of ayurvedic knowledge.

I have no doubt therefore that this scholarly work will prove interesting and useful, serve as a reference manual of authoritative information to physicians, and hopefully capture the attention of foresters and farmers to reverse the trend of shrinkage of our valuable plant resources.

P M GANAPATHY
Director
Indian Plywood Industries
Research and Training Institute

Bangalore
1993

Acknowledgements

I would like to express my grateful thanks to

Dr A N Henry, Botanical Survey of India, Southern Circle, Coimbatore, for updating the names of the medicinal species; Professor R Vasudevan Nair, Palghat, for the invaluable contribution of scientifically accurate illustrations; Dr P M Ganapathy, Director, Indian Plywood Industries Research Institute, Bangalore, for his detailed scrutiny of the manuscript and for writing the foreword; Mr N Sasidharan, Kerala Forest Research Institute, Peechi, for his assistance in establishing the accurate identity of some raw drugs; Professor A N Nambudiri, formerly Director, Tropical Botanic Garden and Research Institute, Palode, who helped us with excerpts from some rare books; the Director, National Botanical Research Institute, Lucknow and Mr P J Mathew, Tropical Botanic Garden and Research Institute, who provided us with photographs of some rare medicinal species; Mr K Ravindran, formerly Librarian, Kerala Forest Research Institute, for his generous advice, whenever we sought it, related to the publishing of this book; Mr C V Sukumaran for the pains taken in preparing the photographs, and Mr K G Warrier, Madras, for his comments on the typescript of the first volume.

I would also like to thank the subject experts for their infinite patience in scrutinising the material at many stages, and for their valuable suggestions. My thanks are also due to my colleagues Mr P.V.S. Variar, former General Manager, Dr P Madhavankutty, formerly Factory Manager and Mr K Balakrishna Kurup, General Manager, who participated in several discussions and offered their comments.

I am happy to record my sincere thanks to Orient Longman Ltd. Madras for undertaking the printing and publishing of this treatise.

P K WARRIER
Managing Trustee
Arya Vaidya Sala

Kottakkal
1993

Editor's Note

S Raghunatha Iyer (born 13 December 1911) was educated at Cheranellur in Kerala and later at the Arya Vaidya Pathasala in Kottakkal founded by Vaidyaratnam P S Varier where he obtained the Aryavaidyan diploma with a distinction. He joined the Pathasala as tutor in 1937 and became factory manager in 1942. He was in charge of various research projects undertaken by the Arya Vaidya Sala and continued to serve the institution as special officer, even after retirement, until his demise.

P S Varier, the founder of the Arya Vaidya Sala, in his declaration at the time of the inception of the institution, had laid down one of the aims of his new venture as being the manufacture of genuine ayurvedic medicines for distribution to the public and for helping ayurvedic physicians in their practice. With this in view, he undertook to promote research for the identification of genuine herbs and other materials used at the time, and also to improve the manufacturing process with new techniques, while staying with the fundamentals. Thus the endeavour to collect and establish the identity of such ingredients used traditionally in Kerala was undertaken by the manufacturing department.

When Raghunatha Iyer was factory manager he used the opportunity and scope to gather all genuine ayurvedic ingredients in use. He conducted practical tests to establish their identity with the help of ayurvedic nighantus, related texts and recent botanical studies. It is in this way that he was prompted to compile a treatise on medicinal plants.

Of the five hundred plants chosen by him some were vegetables in common use possessing medicinal properties. In compiling the profile for each plant he drew on verse texts from various Sanskrit treatises and was able to provide additional information on properties, uses and on alternative names in use. He made extensive notes to support the arguments advanced by him. Unfortunately he could not complete the treatise as he died in December 1983. The work was taken up afresh by V P K Nambiar who was assisted in the project by C Ramankutty.

In determining the accurate identity of controversial drugs, the panel of editors and subject experts have found it necessary to draw on various published sources before arriving at a consensus. Wherever a solution has been tentative, the lines for further research have been indicated.

Illustrations have been provided for all species except *Commiphora myrrha* (Nees) Engl. in Volume 2, *Jasminum arborescens* Roxb. in Volume 3 and for *Plectranthus vettiveroides* (Jacob) Singh & Sharma and *Quercus infectoria* Olivier in Volume 4.

Key To Transliteration

Hindi	Kannada	Malayalam	Sanskrit	Tamil	Telugu	Transliteration Key
अ	ಅ	അ	अ	அ	అ	A, a
आ	ಆ	ആ	आ	ஆ	ఆ	Ā, ā
इ	ಇ	ഇ	इ	இ	ఇ	I, i
ई	ಈ	ഈ	ई	ஈ	ఈ	Ī, ī
उ	ಉ	ഉ	उ	உ	ఉ	U, u
ऊ	ಊ	ഊ	ऊ	ஊ	ఊ	Ū, ū
ऋ	ಋ	ഋ	ऋ	–	ఋ	Ṛ, ṛ
–	ೠ	–	–	–	ౠ	Ṝ, ṝ
ए	ಎ	എ	ए	எ	ఎ	E, e
–	ಏ	ഏ	–	ஏ	ఏ	Ē, ē
ऐ	ಐ	ഐ	ऐ	ஐ	ఐ	Ai, ai
ओ	ಒ	ഒ	ओ	ஒ	ఒ	O, o
–	ಓ	ഓ	–	ஓ	ఓ	Ō, ō
औ	ಔ	ഔ	औ	ஔ	ఔ	Ou/ou
अं	ಅಂ	അം	अं	–	అం	aṃ/aṁ
–	ಅಃ	അഃ	अः	–	అః	aḥ
क	ಕ	ക	क	க	క	ka
ख	ಖ	ഖ	ख	–	ఖ	kha
ग	ಗ	ഗ	ग	–	గ	ga
घ	ಘ	ഘ	घ	–	ఘ	gha
ङ	ಙ	ങ	ङ	ங	ఙ	ṅa
च	ಚ	ച	च	ச	చ	ca
छ	ಛ	ഛ	छ	–	ఛ	cha
ज	ಜ	ജ	ज	ஜ	జ	ja
झ	ಝ	ഝ	झ	–	ఝ	jha
ञ	ಞ	ഞ	ञ	ஞ	ఞ	ña

Hindi	Kannada	Malayalam	Sanskrit	Tamil	Telugu	Transliteration Key
ट	ಟ	ട	ट	ட	ట	ṭa
ठ	ಠ	ഠ	ठ	-	ఠ	ṭha
ड	ಡ	ഡ	ड	-	డ	ḍa
ढ	ಢ	ഢ	ढ	-	ఢ	ḍha
ण	ಣ	ണ	ण	ண	ణ	ṇa
त	ತ	ത	त	த	త	ta
थ	ಥ	ഥ	थ	-	థ	tha
द	ದ	ദ	द	-	ద	da
ध	ಧ	ധ	ध	-	ధ	dha
न	ನ	ന	न	ந/ன	న	na
प	ಪ	പ	प	ப	ప	pa
फ	ಫ	ഫ	फ	-	ఫ	pha
ब	ಬ	ബ	ब	-	బ	ba
भ	ಭ	ഭ	भ	-	భ	bha
म	ಮ	മ	म	ம	మ	ma
य	ಯ	യ	य	ய	య	ẏa
र	ರ	ര	र	ர	ర	ra
ल	ಲ	ല	ल	ல	ల	la
व	ವ	വ	व	வ	వ	va
श	ಶ	ശ	श	-	శ	śa
ष	ಷ	ഷ	ष	ஷ	ష	ṣa
स	ಸ	സ	स	ஸ	స	sa
ह	ಹ	ഹ	ह	ஹ	హ	ha
–	ಳ	ള	ळ	ள	ళ	ḷa
क्ष	ಕ್ಷ	ക്ഷ	क्ष	க்ஷ	క్ష	kṣa
–	–	ഴ	–	ழ	–	l̤a
–	ಱ	റ	–	ற	ఱ	Ṛa, ṛa
–	–	റ്റ	–	ற்ற	–	t́t́

Abbreviations used in the book

A.hṛ. : Aṣṭāṅgahṛdayaṃ

A.hṛ.Ci : Aṣṭāṅgahṛdayaṃ Cikitsāsthānaṃ

A.hṛ.Sū. : Aṣṭāṅgahṛydayaṃ Sūtṛasthānaṃ

A.hṛ.U. : Aṣṭāṅgahṛdayaṁ Uttarasthānaṃ

A.ma : Abhidhānamañjarī

A.saṁ. : Aṣṭāṅgasaṁgrahaṃ

A.saṁ.Sū. : Aṣṭāṅgasaṁgrahaṃ Sūtṛasthānaṃ

A.saṁ.U. : Aṣṭāṅgasaṁgrahaṃ Uttarasthānaṃ

Ā.saṁ. : Ātaṅgasaṁgrahaṃ

Ā.śi. : Āyuṛvēdaśikṣā

Ā.vi. : Āyuṛvēdavijñān

Bhā.pṛa : Bhāvapṛakāśaṃ

Bhā.pṛa.ni. : Bhāvapṛakāśanighaṇṭu

Bhai.ra. : Bhaiṣajyaratnāvali

Ca.Ci. : Carakasaṁhitā Cikitsāsthānaṃ

Ca.saṁ. : Carakasaṁhitā

Ca.saṁ.Sū., Ca.Sū. : Carakasaṁhitā Sūtṛasthānaṃ

Ca.Ka., Ca.saṃ.Ka. : Carakasaṁhitā Kalpasthānaṃ

Ca.da. : Cakṛadattaṃ

Dha.ni. : Dhanvantarinighaṇṭu

Dra.gu.saṁ : Dravyaguṇasaṁgrahaṃ

Dra.gu.vi., Dra.vi. : Dravyaguṇavijñān

Ga.ni. : Gadanigrahaṃ

Gu.pā. : Guṇapāṭhaṃ

Hā.saṁ. : Hārītasaṁhitā

Hṛ.pṛi. : Hṛdayapṛiyā

Kai.ni. : Kaiyadēvanighaṇṭu

Ma.ni. : Madanādinighaṇṭu

Ma.pā.ni.	Madanapālanighaṇṭu
Ma.vi.	Madanavinōdaṃ
Ni.ā.	Nighaṇṭu ādarś
Ni.ra.	Nighaṇṭuratnākaraṃ
Ni.saṁ.	Nighaṇṭusaṃgrahaṃ
Rā.ni.	Rājanighaṇṭu
Rā.va.	Rājavallabhaṃ
Śā.ni.	Śāligrāmanighaṇṭu
Śā.ni.bhū.	Śāligrāmanighaṇṭubhūṣaṇaṃ
Śi.ni., Śiva.	Śivadattanighaṇṭu
Si.bhē.ma.	Sidhabhēṣajamaṇimāla
Sō.ni.	Sōḍhalanighaṇṭu
Su.Ci.	Suśṛutasaṁhitā Cikitsāsthānaṃ
Su.sam., Su.	Suśṛutasaṁhitā
Su.sam. Sū., Su.Sū.	Suśṛutasamahitā Sūtṛasthānaṃ
Su.U.	Suśṛutasaṁhitā Uttaraśthānaṃ
Sva.	Svayaṁkṛti
Vai.jī.	Vaidyajīvanaṃ
Vai.ni.	Vaidyakanighaṇṭu
Yō.ra.	Yōgaratnākaraṃ
Yō.ra.sa.	Yōgaratnasamuccayaṃ
AVS	Arya Vaidya Sala
Coll. No.	Collection Number
C.S.	cross section
Eng.	English
Hin.	Hindi
Kan.	Kannada
Mal.	Malayalam
San.	Sanskrit
Tam.	Tamil
Tel.	Telugu
t.s.	transverse section
v.s.	vertical section

Contents

List of colour plates

Coll. No. AVS 2559

Euphorbia ligularia Roxb.

(=E. neriifolia *auct.non Linn.)*

Euphorbiaceae (एरण्ड–कुलम्)

Eng	:	Common milk hedge
Hin	:	Sēhuṇḍ, Thuhar (सेहुण्ड, थुहर)
Kan	:	Elēkaḷḷi (ಎಲೆಕಳ್ಳಿ)
Mal	:	Ilakkaḷḷi, Kaḷḷi (ഇലക്കള്ളി, കള്ളി)
San	:	Snuhī, Sēhuṇḍaḥ (स्नुही, सेहुण्डः)
Tam	:	Ilaikkaḷḷi. (இலைக்கள்ளி)
Tel	:	Akujemuḍu (ఆకుజెముడు)

Distribution: Throughout India, often grown as hedge plant

The plant: A large fleshy, glabrous, branched shrub or a small tree, 1.8–4.5 m high with pairs of stipular spines; leaves fleshy, deciduous, obovate, spathulate, shortly acute, nerves visible only in transmitted light; involucres usually in threes on a short fleshy peduncle, the glands transversely oblong; fruits tricoccus, seeds greenish brown, about the size of a mustard.

Parts used: whole plant

Properties and uses: The plant is bitter, acrid, thermogenic, laxative, abortifacient, digestive, deobstruant, expectorant, depurative, anti-inflammatory, carminative, febrifuge, stomachic and vermifuge. It is useful in gastropathy, bronchitis, asthma, inflammations, splenomegaly, cutaneous diseases, dropsy, dyspepsia, flatulence, intermittent fever, jaundice, leprosy, rheumatism and ulcers. The milky juice is acrid, purgative, expectorant and rubefacient and is useful in otalgia and ophthalmia.

"स्नुग्गुन्द्रा ? दुग्धस्रग्वज्री गण्डीरिको महातरुः ।
कथिता सुधा विषाणी वज्रप्रोक्ता स्नुही यमळकेशः ॥" (अ.म.)
["Snuggundrā? dugdhasṛagvajṛī gaṇḍīrikō mahātaruḥ
Kathitā sudhā viṣāṇī vajṛapṛōktā snuhī yamaḷakēśaḥ" (A.ma.)]

"सेहुण्डः सिंहतुण्डः स्याद्वज्री वज्रद्रुमोऽपि च ।
सुधा समन्तदुग्धा च स्नुक् स्त्रियां स्यात् स्नुही गुडा ।" (भा.प्र)

Euphorbia ligularia

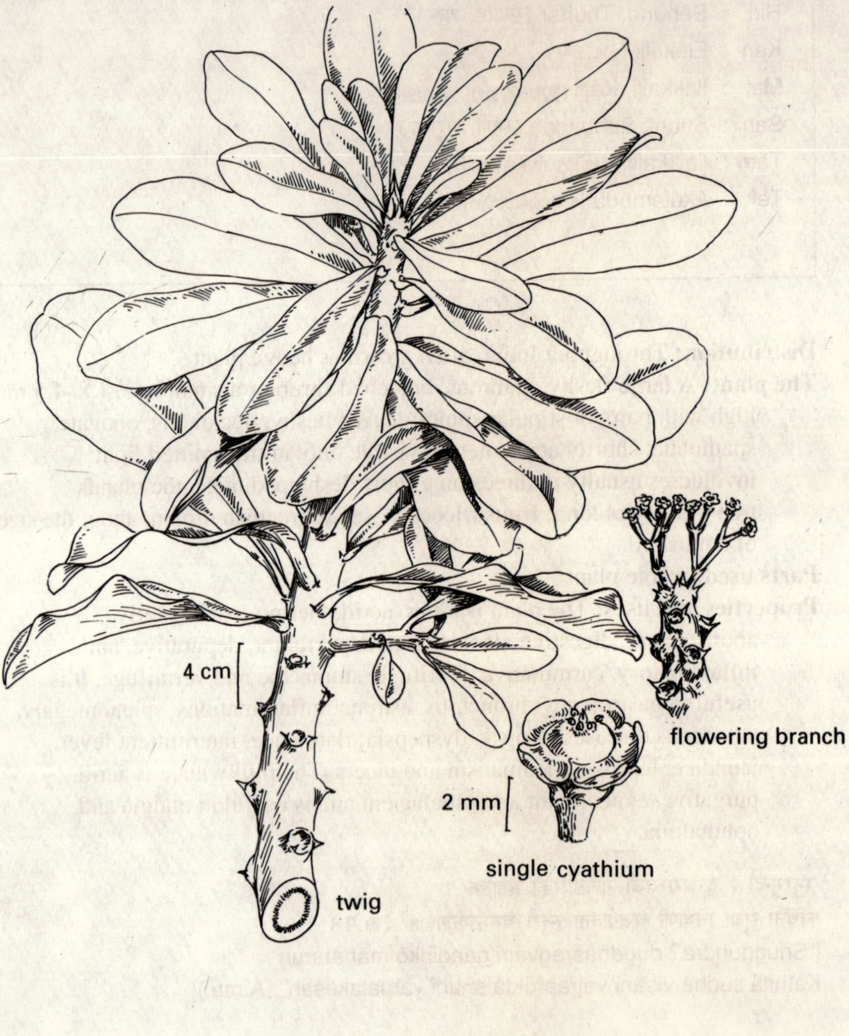

["Sēhuṇḍaḥ simhatuṇḍaḥ syādvajrī vajradrumō|pi ca
Sudhā samantadugdhā ca snuk striyām syāt snuhī guḍā" (Bhā.pra.)]

"स्नुही सुधा महावृक्षः क्षीरी निस्त्रिंशपत्रिका ।
शाखाकण्टश्च गुण्डाख्यः सेहुण्डो वज्रकण्टकः ॥
बहुशाखो वज्रवृक्षो वातारिः क्षीरकाण्डकः ।
भद्रो व्याघ्रनखश्चैव नेत्रारिर्दण्डवृक्षकः ॥
समन्तदुग्धो गण्डीरो ज्ञेयः स्नुक् चेति विंशति ।" (रा.नि.)
["Snuhī sudhā mahāvṛkṣaḥ ksīrī nistrṁśapatrikā
Śākhākanṭaśca guṇḍākhyaḥ sēhuṇdo vajrakanṭakaḥ
Bahuśākhō vajravṛkṣō vātāriḥ kṣīrakāṇḍakaḥ
Bhadrō vyāghranakhaścaiva nētrārirdaṇḍavṛkṣakaḥ
Samantadugdhō gaṇḍīrō jñēyaḥ snuk cēti vimśati" (Rā.ni.)]

"सर्वोदरप्रशमनी गरदोषहरी कटुः ।
वीर्योष्णा कफवातघ्नी स्नुही वह्निसमा परम् ॥" (म.नि.)
["Sarvōdarapraśamanī garadōṣaharī kaṭuḥ
Vīryōṣṇā kaphavātaghnī snuhī vahnisamā paraṃ" (Ma.ni.)]

"सेहुण्डो रेचनस्तीक्ष्णो दीपनः कटुको गुरुः ।
शूलामाष्ठीलिकाध्मानकफगुल्भोदरानिलान् ॥
उन्मादमेहकुष्ठार्शःशोफमेदोऽश्मपाण्डुताः ।
व्रणशोफज्वरप्लीहविषदूषीविषं हरेत् ॥
उष्णवीर्यं स्नुहीक्षीरं स्निग्धं च कटुकं लघु ।
गुल्मिनां कुष्ठिनां चापि तथैवोदररोगिणाम् ॥
हितमेतद्विरेकार्थे ये चान्ये दीर्घरोगिणः ।" (भा.प्र.)
["Sēhuṇḍō rēcanastīkṣṇō dīpanaḥ kaṭukō guruḥ
Śūlāmāṣṭhīlikādhmānakaphagulmōdarānilān
Unmādamēhakuṣṭhārśaḥśōphamēdō|śmapāṇḍutāḥ
Vraṇaśōphajvaraplīhaviṣadūṣīviṣam harēt
Uṣṇavīryaṃ snuhīkṣīraṃ snigdhaṃ ca kaṭukaṃ laghu
Gulmināṃ kuṣṭhināṃ cāpi tathaivōdararōgiṇāṃ
Hitamētadvirēkārthē yē cānyē dīrgharōgiṇaḥ" (Bhā.pra.)]

"सेहुण्डस्तु रसे तिक्तो गुरूष्णः कफवातजित् ।
दुष्टव्रणाश्मरीं हन्ति तथा वातविशोधनः ॥
स्नुहीक्षीरं विषाध्मानगुल्मोदरहरं परम् ।" (ध.नि.)
["Sēhuṇḍastu rasē tiktō gurūṣṇaḥ kaphavātajit
Duṣṭavraṇāśmarīṃ hanti tathā vātaviśōdhanaḥ
Snuhīkṣīraṃ viṣādhmānagulmōdaraharaṃ paraṃ" (Dha.ni.)]

"स्नुही चोष्णा पित्तदाहकुष्ठवातप्रमेहनुत् ।
क्षीरं वातविषाध्मानगुल्मोदरहरं परम् ॥" (रा.नि.)

["Snuhī cōṣṇā pittadāhakuṣṭhavātapṛamēhanut
Kṣīraṃ vātaviṣādhmānagulmōdaraharaṃ paraṃ" (Rā.ni.)]

"सेहुण्डः कटुकस्तिक्तश्चोष्णस्तीक्ष्णः प्रदीपनः ।
सरो गुरुर्वान्तिकरः कुष्ठोदरविनाशकः ॥
प्लीहवातप्रमेहघ्नः शूलामकफशोफनुत् ।
गुल्माष्ठीलाध्मानपाण्डुकफोदरव्रणज्वरान् ॥
उन्मादवातं मेदं च वृश्चिकस्य विषं हरेत् ।
दुषीविषार्शाश्मरीघ्नो मुनिभिः परिकीर्त्तितः ॥" (नि.र.)
["Sēhuṇḍaḥ kaṭukastiktaścōṣṇastīkṣṇaḥ pṛadīpanaḥ
Sarō gururvāntikaraḥ kuṣṭhōdaravināśakaḥ
Plīhavātapṛamēhaghnaḥ śūlāmakaphaśōphanut
Gulmāṣṭhīlādhmānapāṇḍukaphōdaravṛaṇajvarān
Unmādavātaṃ mēdaṃ ca vṛścikasya viṣaṃ harēt
Dūṣīviṣārśāśmarīghnō munibhiḥ parikīṛttitaḥ" (Ni.ra.)]

"विरेचनानां सर्वेषां सुधा तीक्ष्णतमा मता ।
संघातन्तु भिनत्याशु दोषाणां कष्टविभ्रमाः ॥
तस्मान्नैषा मृदौ कोष्ठे प्रयोक्तव्या कदाचन ।
न दोषनिचये चाल्पे सति वान्यपरिक्रमे ॥
पाण्डुरोगोदरे गुल्मे कुष्ठे दुषीविषार्दिते ।
श्वयथौ मधुमेहे च दोषविभ्रान्तचेतसि ॥
रोगैरेवंविधैर्ग्रस्तं ज्ञात्वा सप्राणमातुरम् ।
प्रयोजयेन्महावृक्षं सम्यक् च ह्यवचारितः ।
सद्यो हरति दोषाणां महान्तमपि संचयम् ।
द्विविधः स मतो यैश्च बहुभिश्चैव कण्टकैः ॥
सुतीक्ष्णैः कण्टकैरल्पैः प्रवरो बहुकण्टकः ।" (च.सं–दृढबलः)
["Virēcanānāṃ sarvēṣāṃ sudhā tīkṣṇatamā matā
Saṁghātantu bhinatyāśu dōṣāṇāṃ kaṣṭavibhṛamāḥ
Tasmānnaiṣā mṛdau kōṣṭhē pṛayōtkavyā kadācana
Na dōṣanicayē cālpē sati vānyaparikṛamē
Pāṇḍurōgōdarē gulmē kuṣṭhē dūṣīviṣārditē
Śvayathaumadhumēhē ca dōṣavibhṛāntacētasi
Rōgairēvaṁvidhairgrastaṃ jñātvā sapṛāṇamāturaṃ
Pṛayōjayēnmahāvṛksaṃ samyak ca hyavacāritaḥ
Sadyō harati dōṣāṇāṃ mahāntamapi saṁcayaṃ
Dvividhaḥ sa matō yaiśca bahubhiścaiva kaṇṭakaiḥ
Sutīkṣṇaiḥ kaṇṭakairalpaiḥ pṛavarō bahukaṇṭakaḥ" (Ca.saṁ-Dṛḍhabalaḥ)]

"वज्रकष्टः कटुस्तिक्तस्तीक्ष्णोष्णो दीपनो गुरुः ।
रेचनोऽनिलशूलामकफगुल्मोदरापहा ॥
उन्मादमेहकुष्ठार्शःशोथमेदोऽश्मपाण्डुताः ।
व्रणाध्मानज्वरप्लीहविषं दूषीविषं हरेत् ॥

उष्णवीर्यं स्नुहीक्षीरं स्निग्धं सकटुकं लघु ।
गुल्मिनां कुष्ठिनां वापि तथैवोदररोगिणाम् ॥
श्रेष्ठमेतद्विरेकार्थे ये चान्ये दीर्घरोगिणः ।" (कै.नि.)

["Vajṛakaṇṭaḥ kaṭustiktastīkṣṇōṣṇō dīpanō guruḥ
Rēcanō∫nilaśūlāmakaphagulmōdarāpahā
Unmādamēhakuṣṭhāṛśaḥśōthamēdō∫śmapāṇḍutāḥ
Vṛaṇādhmānajvaraplīhaviṣaṃ dūṣīviṣaṃ harēt
Uṣṇavīryaṃ snuhīkṣīraṃ snigdhaṃ sakaṭukaṃ laghu
Gulmināṃ kuṣṭhināṃ vāpi tathaivōdararōgiṇāṃ
Śṛēṣṭhamētadvirēkārthē yē cānyē dīrgharōgiṇaḥ" (Kai.ni.)]

Coll. No. AVS 1984

***Euphorbia thymifolia* Linn.**

Euphorbiaceae (एरण्ड-कुलम्)

Hin	:	Duddhī, Dūdhiyā, Chōṭī-dūdhī (दुद्धी, दूधिया, छोटी-दूधी)
Kan	:	Kempu Nene Hakki (ಕೆಂಪುನೆನೆಹಕ್ಕಿ)
Mal	:	Nilappāla (നിലപ്പാല)
San	:	Laghu dugdhī, Raktabinducchadā, Dugdhikā (लघुदुग्धी, रक्तबिन्दुच्छदा, दुग्धिका)
Tam	:	Sittirappalaḍi (சித்திரப்பலடி)
Tel	:	Reḍḍivārimanubāla(రెడ్డివారిమనుబాల)

Distribution: Throughout India, as a weed in the plains and at lower elevations

The plant: A small much branched more or less pubescent prostrate annual herb with divaricate branches; leaves simple, opposite, obliquely oblong or elliptic-oblong, rounded at the apex, petioles very short, nerves very obscure; involucres axillary, solitary or 2–3 in an axil, stalk very short, gland minute, limbs absent; fruits capsules, obtusely keeled, pubescent, seeds 4-angled with faint furrows.

Parts used: whole plant

Properties and uses: The plant is bitter, acrid, sweet, thermogenic, laxative, diuretic, emmenagogue, aphrodisiac, anthelmintic, antibacterial, vulnerary, alexipharmic, expectorant, bronchodilator, stimulant and depurative. It is useful in vitiated conditions of *vāta*, flatulence, constipation, strangury, dysmenorrhoea, amenorrhoea, helminthiasis, ringworm, wounds, chronic cough, asthma, bronchitis, cardiac debility, skin diseases and leprosy. The latex is said to be useful in acne vulgaris.

"दुग्धिका दुग्धिलीका स्याच्चिप्पघ्नी क्षीरिणी तथा ।" (अ.म.)
["Dugdhikā dugdhilīkā syāccippaghnī kṣīriṇī tathā" (A.ma.)]

"दुग्धिका स्वदुपर्णी स्यात्क्षीरावी जीरिवी तथा ।" (भा.प्र.)
["Dugdhikā svādupaṛṇī syātkṣīrāvī jīrivī tathā" (Bhā.pṛa.)]

"नागार्जुनी पयोवर्षा योगिनी लघुदुग्धिका ।" (नि.र.)
["Nāgāṛjunī payōvaṛṣā yōginī laghudugdhikā" (Ni.ra.)]

Euphorbia thymifolia

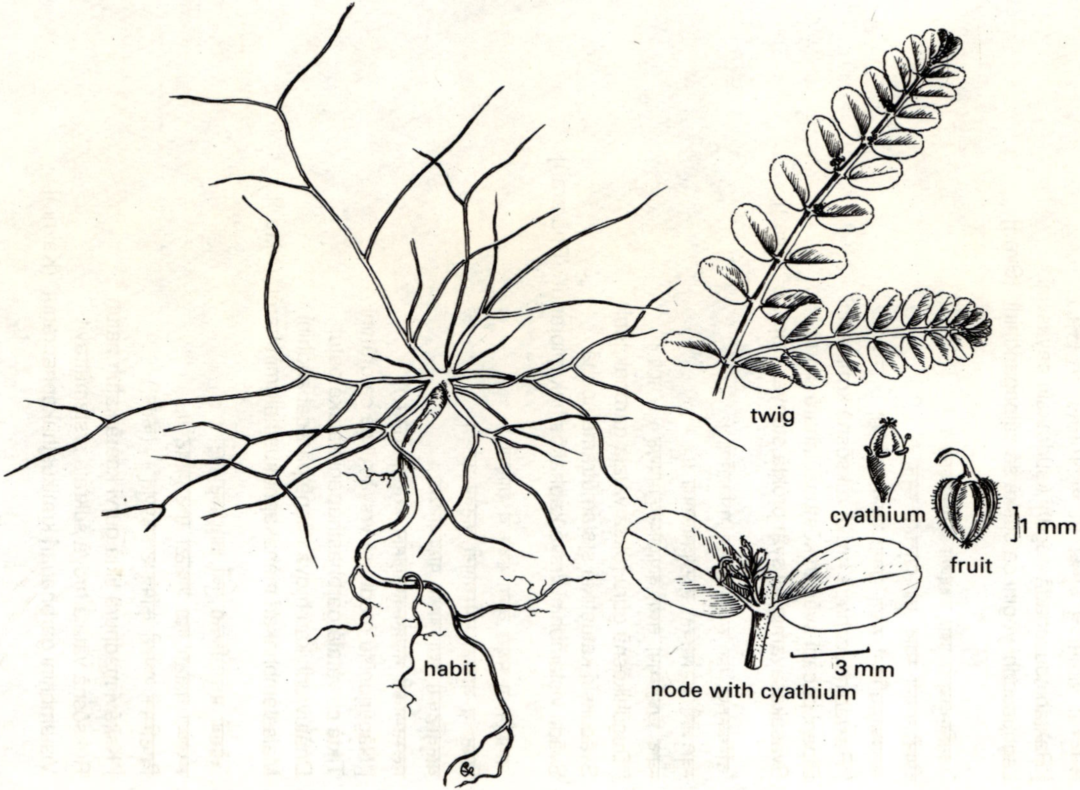

"राजक्षवो दुग्धिनिका दुग्धिका स्वादुपुष्पिका ।
क्षीरावी क्षीरिका शीता सिताम्बुः मधुपर्णिका ॥" (कै.नि)
["Rājakṣavō dugdhinikā dugdhikā svādupuṣpikā
Kṣīrāvī kṣīrikā śītā sitāṁbuḥ madhuparṇikā" (Kai.ni.)]

"रक्तबिन्दुच्छदा दुग्धी क्षुद्रक्षीरी पयस्विनी ।
लघुदुग्धी योगिनी च शुष्का सा चाल्पगन्धिनी ॥" (स्व.)
["Raktabinducchadā dugdhī kṣudrakṣīri payasvinī
Laghudugdhī yōginī ca śuṣkā sā cālpagandhinī" (Sva.)]

"रक्तबिन्दुच्छदा हृद्या रूक्षोष्णा कृमिनाशिनी ।
दीपनी पाचनी स्वादुः कोष्ठशूलहरा स्मृता ॥
श्वासकासवमिघ्नी स्यात् प्रोक्ता स्तन्यकरापि सा ।" (स्व.)
["Raktabinducchadā hṛdyā rūkṣōṣṇā kṛmināśinī
Dīpanī pācanī svāduḥ kōṣṭhaśūlaharā smṛtā
Śvāsakāsavamighnī syāt prōktā stanyakarāpi sā" (Sva.)]

"दुग्धिकोष्णा गुरू रूक्षा वातळा गर्भकारिणी ।
स्वादुक्षीरी कटुस्तिक्ता सृष्टमूत्रमलापहा ॥
स्वादु विष्टम्भिनी वृष्या कफकोष्ठकृमिप्रणुत् ।" (भा.प्र.)
["Dugdhikōṣṇā gurū rūkṣā vātaḷā garbhakāriṇī
Svādukṣīrī kaṭustiktā sṛṣṭamūtramalāpahā
Svādu viṣṭaṁbhinī vṛṣyā kaphakōṣṭhakṛmipraṇut" (Bhā.pra.)]

"नागार्जुनी तु मधुरा वृष्या रूक्षा च ग्राहिणी ।
तिक्ता च वातळा गर्भस्थापनी कटुका पटुः ॥
धातुवृद्धिकरी हृद्या चोष्णा पारदबन्धिनी ।
मलस्तम्भकरी मेहकफकुष्ठकृमीन् हरेत् ॥" (नि.र.)
["Nāgārjunī tu madhurā vṛṣyā rūkṣā ca grāhiṇī
Tiktā ca vātaḷā garbhasthāpanī kaṭukā paṭuḥ
Dhātuvṛddhikarī hṛdyā cōṣṇā pāradabandhinī
Malastaṁbhakarī mēhakaphakuṣṭhakṛmīn harēt" (Ni.ra.)]

"क्षीरावी मधुरा तिक्ता गुर्वी क्षारा कटुः पटुः ।
रूक्षोष्णा वातळा हृद्या शुक्रळा सृष्टमूत्रविद् ॥
विष्टम्भिनी गर्भहरी कृमिकुष्ठकफप्रणुत् ।" (कै.नि.)
["Kṣīrāvī madhurā tiktā gurvī kṣārā kaṭuḥ paṭuḥ
Rūkṣōṣṇā vātaḷā hṛdyā śukraḷā sṛṣṭamūtravit
Viṣṭaṁbhinī garbhaharī kṛmikuṣṭhakaphapraṇut" (Kai.ni.)]

Evolvulus alsinoides

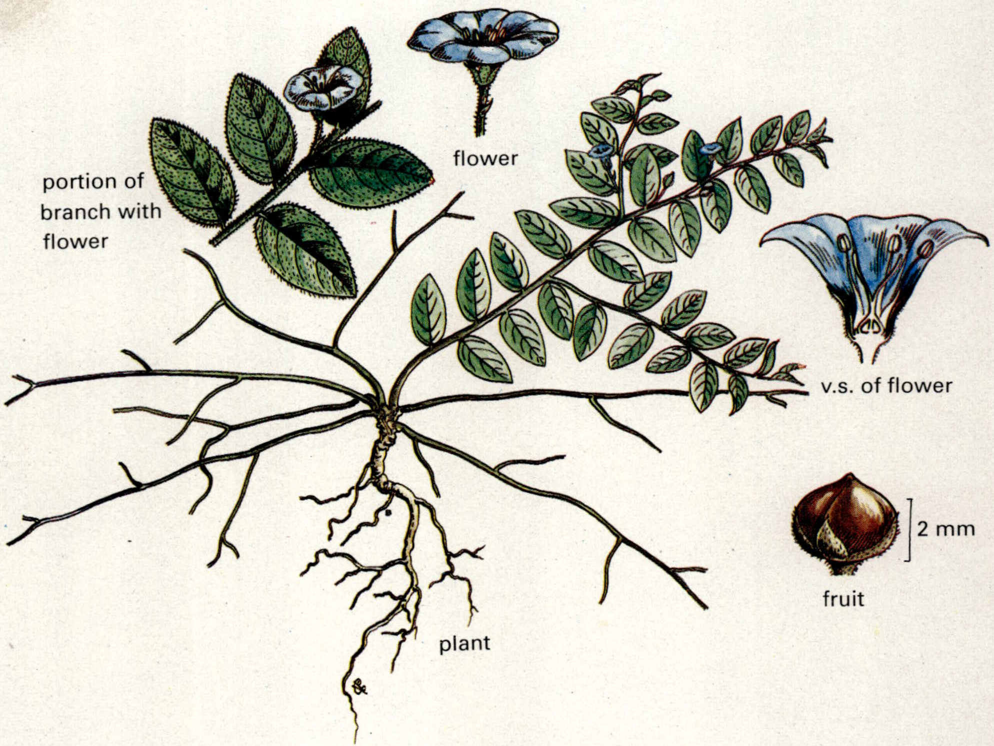

Coll. No. AVS 1081

Evolvulus alsinoides **(Linn.) Linn.**

Convolvulaceae (त्रिवृत्–कुलम्)

Hin	:	Śyāmākṛāntā, Viṣṇukṛāntā (श्यामाक्रान्ता, विष्णुक्रान्ता)
Kan	:	Visnukrānti (ವಿಷ್ಣುಕ್ರಾಂತಿ)
Mal	:	Viṣṇukṛānti, Kṛṣṇakṛānti, Viṣṇukḷānti (വിഷ്ണുക്രാന്തി, കൃഷ്ണക്രാന്തി, വിഷ്ണുക്ലാന്തി)
San	:	Viṣṇukrāntā (विष्णुक्रान्ता)
Tam	:	Viṣṇukkirānti (விஷ்ணுக்கிராந்தி)
Tel	:	Viṣnukrāntamu (విష్ణుక్రాంతము)

Distribution: Throughout India, in exposed areas upto 1,800 m elevation

The plant: A small, hairy, procumbent, diffuse perennial herb with a small woody root stock; leaves simple, alternate, elliptic-oblong or oblong-ovate, strongly apiculate, densely clothed with appressed silky hairs; flowers light blue, solitary or sometimes in pairs, axillary, jointed near the middle of the peduncle where two small opposite lanceolate bracteoles are present, styles two, distinct from the base, each divides again once thus producing 4-stylar branches; fruits globose 4-valved drooping capsules.

Parts used: whole plant

Properties and uses: The plant is bitter, acrid, febrifuge, aphrodisiac, intellect promoting, anthelmintic, trichogenous, expectorant, alexipharmic and tonic. It is useful in bronchitis, asthma, vitiated conditions of *pitta*, epilepsy, amentia, forgetfulness, internal haemorrhages, dysentery, diarrhoea, helminthiasis, falling and greying of hair, intermittent fevers and general debility.

"विष्णुक्रान्ता नीलपुष्पी सतीनच्छदिका तथा ।" (ध.नि.)
["Viṣṇukṛāntā nīlapuṣpī satīnacchadikā tathā" (Dha.ni.)]

"विष्णुक्रान्ता हरिक्रान्ता नीलपुष्पा/पराजिता ।
नीलक्रान्ता सतीना चाविक्रान्ता छर्दिका च सा ॥" (रा.नि.)
["Viṣṇukṛāntā harikṛāntā nīlapuṣpā/parājitā
Nīlakṛāntā satīnā cāvikṛāntā chaṛdikā ca sā" (Rā.ni.)]

"सफली मूर्द्धविषमी विष्णुक्रान्ता/पराजिता ।
सतीनिका नीलपुष्पी दीनकी क्षुरिका जया ॥" (कै.नि.)
["Saphalī mūṛddhaviṣamī viṣṇukṛāntā/parājitā
Satīnikā nīlapuṣpī dīnakī kṣurikā jayā" (Kai.ni.)]

"विष्णुक्रान्ता कटुस्तिक्ता कफवातामयापहा ।" (ध.नि. रा.नि.)
["Viṣṇukṛāntā kaṭustiktā kaphāvatāmayāpahā" (Dha.ni., Rā.ni.)]

"विष्णुक्रान्ता ज्वरहरा वृष्या चेतोविकारजित् ।" (हृ.प्रि.)
["Viṣṇukṛāntā jvaraharā vṛṣyā cētōvikārajit" (Hṛ.pṛi.)]

"विष्णुक्रान्ता कटुस्तिक्ता बुद्धिमेधास्मृतिप्रदा ।
कषाया कटुका पाके व्रणकृमिकफापहा ॥" (कै.नि.)
["Viṣṇukṛāntā kaṭustiktā buddhimēdhāsmṛtipṛadā
Kaṣāyā kaṭukā pākē vṛaṇakṛmikaphāpahā" (Kai.ni.)]

Coll. No. AVS 2582

Ferula asafoetida **Linn.**

Apiaceae (शतपुष्पा–कुलम्)

Eng	:	Asafoetida (Asafetida)
Hin	:	Himg (हिंग)
Kan	:	Hingu (ಹಿಂಗು)
Mal	:	Kāyaṃ, Kaṛikkāyaṃ, Peruṅkāyaṃ (കായം, കറിക്കായം, പെരുങ്കായം)
San	:	Hiṅgu (हिङ्गु)
Tam	:	Peruṅkāyaṃ, Kāyaṃ (பெருங்காயம், காயம்)
Tel	:	Inguva (ఇంగువ)

Distribution: Wild in Punjab, Kaṣhmir, Iran and Afghanistan

The plant: A herbaceous perennial with fleshy, massive carrot-shaped root with one or more forks, stem 1.8–3 m high, solid, clothed with membranous leaf sheaths; leaves radical, 45 cm long, shiny, coriaceous with pinnatifid segments and channelled petiole; flowers 10–20 in the main and 5–6 in the partial umbels; fruits flat, thin, reddish brown.

In March-April just before flowering the upper part of the root of 4-5 year old plant is laid bare and the stem cut off. The exposed surface is covered over by earth and dry twigs. A milky juice which exudes from the cut surface is scraped off after some days. Then a fresh slice of the root is cut off. The resin which exudes from this cut is also collected after some days. This process is repeated until no more resin comes out. This dried resin is the commercial form of asafoetida.

Parts used: resinous exudate of the root

Properties and uses: The oleo resin is bitter, acrid, carminative, antispasmodic, expectorant, anthelmintic, diuretic, laxative, nervine tonic, digestive, sedative and emmenagogue. It is used in flatulent colic, dyspepsia, asthma, hysteria, constipation, chronic bronchitis, whooping cough, epilepsy, psychopathy, hepatopathy, splenopathy and vitiated conditions of *kapha* and *vāta*.

"सहस्रवेधि जतुकं बाह्लीकं हिङ्गु रामठम् ।" (भा.प्र.)

["Sahasṛavēdhi jatukaṃ bāhḷīkaṃ hiṅgu rāmaṭhaṃ" (Bhā.pṛa.)]

Ferula asafoetida

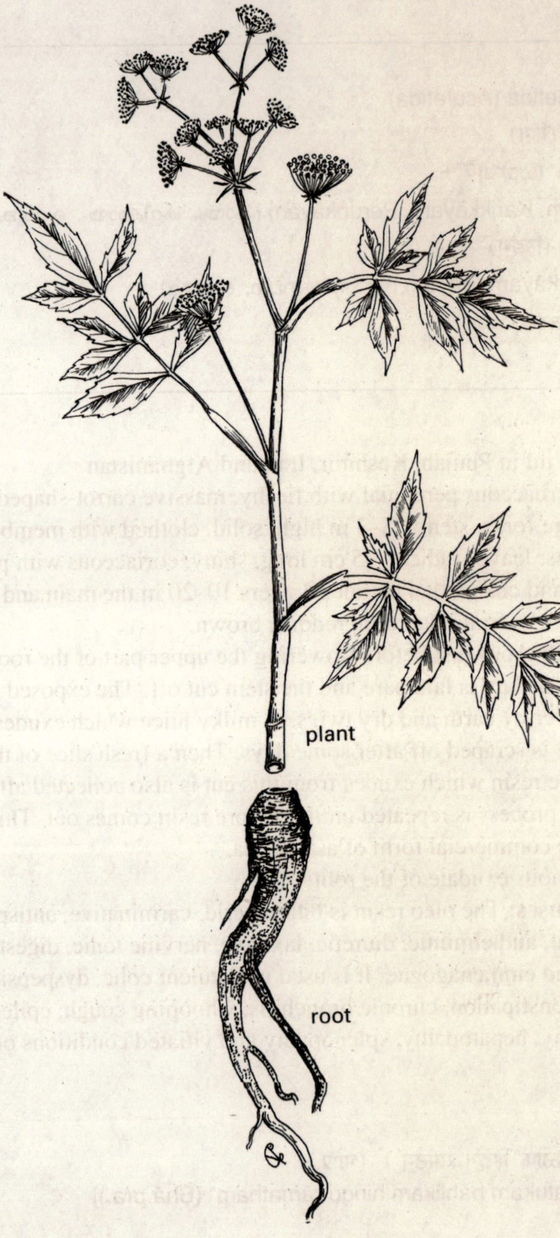

"हिङ्ग्वत्युग्ररसं स्यादत्युग्रं रामठं च शतवेधि ।
बाह्लीकं जन्तुघ्नं रक्षोघ्नं सूपधूपनं जरणम् ॥
उग्रं जतुरसं बस्तसिंहिकं बाह्लीकोद्भवम् ।
निगूढगन्धं सूपेष्टं निर्यासश्रेष्ठमित्यपि ॥" (अ.म.)
["Hiṅgvatyugrarasaṃ syādatyugraṃ rāmaṭhaṃ ca śatavēdhi
Bāhḷīkaṃ jantughnaṃ rakṣōghnaṃ sūpadhūpanaṃ jaraṇaṃ
Ugraṃ jaturasaṃ bastasiṁhikaṃ bāhḷikōdbhavaṃ
Nigūḍhagandhaṃ sūpēṣṭaṃ niryāsaśrēṣṭhamityapi" (A.ma.)]

"हिङ्गूग्रगन्धं भूतरिर्बाह्लीकं जन्तुनाशनम् ।
शूलगुल्मादिरक्षोघ्नमुग्रवीर्यं च रामठम् ॥
अगूढगन्धं जरणं भेदनं सूपधूपनम् ।
दीप्तं सहस्रवेधीति ज्ञेयं पञ्चदशाभिधम् ॥" (रा.नि.)
["Hiṅgūgragandhaṃ bhūtārirbāhḷīkaṃ jantunāśanaṃ
Śūlagulmādirakṣōghnamugravīryaṃ ca rāmaṭhaṃ
Agūḍhagandhaṃ jaraṇaṃ bhēdanaṃ sūpadhūpanaṃ
Dīptaṃ sahasravēdhīti jñēyaṃ pañcadaśābhidhaṃ" (Rā.ni.)]

"हिङ्गुष्णं पाचनं रुच्यं तीक्ष्णं वातवलासहृत् ।
शूलगुल्मोदरानाहकृमिघ्नं पित्तवर्धनम् ॥
स्त्रीपुष्पजननं बल्यं मूर्च्छापस्मारहृत् परम् ।" (भा.प्र.)
["Hiṅguṣṇaṃ pācanaṃ rucyaṃ tīkṣṇaṃ vātavalāsahṛt
Śūlagulmōdarānahakṛmighnaṃ pittavaṛdhanaṃ
Stṛīpuṣpajananaṃ balyaṃ mūṛcchāpasmārahṛt paraṃ" (Bhā.pṛa.)]

"लघूष्णं पाचनं हिङ्गु दीपनं कफवातजित् ।
कटुस्निग्धं सरं तीक्ष्णं शूलाजीर्णविबन्धनुत् ॥" (सु.सं.)
["Laghūṣṇaṃ pācanaṃ hiṅgu dīpanaṃ kaphavātajit
Kaṭusnigdhaṃ saraṃ tīkṣṇaṃ śūlājīṛṇavibandhanut" (Su.saṁ.)]

"हिङ्गूष्णं कटुकं हृद्यं सरं वातकफौ कृमीन् ।
हन्ति गुल्मोदराध्मानबन्धशूलहृदामयान् ॥" (ध.नि.)
["Hiṅgūṣṇaṃ kaṭukaṃ hṛdyaṃ saraṃ vātakaphau kṛmīn
Hanti gulmōdarādhmānabandhaśūlahṛdāmayān" (Dha.ni.)]

"हृद्यं हिङ्गु कटूष्णं च कृमिवातकफापहम् ।
विबन्धाध्मानशूलघ्नं चक्षुष्यं गुल्मनाशनम् ॥" (रा.नि.)
["Hṛdyaṃ hiṅgu kaṭūṣṇaṃ ca kṛmivātakaphāpahaṃ
Vibandhādhmānaśūlaghnaṃ cakṣusyaṃ gulmanāśanaṃ" (Rā.ni.)]

"बाह्लीकं पित्तळं चोष्णं हृद्यं तिक्तं परं कटु ।
लघुतीक्ष्णं रुचिकरं पाचकं चाग्निदीपकम् ॥
स्निग्धं मलस्तम्भकरं श्वासकासकफापहम् ।

"आनाहाध्मानगुल्मघ्नं शूलहृद्रोगनाशनम् ॥
वातञ्चाजीर्णकं जन्तूनुदरं चैव नाशयेत् ।" (नि.र.)
["Bāhḷīkaṃ pittaḷaṃ cōṣṇaṃ hṛdyaṃ tiktaṃ paraṃ kaṭu
Laghutīkṣṇaṃ rucikaraṃ pācakaṃ cāgnidīpakaṃ
Snigdhaṃ malastaṁbhakaraṃ śvāsakāsakaphāpahaṃ
Ānāhādhmānagulmaghnaṃ śūlahṛdrōganāsanaṃ
Vātañcājīṛṇakaṃ jantūnudaraṃ caiva nāśayēt" (Ni.ra.)]

"हृद्यं हिङ्गु कटूष्णञ्च कृमिवातकफापहम् ।
विबन्धाऽऽनाहशूलघ्नं चक्षुष्यं गुल्मनाशनम् ॥" (च.सू.)
["Hṛdyaṃ hiṅgu kaṭūṣṇañca kṛmivātakaphāpahaṃ
Vibandhāऽऽnāhaśūlaghnaṃ cakṣuṣyaṃ gulmanāśanaṃ" (Ca.Sū.)]

"हिङ्गुष्णं वह्निमान्द्यघ्नं पाचनं कफवातजित् ।
कटुस्निग्धरसं तीक्ष्णं भूतघ्नं पित्तकोपनम् ॥" (शा.नि.)
["Hiṅguṣṇaṃ vahnimāndyaghnaṃ pācanaṃ kaphavātajit
Kaṭusnigdharasaṃ tīkṣṇaṃ bhūtaghnaṃ pittakōpanaṃ" (Śā.ni.)]

"हिङ्गूष्णं तिक्तकटुकं रसे पाके च दीपनम् ।
लघु वातकफानाहशूलगुल्माग्निमान्द्यजित् ॥
पाचनं कृमिहृद्रोगकासश्वासोदरार्त्तिनुत् ।" (कै.नि.)
["Hiṅgūṣṇaṃ tiktakaṭukaṃ rasē pākē ca dīpanaṃ
Laghu vātakaphānāhaśūlagulmāgnimāndyajit
Pācanaṃ kṛmihṛdrōgakāsaśvāsōdarāṛttinut" (Kai.ni.)]

शोधनम् (śōdhanaṃ):-

"अङ्गारस्थे लौहपात्रे सघृते रामठं क्षिपेत् ।
चालयेत् किञ्चिदारक्तवर्णे योगेषु योजयेत् ॥" (आ.सं.)
["Aṅgārasthē lauhapātrē saghṛtē rāmaṭhaṃ kṣipēt
Cālayēt kiñcidāraktavaṛṇē yōgēsu yōjayēt" (Ā.saṁ.)]

Remarks: Asafoetida is commercially available in three forms, namely, "tears, mass and paste." The tear form is greyish or dull yellow in colour and is the purest of the three. The common commercial form is the mass asafoetida which may contain fragments of root, earth etc. The paste form is also not very pure as it contains some extraneous matter.

In the light of the description given in the 'Ayurvedic Materia Medica' the paste or semi-solid form of this drug is known as *bāhḷīkaṃ* and the mass form as *hiṅgu.* In Malayalam the former is called *pālkāyaṃ* and the latter is *kaṛikkāyam.*

Gum arabic, rosin, gypsum, red clay, chalk, barley , wheat ,wheat flour, potato slices etc., are reported to be used for adulterating asafoetida.

***Ficus arnottiana* (Miq.) Miq.**

Moraceae (वट–कुलम्)

Hin	:	Pārās pīpal (पारास पीपल)
Kan	:	Kallaaswattha (ಕಲ್ಲಅಶ್ವಥ್ಥ)
Mal	:	Kallāl, Kallarayāl (കല്ലാൽ, കല്ലരയാൽ)
San	:	Kapītanaḥ, Pāriśaḥ (कपीतनः, पारिशः)
Tam	:	Kallaraśu, Koṭiyaraśu (கல்லரசு, கொடியரசு)
Tel	:	Kallarāvi (కల్లరావి)

Distribution: Throughout India, in rocky hills upto 1,350 m elevation

The plant: A glabrous tree or shrub without aerial roots and with pale smooth bark; leaves simple, alternate, subcoriaceous; broadly ovate, base cordate, apex shortly caudate-acuminate, margin entire, lateral main nerves 5–7 pairs, stipules ovate-lanceolate, reddish brown when dry; receptacles globose in pairs or clusters from tubercles in the axils of fallen leaves, male flowers few, sessile, near the mouth of the receptacles, gall and fertile flowers indistinguishable; fruits achenes.

Parts used: bark

Properties and uses: The bark is astringent, sweet, sour, refrigerant, emollient, aphrodisiac, depurative, demulcent, urinary astringent and constipating. It is useful in vitiated conditions of *vāta* and *pitta,* skin diseases, leprosy, pruritus, scabies, wounds, diabetes, burning sensation, vaginopathy, inflammation and diarrhoea.

"अश्वत्थोऽन्यः काकबोधिः कपीताख्यः कपीतनः ।
अश्मन्तकः शिलारोहः शैलेयः परिकथ्यते ॥" (अ.म.)
["Aśvatthōʃnyaḥ kākabōdhiḥ kapītākhyaḥ kapītanaḥ
Aśmantakaḥ śilārōhaḥ śailēyaḥ parikathyatē" (A.ma.)]

"पारिशोऽन्यः पलाशश्च फलीशश्च कमण्डलुः ।
गर्दभाण्डः कन्दराळकपीतनसुपार्श्वकाः ॥" (भा.प्र.)
["Pāriśōʃnyaḥ palāśaśca phalīśaśca kamaṇḍaluḥ
Gaṛdabhāṇḍaḥ kandarāḷakapītanasupāṛśvakāḥ " (Bhā. pra.)]

Ficus arnottiana

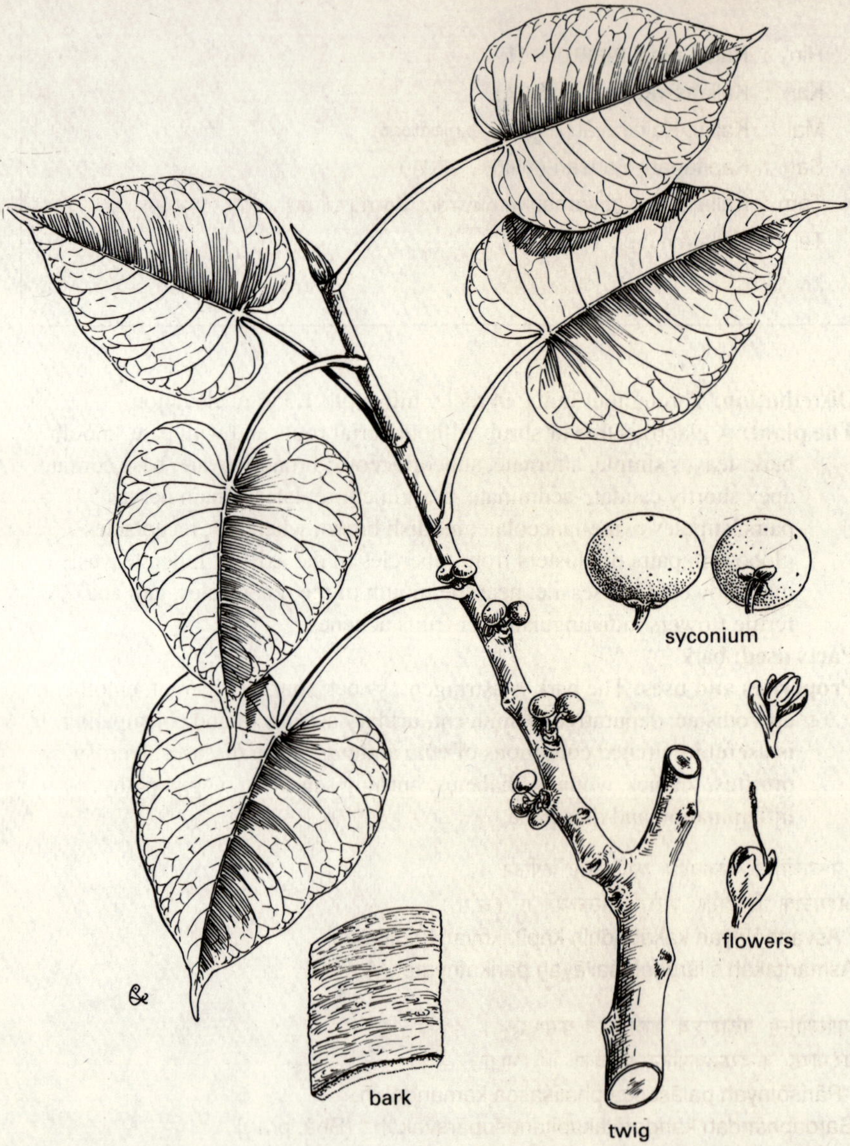

"पारिशोऽन्यः फलीशः स्यात्कपिभूतः कपीतनः ।" (म.वि.)
["Pāriśōऽnyaḥ phalīśaḥ syātkapibhūtaḥ kapītanaḥ" (Ma.vi.)]

"पारिशो दुर्जरः स्निग्धः कृमिशुक्ळकफप्रदः ।
फलेऽम्ळो मधुरे मूले कषायः स्वादुमज्जकः ॥" (भा.प्र.)
["Pāriśō durjaraḥ snigdhaḥ kṛmiśukḷakaphapradaḥ
Phalēऽmḷō madhurē mūlē kaṣāyaḥ svādumajjakaḥ" (Bhā.pra.)]

"पारिशाश्वत्थको वृष्यः स्निग्धः श्ळेष्मकृमिप्रदः ।" (म.वि.)
["Pāriśāśvatthakō vṛṣyaḥ snigdhaḥ śḷēṣmakṛmipradaḥ " (Ma.vi.)]

"ब्रह्मवृक्षस्तु मधुरो वृष्योऽम्ळस्तुवरो मतः ।
दुर्जरः कफकृत् स्निग्धः शुक्ळळो जन्तुकारकः ॥
वातं पित्तं च हृद्रोगं दाहं कण्ठरुजं तथा ।
नाशयोदिति संप्रोक्ताः फलमम्ळं मधु स्मृतम् ॥
मूलं तु तुवरं ज्ञेयं मज्जा स्वाद्वी स्मृता बुधैः ।" (नि.र.)
["Brahmavṛkṣastu madhurō vṛṣyōऽmḷastuvarō mataḥ
Durjaraḥ kaphakṛt snigdhaḥ sukḷaḷō jantukārakaḥ
Vātaṃ pittaṃ ca hṛdrōgaṃ dāhaṃ kaṇṭharujaṃ tathā
Nāśayēditi saṁprōktāḥ phalamaṁḷaṃ madhu smṛtaṃ
Mūlaṃ tu tuvaraṃ jñēyaṃ majjā svādvī smṛtā budhaiḥ" (Ni.ra.)]

Remarks: The bark of *Ficus tjakela* Burm. f. is also used in certain parts of Kerala in the place of *F.arnottiana* (Miq.) Miq.

Coll. No. AVS 2299

Ficus benghalensis Linn.

Moraceae (वट–कुलम्)

Eng	:	Banyan
Hin	:	Baṭ, Bargad (बट, बरगद)
Kan	:	Āla (ಆಲ)
Mal	:	Pērāl, Vaṭavṛkṣaṃ (പേരാൽ, വടവൃക്ഷം)
San	:	Nyagrōdhaḥ, Vaṭaḥ (न्यग्रोधः, वटः)
Tam	:	Ālamaraṃ, Pērāl (ஆலமரம், பேரால்)
Tel	:	Peddamarri (పెద్ద మర్రి)

Distribution: Throughout India, from sea-level to 1,200 m

The plant: A very large tree upto 30 m in height with widely spreading branches bearing many aerial roots functioning as prop roots, bark greenish white, leaves simple, alternate, often in clusters at ends of branches, stipulate, 10–20 cm long and 5–12.5 cm broad, broadly elliptic to ovate, entire, coriaceous, strongly 3–7 ribbed from the base; the fruit receptacles are axillary, sessile, in pairs, globose, brick-red when ripe, enclosing male, female and gall flowers; fruits small, crustaceous achenes, enclosed in the common fleshy receptacles.

The young bark is somewhat smooth with longitudinal and transverse rows of lenticels. In older barks the lenticels are numerous and closely spaced, outer bark easily flakes off. The fresh cut-surface is pink or flesh-coloured and exudes plenty of latex, the innermost part of the bark adjoining the wood is nearly white and fibrous.

Parts used: aerial root, bark, leaves, buds, fruits, latex

Properties and uses: All parts of the plant are astringent, acrid, sweet, refrigerant, anodyne, vulnerary, depurative, anti-inflammatory, ophthalmic, styptic, antiarthritic, diaphoretic, antidiarrhoeal, antiemetic and tonic.

The aerial roots are useful in obstinate vomiting and leucorrhoea and are said to be used in osteomalacia of the limbs. The bark is useful in burning sensation, haemoptysis, haemorrhages, diarrhoea, dysentery, diabetes, enuresis, ulcers, skin diseases, gonorrhoea, leucorrhoea and hyperdipsia. The leaves are good for ulcers, leprosy, allergic conditions of

Ficus benghalensis

Plate 2

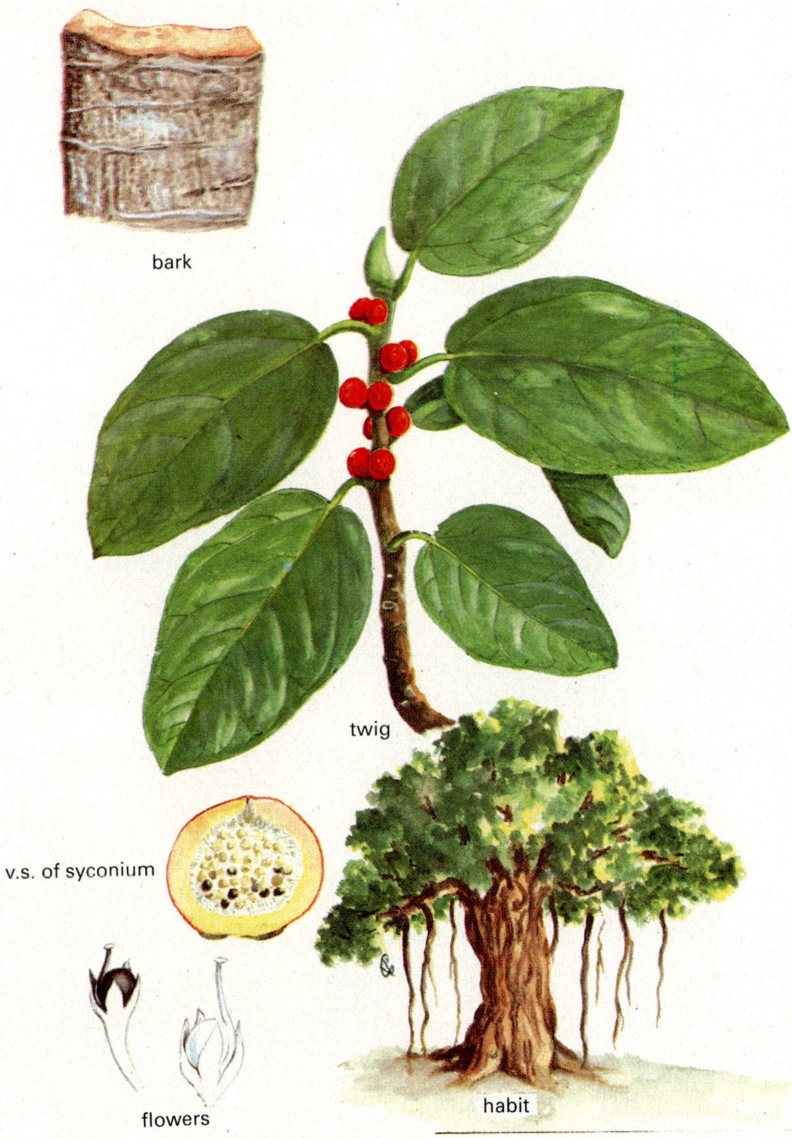

the skin, burning sensation and abscesses. The buds are useful in diarrhoea and dysentery. The fruits are refrigerant and tonic and are useful in vitiated condition of *pitta*. The latex is useful in neuralgia, rheumatism, lumbago, bruises, nasitis, ulorrhagia, ulitis, odontopathy, haemorrhoids, gonorrhoea, inflammations, cracks of the sole and skin diseases.

"न्यग्रोधो बहुपादो रक्तफलः स्कन्धको द्व्युपश्शृङ्गी ।
विश्रमनिलयश्च वटो यक्षावासो वनस्पतिर्भवति ॥" (अ.म.)
["Nyagrōdhō bahupādō raktaphalaḥ skandhakō dvyupaśśṛṅgī
Viśṛamanilayaśca vaṭō yakṣāvāsō vanaspatiṛbhavati" (A.ma.)]

"वटो रक्तफलः शृङ्गी न्यग्रोधः स्कन्धजो ध्रुवः ।
क्षीरी वैश्रवणावासो बहुपादो वनस्पतिः ॥" (भा.प्र.)
["Vaṭō raktaphalaḥ śṛṅgī nyagrōdhaḥ skandhajō dhṛuvaḥ
Kṣīrī vaiśṛavaṇāvāsō bahupādō vanaspatiḥ" (Bhā.pṛa.)]

"स्यादथ वटो जटालो न्यग्रोधो रोहिणोऽवरोही च ।
विटपी रक्तफलश्च स्कन्धरुहो मण्डली महाच्छायः ॥
शृङ्गी यक्षावासो यक्षतरुः पादरोहिणो नीलः ।
क्षीरो शिफारुहः स्याद् बहुपादः स तु वनस्पतिर्नवभूः ॥" (रा.नि.)
["Syādatha vaṭō jaṭālō nyagrōdhō rōhiṇōऽvarōhī ca
Viṭapī raktaphalaśca skandharuhō maṇḍalī mahācchāyaḥ
Śṛṅgī yakṣāvāsō yakṣataruḥ pādarōhiṇō nīlaḥ
Kṣīro śiphāruhaḥ syād bahupādaḥ sa tu vanaspatiṛnavabbūḥ" (Rā.ni)]

"वटः क्षीरी रक्तफलो न्यग्रोधो यक्षवासकः ।
बहुपादः पादरोही शृङ्गी दान्तो वनस्पतिः ॥
स्कन्धजनोऽस्य फलं प्रोक्तं नैयग्रोधं च काञ्चनम् ।" (कै.नि.)
["Vaṭaḥ kṣīrī raktaphalō nyagrōdhō yakṣavāsakaḥ
Bahupādaḥ pādarōhī śṛṅgī dāntō vanaspatiḥ
Skandhajanōऽsya phalaṃ pṛōktaṃ naiyagrōdhaṃ ca kāñcanaṃ" (Kai.ni)]

"कफपित्तहरो व्रण्यः संग्राही सकषायकः ।
शीतवीर्यो वटः शस्तो योनिदोषेषु योषिताम् ॥" (म.नि.)
["Kaphapittaharō vṛaṇyaḥ saṁgrāhī sakaṣāyakaḥ
Śītavīryō vaṭaḥ śastō yōnidōṣēṣu yōṣitām" (Ma.ni.)]

"वटः शीतो गुरुर्ग्राही कफपित्तव्रणापहः ।
वर्ण्यो विसर्पदाहघ्नः कषायो योनिदोषहृत् ॥" (भा.प्र.)
["Vaṭaḥ śītō guruṛgrāhī kaphapittavṛaṇāpahaḥ
Vaṛṇyō visaṛpadāhaghnaḥ kaṣāyō yōnidōṣahṛt" (Bhā.pṛa.)]

"वटः शीतः कषायश्च स्तम्भनो रूक्षणात्मकः ।
तथा तृष्णाछर्दिमूर्च्छारक्तपित्तविनाशनः ॥" (ध.नि.)

["Vaṭaḥ śītaḥ kaṣāyasca staṁbhanō rūkṣaṇātmakaḥ
Tathā tṛṣṇāchaṛdimūṛcchāraktapittavināṣanaḥ" (Dha.ni.)]

"वटः कषायो मधुरः शिशिरः कफपित्तजित् ।
ज्वरदाहतृषामोहव्रणशोफापहारकः ॥" (रा.नि.)
["Vaṭaḥ kaṣāyō madhuraḥ śiśiraḥ kaphapittajit
Jvaradāhatṛṣāmōhavṛaṇaśōphāpahārakaḥ" (Rā.ni.)]

"वटो रूक्षो हिमो ग्राही कषायो योनिदोषहृत् ।
वर्ण्यो व्रणविसर्पघ्नः कफपित्तहरो गुरुः ॥" (कै.नि.)
["Vaṭō rūkṣō himō grāhī kaṣāyō ẏōnidōṣahṛt
Vaṛṇyō vṛaṇavisaṛpaghnaḥ kaphapittaharō guruḥ" (Kai.ni.)]

"वटः शीतो गुरुर्ग्राही कफपित्तव्रणापहः ।" (म.पा.नि.)
["Vaṭaḥ ṣītō guruṛgrāhī kaphapittavṛaṇāpahaḥ" (Ma.pā.ni.)]

"वटपिप्पलप्ळक्षाणां कषायास्त्वक्प्रवाळकाः ।
व्रणमेहातिसारघ्नः पित्तघ्नः स्तम्भना हिमाः ॥
क्षीरवृक्षफलं साम्ळं कषायं मधुरं हिमम् ।
कफपित्तहरं रूक्षं स्तम्भनं गुरु लेखनम् ॥
विबन्धाध्मानजननं परं वातप्रकोपनम् ।" (सो.नि.)
["Vaṭapippalapḷakṣāṇāṃ kaṣāyāstvakpṛavāḷakāḥ
Vṛaṇamēhātisāraghnaḥ pittaghnaḥ staṁbhanā himāḥ
Kṣīravṛkṣaphalaṃ sāṁḷaṃ kaṣāyaṃ madhuraṃ himaṃ
Kaphapittaharaṃ rūkṣaṃ staṁbhanaṃ guru lēkhanaṃ
Vibandhādhmānajananaṃ paraṃ vātapṛakōpanaṃ" (Sō.ni.)]

पञ्चवल्कम् (Pañcavalkaṃ):-

"न्यग्रोधोदुम्बराश्वत्थप्ळक्षपद्मादिपल्लवाः ।
कषायाः स्तम्भनाः शीताः हिताः पित्तातिसारिणाम् ॥" (च.सू.२७.)
["Nyagrōdhōduṁbarāśvatthapḷakṣapadmādipallavāḥ
Kaṣāyāḥ staṁbhanāḥ śītāḥ hitāḥ pittātisāriṇāṃ" (Ca.Sū.27.)]

"क्षीरवृक्षफलं तेषां गुरु विष्टम्भि शीतळम् ।
कषायं मधुरं साम्ळं नातिमारुतकोपनम् ॥" (सु.सं.सू.४६)
["Kṣīravṛkṣaphalaṃ tēṣāṃ guru viṣṭaṁbhi śītaḷaṃ
Kaṣāyaṃ madhuraṃ sāṁḷaṃ nātimārutakōpanaṃ" (Su.saṁ.sū.46)]

"न्योग्रोधोदुम्बरोऽश्वत्थः पारिशः प्ळक्षपादपः ।
पञ्चैते क्षीरणः प्रोक्तास्तेषां त्वक् पञ्चवल्कलाः ॥
त्वक्पञ्चकं हिमं ग्राहि व्रणशोफविसर्पजित् ।
केचित्तु पारिशस्थाने शिरीषं वेतसं परे ॥
क्षीरिवृक्षा हिमा व्रण्या योनिदोषव्रणापहाः ।

शोफपित्तकफास्रघ्नाः स्तन्या भग्नास्थियोगदाः ॥
तेषां पत्रं हिमं ग्राहि कफवातास्रनुल्लघु ।
फलं विष्टम्भि संग्राहि रक्तपित्तकफापहम् ॥" (म.पा.नि.)
["Nyagrōdhōdumbarō[śvatthaḥ pāriśaḥ plakṣapādapaḥ
Pañcaitē kṣīraṇaḥ prōktāstēṣāṁ tvak pañcavalkalā
Tvakpañcakaṃ himaṃ grāhi vraṇaśōphavisarpajit
Kēcittu pāriśasthānē śirīṣaṃ vētasaṃ parē
Kṣīrivṛkṣā himā vraṇyā yōnidōṣavraṇāpahāḥ
Śōphapittakaphāsraghnāḥ stanyā bhagnāsthiyōgadāḥ
Tēṣāṃ patraṃ himaṃ grāhi kaphavātāsraṇullaghu
Phalaṃ viṣṭambhi saṁgrāhi raktapittakaphāpahaṃ" (Ma.pā.ni.)]

"न्यग्रोधोदुम्बराश्वत्थसुपाश्वर्वाः सकपीतनाः ।
पञ्चैते क्षीरिणो वृक्षास्तेषां त्वक् पञ्चवल्कलम् ॥
(क्वचित् कपीतनस्थाने शिरीषो वेतसः क्वचित् ।)
क्षीरिवृक्षा हिमा रूक्षा वर्ण्याः स्तन्यविशोधनाः ॥
व्रणवीसर्पशोफघ्नाः दाहपित्तकफापहाः ।
तेषां पत्रं हिमं स्वादु सतिक्तं तुवरं लघु ॥
लेखनं कफपित्तघ्नं विष्टम्भाध्मानवातजित् ।
कषायाः स्तम्भनाः शीता हिता पित्तातिसारिणाम् ।
पल्लवाः क्षीरिवृक्षाणां फलं तेषां तु वातकृत् ।
कषायं मधुरं साम्ळं गुरु विष्टम्भि पित्तजित् ॥
स्थावरं तरुदुग्धं तु कफवातप्रणाशनम् ।
वातगुल्महरं चोष्णं कासश्वासनिबर्हणम् ॥
हृल्लासारुचिशोफघ्नं गुरु स्निग्धं विदाहकृत् ।
ईषत्पित्तकरं वृष्यमतिस्वादु च कथ्यते ॥
यत्तु पञ्चविधं प्रोक्तं योज्यमेव तु नेतरत् ।
कषायं शीतळं शोफव्रणघ्नं पञ्चवल्कलम् ॥" (कै.नि.)
["Nyagrōdhōdumbarāśvatthasupārśvāḥ sakapītanāḥ
Pañcaitē kṣīriṇō vṛkṣāstēṣāṃ tvak pañcavalkalaṃ
(Kvacit kapītanasthānē śirīṣō vētasaḥ kvacit)
Kṣīrivṛkṣā himā rūkṣā varṇyāḥ stanyaviśōdhanāḥ
Vraṇavīsarpaśōphaghnāḥ dāhapittakaphāpahāḥ
Tēṣāṃ patraṃ himaṃ svādu satiktaṃ tuvaraṃ laghu
Lēkhanaṃ kaphapittaghnaṃ viṣṭaṁbhādhmānavātajit
Kaṣāyāḥ staṁbhanāḥ śītā hitā pittātisāriṇāṃ
Pallavāḥ kṣīrivṛkṣāṇāṃ phalaṃ tēṣāṃ tu vātakṛt
Kaṣāyaṃ madhuraṃ sāṁḷaṃ guru viṣṭaṁbhi pittajit
Sthāvaraṃ tarudugdhaṃ tu kaphavātapraṇāśanaṃ
Vātagulmaharaṃ cōṣṇaṃ kāsaśvāsanibarhaṇaṃ
Hṛllāsārucīśōphaghnaṃ guru snigdhaṃ vidāhakṛt

Īṣatpittakaraṃ vṛṣyamatisvādu ca kathyatē
Yattu pañcavidhaṃ prōktaṃ yōjyamēva tu nētarat
Kaṣāyaṃ śītaḷaṃ śōphavṛanaghnaṃ pancavalkalaṃ" (Kai.ni.)]

"न्यग्रोधोदुम्बराश्वत्थप्ळक्षवेतसवल्कलैः ।
सवैरेकत्र संयुक्तैः पञ्चवल्कलमुच्यते ॥
रसे कषायं शीतंच वर्ण्य दाहतृषापहम् ।
योनिदोषं कफं शोफं हन्तीदं पञ्चवल्कलम् ॥" (ध.नि.)
["Nyagrōdhōdumbarāśvatthapḷakṣavētasavalkalaiḥ
Sarvairēkatra saṁyuktaiḥ pañcavalkalamucyatē
Rasē kaṣāyaṃ śītaṃ ca varṇyaṃ dāhatṛṣāpahaṃ
Yōnidōṣaṃ kaphaṃ śōphaṃ hantīdaṃ pañcavalkalaṃ" (Dha.ni.)]

"न्यग्रोधोदुम्बरोऽश्वत्थप्ळक्षाणां पल्लवास्त्वचाः ।
कषायाः शीतळाः पथ्याः रक्तपित्तातिसारिणाम् ॥
एवं कपीतनस्यापि स्मृतं तैः पञ्चवल्कलम् ।" (स्व.)
["Nyagrōdhōdumbarōऽśvatthapḷakṣāṇāṃ pallavāstvacāḥ
Kaṣāyāḥ śītaḷāḥ pathyāḥ raktapittātisāriṇāṃ
Ēvaṃ kapītanasyāpi smṛtaṃ taiḥ pañcavalkalaṃ" (Sva.)]

Ficus hispida **Linn.f.**

Moraceae (वट-कुलम्)

Hin : Gōblā, Kaṭgulēriyā (गोब्ला, कटगुलेरिया)
Kan : Kāduatti (ಕಾಡುಅತ್ತಿ)
Mal : Kāṭṭatti, Erumanākkụ, Pāṛakaṃ (കാട്ടത്തി, എരുമനാക്ക്, പാറകം)
San : Kākōduṁbarikā, Malayū (काकोदुम्बरिका, मलयू)
Tam : Pēyatti, Cōnatti, Kāṭṭatti (பேயத்தி, சோநத்தி, காட்டத்தி)
Tel : Adaviatti (అడవిఅత్తి)

Distribution: Throughout India, in evergreen forests and in damp localities from sea-level to about 1,200 m

The plant: A moderate sized weak tree generally with hollow internodes, hispid parts, rough grey bark and without aerial roots; leaves opposite, 10–30 cm long, surfaces scabrid, pubescent, 3–5 ribbed, secondary nerves regular and straight; receptacles fascicled on the stem or leafless branchlets obovoid or turbinate, hispid, yellow when ripe.

Parts used: bark, fruits

Properties and uses: The bark is emetic and laxative, and is used as poultice by applying to bubo. The fruits are bitter, refrigerant, astringent, acrid, anti-dysenteric, anti-inflammatory, depurative, vulnerary, haemostatic and galactagogue. They are useful in ulcers, leucoderma, psoriasis, anaemia, haemorrhoids, jaundice, epistaxis, stomatorrhagia, inflammations, intermittent fever and vitiated conditions of *pitta*.

"काकोदुम्बरिका फल्गूर्मलयूर्जघने फला ।" (भा.प्र.)
["Kākōduṁbarikā phalgūṛmalayūṛjaghanē phalā" (Bhā.pṛa.)]

"काकोदुम्बरिका फल्गू राजिफल्गुः शिवाटिका ।
फल्गुनी फलसम्भारी मलयूः श्वित्रभेषजा ॥" (ध.नि.)
["Kākōduṁbarikā phalgū rājiphalguḥ śivāṭikā
Phalgunī phalasaṁbhārī malayūḥ śvitṛabhēṣajā" (Dha.ni.)]

Ficus hispida

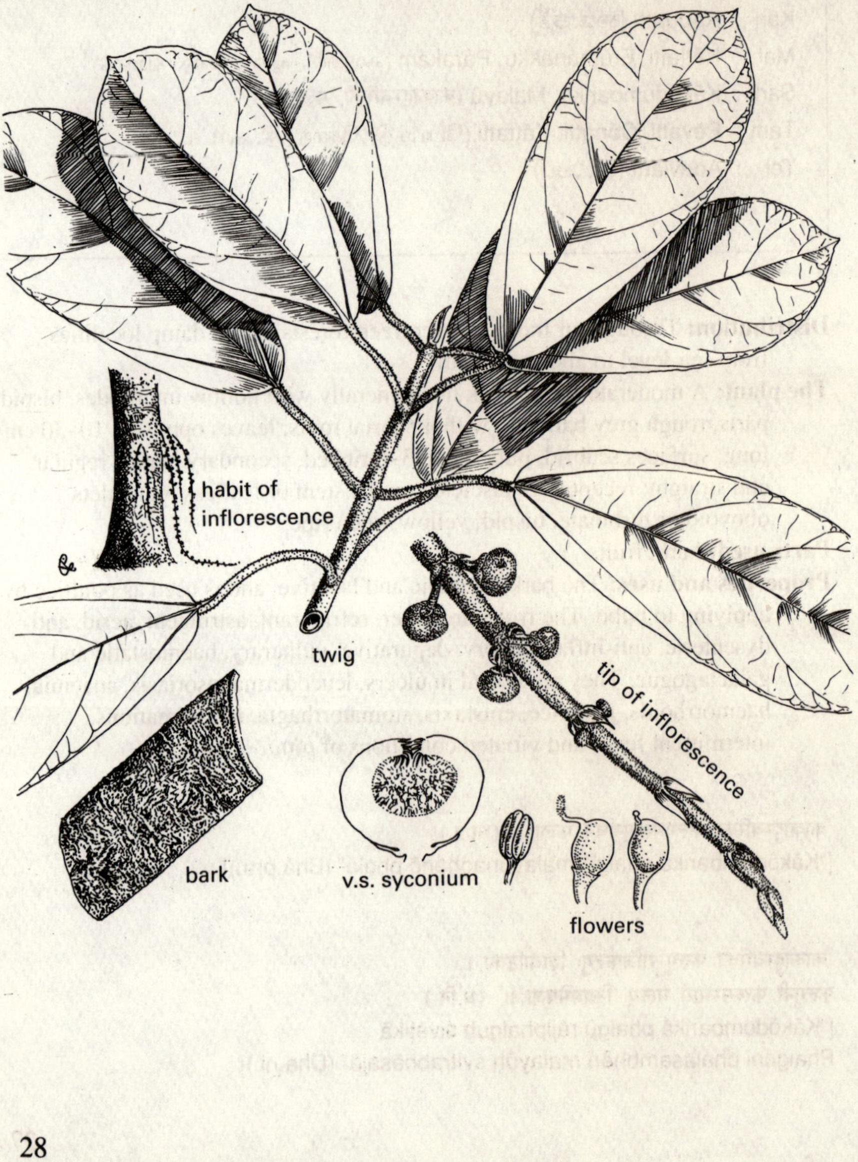

"केलूटोऽन्यः फल्गुर्मूलफलो श्वित्रभेषेजो मलयूः ।
काकोदुम्बरिका स्यात् फलपाटी चाप्यराजीति ॥" (अ.म.)
["Kēlūṭōऽnyaḥ phalguṛmūlaphalō śvitṛabhēṣajō malayūḥ
Kākōduṁbarikā syāt phalapāṭī cāpyarājīti" (A.ma.)]

"कृष्णोदुम्बरिका चान्या खरपत्री च राजिका ।
उदुम्बरी च कठिना कुष्ठघ्नी फल्गुवाटिका ॥
अजाक्षी फल्गुनी चैव मलयूश्चित्रभेषजा ।
काकोदुम्बरिका चैव ध्वाङ्घनाम्नी त्रयोदशः ॥" (रा.नि.)
["Kṛṣṇōduṁbarikā cānyā kharapatṛī ca rājikā
Uduṁbarī ca kaṭhinā kuṣṭhaghnī phalguvāṭikā
Ajākṣī phalgunī caiva malayūścitṛabhēṣajā
Kākōduṁbarikā caiva ghvāṅghanāṁnī tṛayōdaśaḥ" (Rā.ni.)]

"उदुम्बरफला चैव कर्कशच्छदनाऽसुमा ।
काकोदुम्बरिका ज्ञेया क्षीरी च खरपत्रिका ॥" (शा.नि.)
["Uduṁbaraphalā caiva kaṛkaśacchadanā sumā
Kākōduṁbarikā jñēyā kṣīrī ca kharapatṛikā" (Śā.ni.)]

"मलयूः स्तम्भकृत् तिक्ता शीतळा तुवरा जयेत् ।
कफपित्तव्रणश्वित्रपाण्ड्वर्शःकुष्ठकामलाः ॥" (भा.प्र.)
["Malayūḥ staṁbhakṛt tiktā śītaḷā tuvarā jayēt
Kaphapittavṛaṇaśvitṛapāṇḍvaṛśaḥkuṣṭhakāmalāḥ" (Bhā.pṛa.)]

"काकोदुम्बरिका श्वित्रकण्डूकुष्ठव्रणापहा ।
रक्तपित्तहरा शोफपाण्डुश्ळेष्महरा च सा ॥" (ध.नि.)
["Kākōduṁbarikā śvitṛakaṇḍūkuṣṭhavṛaṇāpahā
Raktapittaharā śōphapāṇḍuśḷēṣmaharā ca sā" (Dha.ni.)]

"काकोदुम्बरिका शीता पक्वा गौल्याम्ळिका कटुः ।
त्वग्दोषपित्तरक्तघ्नी तद्वल्कं चातिसारजित् ॥" (रा.नि.)
["Kākōduṁbarikā śītā pakvā gaulyāmḷikā kaṭuḥ
Tvagdōṣapittaraktaghnī tadvalkaṃ cātisārajit" (Rā.ni.)]

"काकोदुम्बरिका शीता तिक्ताम्ळा स्तम्भका कटुः ।
तुवरा ग्राहिणी प्रोक्ता चेन्द्रियाणां प्रसादकम् ॥
त्वग्दोषकामलापित्तरक्तपित्तकफान् जयेत् ।
श्वेतकुष्ठं व्रणं पाण्डूं रक्तरोगं च शोफकम् ॥
दुर्नामानं चोर्धदोषं नाशयेदिति कीर्त्तितम् ।
फलमस्याः स्वादु शीतं तुवरं तृप्तिकारकम् ।
गुरु धातोर्वृद्धिकरं पाके च मधुरं स्मृतम् ।
स्निग्धं मलस्तम्भकरं पौष्टिकं ग्राहि वातळम् ॥" (नि.र.)

["Kākōduṁbarikā śītā tiktāṁḷā staṁbhakā kaṭuḥ
Tuvarā grāhiṇī pṛōktā cēndriyāṇāṃ pṛasādakaṃ
Tvagdōṣakāmaḷāpittaraktapittakaphān jayēt
Śvētakuṣṭhaṃ vṛaṇaṃ pāṇḍūṃ raktarōgaṃ ca śōphakaṃ
Duṛnāmānaṃ cōṛdhadōṣaṃ nāśayēditi kīṛttitaṃ
Phalamasyāḥ svādu śītaṃ tuvaraṃ tṛptikārakaṃ
Guru dhātōṛvṛddhikaraṃ pākē ca madhuraṃ smṛtaṃ
Snigdhaṃ malastaṁbhakaraṃ pauṣṭikaṃ grāhi vātaḷaṃ" (Ni.ra.)]

"ककोदुम्बरिका शीता कषाया व्रणनाशिनी ।
गुर्विणी गर्भरक्षायां हिता स्तन्यप्रदायिनी ॥
आमानिलप्रशमनी पक्वा गौल्याम्ळका कटुः ।
त्वग्दोषरक्तपित्तघ्नी तद्वल्कमतिसारजित् ॥
फलन्तु शीतळं स्वादु कषायं गुरु तर्पणम् ।
शुक्ळळं मधुरं पाके स्निग्धं विष्टम्भि बृंहणम् ।
ग्राहि वातं कफं पित्तं क्षयदाहविषास्रजित् ॥" (भा.प्र.नि.)
["Kākōduṁbarikā śītā kaṣāyā vṛaṇanāśinī
Guṛviṇī gaṛbharakṣāyāṃ hitā stanyapṛadāyinī
Āmānilapṛaśamanī pakvā gaulyāṁḷakā kaṭuḥ
Tvagdōṣaraktapittaghnī tadvalkamatisārajit
Phalantu śītaḷaṃ svādu kaṣāyaṃ guru taṛpaṇaṃ
Śukḷaḷaṃ madhuraṃ pākē snigdhaṃ viṣṭaṁbhi bṛṁhaṇaṃ
Grāhi vātaṃ kaphaṃ pittaṃ kṣayadāhaviṣāsṛajit" (Bhā.pṛa.ni.)]

Coll. No. AVS 2561

Ficus microcarpa **Linn.f.**

(F.retusa *auct.non Linn.)*

Moraceae (वट–कुलम्)

Hin : Kāmarūp (कामरूप)
Kan : Itti (ಇತ್ತಿ)
Mal : Itti, Ittiyāl (ഇത്തി, ഇത്തിയാൽ)
San : Pḷakṣaḥ (प्लक्षः)
Tam : Kallicci, Icci. (கல்லிச்சி, இச்சி)
Tel : Plakṣa (ప్లక్ష)

Distribution: Throughout India, from sea-level to about 1,300 m

The plant: A large glabrous evergreen tree with few aerial roots; leaves short -petioled, 5–10 cm long, 2–6 cm wide, apex shortly and bluntly apiculate or slightly emarginate, main lateral nerves not very prominent, stipules lanceolate; fruit receptacles sessile and globose occurring in axillary pairs yellowish when ripe without any characteristic smell.

Bark dark grey or brown with a smooth surface except for the lenticels, outer bark corky and crustaceous, thin, firmly adherent to inner tissue, inner bark light, flesh-coloured with fibrous texture.

Parts used: roots, bark, leaves

Properties and uses: The aerial roots are used to treat dental caries and odontalgia. The bark and leaves are astringent, refrigerant, acrid and stomachic. They are useful in wounds, ulcers, bruises, flatulent colic, hepatopathy, diarrhoea, dysentery, diabetes, hyperdipsia, burning sensation, haemorrhages, erysipelas, dropsy, ulcerative stomatitis, haemoptysis, psychopathy, leucorrhoea and colporrhagia.

"कथितः कपीतन इति प्लक्षस्तुङ्गी च गर्दभाण्डश्च ।
कपिचूडश्च सुपार्श्वप्लवकोऽसौ चारुदर्शनः ॥" (अ.म.)
["Kathitaḥ kapītana iti pḷakṣastuṅgī ca gaṛdabhāṇḍaśca
Kapicūḍaśca supāṛśvapḷavakōऽsau cārudaṛśanaḥ" (A.ma.)]

"प्लक्षस्तु पिप्पलः पुण्ड्रो गर्दभाण्डः कमण्डलुः ।
मौनिकोऽश्वत्थपत्रश्च सुपार्श्वश्चारुदर्शनः ॥" (म.नि.)

Ficus microcarpa

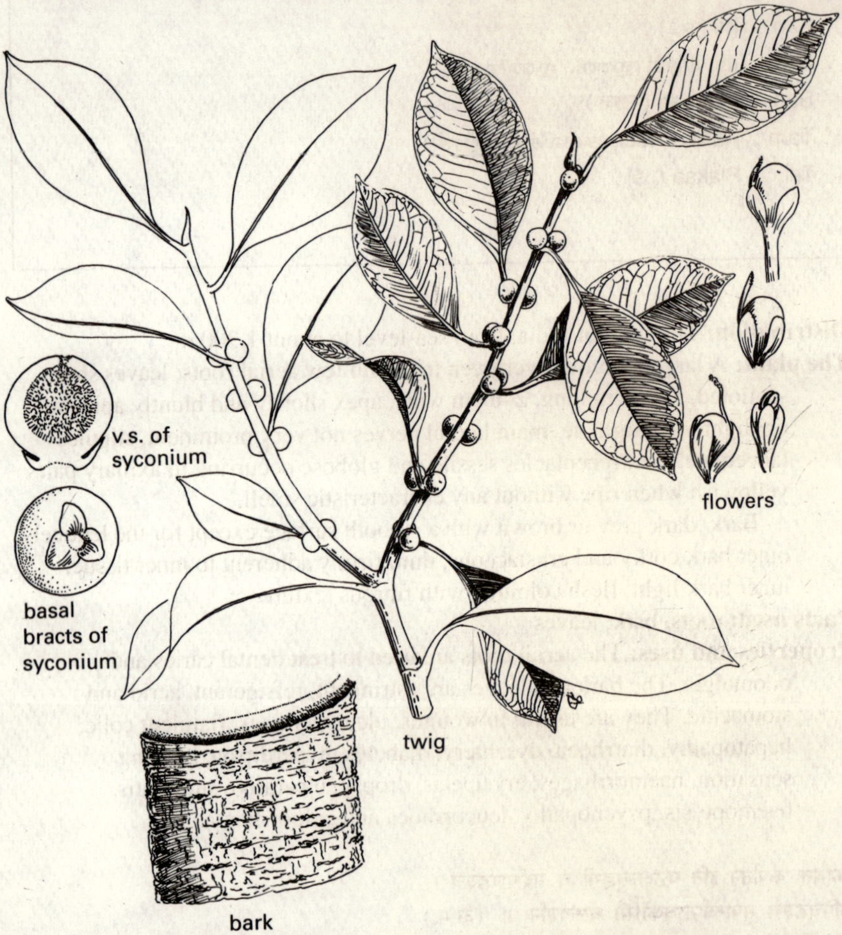

["Pḷakṣastu pippalaḥ puṇḍrō gaṛdabhāṇḍaḥ kamaṇḍaḷuḥ
Maunikoऽśvatthapatṛaśca supāṛśvaścārudaṛśanaḥ" (Ma.ni.)]

"प्ळक्षो जटी पर्कटी च कर्पटी च स्त्रियामपि ।" (भा.प्र.)
["Pḷakṣō jaṭī paṛkaṭī ca kaṛpaṭī ca stṛiyāmapi" (Bhā.pṛa.)]

"पिप्परिः शृङ्गिका वाटी गर्दभाण्डः कमण्डलुः ।
प्ळक्षः प्ळवो गन्धमुण्डो मुण्डिकोऽश्वत्थपत्रकः ॥
पूगमुण्डश्चारुदारुः सुपार्श्वचारुदर्शनः ।" (कै.नि.)
["Pippariḥ śṛṅgikā vāṭī gaṛdabhāṇḍaḥ kamaṇḍaluḥ
Pḷakṣaḥ pḷavō gandhamuṇḍō muṇḍikōऽśvatthapatṛakaḥ
Pūgamuṇḍaścārudāruḥ supāṛśvaścārudaṛśanaḥ" (Kai.ni.)]

"कषायः कफपित्तघ्नो व्रणशोधनरोपणः ।
रक्तपित्तहरो योनिशोधनः पिप्पलः स्मृतः ॥" (म.नि.)
["Kaṣāyaḥ kaphapittaghnō vṛaṇaśōdhanarōpaṇaḥ
Raktapittaharō yōniśōdhanaḥ pippalaḥ ṣmṛtaḥ" (Ma.ni.)]

"प्ळक्षः कषायः शिशिरो व्रणयोनिगदापहः ।
दाहपित्तकफास्रघ्नः शोफहा रक्तपित्तहृत् ॥" (भा.प्र.)
["Pḷakṣaḥ kaṣāyaḥ śiśirō vṛaṇayōnigadāpahaḥ
Dāhapittakaphāsṛaghnaḥ śōphahā raktapittahṛt" (Bhā.pṛa.)]

"प्ळक्षः कटुः कषायश्च शीतळो रक्तपित्तजित् ।
मूर्च्छाश्रमप्रलापांश्च हरेत् प्ळक्षो विशेषतः ॥" (ध.नि.)
["Pḷakṣaḥ kaṭuḥ kaṣāyaśca śītaḷō raktapittajit
Mūṛcchāśṛamapṛaḷāpāṁśca harēt pḷakṣō viśēṣataḥ" (Dha.ni.)]

"प्ळक्षत्वक्चूर्णपिण्डं वा धारयेत् मधुना कृतम् ।" (च.सं. योनिस्रावचिकित्सा)
["Pḷakṣatvakcūṛṇapiṇḍaṃ vā dhārayēt madhunā kṛtaṃ" (Ca.saṁ. Yōnisṛāvacikitsā)]

"पिप्परिस्तुवरः शीतो व्रणयोनिविसर्पनुत् ।
दाहपित्तकफास्रघ्नो मेदःपित्तास्रशोफजित् ॥" (कै.नि.)
["Pipparistuvaraḥ śītō vṛaṇayōnivisaṛpanut
Dāhapittakaphāsṛaghnō mēdaḥpittāsṛaśōphajit" (Kai.ni.)]

Remarks: The author of 'Indian Medicinal Plants' identifes *pḷakṣaḥ* as *Ficus lacor* and assigns it all synonyms of *pḷakṣaḥ*. But it has to be noted that the characteristics of all these synonyms are best suited for *F.microcarpa*, the plant that has been in use in most parts of Kerala. In some parts of Kerala *F.amplissima* is also in use as *pḷakṣaḥ*. Since this has almost the same properties as those of *F.microcarpa* it may be also used.

Coll. No. AVS 2308

***Ficus racemosa* Linn.**

(F. glomerata *Roxb.)*

Moraceae (वट–कुलम्)

Eng	:	Gular fig, Cluster fig, Country fig
Hin	:	Gulār, Umār (गुलार, उमार)
Kan	:	Atti (ಅತ್ತಿ)
Mal	:	Atti (അത്തി)
San	:	Uduṁbaraḥ, Sadāphalaḥ (उदुम्बर, सदाफलः)
Tam	:	Atti (அத்தி)
Tel	:	Udambaramu, Paidi (ఉదంబరము, పైడి)

Distribution: All over India

The plant: A moderate to large sized spreading laticiferous, deciduous tree without much prominent aerial roots; leaves dark green, ovate or elliptic; fruit receptacles 2–5 cm in diameter, subglobose or pyriform in large clusters on short leafless branches arising from main trunk or large branches. Figs are smooth or rarely covered with minute soft hairs, when ripe, they are orange, dull reddish or dark crimson. They have a pleasant smell resembling that of cidar apples.

The bark is astringent, rusty brown with a fairly smooth and soft surface, the thickness varies from 0.5–2 cm according to the age of the trunk or bark, surface with minute separating flakes of whitish tissue, texture homogenous leathery.

Parts used: roots, bark, leaves, fruits, latex

Properties and uses: The roots are useful in treating dysentery. The bark is astringent, antidiabetic, refrigerant and useful as a wash for wounds, highly efficacious in threatened abortions and also recommended in uropathy. Powdered leaves mixed with honey are given in vitiated conditions of *pitta*. A decoction of the leaves is a good wash for wounds and ulcers. Tender fruits (figs) are used in vitiated conditions of *pitta*, diarrhoea, dyspepsia and haemorrhages. The ripe fruits are astringent, stomachic, refrigerant and carminative, and are useful in menorrhagia and haemoptysis. The latex is aphrodisiac, and is administered in haemorrhoids and diarrhoea.

Ficus racemosa

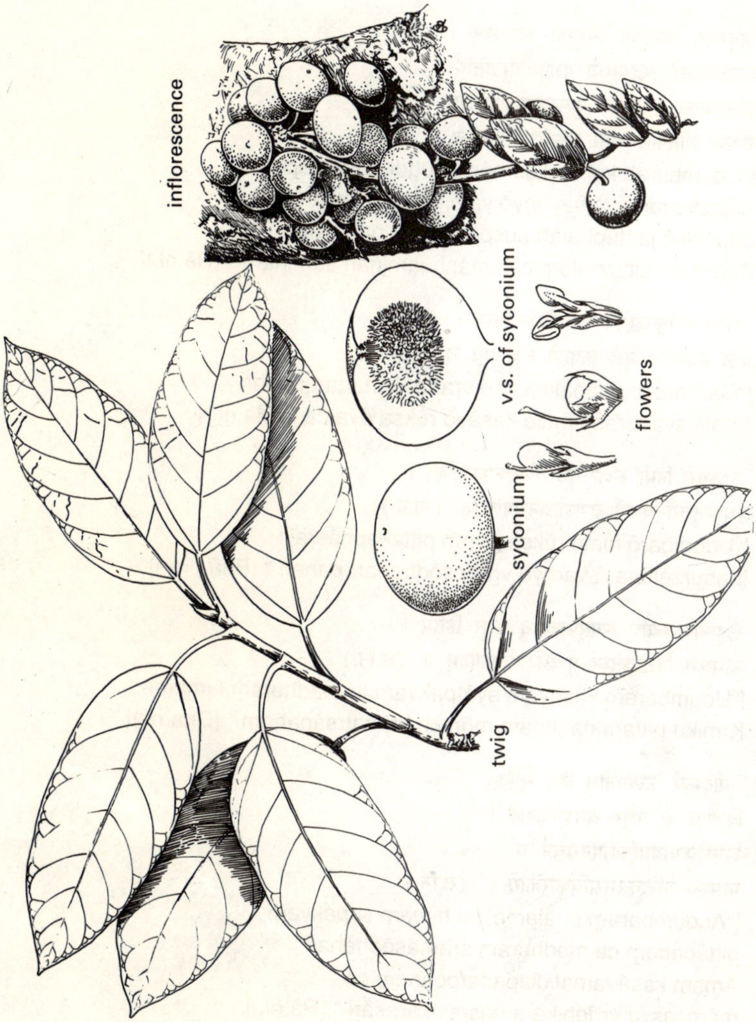

"सदाफलः पुष्पफलः केलूटः शीतवल्कलः ।
यज्ञाङ्गो हेमदुग्धः स्यात् क्षीरवृक्ष उदुम्बरः ॥" (अ.म.)
["Sadāphalaḥ puṣpaphalaḥ kēlūṭaḥ śītavalkalaḥ
Yajñāṅgō hēmadugdhaḥ syāt kṣīravṛkṣa uduṁbaraḥ " (A.ma.)]

"उदुम्बरो जन्तुफलो यज्ञाङ्गो हेमदुग्धकः ।" (भा.प्र.)
["Uduṁbarō jantuphalō yajñāṅgō hēmadugdhakaḥ " (Bhā.pṛa.)]

"उदुम्बरः क्षीरवृक्षो हेमदुग्धः सदाफलः ।
काळस्कन्धो यज्ञयोग्यो यज्ञीयः सुप्रतिष्ठितः ॥
शीतवल्को जन्तुफलः पुष्पशून्यः पवित्रकः ।
सौम्यः शीतफलं चेति मनुसंज्ञः समीरितः ॥" (रा.नि.)
["Uduṁbaraḥ kṣīravṛkṣō hēmadugdhaḥ sadāphalaḥ
Kāḷaskandhō yajñayōgyō yajñīyaḥ supṛatiṣṭhitaḥ
Śītavalkō jantuphalaḥ puṣpaśūnyaḥ pavitṛakaḥ
Saumyaḥ śītaphalaṃ cēti manusaṁjñaḥ samīritaḥ " (Rā.ni.)]

"गर्भसन्धानकृच्छीतो व्रणशोधनरोपणः ।
फले स्वादुरसे मूले कषायो रूक्ष एव च ॥" (म.नि.)
["Gaṛbhasandhānakṛcchītō vṛaṇaśōdhanarōpaṇaḥ
Phalē svādurasō mūlē kaṣāyō rūkṣa ēva ca " (Ma.ni.)]

"उदुम्बरो हिमो रूक्षो गुरुः पित्तकफास्रजित् ।
मधुरस्तुवरो वर्ण्यो व्रणशोधनरोपणः ॥" (भा.प्र.)
["Uduṁbarō himo rūkṣō guruḥ pittakaphāsṛajit
Madurastuvarō vaṛṇyō vṛaṇaśōdhanarōpaṇaḥ " (Bhā.pṛa.)]

"उदुम्बरं कषायं स्यात्पक्वं तु मधुरं हिमम् ।
कृमिकृत् पित्तरक्तघ्नं मूर्च्छादाहतृषापहम् ॥" (ध.नि.)
["Uduṁbaraṃ kaṣāyaṃ syātpakvaṃ tu madhuraṃ himaṃ
Kṛmikṛt pittaraktaghnaṃ mūṛcchādāhatṛṣāpahaṃ " (Dha.ni.)]

"औदुम्बरं फलमतीव हिमं सुपक्वं
पित्तापहं च मधुरं श्रमशोफहारी ।
आमं कषायमतिदीपनरोचनं च
मांसस्य वृद्धिकरमस्रविकारकारी ॥" (रा.नि.)
["Auduṁbaraṃ phalamatīva himaṃ supakvaṃ
pittāpahaṃ ca madhuraṃ śṛamaśōphāharī
Āmaṃ kaṣāyamatidīapanarōcanaṃ ca
māṁsasya vṛddhikaṛamasṛavikārakārī " (Rā.ni.)]

"उदुम्बरो हिमो रूक्षः कषायो मधुरो गुरुः ।
भग्नसन्धानकृद् वर्ण्यो व्रणशोधनरोपणः ॥
स्तम्भनानि कषायाणि श्ळेष्मघ्नानि हितानि च ।
उदुम्बरशलाटूनि तृट्पित्तास्रहराणि च ॥

उदुम्बरफलं बालं कषायं स्वादु शीतळम् ।
तृण्मेहपित्तहृच्छर्दिप्रदरास्रस्रुतिं जयेत् ।
प्रौढं बहुमलं तस्य फलं गुरुतरं मतम् ।
फलमौदुम्बरं पक्वं शीतळं मधुरं गुरु ॥
क्षुत्तृष्णामेहहृद्रुच्यं श्ळेष्मकृत् रक्तनाशनम् ।" (कै.नि.)
["Uduṁbarō himō rūkṣaḥ kaṣāyō madhurō guruḥ
Bhagnasandhānakṛd vaṛṇyō vṛaṇaśōdhanarōpaṇaḥ
Staṁbhanāni kaṣāyāṇi śḷēṣmaghnāni hitāni ca
Uduṁbaraśalāṭūni tṛṭpittāsṛaharāṇi ca
Uduṁbaraphalaṃ bālaṃ kaṣāyaṃ svādu śītaḷaṃ
Tṛṇmēhapittahṛcchaṛdipṛadarāsṛasṛutiṃ jayēt
Pṛauḍhaṃ bahumalaṃ tasya phalaṃ gurutaraṃ mataṃ
Phalamauduṁbaraṃ pakvaṃ śītaḷaṃ madhuraṃ guru
Kṣuttṛṣṇāmēhahṛdrucyaṃ śḷēṣmakṛt raktanāśanaṃ " (Kai.ni.)]

"അത്തിവേർ വെട്ടിവാറ്റും നീരതിസാരപ്രമേഹജിത്
തൃഷ്ണാദാഹാർദ്ദിതാനാഞ്ച തഥാസൃഗ്ദരിണാം ഹിതം.
ഇളയതായുള്ളയത്തിക്കാ സർവാതീസാരനാശനം
ജ്വരഘ്നം ദീപനം പഥ്യം പ്രമേഹഗ്രഹണീഹരം.
അത്തിപ്പഴം തണുത്തുള്ളു വാതപിത്തഹരം പരം." (ഗു.പാ.)
["Attivēṛ veṭṭivāṫṫuṃ nīratisārapṛamēhajit
Tṛṣṇādāhāṛdditānāñca tathāsṛgdariṇāṃ hitaṃ
Iḷayatāyuḷḷayattikkā saṛvvātīsāranāśanaṃ
Jvaraghnaṃ dīpanaṃ pathyaṃ pṛamēhagrahaṇīharaṃ
Attippaḻaṃ taṇuttuḷḷu vātapittaharaṃ paraṃ " (Gu.pā.)]

Remarks: The bark can be distinguished from those of *Ficus benghalensis* and *F.religiosa* by its having a very smooth soft surface devoid of cracks, fissures or lenticels.

Ficus religiosa Linn.

Moraceae (वट–कुलम्)

Eng	:	Peepal tree, Sacred fig
Hin	:	Pīppal, Pīplī, Pīpār (पीप्पल, पीप्ली, पीपार)
Kan	:	Aśwaththa (ಅಶ್ವತ್ಥ)
Mal	:	Arayāl (അരയാൽ)
San	:	Pippalaḥ, Aśvatthaḥ (पिप्पलः, अश्वत्थः)
Tam	:	Arasu, Aṣvattaṃ (அரசு, அசுவத்தம்)
Tel	:	Rāvi (రావి)

Distribution: Throughout India, wild as well as cultivated

The plant: A large deciduous tree with few or no aerial roots, often epiphytic, the drooping branchlets bear long-petioled ovate, cordate, shiny leaves which produce a characteristic rustling sound when the wind blows; leaves bright green, the apex produced into a linear-lanceolate tail about half as long as the main portion of the blade; the receptacles occurring in pairs, axillary, depressed globose, smooth, purplish when ripe.

The bark is grey or ash-coloured with thin or membranous flakes and are often covered with crustose lichen patches; the outer bark is not of uniform thickness, the middle bark in sections appears as brownish or light reddish brown, the inner part consists of layers of light yellowish or orange brown granular tissue.

Parts used: bark, leaves, tender shoots, fruits, seeds, latex

Properties and uses: The bark is astringent, sweet, cooling and aphrodisiac, and an aqueous extract of it has an antibacterial activity against *Staphylococcus aureus* and *Escherichia coli*. It is used in the treatment of gonorrhoea, diarrhoea, dysentery, haemorrhoids and gastrohelcosis. A paste of the powdered bark is a good absorbent for inflammatory swellings and good for burns. Leaves and tender shoots have purgative properties and are also recommended for wounds and skin diseases. Fruits are laxative and digestive; the dried fruit pulverised and taken in water cures asthma; seeds are refrigerant and laxative. The latex is good for neuralgia, inflammations and haemorrhages.

Ficus religiosa

Plate 3

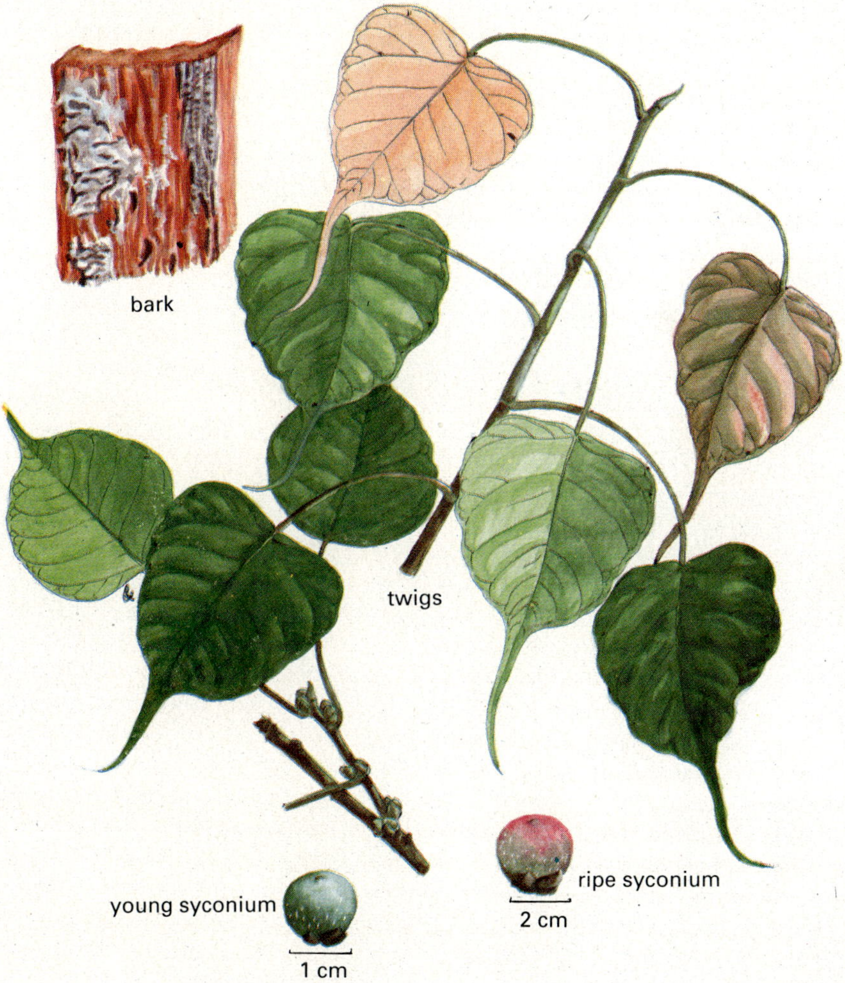

"पिप्पल उक्तोऽश्वत्थः पवित्रको मङ्गळश्च चलपत्रः ।
बोधिः श्यामळसंज्ञो गजाशनः केशवावासः ॥" (अ.म.)
["Pippala uktōऽśvatthaḥ pavitṛakō maṅgaḷaśca calapatṛaḥ
Bōdhiḥ śyāmaḷasaṁjñō gajāśanaḥ kēśavāvāsaḥ " (A.ma.)]

"बोधिद्रुः पिप्पलोऽश्वत्थश्चलपत्रो गजाशनः । (भा.प्र.)
["Bōdhidruḥ pippalōऽśvatthaścalapatṛō gajāśanaḥ " (Bhā.pṛa.)]

"पिप्पलः केशवावासश्चलपत्रः पवित्रकः ।
मङ्गल्यः श्यामळोऽश्वत्थो बोधिवृक्षो गजाशनः ॥
श्रीमान् क्षीरद्रुमो विप्रः शुभदः श्यामळच्छदः ।
पिप्पलो गुह्यपत्रस्तु सेव्यः सत्यः शुचिद्रुमः ॥
चैत्यद्रुमो धर्मवृक्षः चन्द्रकरमिताह्वयः ।" (ध.नि.)
["Pippalaḥ kēśavāvāsaścalapatṛaḥ pavitṛakaḥ
Maṅgalyaḥ śyāmaḷōऽśvatthō bōdhivṛkṣō gajāśanaḥ
Śṛīmān kṣīradrumō vipṛaḥ śubhadaḥ śyāmaḷacchadaḥ
Pippalō guhyapatṛastu sēvyaḥ satyaḥ śucidrumaḥ
Caityadrumō dhaṛmavṛkṣaḥ candrakaramitāhvayaḥ " (Dha.ni.)]

"अश्वत्थश्चाच्युतावासश्चलपत्रः पवित्रकः ।
शुभदो बोधिवृक्षश्च याज्ञिको गजभक्षकः ॥
श्रीमान् क्षीरद्रुमो विप्रो मङ्गल्यः श्यामळश्च सः ।
पिप्पलो गुह्यपुष्पश्च सेव्यः सत्यः शुचिद्रुमः ॥
चैत्यद्रुमो धर्मवृक्षो ज्ञेयो विंशतिसंज्ञकः ।" (रा.नि.)
["Aśvatthaścācyutāvāsaścalapatṛaḥ pavitṛakaḥ
Śubhadō bōdhivṛkṣaśca yājñikō gajabhakṣakaḥ
Śṛīmān kṣīradrumō vipṛō maṅgalyaḥ śyāmaḷaśca saḥ
Pippalō guhyapuṣpaśca sēvyaḥ satyaḥ śucidrumaḥ
Caityadrumō dhaṛmavṛkṣō jñēyō viṁśatisaṁjñakaḥ " (Rā.ni.)]

"कषायः कफपित्तघ्नो व्रण्यो योनिविशोधनः ।
अश्वत्थः शीतळो रूक्षो दुर्जरो मधुरः फले ॥" (म.नि.)
["Kaṣāyaḥ kaphapittaghnō vṛaṇyō yōniviśōdhanaḥ
Aśvatthaḥ śītaḷō rūkṣō duṛjarō madhurah phalē " (Ma.ni.)]

"पिप्पलो दुर्जरः शीतः पित्तश्ळेष्मव्रणास्रजित् ।
गुरुस्तुवरको रूक्षो वर्ण्यो योनिविशोधनः ॥ (भा.प्र.)
["Pippalō duṛjaraḥ śītaḥ pittaśḷēṣmavṛaṇāsṛajit
Gurustuvarakō rūkṣō vaṛṇyō yōniviśōdhanaḥ" (Bhā.pṛa.)]

"हृद्यं रक्तरुजं पित्तं विषं दोषं च नाशयेत् ।
दाहं वान्तिञ्च शोषञ्च ह्यरुचिं चैव नाशयेत् ॥" (नि.र.)
["Hṛdyaṃ raktarujaṃ pittaṃ viṣaṃ dōṣaṃ ca nāśayēt
Dāhaṃ vāntiñca śōṣañca hyaruciṃ caiva nāśayēt" (Ni.ra.)]

"अश्वत्थोऽपि स्मृतस्तद्वद् रक्तपित्तकफापहः ।" (ध.नि.)
["Aśvatthōऽpi smṛtastadvad raktapittakaphāpahaḥ" (Dha.ni.)]

"पिप्पलः सुमधुरस्तु कषायः
शीतळश्च कफपित्तविनाशी ।
रक्तदाहशमनः स हि सद्यो
योनिदोषहरणः किल पक्वः ॥
अश्वत्थवृक्षस्य फलानि पक्वा –
न्यतीव हृद्यानि च शीतळानि ।
कुर्वन्ति पित्तास्रविषार्त्तिदाहं
विच्छर्दिशोषारुचिदोषनाशम् ॥" (रा.नि.)
["Pippalaḥ sumadhurastu kaṣāyaḥ
śītaḷaśca kaphapittavināśī
Raktadāhaśamanaḥ sa hi sadyō
yōnidōṣaharaṇaḥ kila pakvaḥ
Aśvatthavṛkṣasya phalāni pakvā-
nyatīva hṛdyāni ca śītaḷāni
Kuṛvanti pittāsṛaviṣāṛttidāhaṃ
vicchaṛdiśōṣārucidōṣanāśaṃ" (Rā.ni.)]

"अश्वत्थः शीतळो रूक्षः कषायो दुर्जरो गुरुः ।
व्रणपित्तकफास्रघ्नो वर्ण्यो योनिविशोधनः ॥" (कै.नि.)
["Aśvatthaḥ śītaḷō rūkṣaḥ kaṣāyō duṛjarō guruḥ
Vṛaṇapittakaphāsṛaghnō vaṛṇyō yōniviśōdhanaḥ" (Kai.ni.)]

"बोधिद्रुमकषायन्तु पिबेत्तं मधुना सह ।
वातरक्तं जयत्याशु त्रिदोषमपि दारुणम् ॥" (च.चि.२९)
["Bōdhidrumakaṣāyantu pibēttaṃ madhunā saha
Vātaraktaṃ jayatyāśu tṛidōṣamapi dāruṇaṃ" (Ca.Ci.29.)]

"अश्वत्थबीजं हरिणस्य शृङ्गं
तक्रेण पीतं मधुना सहैव ।
प्रमेहजातं सकलं निहन्ति
दशाननं दाशरथिर्यथैव ॥" (वैद्यमनोरमा)
["Aśvatthabījaṃ hariṇasya śṛṅgaṃ
takṛēṇa pītaṃ madhunā sahaiva
Pṛamēhajātaṃ sakalaṃ nihanti
daśānanaṃ dāśarathiṛyathaiva" (Vaidyamanōramā)]

Remarks : The bark of *Ficus religiosa* can be distinguished from that of *F. benghalensis* by the lamellated inner bark with alternating layers of granular fibrous tissues and a narrow cortical zone which is homogenous and finely granular.

Coll. No. AVS 1699

Flacourtia indica (Burm.f.) Merr.

(F. ramontchi *L'Herit)*

Flacourtiaceae (विकङ्कत–कुलम्)

Eng	:	Governor's plum, Madagascar plum
Hin	:	Kāñcū, Bilāngrā (काञ्चू, बिलानग्रा)
Kan	:	Nakkeharagu (ನಕ್ಕೆಹರಗು)
Mal	:	Aghōrī, Muḷḷuḷḷakaṭṭa (അഘോരി, മുള്ളുള്ളകട്ട)
San	:	Aghōrī (अघोरी)
Tam	:	Sottaikalā, Mālukkārai (சொத்தைக்கலா, மாலுக்காரை)
Tel	:	Pūtikaṭaḍa (పూతికటడ)

Distribution: Throughout India, in scrub forests and rocky hills upto 900 m

The plant: A small deciduous thorny shrub; leaves simple, elliptic, acute or acuminate, coarsely crenate or serrate, glabrous; flowers greenish yellow, in short simple or branched tomentose racemes; fruits globose, dark purple drupes with juicy pulp and hard endocarp, seeds 8–16.

Parts used: roots, leaves, fruits

Properties and uses: The roots are sweet, refrigerant, depurative, alexipharmic and diuretic. They are useful in vitiated conditions of *pitta* and *vāta* aphthae, poisonous bites, skin diseases, pruritus, erysipelas, strangury, nephropathy and psychopathy.

The leaves are useful in pruritus and scabies. The fruits are sweet, appetiser, digestive and diuretic, and are useful in strangury, jaundice, gastropathy and splenomegaly.

"अघोरी कटुकाळा स्यात् क्षुद्रकण्टकिनी तथा ।
वैयंकतकभेदा स्यात् मृदुकण्टकिनी च सा ॥"(स्व.)
["Aghōrī kaṭukālā syāt kṣudrakaṇṭakinī tathā
Vaiyaṁkatakabhēdā syāt mṛdukaṇṭakinī ca sā" (Sva.)]

"अघोरी चित्तदोषघ्नी वातभूतविषापहा ।" (हृदयप्रिया)
["Aghōrī cittadōṣaghnī vātabhūtaviṣāpahā" (Hṛdayapṛiyā)]

"अघोरी मधुरा शीता रक्तशुद्धिकरी परम् ।
कण्डूपामापित्तरक्तविषकृच्छ्रास्यपाकनुत् ॥

Flacourtia indica

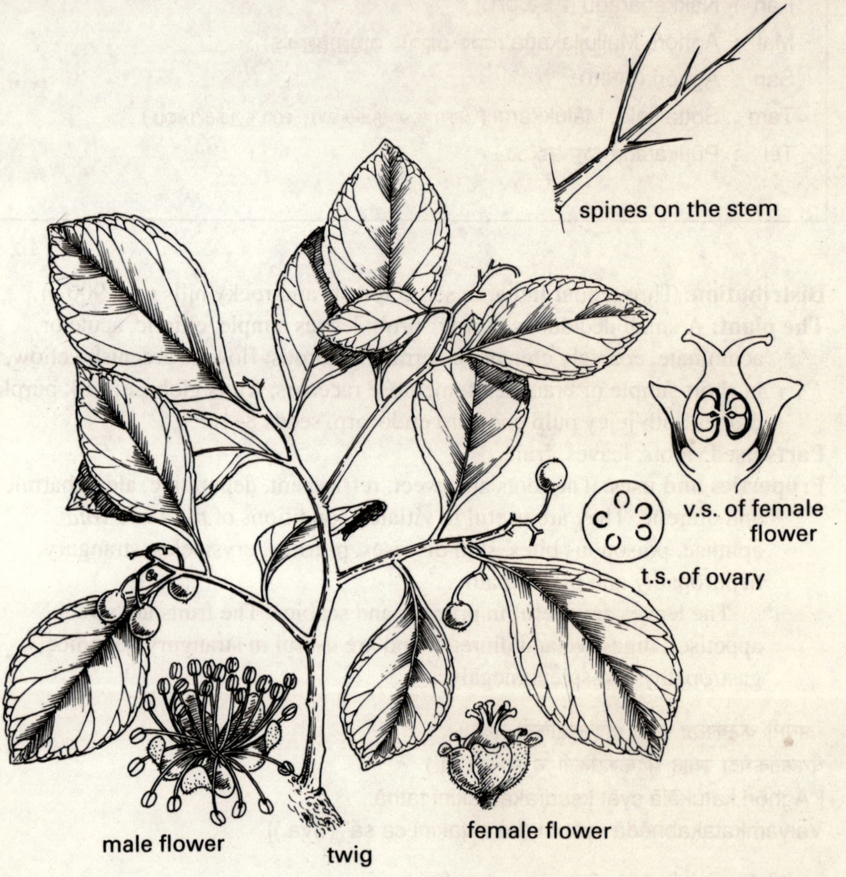

पत्रं विशेषात् त्वच्यं स्यात् फलन्तु स्वादु दीपनम् ।
प्ळीहामयं मूत्रकृच्छ्रं कामलां च विनाशयेत् ।" (स्व.)
["Aghōrī madhurā śītā raktaśuddhikarī paraṃ
Kaṇḍūpāmāpittaraktaviṣakṛcchṛāsyapākanut
Patṛaṃ viśēṣāt tvacyaṃ syāt phalantu svādu dīpanaṃ
Pḷīhāmayaṃ mūtṛakṛcchṛaṃ kāmalāṃ ca vināśayēt" (Sva.)]

Coll. No. AVS 2562

Flacourtia jangomas **Rausch.**

(F. cataphracta *Roxb.)*

Flacourtiaceae (विकङ्कत–कुलम्)

Eng	:	Puneala plum
Hin	:	Pāniyālā, Pāniyāmalak (पानियाला, पानियामलक)
Kan	:	Hulumāṇikc (ಹುಲು ಮಾಣಿಕ್)
Mal	:	Vaiyyaṅkata, Vayyaṅkataku (വൈയ്യങ്കത, വയ്യങ്കതക്)
San	:	Vikaṅkataḥ, Sṛuvavṛkṣaḥ (विकङ्कतः, स्रुववृक्षः)
Tam	:	Vaiyyaṅkārai (வையங்காரை)
Tel	:	Kuragayi (కురగాయి)

Distribution: Throughout India, often cultivated

The plant: A large deciduous shrub or a small spreading tree upto 9 m in height often armed low down with stout sharp decompound spines on the trunk, bark smooth, pale brown, blaze pale yellow freckled with yellowish brown, darkening on exposure; leaves simple, oblong or ovate, acuminate, crenate-serrate, glabrous, dark green above and shining surfaces; flowers small, in glabrous racemes (not on the thorns); fruits ovoid, green, turning brownish purple on ripening.

Parts used: bark, leaves, fruits

Properties and uses: The bark and leaves are astringent, acrid, sour, refrigerant, stomachic and diaphoretic. They are useful in vitiated conditions of *pitta*, ulemorrhagia, odontalgia, diarrhoea, haemorrhoids, stomatitis and debility of the extremities. The fruits are sweet, sour, astringent, acrid, refrigerant, digestive, stomachic, alexipharmic, anti-inflammatory, depurative, urinary astringent and liver tonic. They are useful in vitiated conditions of *pitta* and *kapha*, hyperdipsia, rheumatism, nausea, dyspepsia, flatulence, colic, inflammations, skin diseases, diabetes, jaundice and tumours.

"स्रुववृक्षो यज्ञाङ्गो विकङ्कतः क्षिरिको विषघ्नश्च ।
लतिकश्च स्वादुपर्णः किङ्किणिकः स्वादुकण्टको भवति ॥
स एव व्याघ्रपर्णी स्यात् कण्टरोहण इत्यपि ।
वैकङ्कतो मृदुफलः शब्दैः पर्यायवाचकैः ॥
वैकङ्कतोऽपरः स्यात् काकतरुः श्वानवृक्ष इति ।

Flacourtia jangomas

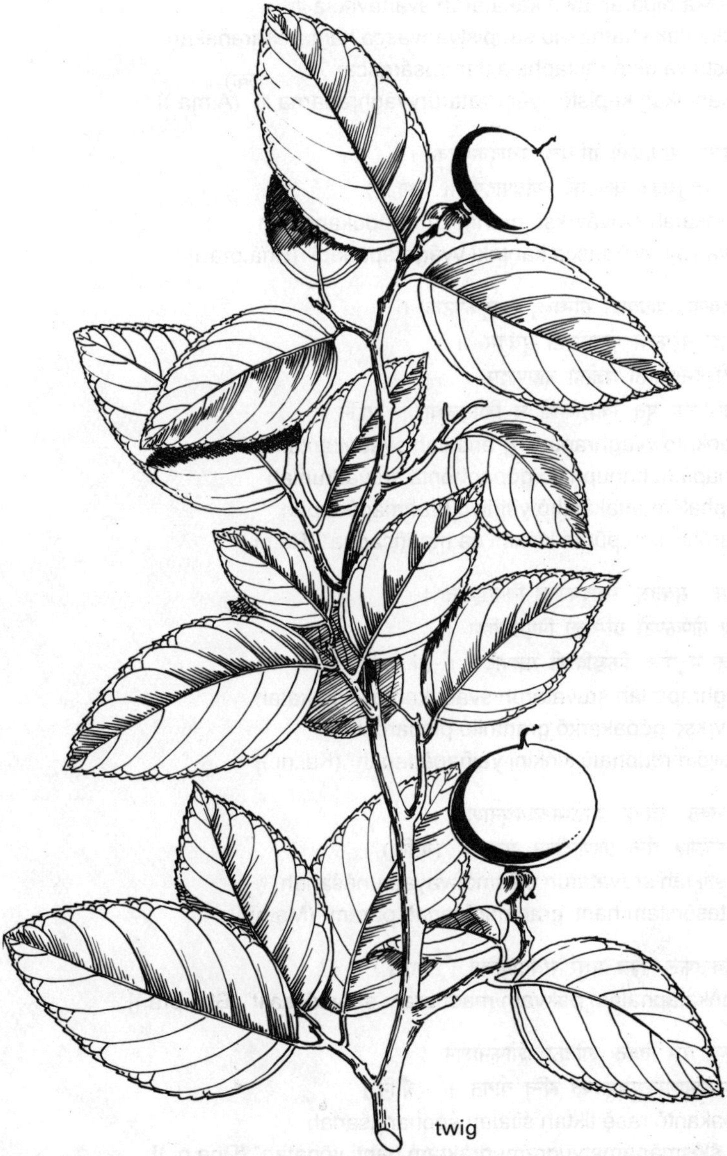

twig

बहुकण्टकस्तथासौ सौपिष्ट्याह्वश्च कण्टरोहरणकः ॥
अन्यस्तृतीय उक्तो रक्तफलस्ताम्रसारश्च ।
विषकण्टकः कपीष्टो व्याघ्रतरुर्व्याघ्रपर्ण इति ॥" (अ.म.)
["Sṛuvavṛkṣō yajñāṅgō vikaṅkataḥ kṣirikō viṣaghnaśca
Latikaśca svāduparṇaḥ kiṅkiṇikaḥ svādukaṇṭakō bhavati
Sa ēva vyāghṛaparṇī syāt kaṇṭarōhaṇa ityapi
Vaikaṅkatō mṛduphalaḥ śabdaiḥ paryāyavācakaiḥ
Vaikaṅkatō∫paraḥ syāt kākataruḥ śvānavṛkṣa iti
Bahukaṇṭakastathāsau saupiṣṭyāhvaśca kaṇṭarōharaṇakaḥ
Anyastṛtīya uktō raktaphalastāmṛasāraśca
Viṣakaṇṭakaḥ kapīṣṭō vyāghṛatarurvyāghṛaparṇa iti" (A.ma.)]

"विकङ्कतः स्रुवावृक्षो ग्रन्थिलः स्वादुकण्टकः ।
स एव यज्ञवृक्षश्च कण्टकी व्याघ्रपादपी ॥" (भा.प्र.)
["Vikaṅkataḥ sṛuvāvṛkṣō granthilaḥ svādukaṇṭakaḥ
Sa ēva yajñavṛkṣaśca kaṇṭakī vyāghṛapādapī" (Bhā.pṛa.)]

"विकङ्कतो व्याघ्रपादो ग्रन्थिलः स्वादुकण्टकः ।
कण्ठपादो बहुफलो गोपघोण्टा स्रुवद्रुमः ॥
मृदुफलो दन्तकाष्ठो यज्ञीयो ब्रह्मपादपः ।
पिण्डरोहिणिकः पूतः किङ्किणी च त्रिपञ्चधा ॥" (रा.नि.)
["Vikaṅkatō vyāghṛapādō granthilaḥ svādukaṇṭakaḥ
Kaṇṭhapādō bahuphalō gōpaghōṇṭā sṛuvadrumaḥ
Mṛduphalō dantakāṣṭhō yajñīyō brahmapādapaḥ
Piṇḍarōhiṇikaḥ pūtaḥ kiṅkiṇī ca tṛipañcadhā" (Rā.ni.)]

"व्याघ्रपादः स्रुवतरुः स्वादुकण्टो विकङ्कतः ।
देववृक्षो गोपकण्टो ग्रन्थिलो पिण्डरोहिणः ॥
वृकबीजो मृदुफलो किङ्किणी यज्ञपादपः ।" (कै.नि.)
["Vyāghṛapādaḥ sṛuvataruḥ svādukaṇṭō vikaṅkataḥ
Dēvavṛkṣō gōpakaṇṭō granthilō piṇḍarōhiṇaḥ
Vṛkabījō mṛduphalō kiṅkiṇī yajñapādapaḥ" (Kai.ni.)]

"शीतस्तिक्तः स्रुवतरुः श्ळेष्मश्वयथुनाशनः ।
उद्रिक्तशोणितं हन्ति ग्रहणीदीपनः परम् ॥" (म.नि.)
["Śītastiktaḥ sruvataruḥ śḷēṣmaśvayathunāśanaḥ
Udriktaśōṇitaṃ hanti grahaṇīdīpanaḥ paraṃ" (Ma.ni.)]

"विकङ्कतफलं पक्वं मधुरं सर्वदोषजित् ।" (भा.प्र.)
["Vikaṅkataphalaṃ pakvaṃ madhuraṃ saṛvadōṣajit" (Bhā.pṛa.)]

"गोपकण्टो रसे तिक्तः शीतळः शोफनाशनः ।
हन्ति श्ळेष्माणमत्युग्रमुद्रक्तं हन्ति योगतः ॥" (धं.नि.)
["Gōpakaṇṭō rasē tiktaḥ śītaḷaḥ śōphanāśanaḥ
Hanti śḷēṣmāṇamatyugramudraktaṃ hanti yōgataḥ" (Dha.ni.)]

"विकङ्कतोऽम्ळमधुरः पाकेऽतिमधुरो लघुः ।
दीपनः कामलास्रघ्नः पाचनः पित्तनाशनः ॥" (रा.नि.)
["Vikaṅkatōऽmḷamadhuraḥ pākēऽtimadhurō laghuḥ
Dīpanaḥ kāmalāsṛaghnaḥ pācanaḥ pittanāśanaḥ" (Rā.ni.)]

"स्रुवद्रुर्मधुरस्तिक्तः कषायः शीतळो जयेत् ।
वलासपित्तशोफास्रं फलं पाकरसोषणम् ।
तीक्ष्णं पित्तास्रकृत् पक्वं स्वादु तिक्तं त्रिदोषजित् ।" (कै.नि.)
["Sṛuvadruṛmadhurastiktaḥ kaṣāyaḥ śītaḷō jayēt
Valāsapittaśōphāsṛaṃ phalaṃ pākarasōṣaṇaṃ
Tīkṣṇaṃ pittāsṛakṛt pakvaṃ svādu tiktaṃ tṛidōṣajit" (Kai.ni.)]

"विकङ्कतोऽम्ळमधुरः कषायः शीतळो जयेत् ।
वलासपित्तशोफास्रविकारान् कामिलान् तथा ॥
पाककालेऽतिमधुरः दाहं शोषं च नाशयेत् ।
दीपनः पाचनश्चैव व्रणलूतार्शःनाशनः ।
तत्फलं वातळं चाम्ळं पक्वं स्वादुः त्रिदोषहृत् ॥" (नि.र.)
["Vikaṅkatōऽmḷamadhuraḥ kaṣāyaḥ śītaḷō jayēt
Valāsapittaśōphāsṛavikārān kāmilān tathā
Pākakālēऽtimadhuraḥ dahaṃ śōṣaṃ ca nāśayēt
Dīpanaḥ pācanaścaiva vṛaṇalūtāṛśaḥnāśanaḥ
Tatphalaṃ vātaḷaṃ cāṁḷaṃ pakvaṃ svāduḥ tṛidōṣahṛt" (Ni.ra.)]

Coll. No. AVS 1390

Foeniculum vulgare Mill.

Apiaceae (शतपुष्पा–कुलम्)

Eng	:	Fennel
Hin	:	Sauṁph (सौंफ)
Kan	:	Baḍhēsoppu (ಬಡೇಸೊಪ್ಪು)
Mal	:	Peruṁjīrakaṃ, Periñcīrakaṃ (പെരുംജീരകം, പെരിഞ്ചീരകം)
San	:	Miśṛēyā, Madhurikā (मिश्रेया, मधुरिका)
Tam	:	Śōṁpu (சோம்பு)
Tel	:	Peddajīlakarra (పెద్దజీలకర్ర)

Distribution: Cultivated throughout India

The plant: A stout, erect, glabrous aromatic herb upto 1.8 m in height; leaves 3–4 times pinnate with very narrow linear or subulate segments; flowers small, yellow, fragrant, in compound terminal umbels; fruits oblong, ellipsoid or cylindrical, straight or slightly curved, greenish or yellowish brown, the vittae very conspicuous.

Parts used: fruits

Properties and uses: The fruits are sweet, acrid, bitter, emollient, refrigerant, alexipharmic, expectorant, haematinic, ophthalmic, intellect-promoting, anthelmintic, carminative, digestive, stomachic, antiemetic, cardiac stimulant, galactagogue, diuretic, sudorific, febrifuge, aphrodisiac and tonic. They are useful in vitiated conditions of *pitta* and *vāta*, hyperdipsia, burning sensation, cough, bronchitis, anaemia, ophthalmopathy, dyspepsia, anorexia, flatulence, colic, dysentery, haemorrhoids, vomiting, cardiac diseases, agalactia, strangury, dysuria, fever, skin diseases, splenopathy, nephropathy, cephalalgia, inflammations, consumption and general debility.

"........... मिश्रेया मधुरा मिसिः ।" (भा.प्र.)

["..................miśṛēyā madhurā misiḥ " (Bhā.pṛa.)]

"मिश्रेया तालपर्णी च तालपत्रा मिशिस्तथा ।

शालेया स्याच्छीतशिवा शालीना वनजा च सा ॥

Foeniculum vulgare

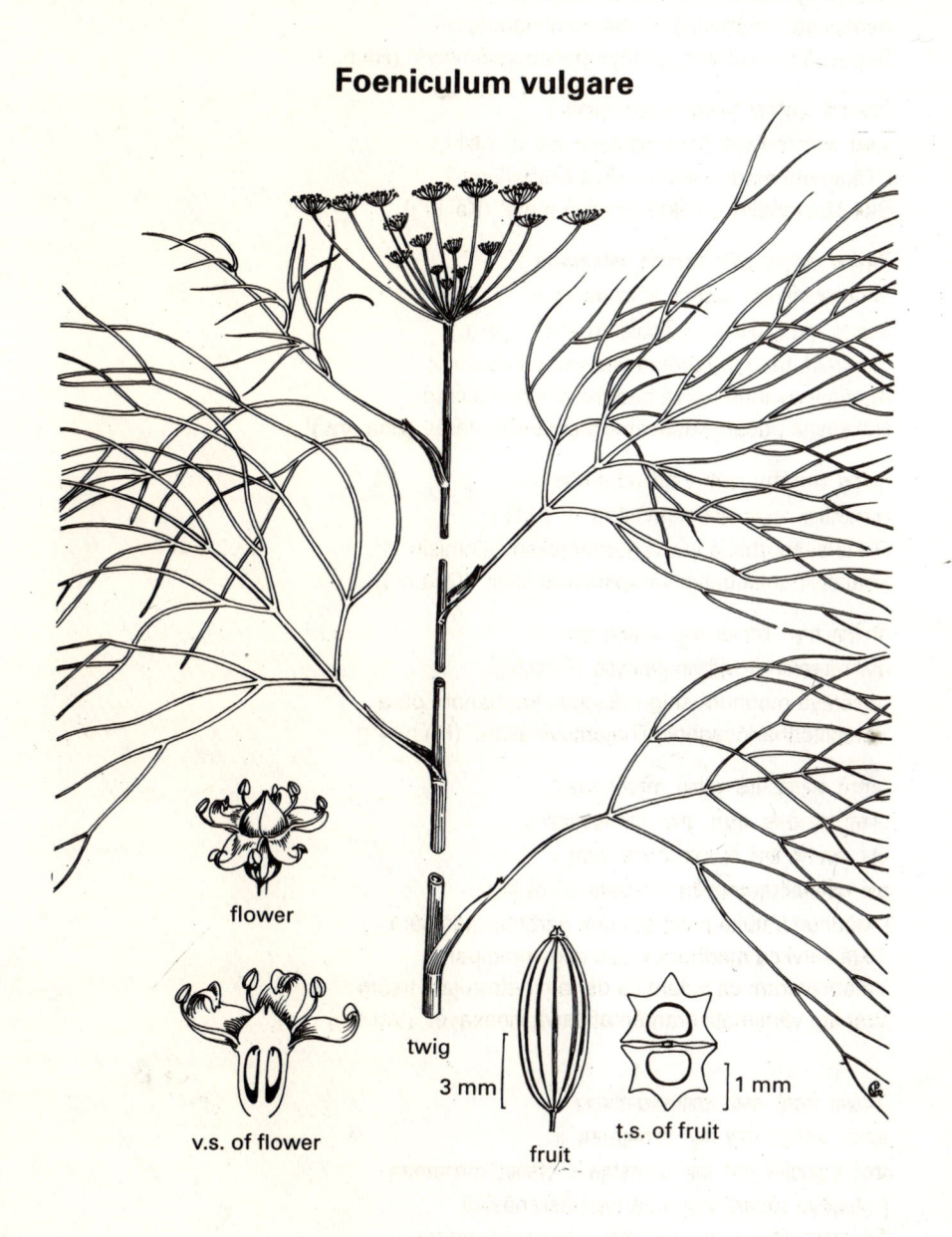

"अवाक्पुष्पी मधुरिका छत्रा संहितपुष्पिका ।
सुपुष्पा सुरसा वन्या ज्ञेया पञ्चदशाह्वया ॥" (रा.नि.)
[" Miśṛēyā tālapaṛṇi ca tālapatṛā miśistathā
Śālēyā syācchītaśivā śālīnā vanajā ca sā
Avākpuṣpī madhurikā chatṛā saṁhitapuṣpikā
Supuṣpā surasā vanyā jñēyā pañcadaśāhvayā" (Rā.ni.)]

"तालपर्णी मधुरिका मिश्रेया श्वबला मिशी ।
शाली शालेयशालिन्यौ तिक्ता शीतशिवा मता ॥" (कै.नि.)
["Tālapaṛṇī madhurikā miśṛēyā śvabalā miśī
Śālī śālēyaśālinyau tiktā śītaśivā matā" (Kai.ni.)]

"मिश्रेया तद्गुणा प्रेक्ता विशेषाद् योनिशूलनुत् ।
अग्निमान्द्यहरी हृद्या बद्धविड् कृमिशुक्ळहृत् ॥
रूक्षोष्णा पाचनी कासवमिश्ळेष्मानिलान् हरेत् ।" (भा.प्र.)
["Miśṛēyā tadguṇā pṛōktā viśēṣād yōniśūlanut
Agnimāndyaharī hṛdyā baddhaviṭ kṛmiśukḷahṛt
Rūkṣōṣṇā pācanī kāsavamiśḷēṣmānilān harēt" (Bhā.pṛa.)]

"तिक्ता स्वादुर्हिमा वृष्या दुर्नामक्षयजिन्मिशिः ।
क्षतक्षीणहिता बल्या वातपित्तास्रदोषजित् ॥" (ध.नि.)
(Tiktā svāduṛhimā vṛṣyā duṛnāmakṣayajinmiśiḥ
Kṣatakṣiṇahitā balyā vātapittāsṛadōṣajit" (Dha.ni.)]

"मिश्रेया मधुरा स्निग्धा कटुः कफहरा परा
वातपित्तोत्थदोषघ्नी प्लीहजन्तुविनाशनी ॥" (रा.नि.)
["Miśṛēyā madhurā snigdhā kaṭuḥ kaphaharā parā
Vātapittōtthadōṣaghnī plīhajantuvināśanī" (Rā.ni.)]

"माधुरी कटुका पाके स्त्रीणां गर्भप्रदा सरा ।
तिक्ता कट्वी च मधुरा वृष्या चाग्निप्रदीपनी ॥
वातं ज्वरं च शूलं च दाहं नेत्ररुजं तृषाम् ।
व्रणं वान्तिमतीसारमामञ्चैव विनाशयेत् ॥" (वै.नि.)
["Mādhurī kaṭukā pākē stṛīṇāṃ gaṛbhapṛadā sarā
Tiktā kaṭvī ca madhurā vṛṣyā cāgnipṛadīpanī
Vātaṃ jvaraṃ ca śūlaṃ ca dāhaṃ nētṛarujaṃ tṛṣāṃ
Vṛaṇaṃ vāntimatīsāramāmañcaiva vināśayēt" (Vai.ni.)]

"मिश्रेया रोचनी वृष्या दाहपित्तास्रनाशिका ।
तज्जलं शीतळं रुच्यं कटु दीपनपाचनम् ॥
मधुरं तृड्हृद्वान्तिं पित्तं दाहं च नाशयेत् ।" (विकारतिमिरभास्करम्)
["Miśṛēyā rōcanī vṛṣyā dāhapittāsṛanāśikā
Tajjalaṃ śītaḷaṃ rucyaṃ kaṭu dīpanapācanaṃ
Madhuraṃ tṛḍhṛdvāntiṃ pittaṃ dāhaṃ ca nāśayēt" (Vikāratimirabhāskaraṃ)]

"मिश्रेया दीपनी हृद्या बद्धविट्कृमिशुक्ळनुत् ।
रूक्षोष्णा तत्फलं कासवमिश्ळेष्मानिलान् जयेत् ॥" (म.पा.नि.)
["Miśṛēyā dīpanī hṛdyā baddhaviṭkṛmiśukḷanut
Rūkṣōṣṇā tatphalaṃ kāsavamiśḷēṣmānilān jayēt" (Ma.pā.ni.)]

"मिश्रेया कटूका पाके रसे तीक्ष्णाग्निकृल्लधुः ।
रूक्षोष्णा बद्धविट् हृद्या कृमिशुक्ळानिलापहा ॥
फलं दाहारुचिच्छर्दिकासश्ळेष्मानिलप्रणुत् ।" (कै.नि.)
["Miśṛēyā kaṭukā pākē rasē tīkṣṇāgnikṛllaghuḥ
Rūkṣōṣṇā baddhaviṭ hṛdyā kṛmiśukḷānilāpahā
Phalaṃ dāhārucicchaṛdikāsaśḷēṣmānilapṛaṇut" (Kai.ni.)]

Fritillaria roylei Hook.f.

Liliaceae (रसोन-कुलम्)

Eng :	Fritillary
Hin :	Kākōlī (काकोली)
Kan :	Kākōlī (ಕಾಕೋಲೀ)
Mal :	Kākōḷi (കാകോളി)
San :	Kākōḷī (काकोळी)
Tam :	Kākōḷī (காகோளீ)
Tel :	Kākōlī (కాకోలి)

Distribution: In the Himalayas from 2,400 to 3,900 m

The plant: A glabrous bulbous unbranched herb, 15–60 cm in height, bulb globose, scales membranous; leaves opposite or whorled, linear -lanceolate, tips of the upper leaves often linear and hooked; flowers yellowish green, chequered with dull purple, solitary and terminal, nodding; fruits obovoid, bluntly 6-angled capsules; seeds many, flattened, winged.

Parts used: bulbs

Properties and uses: The bulbs are sweet, bitter, refrigerant,galactagogue, expectorant, aphrodisiac, diuretic, antipyretic and tonic. They are useful in agalactia, cough, bronchitis, vitiated conditions of *pitta,* seminal weakness, strangury, burning sensation, hyperdipsia, intermittent fevers, haematemesis, rheumatalgia and general debility.

"काकोळी मधुराख्या स्याच्छुक्ळक्षीरा च पायसा ।
संक्षोभी (चापि) कायस्था ध्वांक्षाक्षी जीवनी चणा ॥" (अ.म.)
["Kākōḷī madhurākhyā syācchukḷakṣīrā ca pāyasa
Saṁkṣōbhī (cāpi) kāyasthā dhvāṁkṣākṣī jīvanī caṇā" (A.ma.)]

"काकोळी वायसोळी च वीरा कायस्थिका तथा ।" (भा.प्र.)
["Kākōḷī vāyasōḷī ca vīrā kayasthikā tathā" (Bhā.pṛa.)]

"काकोळी मधुरा शुक्ळा क्षीरा ध्वांक्षोळिका स्मृता ।
वयःस्था स्वादुमांसी च वायसोळी च कर्णिका ॥" (ध. नि.)

Frítillaria roylei

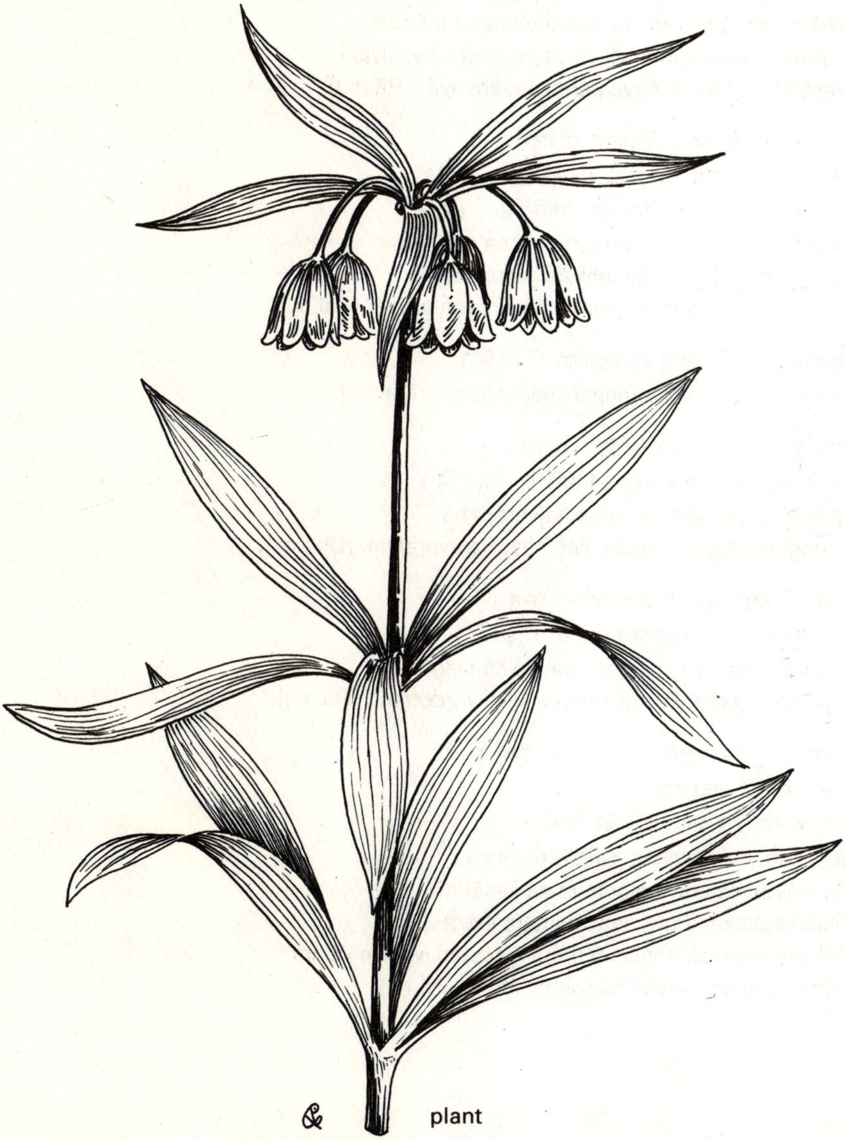

& plant

["Kākōḷī madhurā śukḷā kṣīrā dhvāṁkṣōḷikā smṛtā
Vayaḥsthā svādumāṁsī ca vāyasōḷī ca karṇikā" (Dha.ni.)]

"काकोळी मधुरा काकी काळिका वायसोळिका ।
क्षीरा च ध्वांक्षिका वीरा शुक्ळा धीरा च मेदुरा ॥
ध्वांक्षोळी स्वादुमांसी च वयःस्था चैव जीवनी ।
इत्येषा खलु काकोळी ज्ञेया पाञ्चदशाह्वया ॥" (रा.नि.)
["Kākōḷī madhurā kākī kāḷikā vāyasōḷikā
Kṣīrā ca dhvāṁkṣikā vīrā śukḷā dhīrā ca mēdurā
Dhvāṁkṣōḷī svādumāṁsī ca vayaḥsthā caiva jīvanī
Ityēṣā khalu kākōḷī jñēyā pañcadaśāhvayā" (Rā.ni.)]

"काकोळी कवडी कणा स्वादुमांसी च मेदुरा ।
शुक्ळक्षीरा वायसोळी ध्वांक्षोळी क्षीरशुक्लिका ॥
कायस्था मध्यमा शुक्ळा धीरा वीरा पयस्विनी ।" (कै.नि.)
["Kākōḷī kavaḍī kaṇā svādumāṁsī ca mēdurā
Śukḷakṣīrā vāyasōḷī dhvāṁkṣōli kṣīraśukḷikā
Kāyasthā madhyamā śukḷā dhīrā vīrā payasvinī" (Kai.ni.)]

"वातपित्तहरा शीता बृंहणी क्षयशोषजित् ।" (म.नि.)
["Vātapittaharā śītā bṛṁhaṇī kṣayaśōṣajit" (Ma.ni.)]

"काकोळी स्वादु शीता च वातपित्तज्वरापहा ।
दाहघ्नी क्षयहन्त्री च श्ळेष्मशुक्ळविवर्धिनी ॥" (ध.नि.)
["Kākōḷī svādu śītā ca vātapittajvarāpahā
Dāhaghnī kṣayahantṛī ca śḷēṣmaśukḷavivaṛdhinī" (Dha.ni.)]

"काकोळी मधुरा स्निग्धा क्षयपित्तानिलार्त्तिनुत् ।
रक्तदाहज्वरघ्नी च कफशुक्ळविवर्द्धनी ॥" (रा.नि.)
["Kākōḷī madhurā snigdhā kṣayapittānilāṛttinut
Raktadāhajvaraghnī ca kaphaśukḷavivaṛddhanī" (Rā.ni.)]

"काकोळी शीतळा वृष्या मधुरा शुक्ळकारिणी ।
तिक्ता कफकरी गुर्वी क्षयपित्ततृषाहरा ॥
रक्तदोषं रक्तपित्तं दाहं शोषं ज्वरं विषम् ।
वातपित्तरुजं चैव नाशयेदिति कीर्त्तिता ॥" (नि.र.)
["Kākōḷī śītaḷā vṛṣyā madhurā śukḷakāriṇī
Tiktā kaphakarī guṛvī kṣayapittatṛṣāharā
Raktadōṣaṃ rak1tapittaṃ dāhaṃ śōṣaṃ jvaraṃ viṣaṃ
Vātapittarujaṃ caiva nāśayēditi kīṛttitā" (Ni.ra.)]

Plate 4

Garcinia gummi-gutta

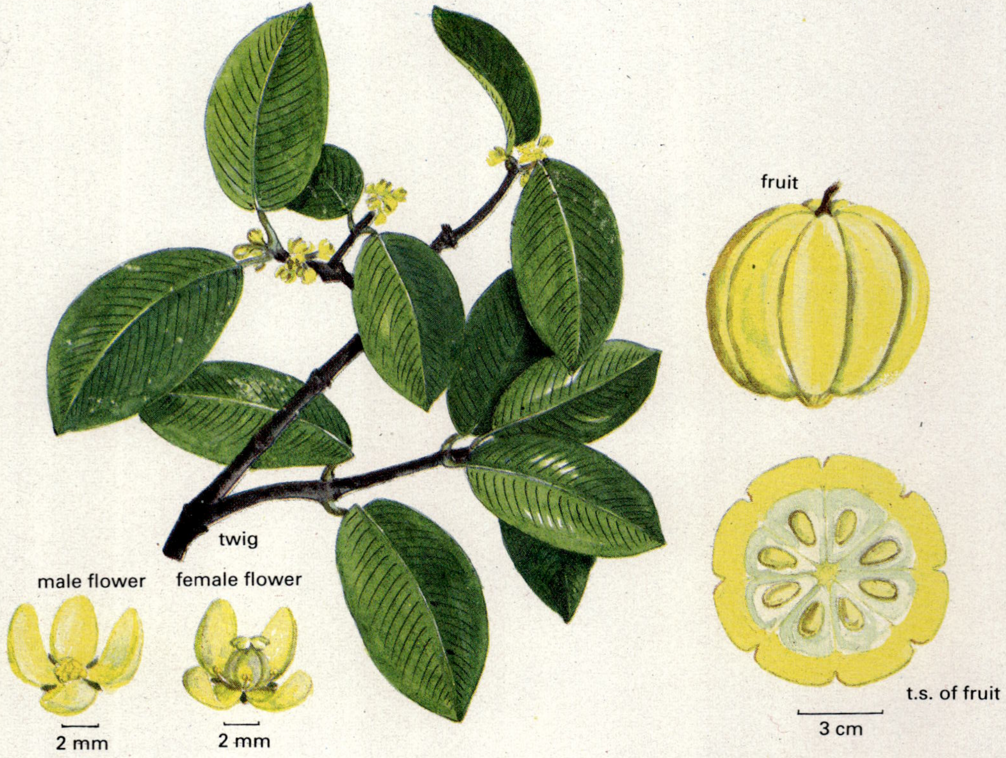

Garcinia gummi-gutta (Linn.) Robs.

(=G.cambogia *(Gaertn.) Desr.)*

Clusiaceae (नागकेसर–कुलम्)

Hin	:	Bilātti-aṁlī (बिलात्ति–अम्ली)
Kan	:	Punarpuḷi (ಪುನರ್ಪುಳಿ)
Mal	:	Kuṭappuḷi, Koṭappuḷi, Koṭakkāppuḷi, Marappuḷi,Piṇaṁpuḷi. (കുടപ്പുളി, കൊടപ്പുളി, കൊടക്കാപ്പുളി, മരപ്പുളി, പിണംപുളി)
San	:	Vṛkṣāṁḷaḥ (वृक्षाम्ळः)
Tam	:	Koḍukkāppuḷi (கொடுக்காப்புளி)
Tel	:	Vṛkṣāmla (వృక్షామ్ల)

Distribution: Throughout the Western Ghats in evergreen and lower 'Shola' forests upto 1,800 m

The plant: A moderate sized handsome evergreen tree with rounded crown and horizontal or drooping branches; leaves simple, opposite, dark green, elliptic-ovate, shining; flowers 4-merous, polygamous in fascicles; fruits ovoid, yellow or red when ripe with 6–8 grooves upto about the middle, seeds 6–8, arillate.

Parts used: leaves, dried fruits

Properties and uses: The leaves and fruits are sour, astringent, thermogenic, constipating and digestive. They are useful in vitiated conditions of *vāta* and *kapha,* ulcers, inflammations, haemorrhoids, diarrhoea, dysentery, flatulent colic, dyspepsia and hyperdipsia.

"वृक्षाम्ळं तित्तिडीकं च शाखाम्ळं रक्तपूरकम् ।
अम्ळवृक्षोऽम्ळशाखः स्यादपरोऽम्ळमहीरुहः ॥" (ध.नि.)
["Vṛkṣāṁḷaṃ tittiḍīkaṃ ca śākhāṁḷaṃ raktapūrakaṃ
Aṁḷavṛkṣōऽṁḷaśākhaḥ syādaparōऽṁḷamahīruhaḥ" (Dha.ni.)]

"वृक्षाम्ळं तिन्तिडीकं च चुक्रं स्यादम्ळवृक्षकम् ॥" (भा. प्र.)
["Vṛkṣāṁḷaṃ tintiḍīkaṃ ca cukraṃ syādaṁḷavṛkṣakaṃ" (Bhā.pṛa.)]

"वृक्षाम्ळमम्ळशाकं स्याच्चुक्राम्ळं तित्तिडीफलम् ।
शाकाम्ळमम्ळपूरं च पूराम्ळं रक्तपूरकम् ॥

चूडाम्ळबीजाम्ळफलाम्ळकं स्या –
दम्ळादिवृक्षाम्ळफलं रसाम्ळम् ।
श्रेष्ठाम्ळमत्यम्ळमथाम्ळबीजं
फलं च चुक्रादिनगेन्दुसंख्यम् ॥" (रा. नि.)
["Vṛkṣāṁḷamaṁḷaśākaṃ syāccukṛāṁḷaṃ tittiḍīphalaṃ
Śākāṁḷamaṁḷapūraṃ ca pūrāṁḷaṃ raktapūrakaṃ
Cūḍāṁḷabījāṁḷaphalāṁlakaṃ syā-
daṁḷādivṛkṣāṁḷaphalaṃ rasāṁḷaṃ
Śṛēṣṭhāṁḷamatyaṁḷamathāṁḷabījaṃ
phalaṃ ca cukṛādinagēndusaṁkhyaṃ" (Rā.ni.)]

"वृक्षाम्ळमाममम्ळोष्णं वातघ्नं कफपित्तळम् ।
पक्वं तु गुरु सङ्ग्राही कटुकं तुवरं लघु ॥
अम्ळोष्णं रोचनं रूक्षं दीपनं कफवातहृत् ।" (भा. प्र)
["Vṛkṣāṁḷamāmamaṁḷōṣṇaṃ vātaghnaṃ kaphapittaḷaṃ
Pakvaṃ tu guru saṅgrāhī kaṭukaṃ tuvaraṃ laghu
Aṁḷōṣṇaṃ rōcanaṃ rūkṣaṃ dīpanaṃ kaphavātahṛt" (Bhā.pṛa.)]

"तित्तिडीकं च वातघ्नं ग्रहयुष्णं रुचिकृल्लघु ।" (ध. नि.)
["Tittiḍīkaṃ ca vātaghnaṃ grāhyuṣṇaṃ rucikṛllaghu" (Dha.ni.)]

"वृक्षाम्ळमम्ळं कटुकं कषायं
सोष्णं कफार्शोघ्नमुदीरयन्ति ।
तृष्णासमीरोदरहृद्गदादि –
गुल्मातिसारव्रणदोषनाशी ॥" (रा. नि.)
["Vṛkṣāṁḷamaṁḷaṃ kaṭukaṃ kaṣāyaṃ
sōṣṇaṃ kaphāṛśōghnamudīrayanti
Tṛṣṇāsamīrōdarahṛdgādadi-
gulmātisāravṛaṇadōṣanāśī" (Rā.ni.)]

"अम्ळोष्णं रोचनं रूक्षं दीपनं कफवातनुत् ।
तृष्णार्शोग्रहणीगुल्मशूलहृद्रोगजन्तुजित् ॥" (कै. नि.)
["Aṁḷōṣṇaṃ rōcanaṃ rūkṣaṃ dīpanaṃ kaphavātanut
Tṛṣṇāṛśōgrahaṇīgulmaśūlahṛdrōgajantujit" (Kai.ni.)]

പിണമ്പുളി മതൃത്തുള്ളു ഉഷ്ണം വാതകഫാപഹം.(ഗു. പാ.)
["Piṇaṁpuḷi matṛttuḷḷu uṣṇaṃ vātakaphāpahaṃ" (Gu.pā.)]

Remarks: The word *vṛkṣāṁḷa* has been translated as *marappuḷi* in Malayalam in several Ayurvedic dictionaries. In 'Aṣṭāṅgahṛdayakōśaṃ', this word has been translated as *piṇaṁpuḷi* and its Latin name has been given as *Garcinia indica*. The Commentaries on 'Dhanvantarinighaṇṭu' and 'Bhāvapṛakāśanighaṇṭu', as well as treatises like 'Dravyaguṇavijñān' give the botanical name *Garcinia indica* for *vṛkṣāmḷa* . Most probably throughout north India *G.indica* is used for *vṛkṣāmḷa* . However, in Kerala *G.cambogia* (Gaertn.) Desr. is used for *vṛkṣāmḷa* . Since both these plants have more or less the same properties either of these can be used depending on its availability.

Coll. No. AVS 2583

Garcinia morella (Gaertn.) Desr.

Clusiaceae (नागकेसर–कुलम्)

Eng	:	Indian gamboge tree
Hin	:	Tamāl (तमाल)
Kan	:	Jīrigehuḷi (ಜೀರಿಗೆಹುಳಿ)
Mal	:	Iravi (ഇരവി)
San	:	Hiravī, Kāḷaskandhaḥ (हिरवी, काळस्कन्धः)
Tam	:	Iravalsinni, Makki (இரவல்சின்னி, மக்கி)
Tel	:	Karukkampuḷi (కరుక్కంపుళి)

Distribution: Throughout the evergreen forests of Western Ghats, upto an altitude of 1,000 m

The plant: A medium sized evergreen tree with greenish yellow very hard wood, young branches spreading, smooth and quadrangular; leaves thick and coriaceous, narrowed at the base, elliptic-ovate to ovate-lanceolate; flowers unisexual, males axillary in fascicles, smaller than the females, the female flowers large, solitary and axillary; fruits subglobose berries, 4-lobed and 4-seeded, seeds dark brown.

The commercial Gamboge (Mal: *Iravikkaṛa*) is obtained by making a spiral incision on the bark of the tree during the rainy season. The exudate is collected and allowed to harden for about a month. It is then moulded into cakes or lumps or they are collected in the form of flakes or fragments at the region of incision. The commercial Gamboge is yellowish orange in colour without odour or taste. It gives a bright turmeric emulsion with water without any sediment. Coloured rice and wheat starch are reported to be used as adulterants. They can be detected because of the sediment they leave after dissolving in water.

Parts used: gamboge, stem

Properties and uses: Gamboge is astringent, sweet, tonic, aphrodisiac, cholagogue, cathartic, anthelmintic and abortifacient, and is used in dropsical affections, ulcers and in cerebral congestion to lower the blood pressure rapidly. It relieves inflammation with burning sensation due to *pitta* and *kapha*. The stem is used for local application on pimples and boils. All parts of the plant possess remarkable antibacterial activity.

Garcinia morella

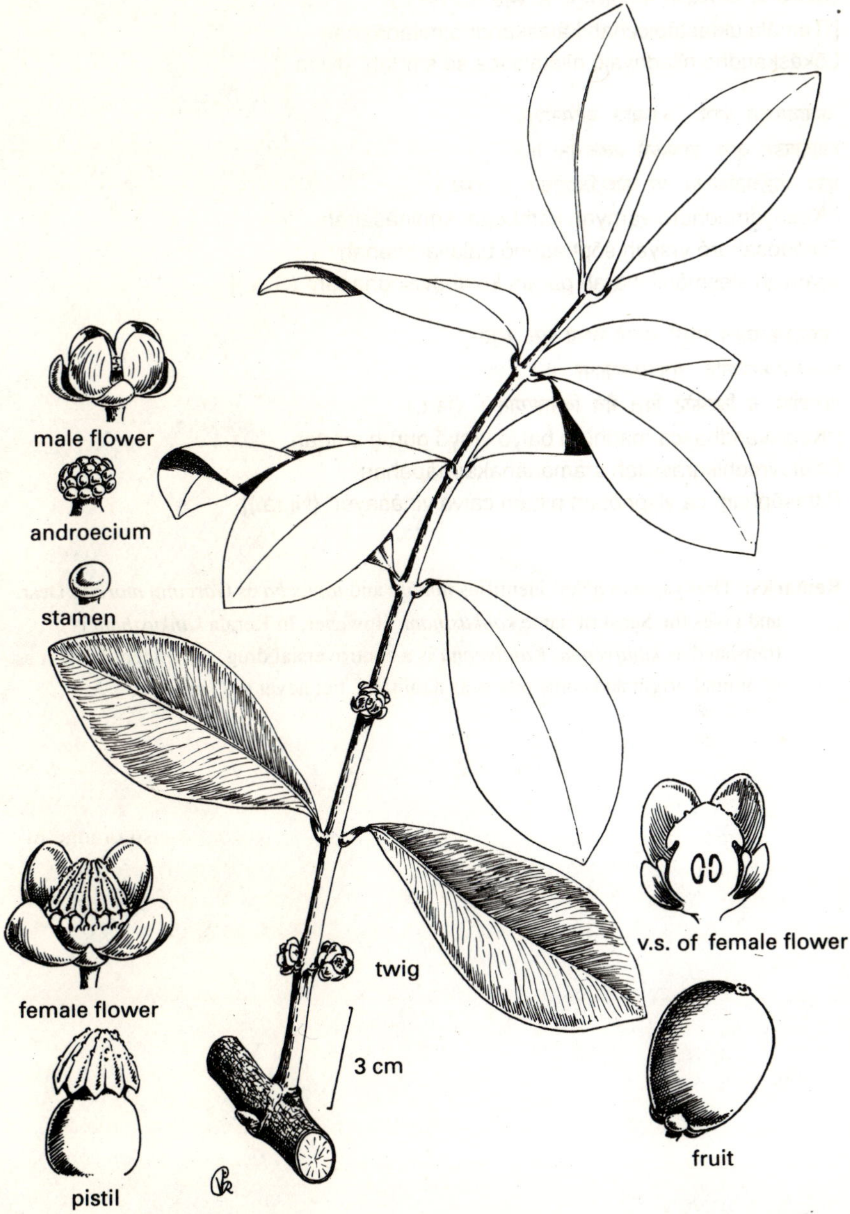

"हिरवी पीतनिर्यासः काम्बोजो नीलतालकः ।
घनपिञ्छश्च तापिञ्छः पीतळश्च तमालिकः ॥" (स्व.)
["Hiravī pītaniryāsaḥ kāṁbōjo nīlatālakaḥ
Ghanapiñchaśca tāpiñchaḥ pītaḷaśca tamālikaḥ" (Sva.)]

"तमाल उक्तस्तापिच्छः काळस्कन्धोऽमितद्रुमः ।
लोकस्कन्धो नीलध्वजो नीलतालश्च स स्मृतः ॥" (नि.र.)
["Tamāla uktastāpicchaḥ kāḷaskandhōʃmitadrumaḥ
Lōkaskandhō nīladhvajō nīlatālaśca sa smṛtaḥ" (Ni.ra.)]

"कषायमधुरो वर्ण्यः काम्बोजः कृमिनाशनः ।
रजोदोषहरो वृष्यः शोफघ्नो बलवर्धनः ॥
वृष्यः श्ळेष्मानिलहरः परं कोष्ठविशोधनः ॥" (स्व.)
["Kaṣāyamadhurō vaṛṇyaḥ kāṁbōjaḥ kṛmināśanaḥ
Rajōdōṣaharō vṛṣyaḥ śōphaghnō balavaṛdhanaḥ
Vṛaṇyaḥ śḷēṣmānilaharaḥ paraṃ kōṣṭhaviśōdhanaḥ" (Sva.)]

"काळस्कन्धश्च मधुरो बल्यो वृष्यो गुरुः स्मृतः ।
धातुवृद्धिकरश्शीतः श्रमदाहकफापहः ॥
पित्तशोफं च विस्फोटं पित्तं चैव विनाशयोत् ।" (नि.र.)
["Kāḷaskandhaśca madhurō balyō vṛṣyō guruḥ smṛtaḥ
Dhātuvṛddhikaraśśītaḥ śṛamadāhakaphāpahaḥ
Pittaśōphaṃ ca visphōṭaṃ pittaṃ caiva vināśayēt" (Ni.ra.)]

Remarks: 'Dravyaguṇavijñān' identifies *tamālā* and *tāpiccha* as *Garcinia morella* Desr. and gives the Sanskrit name *kaṅkuṣṭhaṃ*. However, in Kerala *kaṅkuṣṭhaṃ* is translated as *kaṇṭiveṇṇa*. *Kaṇṭiveṇṇa* is a controversial drug, some identifying it as of animal origin and some others as a minaral, but never as Gamboge.

Gardenia gummifera Linn.f.

Rubiaceae (मञ्जिष्ठा–कुलम्)

Eng	:	Cumbi-gum tree, Dekamella-gum gardenia
Hin	:	Ḍikāmālī (डिकामाली)
Kan	:	Bikkegidha (ಬಿಕ್ಕೆಗಿಡ)
Mal	:	Sōmanādikāyaṃ, Gandharājan (സോമനാദികായം, ഗന്ധരാജൻ)
San	:	Nāḍīhiṅgu (नाडीहिङ्गु)
Tam	:	Kaṁpiḷippiśin, Dikkāmalli (கம்பிளிப்பிசின், திக்காமல்லி)
Tel	:	Cittamalli, Bikki (చిత్తమల్లి, బిక్కి)

Distribution: Throughout India, in deciduous forests

The plant: A large handsome unarmed shrub upto 1.8 m in height with resinous buds, rough twisted branches and brownish bark; leaves simple, nearly sessile, elliptic, oblong, glabrous, shining, main nerves 12–18 pairs, the transverse nervules irregular, stipules truncate or mucronate; flowers white, later changing to yellow, solitary and axillary; fruits large, ellipsoid, sessile berries with a hard endocarp and numerous longitudinal elevated lines and a stout beak; seeds many, compressed, shining.

The resin is secreted in the form of tears. It is transparent, greenish yellow in colour with a sharp pungent taste and offensive odour. It is marketed in the form of tears, cakes or irregular masses.

Parts used: resin

Properties and uses: The resin is acrid, bitter, thermogenic, antispasmodic, expectorant, appetiser, carminative, digestive, diaphoretic, anodyne, vulnerary, anthelmintic, cardiotonic, depurative and revulsive. It is useful in vitiated conditions of *vāta* and *kapha*, neuropathy, hiccough, cough, bronchitis, anorexia, dyspepsia, flatulence, colic, constipation, odontalgia, ulitis, melalgia, foul ulcers, wounds, intestinal worms especially round worms, cardiac debility, leprosy, skin diseases, intermittent fever, splenomegaly and obesity.

"वंशपत्री वेणुपत्री पिङ्गा हिङ्गु शिवाटिका ।" (भा.प्र.)
["Vaṁśapatrī vēṇupatrī piṅgā hiṅgu śivāṭikā" (Bhā.pra.)]

Gardenia gummifera

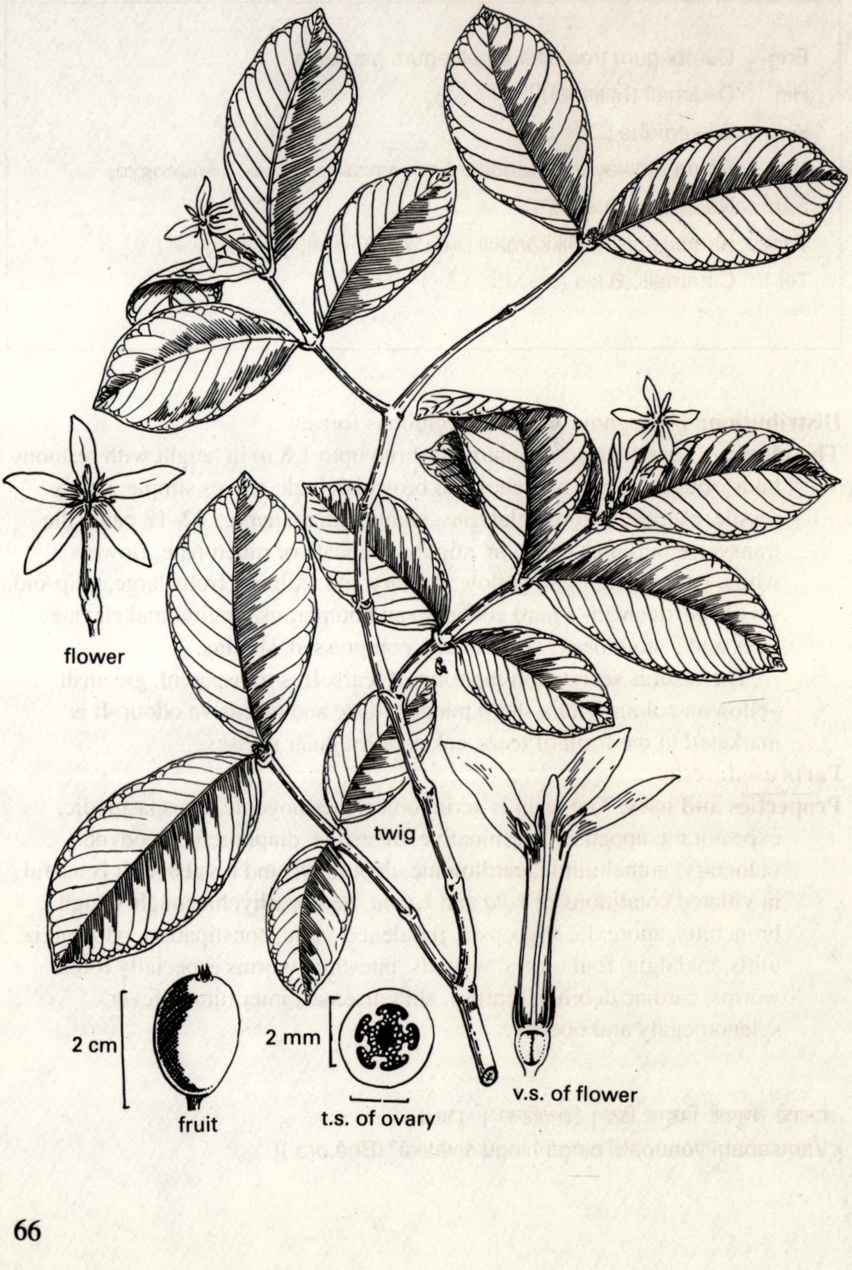

"नाडीहिङ्गु पलाशाख्या जन्तुका रामठी च सा ।
वंशपत्री वेणुपत्री पिण्डा हिङ्गु शिवाटिका ॥" (ध.नि.)
["Nāḍīhiṅgu palāśākhyā jantukā rāmaṭhī ca sā
Vaṁśapatṛī vēṇupatṛī piṇḍā hiṅgu śivāṭikā" (Dha.ni:)]

"हिङ्गुपत्री वेणुपत्री कारवी बाष्पिका पृथुः ।
पृथ्वीका पृथुला पिण्डा रामठी चारुपत्रिका ॥
कबरी बर्बरी तन्वी नाडीहिङ्गु शिवाटिका ।" (कै.नि.)
["Hiṅgupatṛī vēṇupatṛī kāravī bāṣpikā pṛthuḥ
Pṛthvīkā pṛthulā piṇḍā rāmaṭhī cārupatṛikā
Kabarī baṛbarī tanvī nāḍīhiṅgu śivāṭikā" (Kai.ni.)]

"हिङ्गुपत्र्यं तु कवरी पृथ्वीका पृथुला पृथुः ।
बाष्पिका दीर्घिका तन्वी बिल्विका न्यासपत्रिका ॥
नाडीहिङ्गु पलाशा च जन्तुका रामठी च सा ।
वंशपत्री च सा प्रोक्ता पिण्डहिङ्गु शिवाटिका ॥" (सो.नि.)
["Hiṅgupatṛyaṃ tu kavarī pṛthvīkā pṛthulā pṛthuḥ
Bāṣpikā dīṛghikā tanvī bilvikā nyāsapatṛikā
Nāḍīhiṅgu palāśā ca jantukā rāmaṭhī ca sā
Vaṁśapatṛī ca sā pṛōktā piṇḍahiṅgu śivāṭikā" (Sō.ni.)]

"हिङ्गुपत्री भवेद्रुच्या तीक्ष्णोष्णा पाचनी कटुः ।
हृद्वस्तिरुक्विबान्धार्शः श्ळेष्मगुल्मानिलापहा ॥
हिङ्गुपत्री गुणा विज्ञैर्वंशपत्रीव कीर्त्तिता ।" (भा.प्र.)
["Hiṅgupatṛī bhavēdrucyā tīkṣṇōṣṇā pācanī kaṭuḥ
Hṛdvastirukvibandhāṛśaḥśḷēṣmagulmānilāpahā
Hiṅgupatṛī guṇā vijñaiṛvaṁśapatṛīva kīṛttitā"(Bhā.pṛa.)]

"नाडीहिङ्गु कटुष्णं च कफवातार्तिशान्तिकृत् ।
विष्टम्भनविबन्धामदोषघ्नं दीपनं परम् ॥" (ध.नि.)
["Nāḍīhiṅgu kaṭūṣṇaṃ ca kaphavātāṛtiśāntikṛt
Viṣṭaṁbhanavibandhāmadōṣaghnaṃ dīpanaṃ paraṃ" (Dha.ni.)]

"नाडीहिङ्गुः कटुष्णा च कफवातार्तिशान्तिकृत् ।
विष्ठाविबन्धदोषघ्नमानाहामयहारि च ॥" (रा.नि.)
["Nāḍīhiṅguḥ kaṭūṣṇā ca kaphavātāṛttiśāntikṛt
Viṣṭhāvibandhadōṣaghnamānāhāmayahāri ca" (Rā.ni.)]

"बाष्पिका कटुका तिक्ता हृद्या तिक्ष्णामपाचनी ।
उष्णानिलार्शोहृद्वस्तिरुग्गुल्मप्लीहजन्तुषु ॥
विबन्धारुचिमेदस्सुविषे श्ळेष्मणि शस्यते ।" (कै.नि.)
["Bāṣpikā kaṭukā tiktā hṛdyā tīkṣṇāmapācanī
Uṣṇānilāṛśōhṛdvastiruggulmapḷīhajantuṣu
Vibandhārucimēdassuviṣē śḷēṣmaṇi śasyatē" (Kai.ni.)]

"बाष्पिका कटुतीक्ष्णोष्णा कृमिश्ळेष्महरा परम् ।" (सो.नि.)
["Bāṣpikā kaṭutīkṣṇōṣnā kṛmiśḷēṣmaharā paraṃ" (Sō.ni.)]

"हिङ्गुपत्रीद्वयं हृद्यं तीक्ष्णोष्णं पाचनं कटु ।
हृद्वस्तिरुग्विबन्धार्शःश्ळेष्मगुल्मानिलापहम् ॥" (म. वि.)
["Hiṅgupatṛīdvayaṃ hṛdyaṃ tīkṣṇōṣṇaṃ pācanaṃ kaṭu
Hṛdvastirugvibandhāṛśaḥsḷēṣmagulmānilāpahaṃ" (Ma.vi.)]

"नाडीहिङ्गुस्तु कटुकस्तीक्ष्णश्चोष्णश्च दीपकः ।
कफवातमलस्तम्भमनोमोहामनाशनः ॥" (नि. र.)
["Nāḍīhiṅgustu kaṭukastīkṣṇaścōṣṇaśca dīpakaḥ
Kaphavātamalastaṁbhamanōmōhāmanāśanah" (Ni.ra.)]

Remarks: 'Dhanvantarinighaṇṭu', 'Bhāvapṛakāśaṃ' and 'Rājanighaṇṭu' describe *hiṅgupatṛī* and *nāḍīhiṅgu* as two different drugs though both are said to have more or less the same properties. But according to 'Kaiyadevanighaṇṭu' and 'Sōṭhalanighaṇṭu' *hiṅgupatṛī* is one of the synonyms of *nāḍīhiṅgu*.

Coll. No. AVS 2563

Garuga pinnata Roxb.

Burseraceae (गुग्गुलु–कुलम्)

Eng	:	Garuga
Hin	:	Khōgār, Khāṛpat, Kaikār (खोगार, खारपत, कैकार)
Kan	:	Hālabalage (ಹಾಲಬಲಗೆ)
Mal	:	Annakkāra, Kāṭṭukaḷiñcān, Kāruvēṁpu (അന്നക്കാര, കാട്ടുകളിഞ്ചാൻ, കാരുവേമ്പ്)
San	:	Kṛṣṇāṁḷīkā, Gōḷikā (कृष्णाम्ळीका, गोळिका)
Tam	:	Yannaikkārai, Karivēṁpu (யன்னைக் காரை, கரிவேம்பு)
Tel	:	Gurugu (గరుగు)

Distribution: Throughout India, in deciduous forests

The plant: A medium sized to large tree 12–25 m in height with a clear bole of 5–10 m and pale grey or brown bark peeling off in small flakes; leaves imparipinnate, 15–45cm long, leaflets pubescent when young, at length glabrous; flowers yellow in much branched axillary crowded tomentose panicles; fruits black fleshy drupes, seeds with a membranous wing.

Parts used: roots, stem, leaves, fruits, galls

Properties and uses: A decoction of the roots is useful in pulmonary affections. The juice of the stems is said to be useful for opacity of the cornea. The juice of the leaves is good for asthma. The fruits are cooling, sweet, digestive, carminative, vermifuge and strongly acidic, and are useful in vitiated conditions of *pitta*, roundworm and gastropathy. The galls are useful in obesity, splenomegaly, foul ulcers and odontalgia.

"कृष्णाम्ळिका गोळिका च कर्पटी वनकर्कटी ।
विजयाभफला प्रोक्ता नीलनीपाऽप्यनागरी ॥" (स्व.)
["Kṛṣṇāṁḷikā gōḷikā ca karpaṭī vanakaṛkaṭī
Vijayābhaphalā prōktā nīlanīpāऽpyanāgarī" (Sva.)]

"अम्ळं च पाके मधुरं फलमस्य तु खाद्यते ।
आमं च पक्वं तत्स्वादु रुच्यं दीपनपाचनम् ॥
तत्पत्रस्वरसं युक्त्या माक्षिकेण समन्वितम् ।
कासश्वासापहं प्रोक्तं काण्डं च क्वथितं तथा ॥

Garuga pinnata

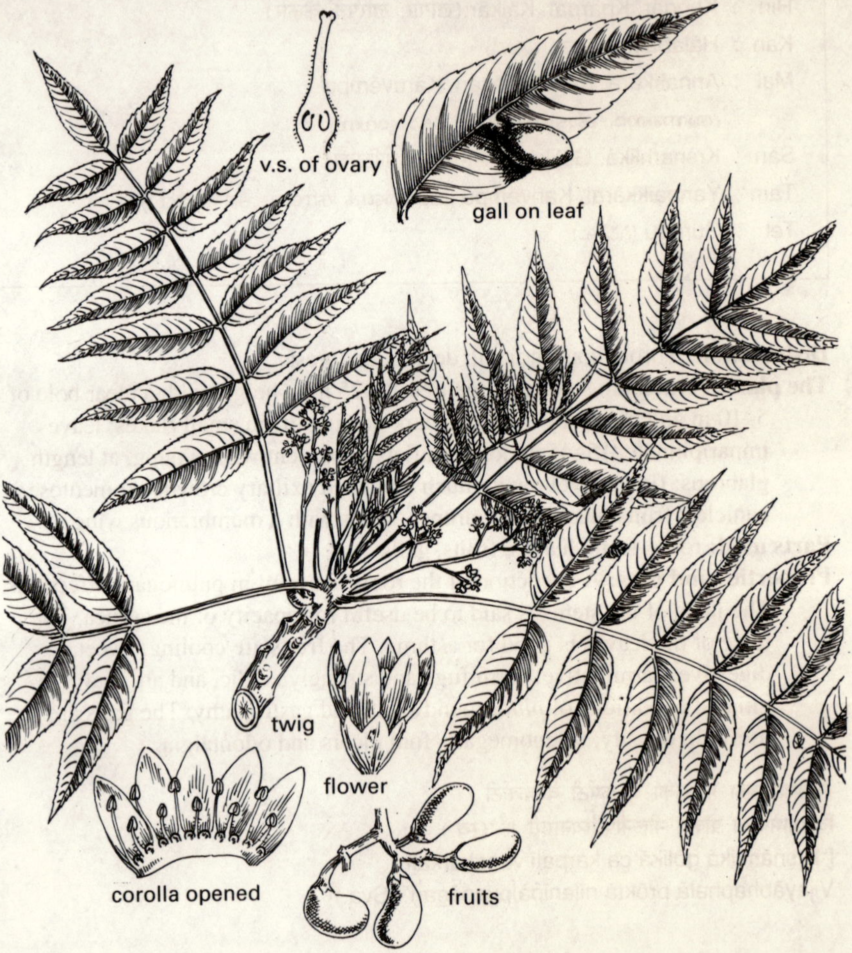

नेत्ररोगरुजं हन्ति हृद्रोगे च प्रशस्यते ।
मूलं च क्वथितं तस्य क्षयकासनिबर्हणम् ॥" (स्व.)
["Aṁlaṃ ca pākē madhuraṃ phalamasyatu khādyatē
Āmaṃ ca pakvaṃ tatsvādu rucyaṃ dīpanapācanaṃ
Tatpatṛasvarasaṃ yuktyā mākṣikēṇa samanvitaṃ
Kāsaśvāsāpahaṃ pṛōktaṃ kāṇḍaṃ ca kvathitaṃ tathā
Nētṛarōgarujaṃ hanti hṛdrōgē ca praśasyatē
Mūlaṃ ca kvathitaṃ tasya kṣayakāsanibaṛhaṇaṃ" (Sva.)]

Gentiana kurroo Royle

Gentianaceae (त्रायमाणा–कुलम्)

Eng : Indian gentian
Hin : Trāyamāṇ, Kaḍū (त्रायमाण, कड़ू)
Kan : Karadihanni (ಕರಡಿಹಣ್ಣು)
Mal : Trāyamāṇa (ത്രായമാണ)
San : Trāyamāṇa, Trāyanti (त्रायमाण, त्रायन्ति)
Tam : Kampantirai (கம்பந்திரய்)
Tel : Burōni (బురోని)

Distribution: In Kashmir and the Himalayas, from 1,500 to 3,300 m

The plant: A small perennial, tufted, decumbent herb with a stout rhizome; leaves radical or cauline, in pairs united at the base into a tube, flowers blue spotted with white, solitary or in racemose clusters, calyx about as long as the corolla, lobes 5, linear, corolla gamopetalous, 5-lobed; fruits oblong capsules.

Parts used: rhizomes

Properties and uses: The rhizomes are bitter, acrid, thermogenic, vulnerary, digestive, carminative, sialagogue, anthelmintic, laxative, anti-inflammatory, depurative, emmenagogue, galacto-purifier, diuretic, sudorific, antileprotic and febrifuge. They are useful in vitiated conditions of *kapha* and *pitta*, wounds, ulcers, dyspepsia, flatulence, colic, anorexia, helminthiasis, constipation, inflammations, skin diseases, leucoderma, amenorrhoea, dysmenorrhoea, strangury, haemorrhoids, leprosy, cardiac debility and fever.

"त्रायन्ती पालनिका मङ्गल्या शोधनी सुनामा च ।
अभयप्रदा भयघ्नी विज्ञेया त्रायमाणेति ॥" (अ.म.)
["Trāyantī pālanikā maṅgalyā śōdhanī sunāmā ca
Abhayapradā bhayaghnī vijñēyā trāyamāṇēti" (A.ma.)]

"बलभद्रा त्रायमाणा त्रायन्ती गिरिसानुजा ।" (भा. प्र.)
["Balabhadrā trāyamāṇā trāyantī girisānujā" (Bhā.pra.)]

Gentiana kurroo

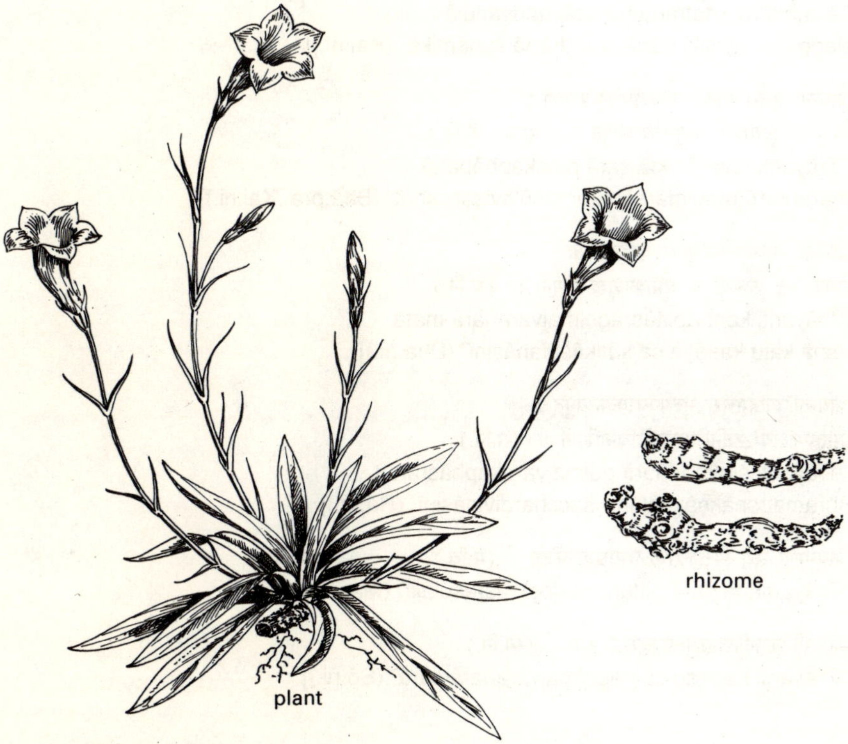

"त्रायमाणा कृतत्राणा त्रायन्ती त्रायमाणिका ।
बलभद्रा सुकामा च वार्षिकी गिरिजाऽनुजा ॥
मङ्गल्याह्वा देवबला पालिनी भयनाशिनी ।
अवनी रक्षणी त्राणा विज्ञेया षोडशाह्वया ॥" (रा.नि.)
["Trāyamāṇā kṛtatṛāṇā tṛāyantī tṛāyamāṇikā
Balabhadrā sukāmā ca vāṛṣikī girijā∫nujā
Maṅgalyāhvā dēvabalā pālinī bhayanāśinī
Avanī rakṣaṇī tṛāṇā vijñēyā ṣōḍaśāhvayā" (Rā.ni.)]

"त्रायन्ती त्रायमणाऽऽद्री फलिनी भयनाशिनी ।
बलभद्रा कृतत्राणा बलदेवादिसानुजा ॥
मङ्गल्या वार्षिकी त्राणा सुहृत्त्राणा सुनामिका ।" (कै.नि.)
["Tṛāyantī tṛāyamāṇā∫∫ṛdrā phalinī bhayanāśinī
Balabhadrā kṛtatṛāṇā baladēvādrisānujā
Maṅgalyā vāṛṣikī tṛāṇā suhṛttṛāṇā sunāmikā" (Kai.ni.)]

"त्रायन्ती तुवरा तिक्ता सरा पित्तकफापहा ।
ज्वरहृद्रोगगुल्मार्शोभ्रमशूलविषप्रणुत् ॥" (भा.प्र., कै.नि.)
["Tṛāyantī tuvarā tiktā sarā pittakaphāpahā
Jvarahṛdrōgagulmāṛśōbhṛamaśūlaviṣapṛaṇut" (Bhā.pṛa.,Kai.ni.)]

"त्रायन्ती कफपित्तास्रगुल्मज्वरहरा मता ।
उष्णा कटु कषाया च सूतिकाशूलनाशिनी ॥" (ध.नि.)
["Tṛāyantī kaphapittāsṛagulmajvaraharā matā
Usṇā kaṭu kaṣāyā ca sūtikāśūlanāśinī" (Dha.ni.)]

"त्रायन्ती शीतमधुरा गुल्मज्वरकफास्रनुत् ।
भ्रमतृष्णाक्षयग्ळानिविषच्छर्दिविनाशिनी ॥" (रा.नि.)
["Tṛāyantī śītamadhurā gulmajvarakaphāsṛanut
Bhṛamatṛṣṇākṣayagḷāniviṣacchaṛdivināśinī" (Rā.ni.)]

"त्रायमाणा सरा पित्तज्वरश्ळेष्मास्रशूलजित् ।" (म.वि.)
["Tṛāyamāṇā sarā pittajvaraṣḷēṣmāsṛaśūlajit" (Ma.vi.)]

"त्रायन्ती कफपित्तास्रगुल्मज्वरहरा सरा ।" (सो.नि.)
["Tṛāyantī kaphapittāsṛagulmajvaraharā sarā" (Sō.ni.)]

"त्रायामाणा तु तुवरा शीतळा मधुरा सरा ।
तिक्ता पित्तरुजं छर्दिं ज्वरं गुल्मं कफं विषम् ॥
शूलं भ्रमं रक्तरुजं क्षयं ग्ळानिं तृषां तथा ।
हृद्रोगं रक्तपित्तं च दुर्न्नामानं विनाशयेत् ॥
त्रिदोषनाशिनी प्रोक्ता पूर्ववैद्यैर्महर्षिभिः ।" (नि.र.)
["Tṛāyamāṇā tu tuvarā śītaḷā madhurā sarā
Tiktā pittarujaṃ chaṛdiṃ jvaraṃ gulmaṃ kaphaṃ viṣaṃ

Śūlaṃ bhṛamaṃ raktarujaṃ kṣayaṃ gḷāniṃ tṛṣāṃ tathā
Hṛdrōgaṃ raktapittaṃ ca duṛnnāmānaṃ vināśayēt
Tṛidōṣanāśinī pṛōktā pūṛvavaidyaiṛmahaṛṣibhiḥ" (Ni.ra.)]

Remarks: In 'Sahasṛayōgaṃ', the Bible of Ayurvedic practitioners of Kerala, and well-known standard text on Ayurvedic formulations, *tṛāyantī* and *tṛāyamānaḥ* are translated into Malayalam as *brahmi* (*Bacopa monnieri*). The Paramesvari commentary on 'Amarakōśa' and the Sanskrit-Malayalam Dictionary of Kanippayyoor also give the Malayalam term *brahmi* for these words. But it is worth noting that *brahmi* has not been mentioned as a synonym of *tṛāyantī* by any of the Materia Medicas. These authors have at the same time described *brāhmī* and *tṛāyantī* as two entirely different drugs. It is not known how or since when *tṛāyantī* has been taken to mean *brahmi*. Besides, other Kerala publications like 'Aṣṭāṅgahṛdayakōśa', 'Abhidhānamañjari' and 'Ōṣadhinighaṇṭu' do not give the name *brahmi* for *trayanti*. It is also significant that the author of 'Ōṣadhinighaṇṭu' gives only *tṛāyamāṇā* as the Malayalam term for all the synonyms like *tṛāyantī tṛāyamāṇaḥ* and *tṛāyamāṇikā* . In the last part of his book 'Guṇadīpika' after enumerating the properties of the drug he concludes by saying that it is a laxative belonging to the class of *Kṣudrakṣupa*. Again *brahmi* is described by him elsewhere in the book as another plant. 'Abhidhānamañjari' follows 'Ōṣadhinighaṇṭu' in giving the Malayalam term for the drug as *tṛāyamāṇa* only. The author of 'Aṣṭāṅgahṛdayakōśa' does not give any Malayalam term at all for the drug, though he gives the regional terms in other languages including the Latin term *Thalictrum foliolosum*.

Though some of the commentaries identify *tṛāyamāṇaḥ* as *T.foliolosum*, considering the properties described by them for the drug, it would be more proper to designate it as *pītarōhiṇī* (*Coptis teeta*), especially when they say it is extremely efficacious in eye diseases. *Tṛāyamāṇā* has no such properties (and hence it cannot be *Thalictrum foliolosum*).

'Dravyaguṇavijñān' as well as 'Glossary of vegetable drugs in Bṛhattṛayi' identify *tṛāyamāṇaḥ* as *Gentiana kurroo* Royle. The latter also begins by saying "*Tṛāyamāṇaḥ* is now finally identified as above (*G. kurroo*)". 'The Ayurvedic Formulary of India (Part I)' also follows the above texts in the identification of *tṛāyamāṇā*.

In the light of the above we have to conclude that both *brahmi* and *tṛāyamāṇa* are two entirely different drugs.

Coll. No. AVS 1142

Gloriosa superba Linn.

Liliaceae (रसोन–कुलम्)

Eng	:	Malabar glory lily
Hin	:	Karihāri, Lāṅgulī (करिहारि, लाङ्गुली)
Kan	:	Kōḷikuttuma (ಕೋಳಿಕುತ್ತುಮ)
Mal	:	Mēntōnni, Mēttōnni, Kāntaḷ (മേന്തോന്നി, മേത്തോന്നി, കാന്തൾ)
San	:	Lāṅgalī, Viśalyā (लाङ्गली, विशल्या)
Tam	:	Kalappaikkiḻaṅku, Nābhikkoḍi (கலப்பைக்கிழங்கு, நாபிக்கொடி)
Tel	:	Adavinābhi (అడవినాభి)

Distribution: Throughout India, upto 1,800 m in low jungles

The plant: A handsome herbaceous tendril climber with underground cylindrical white tuberous rhizome, leaves sessile or nearly so, alternate, ovate-lanceolate with acuminate tips prolonged into spiral tendrils; flowers showy, solitary or subcorymbose, at first greenish later becoming yellow and finally scarlet or crimson; fruits linear-oblong capsules, seeds many, rounded.

Parts used: rhizomes

Properties and uses: The rhizomes are acrid, bitter, thermogenic, intensely poisonous, abortifacient, depurative, anthelmintic, digestive, stomachic, purgative, emetic, gastrointestinal irritant, antipyretic, alexeteric, expectorant, rejuvenating and tonic. They are useful in vitiated conditions of *kapha* and *vāta*, inflammations, ulcers, scrofula, haemorrhoids, parasitic skin diseases, leprosy, pruritus, dyspepsia, helminthiasis, flatulence, intermittent fevers and debility. It is useful in promoting labour pain and expulsion of the placenta. In large doses it is highly poisonous and will cause vomiting, purging, gastrodynia and burning sensation.

"विज्ञेयेह विशल्या कलिकारि गर्भपातनी हलिनी ।
लाङ्गल्यग्निमुखाख्या विद्युल्लेखेन्द्रपुष्पिका सीरी ॥
गर्भान्तकाग्निजिह्वा कलिप्रदा पुष्पसीरिणी चेति ।
अनलवपुर्दीप्ताक्षी पर्यायैः सुप्रमत्ता च ॥" (अ. म.)

["Vijñēyēha viśalyā kalikārī gaṛbhapātanī halinī
Lāṅgalyagnimukhākhyā vidyullēkhēndrapuṣpikā sīrī

Gloriosa superba

Plate 5

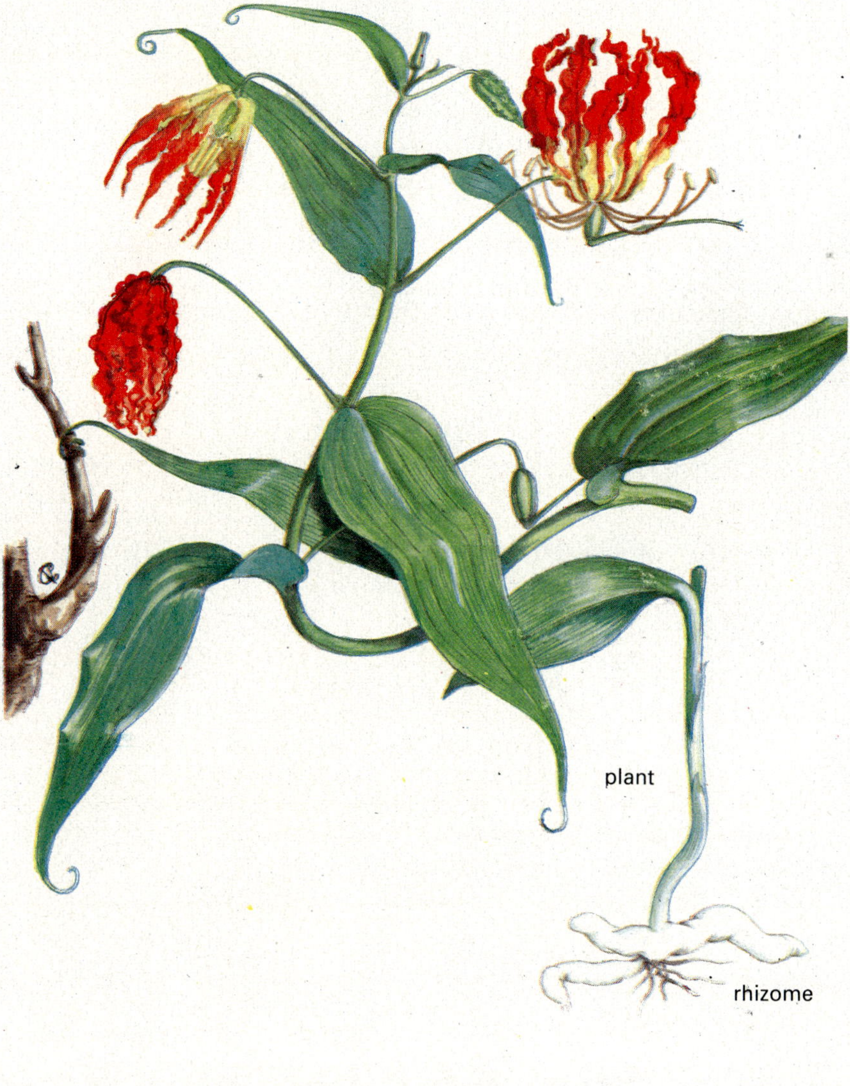

Gaṛbhāntakā'gnijihvā kalipṛadā puṣpasīriṇī cēti
Analavapuṛdīptākṣī paryāyaiḥ supṛamattā ca" (A.ma.)]

"कलिहारि तु हलिनी लाङ्गली शुक्ळपुष्प्यपि ।
विशल्याग्निशिखाऽनन्ता वह्निवक्त्रा च गर्भनुत् ॥" (भा.प्र.)
["Kalihārī tu halinī lāṅgalī śukḷapuṣpyapi
Viśalyāgniśikhā'nantā vahnivaktṛā ca gaṛbhanut" (Bhā.pṛa.)]

"कलिकारी लाङ्गलिनी हलिनी गर्भपातिनी ।
दीप्तिर्विशल्याऽग्निमुखी हली नक्तेन्दुपुष्पिका ॥
विद्युज्ज्वालाऽग्निजिह्वा च व्रणहृत् पुष्पसौरभा ।
स्वर्णपुष्पा वह्निशिखा स्यादेषा षोडशाह्वया ॥" (रा.नि.)
["Kalikārī lāṅgalinī halinī gaṛbhapātinī
Dīptiṛviśalyā'gnimukhī halī naktēndupuṣpikā
Vidyujjvālā'gnijihvā ca vṛaṇahṛt puṣpasaurabhā
Svaṛṇapuṣpā vahniśikhā syādēṣā ṣōḍaśāhvayā" (Rā.ni.)]

"लाङ्गली हलिनी सीरी विशल्या गर्भपातिनी ।
इन्द्रपुष्पी वह्निजिह्वा प्रदीप्ताग्निशिखा शिखा ॥
कलिहारी वह्निमुखी प्रभाता पुष्पसीकरा ।" (कै. नि.)
["Lāṅgalī halinī sīrī viśalyā gaṛbhapātanī
Indrapuṣpī vahnijihvā pṛadīptāgniśikhā śikhā
Kalihāri vahnimukhī pṛabhātā puṣpasīkarā" (Kai.ni.)]

"कलिकारी वह्निमुखी लाङ्गली गर्भपातिनी ।
विशल्या हलिनी सीरी प्रमाता शुक्ळपुष्पिका ॥
विद्युदुल्काऽग्निजिह्वा च कथिता पुष्पसौरभा ।
वह्निशिखाऽग्निका ज्ञेया नळरन्ध्री च सा स्मृता ॥" (म.पा.नि.)
["Kalikārī vahnimukhī lāṅgalī gaṛbhapātinī
Viśalyā halinī sīrī pramātā śukḷapuṣpikā
Vidyudulkā'gnijihvā ca kathitā puṣpasaurabhā
Vahniśikhā'gnikā jñēyā nalarandhṛī ca sā smṛtā" (Ma.pā.ni.)]

"कटूष्णा वस्तिशूलघ्नी गर्भघ्नी श्ळेष्मनाशनी ।
जरायुपातनी तिक्ता लाङ्गली कुष्ठरोगजित् ॥" (म.नि.)
["Kaṭūṣṇā vastiśūlaghnī gaṛbhaghnī śḷēṣmanāśanī
Jarāyupātanī tiktā lāṅgalī kuṣṭharōgajit" (Ma.ni.)]

"कलिहारी सरा कुष्ठशोफार्शोव्रणशूलजित् ।
सक्षारा श्ळेष्मजित् तिक्ता कटुका तुवरापि च ॥
तीक्ष्णोष्णा कृमिहृल्लघ्वी पित्तळा गर्भपातिनी ।" (भा.प्र.)
["Kalihārī sarā kuṣṭhaśōphāṛśōvṛaṇaśūlajit
Sakṣārā śḷēṣmajit tiktā kaṭukā tuvarāpi ca
Tīkṣṇōṣṇā kṛmihṛllaghvī pittaḷā gaṛbhapātinī" (Bhā.pra.)]

"लाङ्गली कटुरुष्णा च कफवातविनाशनी ।
तिक्ता सरा च श्वयथुगर्भशल्यव्रणापहा ॥" (ध.नि)
["Lāṅgalī kaṭuruṣṇā ca kaphavātavināśanī
Tiktā sarā ca śvayathugaṛbhasalyavṛaṇāpahā" (Dha.ni.)]

"कलिकारी कटूष्णा च कफवातनिकृन्तनी ।
गर्भान्तःशल्यनिष्कासकारिणी सारिणी परा ॥" (रा.नि.)
["Kalikārī kaṭūṣṇā ca kaphavātanikṛntanī
Gaṛbhāntaḥśalyaniṣkāsakārinī sāriṇī parā" (Ra.ni.)]

"लाङ्गली कटुका तिक्ता सक्षारा पित्तळा सरा ।
तीक्ष्णोष्णा गर्भहा लघ्वी वस्तिशूलनिबर्हणी ॥
वलासकुष्ठशोफार्शोव्रणजन्तुविनाशिनी ।" (कै.नि.)
["Lāṅgalī kaṭukā tiktā sakṣārā pittaḷā sarā
Tīkṣṇōṣṇā gaṛbhahā laghvī vastiśūlanibaṛhaṇī
Valāsakuṣṭhaśōphāṛśōvṛaṇajantuvināśinī" (Kai.ni.)]

"लाङ्गली विषकुष्ठार्शोदुष्टव्रणहरा सरा ।
तिक्तोष्णा कृमियूकाघ्नी लेपाद् गर्भापकर्षिणी ॥" (सो.नि.)
["Lāṅgalī viṣakuṣṭhāṛśōduṣṭavṛaṇaharā sarā
Tiktōṣṇā kṛmiyūkāghnī lēpād gaṛbhāpakaṛṣiṇi" (Sō.ni.)]

"कलिकारी सरा कुष्ठशोफार्शोव्रणशूलजित् ।
तीक्ष्णोष्णा कृमिनुत् लघ्वी पित्तळा गर्भपातिनी ॥" (म.पा.नि.)
["Kalikārī sarā kuṣṭhaśōphāṛśōvṛaṇaśūlajit
Tīkṣṇōṣṇā kṛminut laghvī pittaḷā gaṛbhapātinī" (Ma.pā.ni.)]

"कलिकारी सरा तिक्ता कट्वी पट्वी च पित्तळा ।
तीक्ष्णोष्णा तुवरा लघ्वी कफावातकृमिप्रणुत् ॥
वस्तिशूलं विषं चार्शः कुष्ठं कण्डूं व्रणं तथा ।
शोफं शोषं च शूलं च नाशयेदिति कीर्त्तिता ॥
शुष्कगर्भं च गर्भं च पातयेदिति कीर्त्तिता ।" (नि.र.)
["Kalikārī sarā tiktā kaṭvī paṭvī ca pittaḷā
Tīkṣṇōṣṇā tuvarā laghvī kaphavātakṛmipṛaṇut
Vastiśūlam viṣam cārśaḥ kuṣṭham kaṇḍūm vṛaṇam tathā
Śōpham śōṣam ca śūlam ca nāśayēditi kīrttitā
Śuṣkagaṛbham ca gaṛbham ca pātayēditi kīṛttitā" (Ni.ra.)]

"लाङ्गली शुद्धिमायाति दिनं गोमूत्रसंस्थिता ।" (बृ.यो.त.)
["Lāṅgalī śuddhimāyāti dinaṃ gōmūtṛasaṁsthitā" (Bṛ.yō.ta.)]

"पाठालाङ्गलिसिंहास्यमयूरकजटैः पृथक् ।
नाभिवस्तिभगालपात् सुखं नारी प्रसूयते ॥
मूलेन लाङ्गलिक्याः संलिप्ता पाणिपादे च ।
अपरापातनं मद्यैः पिप्पल्यादिरजः पिबेत् ॥" (च.द.)

["Pāṭhālāṅgalisiṁhāsyamayūrakajaṭaiḥ pṛthak
Nābhivastibhagālēpāt sukhaṃ nārī pṛasūyatē
Mūlēna lāṅgalikyāḥ saṁliptā pāṇipādē ca
Aparāpātanaṃ madyaiḥ pippalyādirajaḥ pibēt" (Ca.da.)]

"सुधौतं लाङ्गलीमूलं वारिणा परिपेषितम् ।
नाभौ योनौ प्रलिप्तं वा सद्यः प्रसवकृत् मतम् ॥" (भा.प्र.नि.)
["Sudhautaṃ lāṅgalīmūlaṃ vāriṇā paripēṣitaṃ
Nābhau yōnau pṛaliptaṃ vā sadyaḥ pṛasavakṛt mataṃ" (Bhā.pṛa.ni.)]

"तैलं लाङ्गलकीकन्दकल्कपादं चतुर्गुणम् ।
निर्गुण्डीस्वरसे पक्वं नस्याद्यैरपची प्रणुत् ॥" (अ.हृ.)
(Tailaṃ lāṅgalakīkandakalkapādaṃ caturguṇaṃ
Nirguṇḍīsvarasē pakvaṃ nasyādyairapacī pṛaṇut" (A.hṛ.)]

Coll. No. AVS 1545

Glycosmis arborea (Roxb.) DC.

Rutaceae (जम्बीर–कुलम्)

Hin	:	Girgiṭī, Pōṭālī (गिरगिटी, पोटाली)
Kan	:	Kāsarkana (ಕಾಸರ್ಕನ)
Mal	:	Pāṇal, Kuṭṭippāṇal (പാണൽ, കുറ്റിപ്പാണൽ)
San	:	Kupīluḥ, Aśvaśākhōṭaḥ (कुपीलु,, अश्वशाखोटः)
Tam	:	Āṉam, Koñci, Kāṭṭukkoñci (ஆனம், கொஞ்சி, காட்டுக்கொஞ்சி)

Distribution: Throughout India, especially as undergrowth in forests

The plant: An aromatic shrub with few branches; leaves compound, imparipinnate, alternate, leaflets dark green, glossy, gland dotted, entire or minutely crenate; flowers small, white, in axillary panicles; fruits pulpy yellowish white or pinkish berry, seeds globose, depressed, testa membranous.

Parts used: whole plant

Properties and uses: The plant is bitter, astringent, vermifuge, febrifuge, anti-inflammatory and expectorant. It is useful in vitiated conditions of *vāta* inflammations, fever, helminthiasis, cough and bronchitis. The roots are good for facial inflammations, rheumatism, jaundice and anaemia. The leaves are useful in fever, hepatopathy, eczema, skin diseases, helminthiasis, wounds and erysipelas. The fruits are sweet and are useful in vitiated conditions of *kapha*, cough and bronchitis.

"कुपीलुरश्वशाखोटो वन्यशाखोट इत्यपि ।" (स्व.)
["Kupīluraśvaśākhōṭō vanyaśākhōṭa ityapi" (Sva.)]

"शाखोटभेदः तत्पत्रं कृमिघ्नं ज्वरनाशनम् ।
यकृत्प्लीहामयहरं व्रण्यं वीसर्पनाशनम् ॥
फलं तु कफकासघ्नं मूलं पाण्ड्वामयापहम् ।" (स्व.)
[Śākhōṭabhēdaḥ tatpatraṃ kṛmighnaṃ jvaranāśanaṃ
Yakṛtplīhāmayaharaṃ vraṇyaṃ vīsarpanāśanaṃ
Phalaṃ tu kaphakāsaghnaṃ mūlaṃ pāṇḍvāmayāpahaṃ" (Sva.)]

Glycosmis arborea

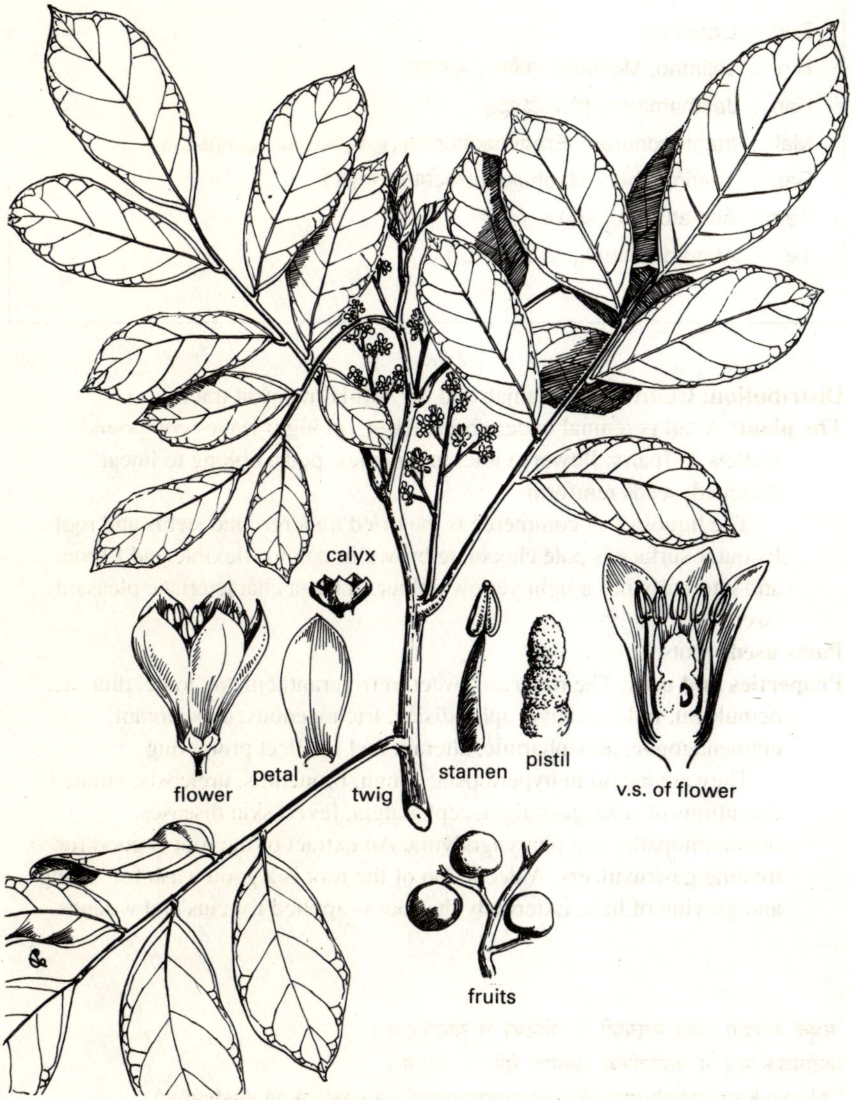

Coll. No. AVS 2495

Glycyrrhiza glabra Linn.

Fabaceae (अपराजिता-कुलम्)

Eng	:	Liquorice
Hin	:	Jētīmad, Mulhaṭhī (जेतीमद, मुलहठी)
Kan	:	Jeṣṭhamadhu (ಜೇಷ್ಠಮಧು)
Mal	:	Iraṭṭimadhuraṃ, Eraṭṭimadhuraṃ (ഇരട്ടിമധുരം, എരട്ടിമധുരം)
San	:	Yaṣṭīmadhuḥ, Madhukaḥ (यष्टीमधुः, मधुकः)
Tam	:	Atimaturaṃ (அதிமதுரம்)
Tel	:	Atimadhuramu (అతిమధురము)

Distribution: Cultivated in Punjab and the sub-Himalayan tracts

The plant: A tall perennial under-shrub about 1m high; leaves compound, leaflets 4–7pairs; flowers violet in racemes; pods, oblong to linear, flattened, seeds reniform.

The liquorice of commerce is the dried underground stems and roots. Its outer surface is pale chocolate brown in colour, flexible and fibrous and internally has a light yellow colour. It has a characteristic pleasant sweet taste.

Parts used: roots

Properties and uses: The roots are sweet, refrigerant, emetic, tonic, diuretic, demulcent, mild laxative, aphrodisiac, trichogenous, expectorant, emmenagogue, alexipharmic, alterant and intellect promoting.

They are useful in hyperdipsia, cough, bronchitis, urelcosis, vitiated conditions of *vāta*, gastralgia, cephalalgia, fever, skin diseases, ophthalmopathy and pharyngodynia. An extract of the root is good for treating gastric ulcers. A decoction of the root is a good wash for falling and greying of hair. Externally the root is applied for cuts and wounds.

"मधुकं मधुद्रवा स्यात् मधुयष्टी च यष्टिका च यष्ट्याह्वा ।
यष्टीमधुकं मधु च क्लीतनिका लक्ष्मणा चेति ॥" (अ.म.)
["Madhukaṃ madhudravā syāt madhuyaṣṭī ca yaṣṭikā ca yaṣṭyāhvā
Yaṣṭīmadhukaṃ madhu ca klītanikā lakṣmaṇā cēti" (A.ma.)]

Glycyrrhiza glabra

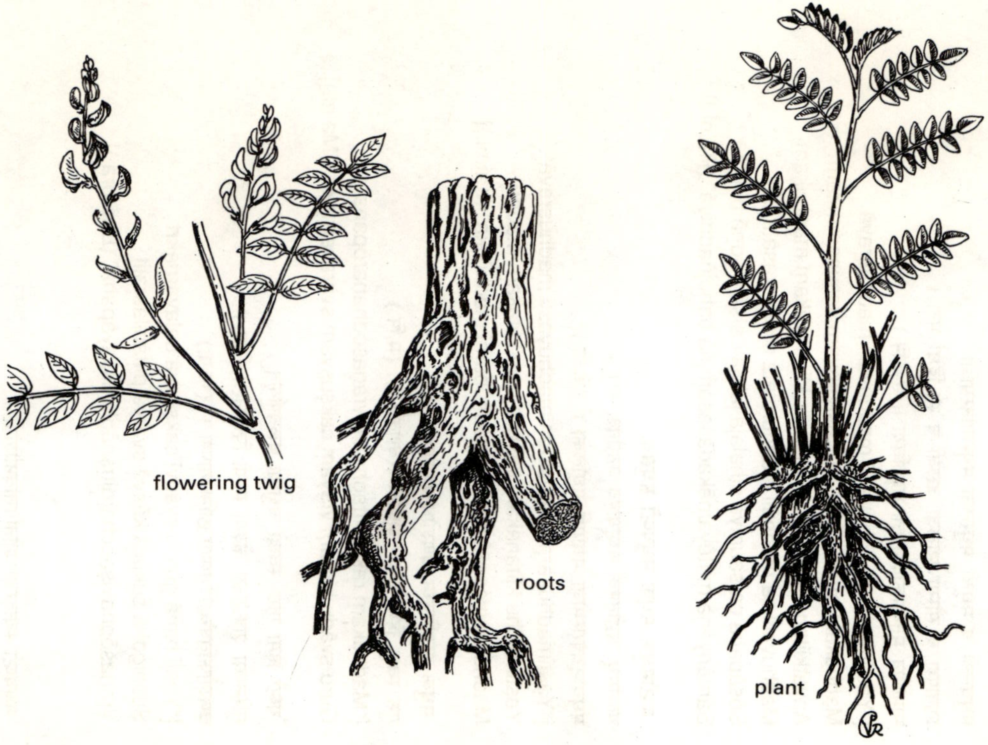

"यष्टीमधुः तथा यष्टी मधुकं क्लीतकं तथा ।
अन्यत्क्लीतनकं तत्तु भवेत्तोयमधुळिका ॥" (भा.प्र.)
["Yaṣṭīmadhuḥ tathā yaṣṭī madhukaṃ kḷītakaṃ tathā
Anyatkḷītanakaṃ tattu bhavēttōyamadhūḷikā" (Bhā.pṛa.)]

"यष्टीमधुर्मधुयष्टी मधुवल्ली मधुस्रवा ।
मधुकं मधुका यष्टी यष्ट्याह्वं वसुसम्मितम् ॥
अन्यत्क्लीतनमुक्तं क्लीतनकं क्लीतनीयकं मधुकम् ।
मधुवल्ली च मधूली मधुरलता मधुरसातिरसा ॥
शोषापहा च सौम्या स्थलजा जलजा च सा द्विधा भूता ।
सामान्येन मतेयमेकादशसंज्ञा बहुज्ञधिया ॥" (रा.नि.)
["Yaṣṭīmadhuṛmadhuyaṣṭī madhuvallī madhusṛavā
Madhukaṃ madhukā yaṣṭī yaṣṭyāhvaṃ vaṣuṣaṁmitaṃ
Anyatkḷītanamuktaṃ kḷītanakaṃ kḷītanīyakaṃ madhukaṃ
Madhuvallī ca madhūlī madhuralatā madhurasātirasā
Śōṣāpahā ca saumyā sthalajā jalajā ca sā dvidhā bhūtā
Sāmānyēna matēyamēkadaśasaṁjñā bahujñadhiyā" (Rā.ni.)]

"यष्टीमधुकं मधुकं मधुयष्टी मधुस्रवा ।
यष्टीमधु क्लीतनकं यष्ट्याह्वं क्लीतकं मधु ॥
मधुयष्ट्यपराम्भोजा मधुपर्णी मधूलिका ।" (कै.नि.)
["Yaṣṭīmadhukaṃ madhukaṃ madhuyaṣṭī madhusṛavā
Yaṣṭīmadhu kḷītanakaṃ yaṣṭyāhvaṃ kḷītakaṃ madhu
Madhuyaṣṭyaparāṁbhōjā madhupaṛṇī madhūḷikā" (Kai.ni.)]

"मधुकं रक्तपित्तघ्नं व्रणशोधनरोपणम् ।
गुरु स्वादु हिमं वृष्यं चक्षुष्यं स्वरवर्णकृत् ॥" (म.नि.)
["Madhukaṃ raktapittaghnaṃ vṛaṇaśōdhanarōpaṇaṃ
Guru svādu himaṃ vṛṣyaṃ cakṣuṣyaṃ svaravaṛṇakṛt" (Ma.ni.)]

"यष्टी हिमा गुरुः स्वाद्वी चक्षुष्या बलवर्णकृत् ।
सुस्निग्धा शुक्ळळा केश्या स्वर्या पित्तानिलास्रजित् ॥
व्रणशोफविषच्छर्दितृष्णाग्ळानिक्षयापहा ।" (भा.प्र.)
["Yaṣṭī himā guruḥ svādvī cakṣuṣyā balavaṛṇakṛt
Susnigdhā śukḷaḷā kēśyā svaryā pittānilāsṛajit
Vṛaṇaśōphaviṣacchaṛditṛṣṇāgḷānikṣayāpahā" (Bhā.pṛa.)]

"मधुयष्टी स्वादुरसा शीतपित्तविनाशिनी ।
वृष्या श्ळेष्मक्षयहरा विषच्छर्दिविनाशनी ॥
यष्टिका युगळं स्वादु तृष्णापित्तास्रजिद्धिमम् ।" (ध.नि.)
["Madhuyaṣṭī svādurasā śītapittavināśinī
Vṛṣyā śḷēṣmakṣayaharā viṣacchaṛdivināśanī
Yaṣṭikāyugaḷaṃ svādu tṛṣṇāpittāsṛajiddhimaṃ" (Dha.ni.)]

मधुरं यष्टिमधुकं किञ्चित् तिक्तञ्च शीतळम् ।
चक्षुष्यं पित्तहृद्रुच्यं शोषतृष्णाव्रणापहम् ॥
क्ळीतनं मधुरं रुच्यं बल्यं वृष्यं व्रणापहम् ।
शीतळं गुरु चक्षुष्यमस्रपित्तापहं परम् ॥" (रा.नि.)
["Madhuraṃ yaṣṭimadhukaṃ kiñcit tiktañca śītaḷaṃ
Cakṣuṣyaṃ pittahṛdrucyaṃ śōṣatṛṣṇāvraṇāpahaṃ
Kḷītanaṃ madhuraṃ rucyaṃ balyaṃ vṛṣyaṃ vraṇāpahaṃ
Śītaḷaṃ guru cakṣuśyamasṛapittāpahaṃ paraṃ" (Rā.ni.)]

"मधुवल्ली द्विप्रकारा जलजा च स्थलोद्भवा ।
सा वृष्या मधुरा रुच्या बल्या गुर्वी च शीतळम् ॥
चक्षुष्या वर्णदा स्वर्या स्निग्धा केशहिता मता ॥
शुक्ळळा रक्तपित्तघ्नी व्रणशुद्धिकरी मता ॥
शोफं विषं वातरक्तं व्रणं वान्तिं तृषां तथा ।
ग्ळानिं क्षयं रक्तदोषं रक्तपित्तञ्च पित्तकम् ॥
सद्योव्रणं वातपित्तं नाशयेदिति कीर्त्तितम् ।" (नि.र.)
["Madhuvallī dvipṛakārā jalajā ca sthalōdbhava
Sā vṛṣyā madhurā rucyā balyā guṛvī ca śītaḷaṃ
Cakṣuṣyā vaṛṇadā svaryā snigdhā kēśahitā matā
Śukḷaḷa raktapittaghnī vṛaṇaśuddhikarī matā
Śōphaṃ viṣaṃ vātaraktaṃ vṛaṇaṃ vāntiṃ tṛṣāṃ tathā
Gḷāniṃ kṣayaṃ raktadōṣaṃ raktapittaṃ ca pittakaṃ
Sadyōvṛaṇaṃ vātapittaṃ nāśayēditi kīṛttitaṃ" (Ni.ra.)]

"मधुकं मधुरं वृष्यं वर्ण्यं स्वर्यं हिमं गुरु ।
सुस्निग्धं बृंहणं केश्यं वातपित्तकफापहम् ॥
सद्यःक्षतास्रतृट्च्छर्दिक्षयशोफव्रणान् हरेत् ।" (कै.नि.)
["Madhukaṃ madhuraṃ vṛṣyaṃ vaṛṇyaṃ svaryaṃ himaṃ guru
Susnigdhaṃ bṛṁhaṇaṃ kēśyaṃ vātapittakaphāpahaṃ
Sadyaḥkṣatāsṛatṛṭcchaṛdikṣayaśōphavṛaṇān harēt" (Kai.ni.)]

"मधुकं रक्तपित्तघ्नं व्रणशोधनरोपणम् ।
ग्राही स्वादु हिमं वृष्यं चक्षुष्यं स्वरवर्णकृत् ॥" (सो.नि.)
["Madhukaṃ raktapittaghnaṃ vṛaṇaśōdhanarōpaṇaṃ
Grāhī svādu himaṃ vṛṣyaṃ cakṣuṣyaṃ svaṛavaṛṇakṛt" (Sō.ni.)]

"मधुयष्टी गुरुः शीता बल्या तृट्छर्दिपित्तनुत्" (म.वि, म.पा.नि.)
["Madhuyaṣṭī guruh śītā balyā ṭṛtchaṛdipittanut" (Ma.vi.,Ma.pā.ni.)]

Remarks: From the above quotations we learn that all these texts describe two varieties of *yaṣṭīmadhu* namely *sthalajaṃ* (terrestrial) and *jalajaṃ* (aquatic). In 'Bhāvapṛakāśaṃ' there is a view that the synonym *kḷītakaṃ* denotes the terrestrial variety and *kḷītanakaṃ* the aquatic variety. However, 'Abhidhānamañjari' describes only one variety of *yaṣṭīmadhu* and gives *kḷītanikā* as its synonym.

While Caraka describes *kḷītaka* as a tree belonging to *Phalinīvarga,* Susruta mentions it under the group root poison drugs. However, the famous commentators like Cakṛapāṇi and Dalhaṇa have regarded this *kḷītaka* as one and the same drug, namely *yaṣṭīmadhu.* In view of this the *yaṣṭīmadhu* we use cannot be the *kḷītaka* of either of these *Ācāryas*, it does not belong to either the group of fruit trees or the group of drugs with poison roots.

Depending upon the soil and climate, liquorice may have slight differences in properties. The drug grows more abundantly in riverine areas.

The dried roots of Indian liquorice *(Abrus precatorius* Linn.) have also similar shape and taste and hence are often mistaken to be *Glycyrrhiza glabra* Linn.

Gmelina arborea

Plate 6

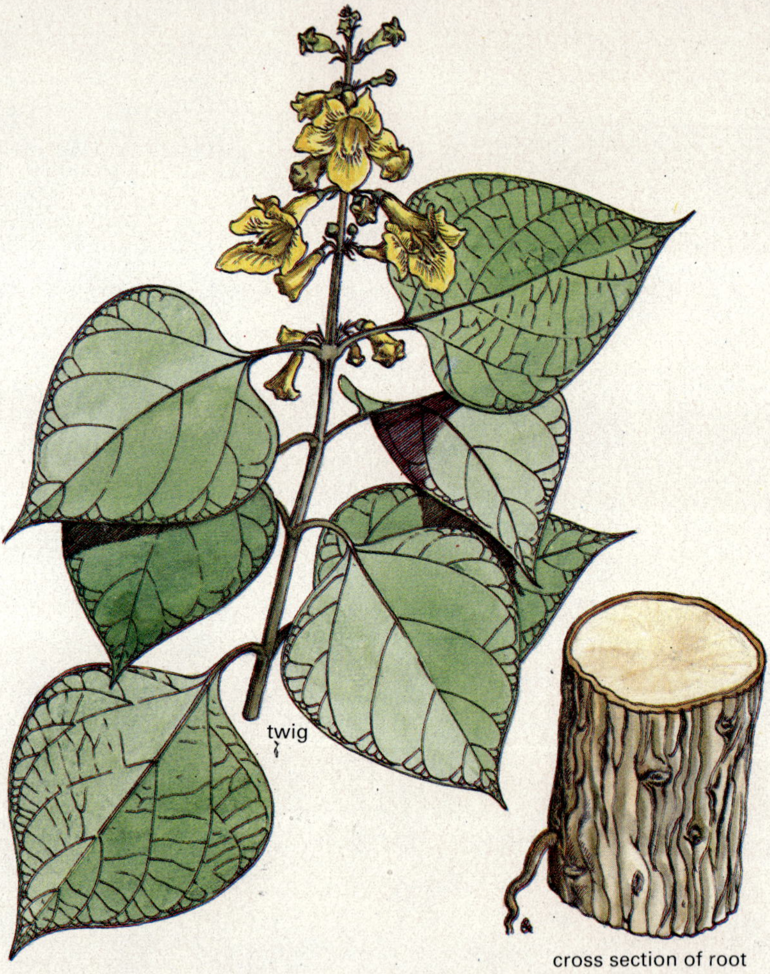

Coll. No. AVS 1529

Gmelina arborea Roxb.

Verbenaceae (निर्गुण्डी–कुलम्)

Eng	:	Coomb teak, Cashmeri tree
Hin	:	Gamārī, Gaṁbhārī (गमारी, गम्भारी)
Kan	:	Kumbaḷamara (ಕುಂಬಳಮರ)
Mal	:	Kumiḻu, Kuṁpiḷ, Kumiḷ (കുമിഴ്, കുമ്പിൾ, കുമിൾ)
San	:	Gaṁbhārī, Kāśmarī (गम्भारी, काश्मरी)
Tam	:	Peruṁkuṁbiḷ, Kumaḍi (பெரும்கும்பிள், குமடி)
Tel	:	Gummaḍi (గుమ్మడి)

Distribution: Throughout India, in moist deciduous forests

The Plant: An unarmed moderate sized deciduous tree 15–20 m in height with whitish grey corky lenticellate bark, exfoliating in thin flakes, branchlets and young parts clothed with fine white mealy pubescence; leaves opposite, broadly ovate, cordate, glandular, glabrous above when mature, fulvous-tomentose beneath; flowers beautiful brownish yellow in terminal panicles; fruits fleshy ovoid drupes, orange yellow when ripe, seeds hard, oblong.

Parts used: whole plant

Properties and uses: The roots are acrid, bitter, sweet, stomachic, tonic, laxative, galactagogue and anthelmintic. It is useful in hallucination, fever, dyspepsia, hyperdipsia, haemorrhoids, stomachalgia and burning sensation. Bark is bitter, tonic and stomachic and is useful in fever and dyspepsia. Leaf paste is good for cephalalgia and the leaf juice is a good wash for foul ulcers. The flowers are sweet, refrigerant, bitter, astringent and acrid, and are used in treating leprosy and skin diseases. The fruits are acrid, sour, sweet, bitter, refrigerant, diuretic, astringent, aphrodisiac, trichogenous, alterant and tonic. They are used for promoting the growth of hair and for anaemia, leprosy, ulcers, constipation, strangury, leucorrhoea and colpitis.

"काश्मर्या मधुपर्णी श्रीपर्णी श्वेतवृन्तको हीरा ।
कमला च काश्मरी स्यात् कुम्भारी सर्वतोभद्रा ॥

कुम्भीका भद्रवती भद्रा श्रीपर्णिका महाकुम्भा ।
श्वेतश्च सोमवृक्षः पर्यायैः कट्फलश्चेति ॥" (अ.म.)
["Kāśmaryā madhuparṇī śrīparṇī śvētavṛntakō hīrā
Kamalā ca kāśmarī syāt kuṁbhārī sarvatōbhadrā
Kuṁbhīkā bhadravatī bhadrā śrīparṇikā mahākuṁbhā
Śvētaśca sōmavṛkṣaḥ paryāyaiḥ kaṭphalaścēti" (A.ma.)]

"गम्भारी भद्रपर्णी च श्रीपर्णी मधुपर्णिका ।
काश्मरी कश्मरी हीरा काश्मर्यः पीतरोहिणी ॥
कृष्णवृन्ता मधुरसा महाकुसुमकापि च ।" (भा.प्र.)
["Gaṁbhārī bhadraparṇī ca śrīparṇī madhuparṇikā
Kāśmarī kaśmarī hīrā kāśmaryaḥ pītarōhiṇī
Kṛṣṇavṛntā madhurasā mahākusumakāpi ca" (Bhā.pra.)]

"स्यात्काश्मर्यः काश्मरी कृष्णवृन्ता
हीरा भद्रा सर्वतोभद्रिका च ।
श्रीपर्णी स्यात् सिन्धुपर्णी सुभद्रा
कम्भारी सा कट्फला भद्रपर्णी ॥
कुमुदा च गोपभद्रा विदारिणी क्षीरिणी महाभद्रा ।
मधुपर्णी स्वभद्रा कृष्णा श्वेता च रोहिणी गृष्टिः ॥
स्थूलत्वचा मधुमती सुफला मेदिनी महाकुमुदा ।
सुदृढत्वचा च कथिता विज्ञेयेकोनत्रिंशतिर्नाम्नाम् ॥" (रा.नि.)
["Syātkāśmaryaḥ kāśmarī kṛṣṇavṛntā
hīrā bhadrā sarvatōbhadrikā ca
Śrīparṇī syāt sindhuparṇī subhadrā
kaṁbhārī sā kaṭphalā bhadraparṇī
Kumudā ca gōpabhadrā vidāriṇī kṣīriṇī mahābhadrā
Madhuparṇī svabhadrā kṛṣṇā śvētā ca rōhiṇī gṛṣṭiḥ
Sthūlatvacā madhumatī suphalā mēdinī mahākumudā
Sudṛḍhatvacā ca kathitā vijñēyēkōnatriṁśatirnāmnāṃ" (Rā.ni.)]

"केश्या त्रिदोषशमनी कषायमधुरा रसे ।
रसायनी भेदनी च मेध्या श्रीपर्णिका मता ॥" (म.नि.)
["Kēśyā tridōṣaśamanī kaṣayamadhurā rasē
Rasāyanī bhēdanī ca mēdhyā srīparṇikā matā" (Ma.ni.)]

"काश्मरी तुवरा तिक्ता वीर्योष्णा मधुरा गुरुः ।
दीपनी पाचनी मेध्या भेदनी भ्रमशोफजित् ।
दोषतृष्णामशूलर्शोविषदाहज्वरापहा ।
तत्फलं बृंहणं वृष्यं गुरु केश्यं रसायनम् ॥
वातपित्ततृषारक्तक्षयमूत्रविबन्धनुत् ।
स्वदुपाके हिमं स्निग्धं तुवराम्ळं विशुद्धिकृत् ॥
हन्याद्दाहतृषावातरक्तपित्तक्षतक्षयान् ।" (भा.प्र.)

["Kāśmarī tuvarā tiktā vīryōṣṇā madhurā guruḥ
Dīpanī pācanī mēdhyā bhēdinī bhṛamaśōphajit
Dōṣatṛṣṇāmaśūlāṛśōviṣadāhajvarāpahā
Tatphalaṃ bṛṁhaṇaṃ vṛṣyaṃ guru kēśyaṃ rasāyanaṃ
Vātapittatṛṣāraktakṣayamūtṛavibandhanut
Svādupākē himaṃ snigdhaṃ tuvarāṁḷaṃ viśuddhikṛt
Hanyāddāhatṛṣāvātaraktapittakṣatakṣayān" (Bhā.pṛa.)]

"श्रीपर्णी स्वरसे तिक्ता गुरूष्णा रक्तपित्तजित् ।
त्रिदोषश्रमदाहार्त्तिज्वरतृष्णाविषाञ्जयेत् ॥" (ध.नि.)
["Śṛīpaṛṇī svarasē tiktā gurūṣṇā raktapittajit
Tṛidōṣaśṛamadāhāṛttijvaratṛṣṇāviṣāñjayēt" (Dha.ni.)]

"काश्मरी कटुका तिक्ता गुरूष्णा कफशोफनुत् ।
त्रिदोषविषदाहार्त्तिज्वरतृष्णास्रदोषजित् ॥" (रा.नि.)
["Kāśmarī kaṭukā tiktā gurūṣṇā kaphaśōphanut
Tṛidōṣaviṣadāhāṛttijvaratṛṣṇāsṛadōṣajit" (Rā.ni.)]

"श्रीपर्णी मधुरा तिक्ता वीर्योष्णा तुवरा गुरुः ।
दीपनी पाचनी मेध्या भेदिनी भ्रमशोषजित् ॥
दोषतृष्णामशूलार्शोविषदाहज्वरापहा ।
तत्पुष्पं मधुरं शीतं तिक्तं संग्राहि वातळम् ॥
कषायं मधूरं पाके पित्तास्रसृग्दरापहम् ।
कफपित्तहरं तस्याः फलं स्निग्धं हिमं गुरु ॥
स्वादुपाकरसं हृद्यं कषायाम्ळं रसायनम् ।
बृंहणं शुक्ळळं केश्यं मेध्यं मूत्रविबन्धनुत् ॥
हन्याद्वाततृषादाहपित्तरक्तक्षतक्षयान् ।" (कै.नि.)
["Śṛīpaṛṇī madhurā tiktā vīryōṣṇā tuvarā guruḥ
Dīpanī pācanī mēdhyā bhēdinī bhṛamaśōṣajit
Dōṣatṛṣṇāmaśūlāṛśōviṣadāhajvarāpahā
Tatpuṣpaṃ madhuraṃ śītaṃ tiktaṃ saṁgrāhi vātaḷaṃ
Kaṣāyaṃ madhuraṃ pākē pittāsṛāsṛgdarāpahaṃ
Kaphapittaharaṃ tasyāḥ phalaṃ snigdhaṃ himaṃ guru
Svādupākarasaṃ hṛdyaṃ kaṣāyāṁḷaṃ rasāyanaṃ
Bṛṁhaṇaṃ śukḷaḷaṃ kēśyaṃ mēdhyaṃ mūtṛavibandhanut
Hanyādvātatṛṣādāhapittaraktakṣatakṣayān" (Kai.ni.)]

"काश्मरी कटुका तिक्ता स्वाद्व्युष्णा तुवरा गुरुः ।
मधुरा दीपनी मेध्या पाचनी भेदिका मता ॥
हृद्या तृषामशूलघ्नी कफशोफत्रिदोषहा ।
विषदाहज्वरारक्तदोषार्शोभ्रमनाशिनी ॥
शोषनाशकरी प्रोक्ता फलं वृष्यं गुरु स्मृतम् ।
धातुवृद्धिकरं केश्यं स्वादु शीतं रसायनम् ॥
स्निग्धं बुद्धिप्रदं चाम्ळं तुवरं मूत्रळं गुरु ।

मूत्रकृच्छ्रं रक्तपित्तं रक्तदोषामवातकम् ॥
तृषां दाहं क्षयं वातं रक्तपित्तं क्षतक्षयम् ।
प्रदरं नाशयत्येव फलमज्जा तु शीतळा ॥
मधुरा ग्राहिणी तिक्ता वातळा तुवरा मता ॥
बल्या वृष्या रक्तदोषकफपित्तहरा मता ॥
प्रदरं नाशयत्येवमृषिभिः परिकीर्त्तिता ।" (नि.र.)
["Kāśmarī kaṭukā tiktā svādvyuṣṇā tuvarā guruḥ
Madhurā dīpanī mēdhyā pācanī bhēdikā matā
Hṛdyā tṛṣṇāmaśūlaghnī kaphaśōphatṛidōṣahā
Viṣadāhajvarāraktadōṣāṛśōbhṛamanāśinī
Śōṣanāśakarī pṛōktā phalaṃ vṛṣyaṃ guru smṛtaṃ
Dhātuvṛddhikaraṃ kēśyaṃ svādu śītaṃ rasāyanaṃ
Snigdhaṃ buddhipṛadaṃ cāṁḷaṃ tuvaraṃ mūtṛaḷaṃ guru
Mūtṛakṛcchṛaṃ raktapittaṃ raktadōṣāmavātakaṃ
Tṛṣāṃ dāhaṃ kṣayaṃ vātaṃ raktapittaṃ kṣatakṣayaṃ
Pṛadaraṃ nāśayatyēva phalamajjā tu śītaḷā
Madhurā grāhiṇī tiktā vātaḷā tuvarā matā
Balyā vṛṣyā raktadōṣakaphapittaharā matā
Pṛadaraṃ nāśayatyēvamṛṣibhiḥ parikīṛttitā" (Ni.ra.)]

"श्रीपर्णी मारुतश्ळेष्मशोफमेहकृमीञ्जयेत् ।
श्रीपर्णजं फलं शीतं स्वादुपाकरसं गुरु ॥
बृंहणं स्निग्धविष्टम्भी रक्तपित्तकृमीन् जयेत् ॥
कफशुक्ळकरं हृद्यं दाहक्षतक्षयापहम् ॥
शकृन्मूत्रविबन्धघ्नं केश्यं मेद्यं रसायनम् ।" (सो.नि.)
["Śṛīpaṛṇī mārutaśḷēṣmaśōphamēhakṛmīñjayēt
Śṛīparṇajaṃ phalaṃ śītaṃ svādupākarasaṃ guru
Bṛṁhaṇaṃ snigdhaviṣṭaṁbhī raktapittakṛmīn jayēt
Kaphaśukḷakaraṃ hṛdyaṃ dāhakṣatakṣayāpahaṃ
Śakṛnmūtṛavibandhaghnaṃ kēśyaṃ mēdhyaṃ rasāyanaṃ" (Sō.ni.)]

"काश्मरी ज्वरशूलघ्नी वीर्योष्णा मधुरा गुरुः ।
तत्पुष्पं वातळं ग्राहि पित्तासृक्प्रदरापहम् ॥
फलं रसायनं केश्यं बृंहणं शुक्ळळं गुरु ।
वातपित्तक्षयतृषारक्तशूलविबन्धनुत् ॥" (म.पा.नि.)
["Kāśmarī jvaraśūlaghnī vīryōṣṇā madhurā guruḥ
Tatpuṣpaṃ vātaḷaṃ grāhi pittāsṛkpṛadarāpahaṃ
Phalaṃ rasāyanaṃ kēśyaṃ bṛṁhaṇaṃ śukḷaḷaṃ guru
Vātapittakṣayatṛṣāraktaśūlavibandhanut" (Ma.pā.ni.)]

"हृद्यं मूत्रविबन्धघ्नं पित्तासृग्वातनाशनम् ।
केश्यं रसायनं मेध्यं काश्मर्यं फलमुच्यते ॥" (सु.सू.४६.)
["Hṛdyaṃ mūtṛavibandhaghnaṃ pittāsṛgvātanāśanaṃ
Kēśyaṃ rasāyanaṃ mēdhyaṃ kāśmaryaṃ phalamucyatē" (Su.Sū.46.)]

"गम्भारिकाफलं ग्राहि सतिक्तं मधुरं गुरु ।
केश्यं रसायनं मेध्यं शीतळं दाहपित्तजित् ॥
गम्भारीमूलमत्युष्णमहितं मानुषेषु तत् ।" (रा.व.)
["Gaṁbhārikāphalaṃ grāhi satiktaṃ madhuraṃ guru
Kēśyaṃ rasāyanaṃ mēdhyaṃ śītaḷaṃ dāhapittajit
Gaṁbhārīmūlamatyuṣṇamahitaṃ mānuṣēṣu tat" (Rā.va.)]

"गर्भे शुष्के तु वातेन बालानाञ्चापि शुष्यताम् ।
सिता काश्मर्यमधुकैर्हितमुत्थापने पयः ॥" (च.चि.२८.)
["Gaṛbhē śuṣke tu vātēna bālānāñcāpi śuṣyatāṃ
Sitā kāśmaryamadhukaiṛhitamuthāpanē payaḥ" (Ca.Ci.28.)]

"सिद्धं (तैलं) मधुककाश्मर्यरसैर्वा वातरक्तनुत् ।" (च.चि.२९).
["Siddhaṃ (tailaṃ) madhukakāśmaryarasaiṛvā vātaraktanut" (Ca.Ci.29.)]

കുമ്പിൾവേർക്കു രസം കയ്പു ശുക്ലശുദ്ധികരം പരം
വാതങ്ങളെ ശമിപ്പിക്കും കഫത്തിന്നും വിനാശകൃത്.
കുമ്പിളിൻെറ ഫലം വൃഷ്യം ശീതം ശുദ്ധരസായനം
ഒഴിക്കും മലമൂത്രത്തെ വാതപിത്തകഫാപഹം. (ഗു.പാ.)
["Kuṁpiḷvēṛkku rasaṃ kaypu śukḷaśuddhikaraṃ paraṃ
Vātaṅṅaḷe śamippikkuṃ kaphattinnuṃ vināśakṛt.
Kuṁpiḷinṟe phalaṃ vṛṣyaṃ śītaṃ śuddharasāyanaṃ
Oḻikkuṃ malamūtratte vātapittakaphāpahaṃ" (Gu.pā.)]

Coll. No. AVS 1235

***Gossypium arboreum* Linn.**

(G. indicum *Tod.)*
(G. sanguineum *Hassk.)*
(G. intermedium *Tod.*)
Malvaceae (कार्पस-कुलम्)

Eng	:	Tree cotton
Hin	:	Kapās, Diyōkapās (कपास, दियोकपास)
Kan	:	Jaḍe-haṭṭi-giḍa (ಜಡೆಹಟ್ಟಿಗಿಡ)
Mal	:	Muṛipparutti, Ceṁparutti, Kāṭṭuparutti (മുറിപ്പരുത്തി , ചെംപരുത്തി , കാട്ടുപരുത്തി)
San	:	Rakṣatikā (रक्षतिका)
Tam	:	Śeṁparutti (செம்பருத்தி)
Tel	:	Kārpāsamu (కార్పాసము)

Distribution: Throughout India, wild as well as cultivated

The plant: A large perennial shrub or small tree with pronounced main stem and many large ascending branches; leaves simple, alternate, broad, ovate -cordate, palmately 3–7 lobed, lobes bristle tipped, sinuses between the lobes open and often carrying extra teeth within; flowers purple with darker coloured claws, bracteoles ovate, entire or toothed, corolla nearly 3 times the length of the bracteoles; fruits capsules, seeds with a greenish coloured fuzz.

Parts used: leaves

Properties and uses: The leaves are astringent, bitter, thermogenic, anti-inflammatory, depurative, demulcent, vulnerary, diuretic, emmenagogue and febrifuge. They are useful in vitiated conditions of *kapha*, inflammations, leprosy, skin diseases, pruritus, wounds, ulcers, strangury, amenorrhoea, dysmenorrhoea, otalgia, erysipelas, conjunctivitis in children and fever.

"भरद्वाजी रक्षतिका वन्यकार्पासिकाभिधा ।" (स्व.)
["Bharadvājī rakṣatikā vanyakārpāsikābhidhā" (Sva.)]

"भरद्वाजी महावीर्या कुष्ठला कुष्ठनाशिनी ।" (वाचस्पति)
["Bharadvājī mahāvīryā kuṣṭhalā kuṣṭhanāśinī" (Vācaspati)]

Gossypium arboreum

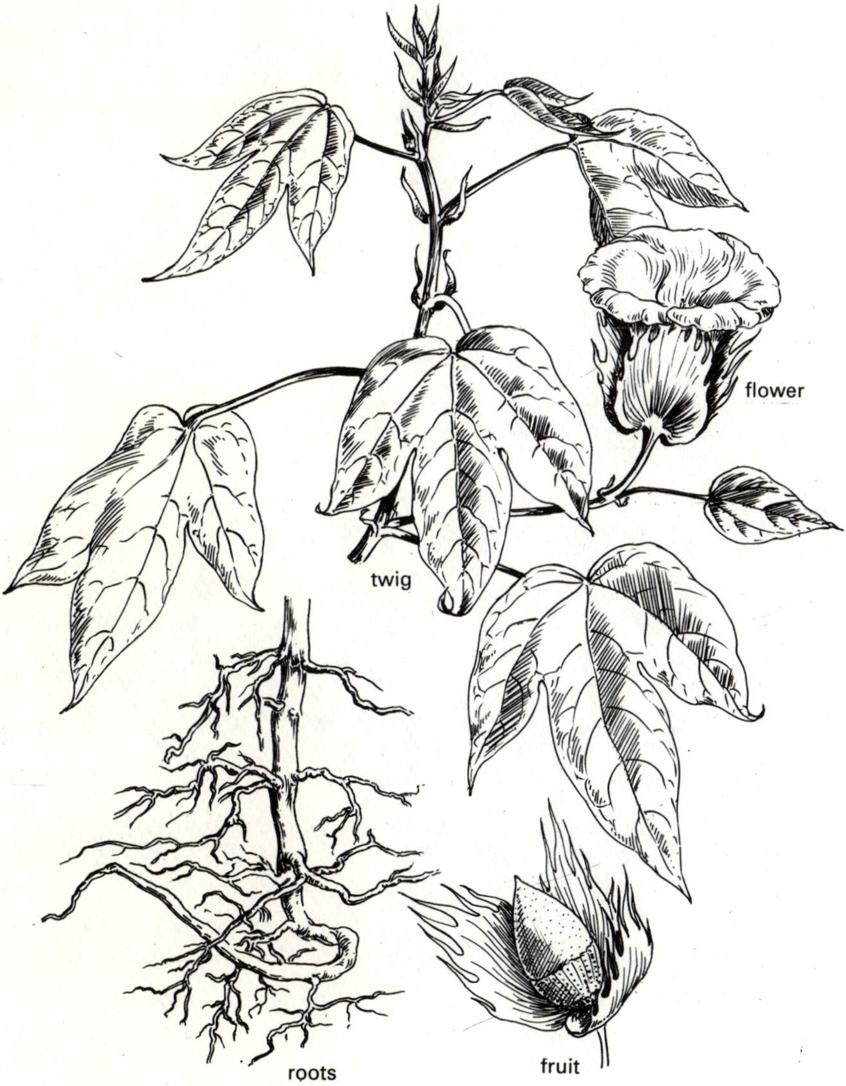

“भरद्वाजी कषायोष्णा तिक्ता शोफविनाशिनी ॥
मूत्रकृच्छ्रे रजोदोषे कुष्ठकण्डूव्रणादिषु ।
कुकूणके विसर्पे च शस्यते व्रणनाशिनी ॥” (स्व.)
[“Bharadvājī kaṣāyōṣṇā tiktā śōphavināsinī
Mūtṛakrcchṛē rajōdōṣē kuṣṭhakaṇḍūvṛaṇādiṣu
Kukūnakē visaṛpē ca śasyatē vṛaṇanāśinī” (Sva.)]

Gossypium herbaceum

Plate 7

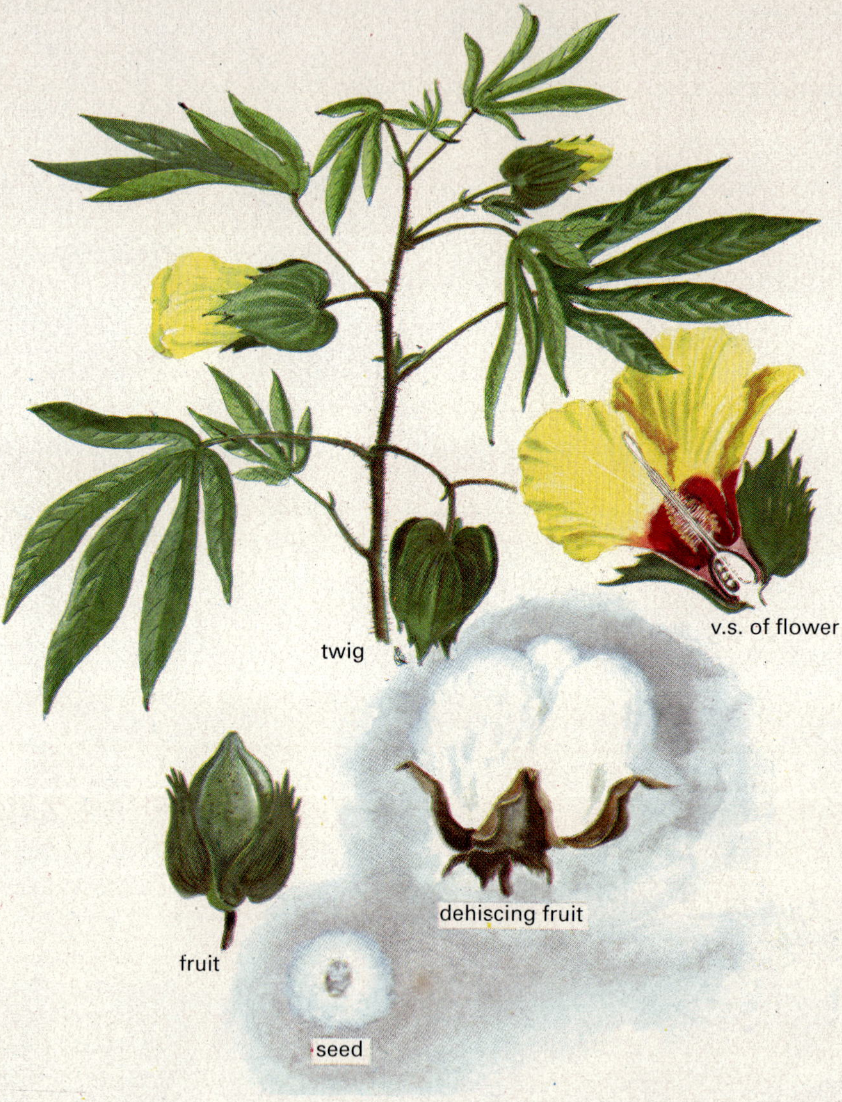

Gossypium herbaceum Linn.

Malvaceae (कार्पस–कुलम्)

Eng	:	Common cotton, Indian cotton
Hin	:	Kapās, Rūyī (कपास, रुयी)
Kan	:	Janivāra-hatti-mara (ಜನಿವಾರಹತ್ತಿಮರ)
Mal	:	Parutti, Nūlpparutti, Kurupparutti, Paññipparutti (പരുത്തി, നൂൽപ്പരുത്തി, കുരുപ്പരുത്തി, പഞ്ഞിപ്പരുത്തി)
San	:	Kārpāsaḥ (कार्पासः)
Tam	:	Karpaśam, Pañju (கர்பசம், பஞ்சு)
Tel	:	Pratti (ప్రత్తి)

Distribution: Throughout India, cultivated

The plant: A small shrub, 60 cm to 2.5 m in height with rigid sparsely pilose stems and branches; leaves simple, alternate, cleft upto half into 3–7 lobes, lobes broad, ovate, rotund, suddenly acute or apiculate, leathery, gland dotted; flowers yellow with purple centre, bracteoles with 6–8 serrated teeth on the margin, broadly triangular; fruits rounded beaked capsules, 3–4 locular, seeds usually with two coats of hairs, white grey or reddish brown in colour.

Parts used: roots, leaves, flowers, seeds

Properties and uses: The roots are acrid, astringent, mildly thermogenic emollient, antidysenteric, diuretic, depurative, emmenagogue and abortifacient. They are useful in vitiated conditions of *kapha* and *vāta*, diarrhoea, dysentery, strangury, leprosy, skin diseases, amenorrhoea, dysmenorrhoea, flatulence, fever and to bring about contraction of the uterus. The leaves are diuretic, haematinic, cooling, constipating and tonic, and are useful in strangury, vitiated conditions of *pitta*, burning sensation of the stomach, anaemia, diarrhoea, dysentery, rheumatoid arthritis and otalgia. The flowers are sweet, refrigerant, diuretic, emmenagogue, galactagogue and liver tonic. They are useful in vitiated conditions of *pitta*, hyperdipsia, hallucinations, agalactia, hypochondria, burns, scalds, scabies, hepatopathy, jaundice, strangury, amenorrhoea, dysmenorrhoea and for restoring consciousness. The seeds are sweet, refrigerant, emollient, anodyne, vulnerary, antidysenteric, galactagogue, expectorant, aphrodisiac, diuretic, laxative, antipyretic and tonic. They are useful in vitiated conditions of *vāta* and *pitta*, inflammations, gout, cephalalgia, epilepsy, amentia, dizziness, myringitis, otalgia, tinnitus, dyspepsia, dysentery, orchitis, haemorrhoids, wounds, ulcers, cough, bronchitis, agalactia,strangury, intermittent fevers and general debility.

"तुण्डिकेरी समुद्रन्ता कार्पासी बदरेति च ।" (अमरकोशम्)
["Tuṇḍikērī samudrāntā kāṛpāsī badarēti ca" (Amarakōśaṃ)]

"कार्पासः शणपुष्पी महाशणो नग्नजित् पिचुर्वमनी ।
तुण्डी तु तुण्डिकेरी शणकष्टक उच्यते पटीहेतुः ॥" (अ.म.)
[Kāṛpāsaḥ śaṇapuṣpī mahāśaṇō nagnajit picuṛvamanī
Tuṇḍī tu tuṇḍikērī śaṇakaṇṭaka ucyatē paṭīhētuḥ" (A.ma.)]

"कार्पासी तुण्डिकेरी च समुद्रान्ता च कथ्यते ।" (शा.नि.)
["Kāṛpāsī tuṇḍikērī ca samudrāntā ca kathyatē" (Śā.ni.)]

"कार्पासी सारिणी चैव चव्या स्थूला पिचुस्तथा ।
बदरी बादरश्चैव गुणसूस्तुण्डिकेरिका ॥
मरूद्भवा समुद्रन्ता ज्ञेया एकादशाभिधा ।" (रा.नि.)
["Kāṛpāsī sāriṇī caiva cavyā sthūlā picustathā
Badarī bādaraścaiva guṇasūstuṇḍikērikā
Marūdbhavā samudrāntā jñēyā ēkādaśābhidhā" (Rā.ni.)]

"कार्पास्याच्छादनफला ग्राह्या नग्नावपन्यपि ।
पटदाख्या बन्धफला भद्रा कार्पासिकापि च ॥
कार्पासः पटदस्तूलं पिचव्यो बादरः पिचुः ।" (कै.नि.)
["Kāṛpāsyācchādanaphalā grāhyā nagnāvapanyapi
Paṭadākhyā bandhaphalā bhadrā kāṛpāsikāpi ca
Kāṛpāsaḥ paṭadastūlaṃ picavyō bādaraḥ picuḥ" (Kai.ni.)]

"कार्पासको लघुः कोष्णो मधुरो वातनाशनः ।
तत्पलाशं समीरघ्नं रक्तकृन्मूत्रवर्धनम् ॥
तत्कर्णपिडकानादपूयस्रावविनाशनम् ।
तद्बीजं स्तन्यदं वृष्यं स्निग्धं कफकरं गुरु ॥" (भा.प्र.)
["Kāṛpāsakō laghuḥ kōṣṇō madhurō vātanāśanaḥ
Tatpalāśaṃ samīraghnaṃ raktakṛnmūtravardhanaṃ
Tatkaṛṇapiḍakānādapūyasṛāvavināśanaṃ
Tadbījaṃ stanyadaṃ vṛṣyaṃ snigdhaṃ kaphakaraṃ guru" (Bhā.pṛa.)]

"कार्पासी मधुरा शीता स्तन्या पित्तकफापहा ।
तृष्णादाहश्रमभ्रान्तिमूर्च्छाहृद्बलकारिणी ॥" (रा.नि.)
["Kāṛpāsī madhurā śītā stanyā pittakaphāpahā
Tṛṣṇādāhaśṛamabhṛāntimūṛcchāhṛdbalakāriṇī" (Rā.ni.)]

"कार्पासो मधुरा शीता स्तन्या पित्तकफापहा ।
तृष्णादाहश्रमभ्रान्तिमूर्च्छाहृत् बलकारिणी ॥

कार्पासफलमत्युष्णं कषायं मधुरं गुरु ।
वातश्ळेष्महरं रुच्यं विशेषेणास्थिवर्जितम् ॥" (क्षेमकुतूहलम्)
["Kāṛpāsō madhurā śītā stanyā pittakaphāpahā
Tṛṣṇādāhaśṛamabhṛāntimūṛcchāhṛt balakāriṇī
Kāṛpāsaphalamatyuṣṇaṃ kaṣāyaṃ madhuraṃ guru
Vātaśḷēṣmaharaṃ rucyaṃ viśēṣēṇāsthivaṛjitaṃ" (Kṣēmakūtuhalaṃ)]

"कार्पासिका किञ्चिदुष्णा कषाया मधुरा लघुः।
तत्पलाशं समीरघ्नं रक्तकृन्मूत्रवर्धनम् ॥
तत्कर्णपीडिकानादपूयस्रावविनाशनम् ।
तद्बीजं श्ळेष्मळं वृष्यं स्निग्धं स्तन्यविवर्धनम् ॥" (कै.नि.)
["Kāṛpāsikā kiñciduṣṇā kaṣāyā madhurā laghuḥ
Tatpalāśaṃ samīraghnaṃ raktakṛnmūtṛavaṛdhanaṃ
Tatkaṛṇapīḍikānādapūyasṛāvavināśanaṃ
Tadbījaṃ śḷēṣmaḷaṃ vṛṣyaṃ snigdhaṃ stanyavivaṛdhanaṃ" (Kai.ni.)]

"कार्पासास्थिकुलत्थानां रसे सिद्धं च वातनुत् ।" (च.चि.२८.)
["Kāṛpāsāsthikulathānāṃ rasē siddhaṃ ca vātanut" (Ca.Ci.28.)]

Coll. No. AVS 1790

Grewia tiliifolia Vahl

Tiliaceae (धन्वङ्ग–कुलम्)

Eng	:	Dhaman
Hun	:	Dhāmnī, Dhāman (धाम्नी, धामन)
Kan	:	Daḍasalu (ದಡಸಲು)
Mal	:	Caṭacci, Dhanvanavṛkṣaṃ (ചടച്ചി, ധന്വനവൃക്ഷം)
San	:	Dhanvaṅgaḥ, Dhanurvṛkṣaḥ (धन्वङ्गः धनुर्वृक्षः)
Tam	:	Caṭacci, Unnu (சடச்சி, உன்னு)
Tel	:	Peddatena (పెద్ద తెన)

Distribution: Throughout India, in deciduous and semi-evergreen forests upto 1,200 m

The plant: A medium sized tree upto 20 m in height, with a clear bole of 8 m and 65 cm in diameter and grey to blackish brown rough fibrous bark peeling off in thin flakes; leaves simple, alternate, ovate with oblique base, crenate-dentate, acuminate, upper surface minutely stellately hairy, lower surface hoary-tomentose; flowers yellow, small on thick axillary peduncles; fruits globose drupes of the size of a pea, 2–4 lobed, black when ripe, seeds 1–2.

Parts used : bark, fruits

Properties and uses : The bark is astringent, sweet, acrid, refrigerant, oleagenous, expectorant, antipruritic, vulnerary, constipating, emetic, styptic, aphrodisiac and tonic. It is useful in vitiated conditions of *pitta* and *kapha*, burning sensation, hyperdipsia, rhinopathy, pharyngopathy, cough, skin diseases, pruritus, wounds, ulcers, diarrhoea, haematemesis, epistaxis, haemorrhages, seminal weakness and general debility.

The fruits are sweet, sour, cooling and edible, and are useful in vitiated conditions of *vāta* and *kapha*.

"धन्वनो बीजफलको गात्रवृक्षो महाफलः ।
रुजार्हो धनुवृक्षश्च कथ्यते वीरसेविकः ॥ " (अ.म.)
["Dhanvanō bījaphalakō gātṛavṛkṣō mahāphalaḥ
Rujāṛhō dhanuvṛkṣaśca kathyatē vīrasēvikaḥ" (A.ma.)]

Grewia tiliifolia

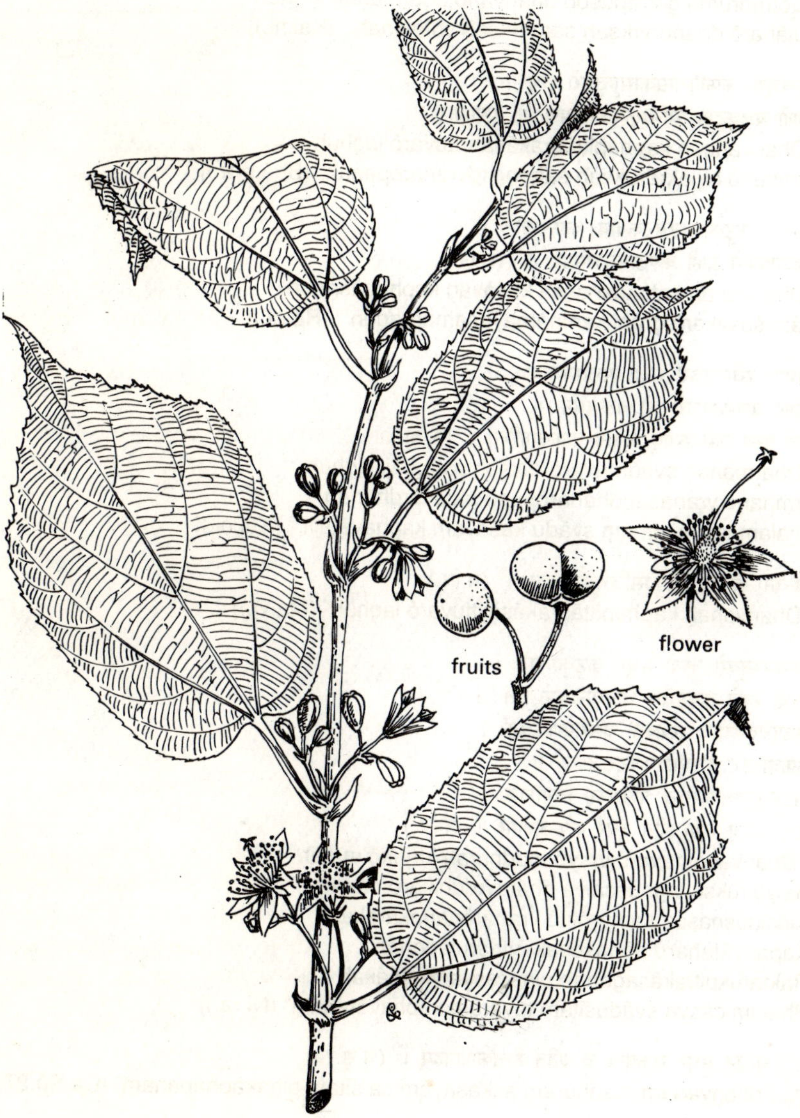

"धन्वनो रक्तकुसुमो धनुवृक्षो महाबलः ।
रुजापहः पिच्छिलको रूक्षः स्वादुफलश्च सः ॥" (रा.नि.)
["Dhanvanō raktakusumō dhanuvṛkṣō mahābalaḥ
Rujāpahaḥ picchalakō rūkṣaḥ svāduphalaśca saḥ" (Rā.ni.)]

"गोत्रद्रुमो गोत्रपुष्पो धन्वनो धर्मणः स्मृतः ।
रुजाहरो धनुर्वृक्षः सारवृक्षः सुतेजनः ॥ " (कै.नि.)
["Gōtṛadrumō gōtṛapuṣpō dhanvanō dhaṛmaṇaḥ smṛtaḥ
Rujāharō dhanuṛvṛkṣaḥ sāravṛkṣaḥ sutējanaḥ " (Kai.ni.)]

"धन्वङ्गः कफपित्तास्रकासहृत्तुवरो लघुः ।
बृंहणो बलकृद्रूक्षः सन्धिकृद्व्रणरोपणः ॥" (भा.प्र.)
["Dhanvaṅgaḥ kaphapittāsṛakāsahṛttuvarō laghuḥ
Bṛṁhaṇō balakṛdrūkṣaḥ sandhikṛdvṛaṇarōpaṇaḥ" (Bhā.pṛa.)]

"धन्वनः कटुकोष्णश्च कषायः कफनाशनः ।
दाहशोषकरो ग्राही कण्ठामयशमप्रदः ॥" (रा.नि.)
["Dhanvanaḥ kaṭukōṣṇaśca kaṣāyaḥ kaphanāśanaḥ
Dāhaśōṣakarō grāhī kaṇṭhāmayaśamapṛadaḥ " (Rā.ni.)]

"धर्मणः स्वादुतुवरो रूक्षः पित्तास्रजिल्लघुः ।
बृंहणो व्रणसन्धानरोपणो बलवर्धनः ॥
फलं तस्य हिमं स्वादु कषायं कफवातजित् ।" (कै.नि.)
["Dhaṛmaṇaḥ svādutuvarō rūkṣaḥ pittāsṛajillaghuḥ
Bṛṁhaṇō vṛaṇasandhānarōpaṇō balavaṛdhanaḥ
Phalaṃ tasya himaṃ svādu kaṣāyaṃ kaphavātajit " (Kai.ni.)]

"धन्वनः कफपित्तास्रकासजित्तुवरो लघुः ।" (म.वि.)
["Dhanvanaḥ kaphapittāsṛakāsajittuvarō laghuḥ" (Ma.vi.)]

"धन्वनस्तुवरो वृष्यो मधुरः कटुको मतः ।
बल्यो रूक्षो लघुश्चैव धातुवृद्धिकरो मतः ॥
किञ्चिदुष्णश्च संप्रोक्तो व्रणरोपणकारकः ।
कफवातहरो दाहशोषकण्ठरुजापहः ॥
रक्तरुक्पित्तकासघ्नः पीनसस्य विनाशकः ।
फलं चास्य स्वादुशीतं तुवरं कफवातहम् ॥" (नि.र.)
["Dhanvanastuvarō vṛṣyō madhuraḥ kaṭukō mataḥ
Balyō rūkṣō laghuścaiva dhātuvṛddhikarō mataḥ
Kiñciduṣṇaśca saṁpṛōktō vṛaṇarōpaṇakārakaḥ
Kapahvātaharō dāhaśōṣakaṇṭharujāpahaḥ
Raktarukpittakāsaghnaḥ pīnasasya vināśakaḥ
Phalaṃ cāsya svāduśītaṃ tuvaraṃ kaphavātahaṃ" (Ni.ra.)]

".....धन्वनं मधुरं सकषायं च शीतं पित्तकफापहम् ।" (च.सू.२७)
[".... dhanvanaṃ madhuraṃ sakaṣāyaṃ ca śītaṃ pittakaphāpahaṃ" (Ca.Sū.27.)]

"सकषायं हिमं स्वादु धन्वनं कफवातजित् । " (सु.सू. ४६)
["Sakaṣāyaṃ himaṃ svādu dhanvanaṃ kaphavātajit" (Su.Sū.46.)]

Gymnema sylvestre **(Retz.) R.Br.**

Asclepiadaceae (अर्क–कुलम्)

Eng	:	Periploca of the woods
Hin	:	Guḍmār, Mērāsiṁgī (गुंडमार, मेरासिंगी)
Kan	:	Kaḍhasige (ಕಢಸಿಗೆ)
Mal	:	Cakkarakkolli, Madhunāśini (ചക്കരക്കൊല്ലി, മധുനാശിനി)
San	:	Mēṣaśṛṅgī, Madhunāśinī (मेषशृङ्गी, मधुनाशिनी)
Tam	:	Śiṟukuṟuṁkāy, Śakkaraikkolli (சிறுகுறும்காய், சக்கரைக்கொல்லி)
Tel	:	Pōdapatra (పొడపత్ర)

Distribution : Throughout India, in dry forests upto 600 m

The plant : A large, woody, much branched climber with pubescent young parts; leaves simple, opposite, elliptic or ovate, more or less pubescent on both sides, base rounded or cordate; flowers small, yellow in umbellate cymes; fruits slender, follicles upto 7.5 cm long.

Parts used : whole plant

Properties and uses : The plant is bitter, astringent, acrid, thermogenic, anti-inflammatory, anodyne, digestive, liver tonic, emetic, diuretic, stomachic, stimulant, anthelmintic, alexipharmic, laxative, cardiotonic, expectorant, antipyretic and uterine tonic. It is useful in inflammations, hepatosplenomegaly, dyspepsia, constipation, jaundice, haemorrhoids, strangury, renal and vesical calculi, helminthiasis, cardiopathy, cough, asthma, bronchitis, intermittent fever, amenorrhoea, vitiated conditions of *vāta,* conjunctivitis and leucoderma.

The fresh leaves when chewed have the remarkable property of paralysing the sense of taste for sweet and bitter substances for sometime.

"मेषशृङ्गी विषाणी स्यात् मेषवल्यजशृङ्गिका ।" (भा.प्र.)
["Mēṣaśṛṅgī viṣāṇī syāt mēṣavalyajaśṛṅgikā" (Bhā.pra.)]

"अजशृङ्गी मेषशृङ्गी वर्त्तिका सर्पदंष्ट्रिका ।
चक्षुष्या तिक्तदुग्धा च पुत्रश्रेणी विषाणिका ॥" (रा.नि.)
["Ajaśṛṅgī mēṣaśṛṅgī vaṛttikā saṛpadaṁṣṭṛikā
Cakṣuṣyā tiktadugdhā ca putṛaśṛēṇī viṣāṇikā" (Rā.ni.)]

Gymnema sylvestre

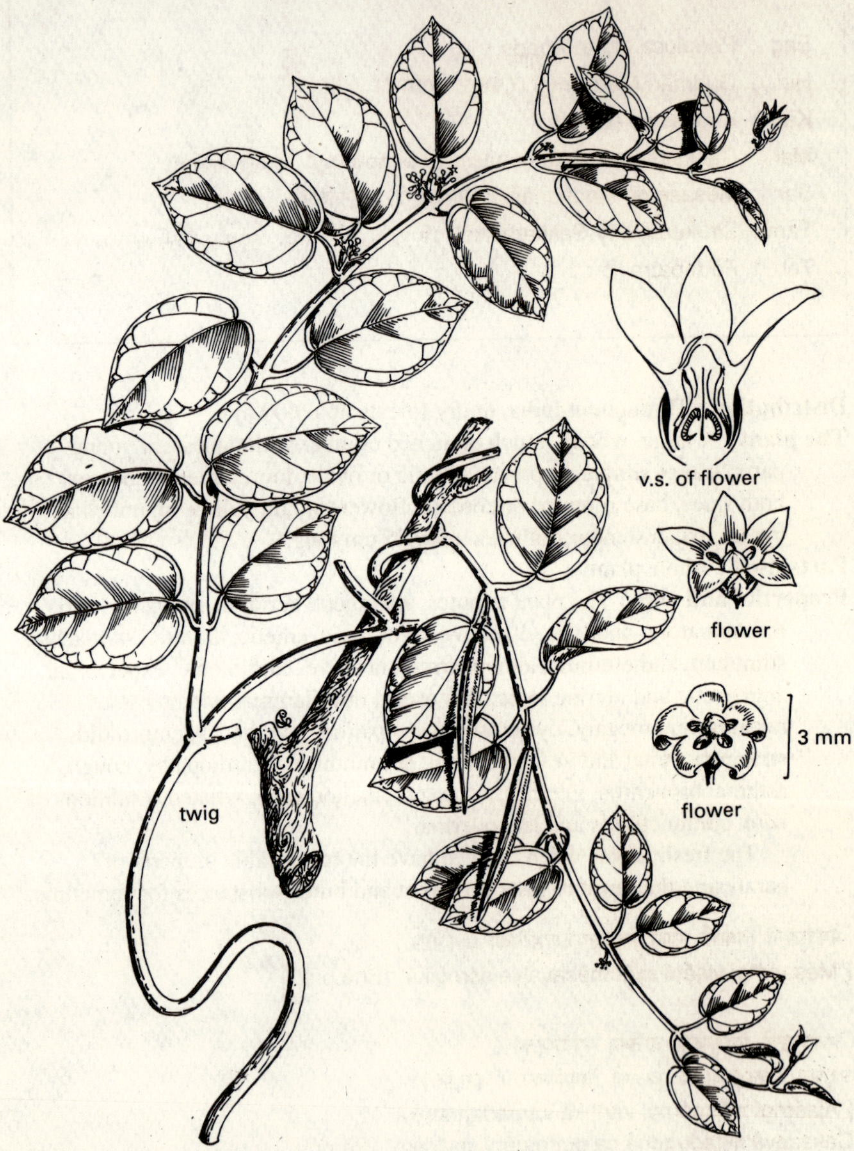

"मेषशृङ्गी रसे तिक्ता वातळा श्वासकासहृत् ।
रूक्षा पाके कटुस्तिक्ता व्रणश्ळेष्माक्षिशूलनुत् ॥
मेषशृङ्गीदळं तिक्तं कुष्ठमेहकफप्रणुत् ।
दीपनं स्रंसनं कासकृमिव्रणविषापहम् ॥" (भा.प्र.)
["Mēṣaśṛṅgī rasē tiktā vātaḷā śvāsakāsahṛt
Rūkṣā pākē kaṭustikā vṛaṇaśḷēṣmākṣiśūlanut
Mēṣaśṛṅgīdaḷaṃ tiktaṃ kuṣṭhamēhakaphapṛaṇut
Dīpanaṃ sṛaṁsanaṃ kāsakṛmivṛaṇaviṣāpahaṃ" (Bhā.pṛa.)]

"अजशृङ्गी कटुस्तिक्ता कफार्शःशूलशोफजित् ।
चक्षुष्या श्वासहृद्रोगविषकासातिकुष्ठजित् ॥
अजशृङ्गीफलं तिक्तं कटूष्णं कफवातजित् ।
जठरानलकृत् हृद्यं रुचिरं लवणाम्ळकम् ॥" (रा.नि.)
["Ajaśṛṅgī kaṭustiktā kaphāṛśaḥśūlaśōphajit
Cakṣuṣyā śvāsahṛdṛōgaviṣakāsātikuṣṭhajit
Ajaśṛṅgīphalaṃ tiktaṃ katūṣṇaṃ kaphavātajit
Jaṭharānalakṛt hṛdyaṃ ruciraṃ lavaṇāṁḷakaṃ" (Rā.ni.)]

"अजशृङ्गी तु कासघ्नी वातनुत् विषनाशनी ।
रेचनी चाक्षिभैषज्यमर्शोदन्तकृमीन् जयेत् ॥" (नि.र.)
["Ajaśṛṅgī tu kāsaghnī vātanut viṣanāśanī
Rēcanī cākṣibhaiṣajyamaṛśōdantakṛmīn jayēt" (Ni.ra.)]

Habenaria edgeworthii Hook.f. ex Collett.

Orchidaceae (मुञ्जातक–कुलम्)

Hin : Ṛddhi (ऋद्धि)
Kan : Ṛddhi (ಋದ್ಧಿ)
Mal : Ṛddhi (ഋദ്ധി)
San : Ṛddhi (ऋद्धि)
Tam : Ṛddhi (ரித்தி)
Tel : Ṛddhi (ఋద్ధి)

Distribution: In Simla, Garhwal and Uttar Pradesh, at about 2,500 m

The plant: A tuberous terrestrial herb upto 75 cm in height with somewhat flexuous leafy stem covered with hairs; leaves sheathing, 2–4, the second largest, ovate-lanceolate; flowers yellowish green deflexed in buds in cylindrical inflorescence, lip bright yellow, entire, strap-shaped, base forming slightly channelled claw, spur longer than ovary, spreading and directed upwards usually hooked downwards towards the tip, column 2–3 mm in height, anther canals and stigmatic processes short, ovary glabrous, twisted.

Parts used: tubers

Properties and uses: The tubers are sweet, refrigerant, emollient, intellect promoting, aphrodisiac, depurative, appetiser, anthelmintic, rejuvenating and tonic. They are useful in vitiated conditions of *pitta* and *vāta,* burning sensation, hyperdipsia, fever, cough, asthma, insanity, cataplexy, leprosy, skin diseases, anorexia, helminthiasis, emaciation, haematemesis, gout and general debility.

"तूलग्रन्थिसमा ऋद्धिर्वामावर्त्तफला च सा ।" (भा.प्र.)
["Tūlagranthisamā ṛddhirvāmāvarttaphalā ca sā" (Bhā.pra.)

"ऋद्धिः सिद्धिः प्राणदा जीवदात्री
सिद्धा योग्या चेतनीया रथाङ्गी ।
मङ्गल्या स्याल्लोककान्ता यशस्या
जीवश्रेष्ठा द्वादशाह्वा क्रमेण ॥" (रा.नि.)

Habenaria edgeworthii

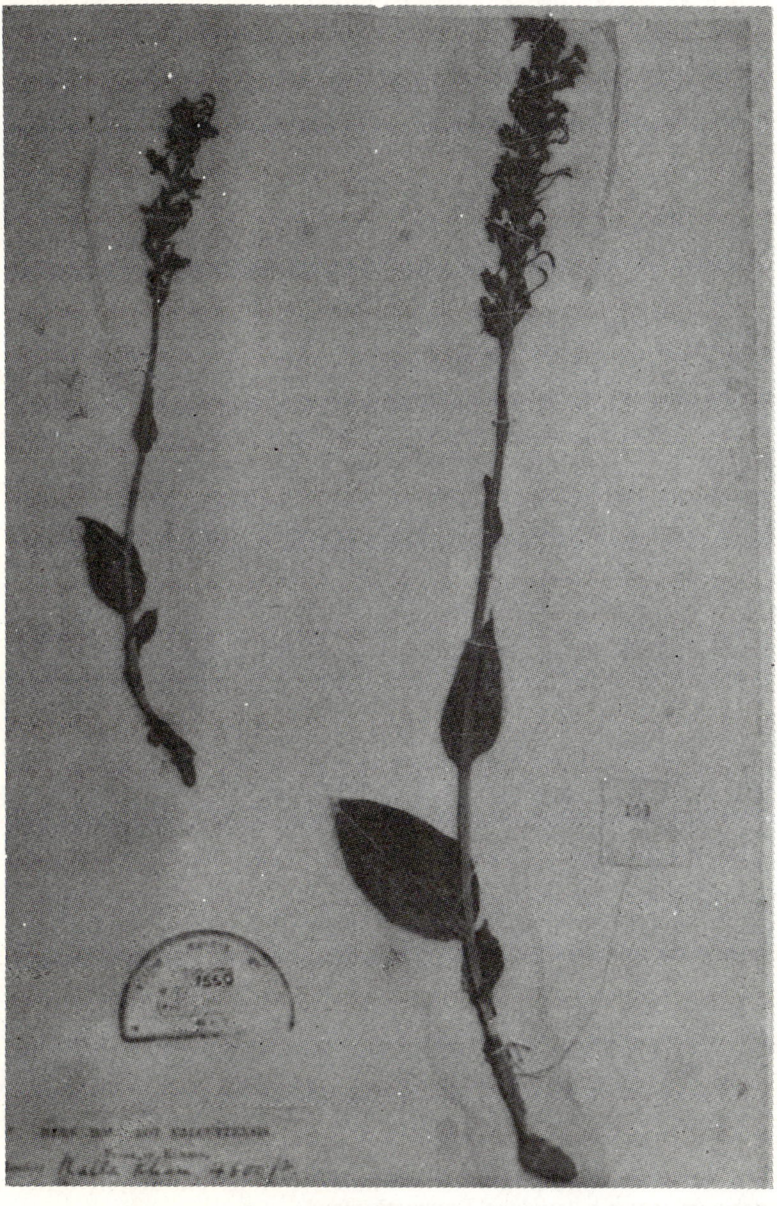

Courtesy: NBRI, Lucknow.

["Ṛddhiḥ siddhiḥ pṛāṇadā jīvadātṛī
siddhā yōgyā cētanīyā rathāṅgī
Maṅgalyā syāllōkakāntā yaśasyā
jīvaśṛēṣṭhā dvādaśāhvā kṛamēṇa" (Rā.ni.)]

"ऋद्धिः सिद्धिर्युगं तुष्टिराशिः सर्वजनप्रिया ।
आश्वासिनी चेतना स्यान्महामूर्धा यशस्विनी ॥
ऋषिसृष्टा सुखा चाथ शोधनी श्रावणी वसुः ।
योग्यं युग्या मुदा लक्ष्मीर्भूपतिर्मधुरा प्रिया ॥
रथाङ्गं मङ्गळं ज्ञेयं .... ।" (कै.नि.)
["Ṛddhiḥ siddhiṛyugaṃ tuṣṭirāśiḥ saṛvajanapṛiyā
Āśvāsinī cētanā syānmahāmūṛdhā yaśasvinī
Ṛṣisṛṣṭā sukhā cātha śōdhanī śṛāvaṇī vasuḥ
Yōgyaṃ yugyā mudā lakṣmīṛbhūpatiṛmadhurā pṛiyā
Rathāṅgaṃ maṅgaḷaṃ jñēyaṃ........." (Kai.ni.)]

"ऋद्धिः सुखं युगं लक्ष्मीः सिद्धिः सर्वजनप्रिया ।
ऋषिश्रेष्ठा रथाङ्गी स्यात् मङ्गळा श्रावणी वसुः ॥
योग्यं युग्या तुष्टिराशि .... ।" (म.वि.)
["Ṛddhiḥ sukhaṃ yugaṃ lakṣmīḥ siddhiḥ saṛvajanapṛiyā
Ṛṣiśṛēṣṭhā rathāṅgī syāt maṅgaḷā śṛāvaṇī vasuḥ
Yōgyaṃ yugyā tuṣṭirāśi ...." (Ma.vi.)]

"ऋद्धिर्बल्या त्रिदोषघ्नी शुक्ळळा मधुरा गुरुः ।
प्राणैश्वर्यकरी मूर्च्छारक्तपित्तविनाशिनी ॥" (भा.प्र.)
["Ṛddhiṛbalyā tṛidōṣaghnī śukḷaḷā madhurā guruḥ
Pṛāṇaiśvaryakarī mūṛcchāraktapittavināśinī" (Bhā.pṛa.)]

"ऋद्धिर्मधुरशीता स्यात् क्षयपित्तानिलान् जयेत् ।
रक्तदोषं ज्वरं हन्ति वर्धनी कफशुक्ळयोः ॥" (ध.नि.)
["Ṛddhiṛmadhuraśītā syāt kṣayapittānilān jayēt
Raktadōṣaṃ jvaraṃ hanti vaṛdhanī kaphaśukḷayōḥ" (Dha.ni.)]

"ऋद्धिस्त्रिदोषशमनी प्राणैश्वर्यकरा गुरुः ।
शुक्ळळा मधुरा वृष्या मूर्च्छापित्तास्रनाशिनी ॥" (कै.नि.)
["Ṛddhistṛidōṣaśamanī pṛāṇaiśvaryakarā guruḥ
Śukḷaḷā madhurā vṛṣyā mūṛcchāpittasṛanāśinī" (Kai.ni.)]

"ऋद्धिर्बल्या त्रिदोषघ्नी शुक्ळळा मधुरा गुरुः ।" (म.वि.)
["Ṛddhiṛbalyā tṛidōṣaghnī śukḷaḷā madhurā guruḥ" (Ma.vi.)]

"ऋद्धियुग्जीवनं बालवृद्धक्षीणक्षते हितम् ।
वातपित्तविषध्वांसी स्तन्यकृत् बृंहणं गुरु ॥" (सो.नि.)
["Ṛddhiyugjīvanaṃ bālavṛddhakṣīṇakṣatē hitaṃ
Vātapittaviṣadhvāṁsī stanyakṛt bṛṁhaṇaṃ guru" (Sō.ni.)]

"ऋद्धिस्तु मधुरा स्निग्धा मेधाकृत् शीतळा स्मृता ।
कफं शुक्ळं वर्धयन्ती प्राणैश्वर्यबलप्रदा ॥
रक्तशुद्धिकरी रुच्या गुर्वी कुष्ठापहा मता ।
कृमित्रिदोषमूर्च्छास्रपित्ततृट्क्षयपित्तहा ॥
वातं रक्तरुजं जूर्तिं नाशयेदिति कीर्त्तिता ।" (नि.र.)
["Ṛddhistu madhurā snigdhā mēdhākṛt śītaḷā smṛtā
Kapham śukḷam vaṛdhayantī pṛāṇaiśvaryabalapṛadā
Raktaśuddhikarī rucyā guṛvī kuṣṭhāpahā matā
Kṛmitṛidōṣamūṛcchāsṛapittatṛṭkṣayapittahā
Vātaṃ raktarujaṃ jūṛtiṃ nāśayēditi kīṛttitā" (Ni.ra.)]

Habenaria intermedia D.Don

Orchidaceae (मुञ्जातक–कुलम्)

Hin : Vṛddhi (वृद्धि)
Kan : Vṛddhi (ವೃದ್ಧಿ)
Mal : Vṛddhi (വൃദ്ധി)
San : Vṛddhi (वृद्धि)
Tam : Vṛddhi (வ்ருத்தி)
Tel : Vṛddhi (వృద్ధి)

Distribution: In the Himalayas

The plant: A terrestrial plant upto 50 cm in height with oblong, sessile tuberoides; leaves 3–5, ovate-oblong, acuminate with sheathing leaf bases; flowers large, greenish white, 1–6 in an inflorescence, petals white, crescent-shaped, recurved and adherent to the dorsal sepal, lip pale yellowish green, 3-lobed, midlobe linear-acuminate, straight or slightly turned upwards, fringed on the outer margin, spur green, column about 7 mm in height, stigmatic processes green, slender and incurved,ovary slightly twisted.

Parts used: tubers

Properties and uses: Same as that of *ṛddhi*

"ऋद्धिवृद्धिश्च कन्दौ द्वौ भवतः कोशयामले ।
श्वेतलोमान्वितौ कन्दौ लताजातौ सरन्ध्रकौ ॥
तावेव ऋद्धिर्वृद्धिश्च भेदमप्येतयोर्ब्रुवे । " (भा.प्र.)
["Ṛddhirvṛddhiśca kandau dvau bhavataḥ kōśayāmalē
Śvētalōmānvitau kandau latājātau sarandhṛakau
Tāvēva ṛddhirvṛddhiśca bhēdamapyētayōṛbṛuvē" (Bhā.pṛa.)]

"वृद्धिस्तु दक्षिणावर्तफला प्रोक्ता महर्षिभिः ।
ऋद्धियुग्मं सिद्धिलक्ष्म्यौ वृद्धेरप्याह्वया इमे ॥ " (भा.प्र.)
["Vṛddhistu dakṣiṇāvaṛtaphalā pṛōktā mahaṛṣibhiḥ
Ṛddhiyugmaṃ siddhilakṣmyau vṛddhērapyāhvayā imē" (Bhā.pṛa.)]

Habenaria intermedia

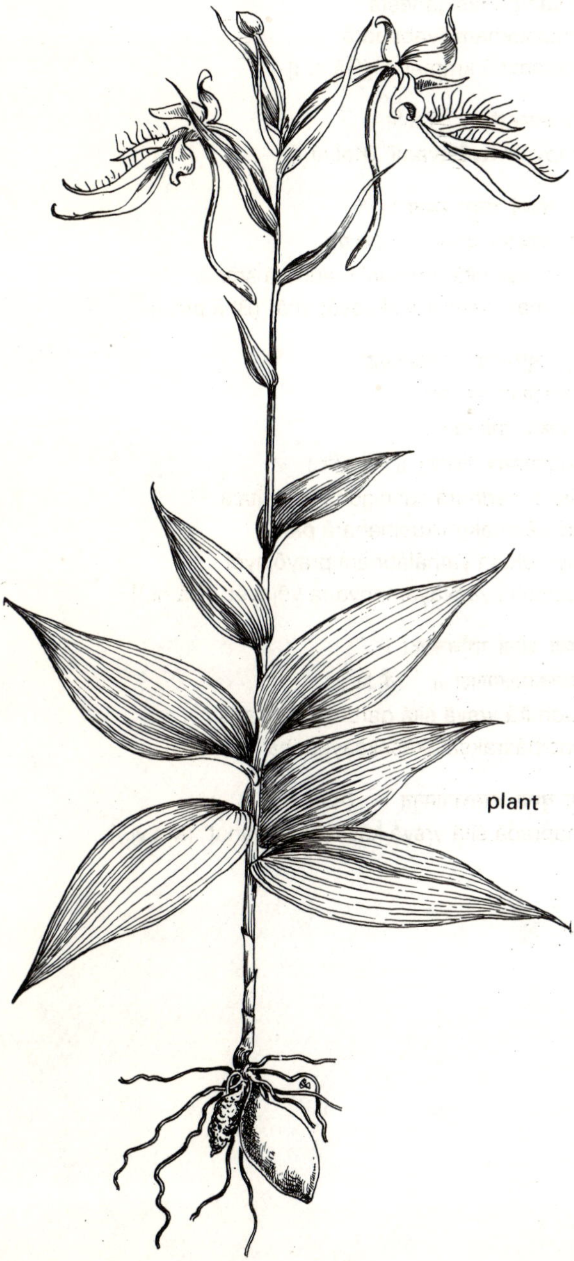

plant

"वृद्धिस्तुष्टिः पुष्टिदा वृद्धिदात्री
मङ्गल्या श्रीः सम्पदाशीर्जनेष्टा ।
लक्ष्मीर्भूतिर्मुत्सुखं जीवभद्रा
स्यादित्येषा लोकसंज्ञा क्रमेण ॥ " (रा.नि.)
["Vṛddhistuṣṭiḥ puṣṭidā vṛddhidātṛī
maṅgalyā śṛīḥ saṁpadāśīṛjanēṣṭā
Lakṣmīṛbhūtiṛmutsukhaṃ jīvabhadrā
syādityēṣā lōkasaṁjñā kṛamēṇa" (Rā.ni.)]

"………. वृद्धेरप्याह्वयास्त्वमी । " (कै.नि.)
["……. vṛddhērapyāhvayāstvamī" (Kai.ni.)]

"वृद्धिर्गर्भप्रदा शीता बृंहणी मधुरा स्मृता ।
वृष्या पित्तास्रशमनी क्षतकासक्षयापहा ॥ " (भा.प्र.)
["Vṛddhiṛgaṛbhapṛadā śītā bṛṁhanī madhurā smṛtā
Vṛṣyā pittāsṛaśamanī kṣatakāsakṣayāpahā" (Bhā.pṛa.)]

"ऋद्धिर्वृद्धिश्च मधुरा सुस्निग्धा तिक्तशीतळा ।
रुचिमेधाकरी श्ळेष्मकृमिकुष्ठहरा परा ॥
प्रयोगेष्वनयोरेकं यथालाभं प्रयोजयेत् ।
यत्र द्वयानुसृष्टिः स्याद्वयमप्यत्र योजयेत् ॥ " (रा.नि.)
["Ṛddhiṛvṛddhiśca madhurā susnigdhā tiktaśītaḷā
Rucimēdhākarī śḷēṣmakṛmikuṣṭhaharā parā
Pṛayōgēṣvanayōrēkaṃ yathālābhaṃ pṛayōjayēt
Yatṛa dvayānusṛṣṭiḥ syādvayamapyatṛa yōjayēt" (Rā.ni.)]

"वृद्धिस्तु मधुरा वृष्या शीता गर्भबलप्रदा ।
बृंहणी कफपित्तास्रक्षतकासक्षयापहा ॥ " (कै.नि.)
["Vṛddhistu madhurā vṛṣyā śītā gaṛbhabalapṛadā
Bṛṁhaṇi kaphapittāsṛakṣatakāsakṣayāpahā" (Kai.ni.)]

"वृद्धिर्गर्भप्रदा शीता वृष्या कासक्षयामनुत् । " (म.वि.)
["Vṛddhiṛgaṛbhapṛadā śītā vṛṣyā kāsakṣayāmanut" (Ma.vi.)]

Haldina cordifolia (Roxb.) Ridsdale

(Adina cordifolia (*Roxb.*) *Hook.f. ex Brandis*)

Rubiaceae (मञ्जिष्ठा–कुलम्)

Eng	:	Haldu
Hin	:	Hālḍu, Kadāmi (हाल्डु, कदामि)
Kan	:	Aṇavu (ಅಣವು)
Mal	:	Maññakkaṭampụ, Malaṅkaṭampụ (മഞ്ഞക്കടമ്പ്; മലങ്കടമ്പ്)
San	:	Dhārākadambaḥ, Girikadambaḥ (धाराकदम्बः , गिरिकदम्बः)
Tam	:	Maññakkaṭampu (மஞ்ஞக் கடம்பு)
Tel	:	Pasupukadamba (పసుపుకదంబ)

Distribution: Throughout India, in deciduous and semi-evergreen forests, especially in the Eastern Ghats, Karnataka and Kerala

The plant: A tall deciduous tree, 15–35 m in height, with a large crown and buttressed at the base; leaves large, orbicular-cordate, abruptly acuminate; flowers yellow in globose pedunculate heads; fruits capsules, splitting into two dehiscent cocci, seeds many, narrow, small, tailed above.

Parts used: bark, roots

Properties and uses: The roots are astringent and constipating, and are useful in diarrhoea and dysentery. The bark is acrid, bitter, astringent, refrigerant, vulnerary, diuretic, demulcent, aphrodisiac and tonic. It is useful in vitiated conditions of *pitta,* wounds and ulcers, strangury, skin diseases, gastropathy, fever and burning sensation.

"धाराकदम्बः प्रावृष्यः पुळकी भृङ्गवल्लभा ।
मेघागमप्रियो नीपः प्रावृषेण्यः कदम्बकः ॥ " (रा.नि.)
["Dhārākadambaḥ prāvṛṣyaḥ pulakī bhṛṅgavallabhā
Mēghāgamapriyō nīpaḥ prāvṛṣēṇyaḥ kadambakaḥ" (Rā.ni.)]

"धाराकदम्बो अन्यः शीतसारो रुद्रपुष्पी च ।
सुरभिर्महाद्रुम इति प्रोक्तः पर्यायवाचकैः शब्दैः ॥ " (अ.म.)
["Dhārākadambō anyaḥ śītasārō rudrapuṣpī ca
Surabhirmāhadruma iti prōktaḥ paryāyavācakaiḥ śabdaiḥ" (A.ma.)]

Haldina cordifolia

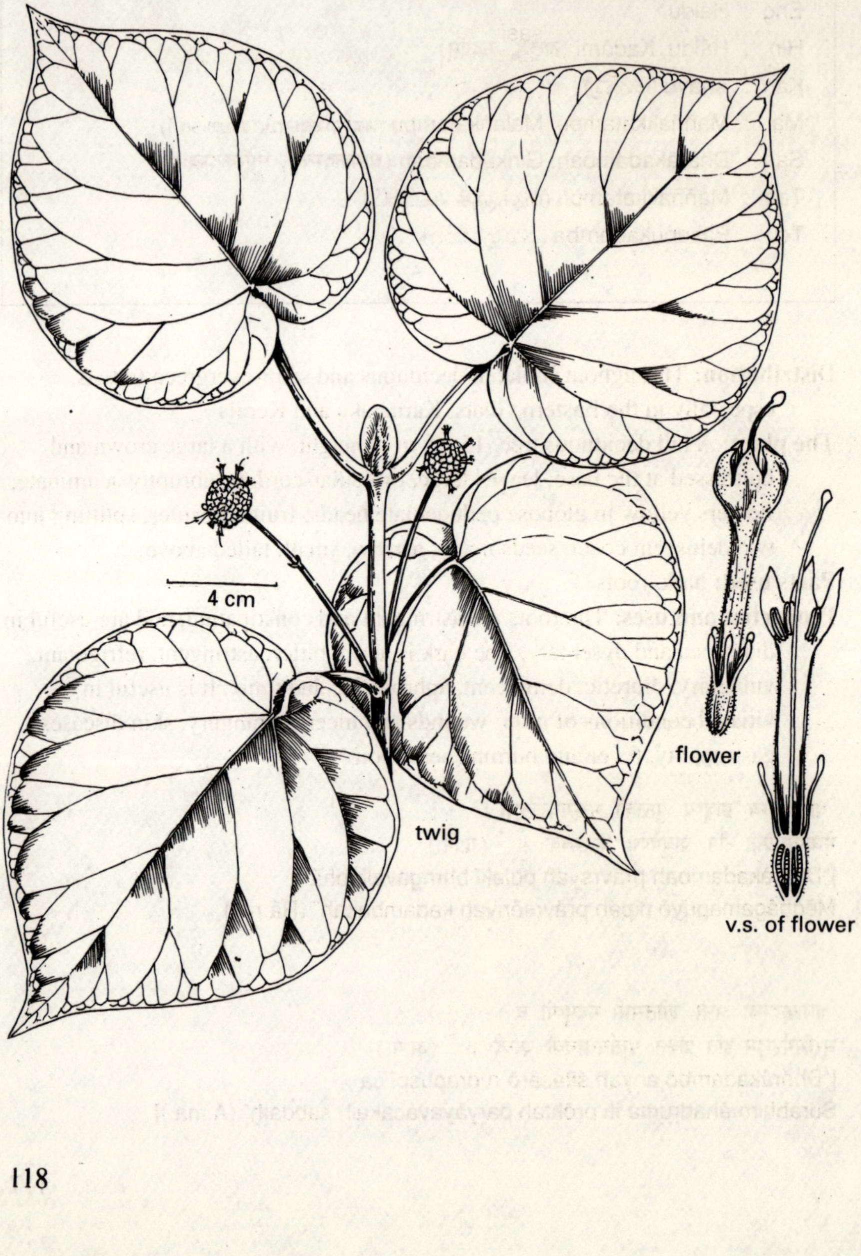

"धाराकदम्बकस्तिक्तो वर्ण्यः शीतः कषायकः ।
कटुको वीर्यकृच्छ्रोऽथ विषपित्तकफव्रणान् ॥
वातं नाशयतीत्येवमुक्तश्च ऋषिभिः किल । " (शा.नि.)
["Dhārākadaṁbakastiktō varṇyaḥ śītaḥ kaṣāyakaḥ
Kaṭukō vīryakṛcchṛō|tha viṣapittakaphavṛaṇān
Vātaṃ ñaśayatītyēvamuktaśca ṛṣibhiḥ kila" (Śā.ni.)]

"त्रिकदम्बाः कटुर्वर्ण्या विषशोफहरा हिमाः ।
कषायाः पित्तळास्तिक्ताः वीर्यवृद्धिकराः पराः ॥ " (रा.नि.)
["Tṛikadaṁbāḥ kaṭuṛvaṛṇyā viṣaśōphaharā himāḥ
Kaṣāyāḥ pittaḷāstiktāḥ vīryavṛddhikarāḥ parāḥ" (Rā.ni.)]

Coll. No. AVS 1117

***Hedyotis corymbosa* (Linn.) Lam.**

(Oldenlandia corymbosa *Linn.)*

Rubiaceae (मञ्जिष्ठा–कुलम्)

Hin : Ḍaman pāppar, Pītpapṛā (दमन पाप्पर, पीतपप्रा)
Kan : Parpaṭa hullu (ಪರ್ಪಟಹುಲ್ಲು)
Mal : Paṛppaṭakappullụ, Paṛppaṭakaṃ (പർപ്പടകപ്പുല്ല്, പർപ്പടകം)
San : Paṛpaṭaḥ, Paṛpaṭakaḥ (पर्पटः, पर्पटकः)
Tam : Paṛpaṭagaṃ (பர்படகம்)
Tel : Verrnela-vēmu (వెఱ్ఱి నెలవేము)

Distribution: Throughout India, both on dry and wet lands as a weed

The plant: A much spreading suffruticose annual, upto 38 cm in height with erect ascending or spreading slender stems; leaves simple, opposite, sub-sessile, linear, narrow with recurved margins, stipules short, membranous, with a few short bristles; flowers white in pairs or in threes, pedicelled on a very slender axillary solitary peduncle; fruits loculicidal capsules, globose or pyriform, seeds minute, pale brown, angular, testa reticulate.

Parts used: whole plant

Properties and uses : The plant is bitter, acrid, refrigerant, febrifuge, pectoral, digestive, stomachic, aperient, anthelmintic, diuretic, depurative, diaphoretic, expectorant and liver tonic. It is useful in fevers, depression, jaundice, heat eruptions, vitiated conditions of *pitta*, hyperdipsia, giddiness, dyspepsia, flatulence, colic, constipation, helminthiasis, strangury, leprosy, skin diseases, cough, catarrh, bronchitis and hepatopathy.

"पर्पटः स्यात् पर्पटको वरतिक्तः शिवप्रियः ।
तृष्टभः कवची कृष्णः शीतः शीतप्रियो हिमः ॥
सूक्ष्मपत्री ज्वरहरो धूळिः पित्तप्रसादनः ।
ध्वंसपर्णी रजः पांसु पांसुळः शिववल्लभः ॥" (अ.म.)
["Paṛpaṭaḥ syāt paṛpaṭakō varatiktaḥ śivapṛiyaḥ
Tṛṣṭabhaḥ kavacī kṛṣṇaḥ śītaḥ śītapṛiyō himaḥ
Sūkṣmapatṛī jvaraharō dhūḷiḥ pittapṛasādanaḥ
Dhvaṁsapaṛṇī rajaḥ pāṁsuḥ pāṁsuḷaḥ śivavallabhaḥ" (A.ma.)]

Hedyotis corymbosa

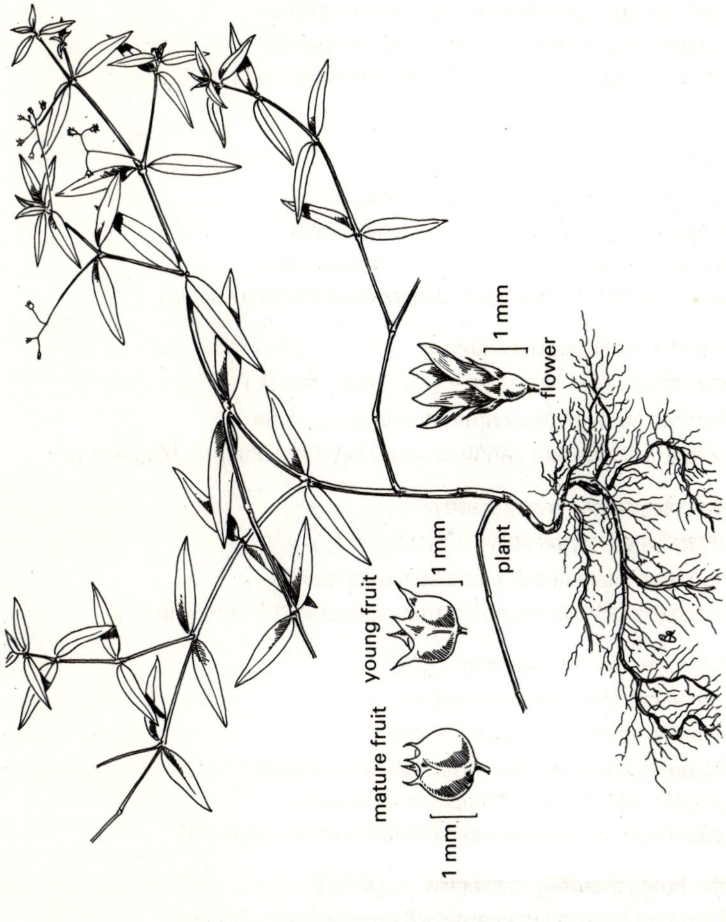

"पर्पटो वरतिक्तश्च स्मृतः पर्पटकश्च सः ।
कथितः पांशुपर्यायः तथा कवचनामकः ॥" (भा.प्र.)
["Paṛpaṭō varatiktaśca smṛtaḥ paṛpaṭakaśca saḥ
Kathitaḥ pāṁśuparyāyaḥ tathā kavacanāmakaḥ" (Bhā.pṛa.)]

"पर्पटश्चरको रेणुस्तृष्णारिः खरको रजः ।
शीतशीतप्रियः पांशुः कल्पाङ्गी वर्मकण्टकः ॥
कृशशाखः पर्पटकः सुतिक्तो रक्तपुष्पकः ।
पित्तारिः कटुपत्रश्च कवचोऽष्टादशाभिधः ॥" (रा.नि.)
["Paṛpaṭaścarakō rēṇustṛṣṇāriḥ kharakō rajaḥ
Śītaśītapṛiyaḥ pāṁśuḥ kalpāṅgī vaṛmakaṇṭakaḥ
Kṛśaśākhaḥ paṛpaṭakaḥ sutiktō raktapuṣpakaḥ
Pittāriḥ kaṭupatṛaśca kavacō∫ṣṭādaśābhidhaḥ" (Rā.ni.)]

"पर्पटो वरतिक्तः स्यात् पित्तहा शिववल्लभा ।
चर्माह्वयो रजो रेणुः कवचश्चर्मकण्टकः ॥
सूक्ष्मपत्रोऽथ यष्टिकस्त्रियष्टिर्यवकण्टकः ।" (कै.नि.)
[Paṛpaṭō varatiktaḥ syāt pittahā śivavallabhā
Caṛmāhvayō rajō rēṇuḥ kavacaścaṛmakaṇṭakaḥ
Sūkṣmapatṛō∫tha yaṣṭikastṛiyaṣṭiṛyavakaṇṭakaḥ" (Kai.ni.)]

"पर्पटो हन्ति पित्तास्रभ्रमतृष्णाकफज्वरान् ।
संग्राहि शीतळस्तिक्तो दाहनुद्वातळो लघुः ॥" (भा.प्र., म.पा.नि.)
["Paṛpaṭō hanti pittāsṛabhṛamatṛṣṇākaphajvarān
Saṁgrāhi śītaḷastiktō dāhanudvātaḷō laghuḥ" (Bhā.pṛa.,Ma.pā.ni.)]

"पर्पटः शीतळस्तिक्तः पित्तश्ळेष्मज्वरापहः ।
रक्तदाहारुचिग्ळानिमदभ्रमविनाशनः ॥" (ध.नि., रा.नि.)
["Paṛpaṭaḥ śītaḷastiktaḥ pittaśḷēṣmajvarāpahaḥ
Raktadāhārucirglānimadabhṛamavināśanaḥ" (Dha.ni., Rā.ni.)]

"पर्पटः कटुकः पाके रसे तिक्ते हिमो लघुः ।
संग्राहि वातळो हन्ति दाहपित्तकफज्वरान् ॥
पिपासारोचकच्छर्दिरक्तपित्तमदभ्रमान् ।" (कै.नि.)
["Paṛpaṭaḥ kaṭukaḥ pākē rasē tiktē himō laghuḥ
Saṁgrāhi vātaḷō hanti dāhapittakaphajvarān
Pipāsārōcakacchaṛdiraktapittamadabhṛamān" (Kai.ni.)]

"पर्पटः पित्ततृड्दाहज्वरजित् श्ळेष्मशोषणः ।" (सो.नि.)
["Paṛpaṭaḥ pittatṛḍdāhajvarajit śḷēṣmaśōṣaṇaḥ" (Sō.ni.)]

"पर्पटः शीतळस्तिक्तः संग्राही वातकोपनः ।
लघु पाके च कटुको हरेत्पित्तकफज्वरान् ॥
रक्तदोषारुचिर्दाहग्ळानिभ्रममदाञ्जयेत् ।
प्रमेहवान्तितड्रक्तपित्तानां च विनाशकः ॥

अस्य शाका तु संग्राही शीता वातकरा लघुः ।
तिक्ता रक्तरुजं पित्तं ज्वरं तृष्णां च नाशयेत् ॥
कफं भ्रमं च दाहं च नाशयेदिति कीर्त्तितम् । " (नि.र.)
["Paṛpaṭaḥ śītaḷastiktaḥ saṁgrāhī vātakōpanaḥ
Laghuḥ pākē ca kaṭukō harētpittakaphajvarān
Raktadōṣārucirdāhagḷānibhṛamamadāñjayēt
Pṛamēhavāntitṛdraktapittānāṃ ca vināśakaḥ
Asya śākā tu saṁgrāhī śītā vātakarā laghuḥ
Tiktā raktarujaṃ pittaṃ jvaraṃ tṛṣṇāṃ ca nāśayēt
Kaphaṃ bhṛamaṃ ca dāhaṃ ca nāśayēditi kīṛttitaṃ" (Ni.ra.)]

"...... പർപ്പടത്തിന്നും രസവും ഗുണവും സമം
ലഘുക്കളായ് തണുത്തിട്ടുകച്ചുള്ളു ജ്വരഹാരിണൗ." (ഗു. പാ.)
["............ paṛppaṭattinnuṃ rasavuṃ guṇavuṃ samaṃ
Laghukkaḷāy taṇuttiṭṭukaccuḷḷu jvarahāriṇau" (Gu.pā.)]

Remarks: There is mention in 'Some Controversial Drugs in Indian Medicine' that *Oldenlandia corymbosa, Rungia repens, Fumaria parviflora, Mollugo oppositaefolia,* and *Polycarpaea corymbosa* are used in different parts of India as *paṛpaṭaka.* In north Indian publications *Fumaria officinalis* Linn. is identified as *paṛpaṭaka.* This being an exotic species, *F.parviflora* is recommended for use in its place. The reports on the properties of *Fumaria* based on analytical studies tend to conclude that *Fumaria* does not seem to be an efficacious drug for fever. It is very clear from the following verses commencing as "मुस्तापर्पटकं ज्वरे....." ['Mustā parpaṭakaṃ jvarē' (Aṣṭāṅgahṛdayaṃ Uttaraṃ Chapter 40/48] that *paṛpaṭakaṃ* is one of the most efficacious drugs in all conditions of fever.

Mollugo species are being used as *paṛpaṭaka* in Tamil Nadu. In 'Wealth of India' *Mollugo cerviana* (Linn.) Ser. and *M.nudicaulis* Lam. are considered as *paṛpaṭakaṃ* in Tamil and *M.pentaphylla* Linn. as *paṛpaḍagaṃ.* Dr.Lakshmi Pathi also identifies *paṛpaṭakaṃ* as *M.cerviana* in his book 'Āyuṛvēdaśikṣā'. However, in Kerala *Hedyotis corymbosa* is invariably in use as *paṛpaṭakaṃ.* Under these circumstances *Fumaria, Mollugo* and *Hedyotis* species should be subjected to thorough research to estimate the efficacy of the drugs in conditions of fever.

Coll. No. AVS 1124

***Hedyotis herbacea* Linn.**

(Oldenlandia herbacea *(Linn.) Roxb.)*

Rubiaceae (मञ्जिष्ठा-कुलम्)

Hin	:	Pāpēr-bhēd (पापेर-भेद)
Mal	:	Noṅṅaṇampullu (നൊങ്ങണംപുല്ല്)
San	:	Chāyāparpaṭikā (छायापर्पटिका)
Tam	:	Noṅṅaṇampullu (நொங்கணம் புல்லு)
Tel	:	Chiriveru (చిరివేరు)

Distribution: Throughout India, in open waste places upto 1,650 m

The plant: An erect much branched glabrous bushy annual or biennial, branches slender, 4-gonous, divaricate; leaves simple, opposite, sessile, linear - lanceolate, usually with recurved margins, lower broader than the upper ones; flowers small, white, solitary or in paniculate axillary cymes, corolla tube slender; fruits subglobose capsules, capsule valves elongate, seeds ellipsoid.

Parts used: whole plant

Properties and uses: The plant is bitter, sweet, cooling, febrifuge, anthelmintic, anti-inflammatory, expectorant, stomachic and tonic. It is useful in elephantiasis, fever, verminosis, dyspepsia, flatulence, colic, inflammations, asthma, bronchitis, consumption, ulcers and hydrocele.

"पर्पटोऽन्यः पर्पटिका छायापर्पटिका तथा ।
शैलपर्पटिका सापि श्ळीपदान्तक उच्यते ॥ " (स्व.)
["Parpaṭō∫nyaḥ parpaṭikā chāyāparpaṭikā tathā
Śailaparpaṭikā sāpi śḷīpadāntaka ucyatē (Sva.)]

"छायापर्पटिका शीता सतिक्तमधुरा लघु ।
गुल्मशोफज्वरहरा कृमिवातविकारहा ॥
रक्तवातहरा प्रोक्ता श्ळीपदान्तकरा च सा ।
शूलकासक्षयान् हन्ति व्रण्या वर्ण्या च सा स्मृता ॥" (स्व.)

Hedyotis herbacea

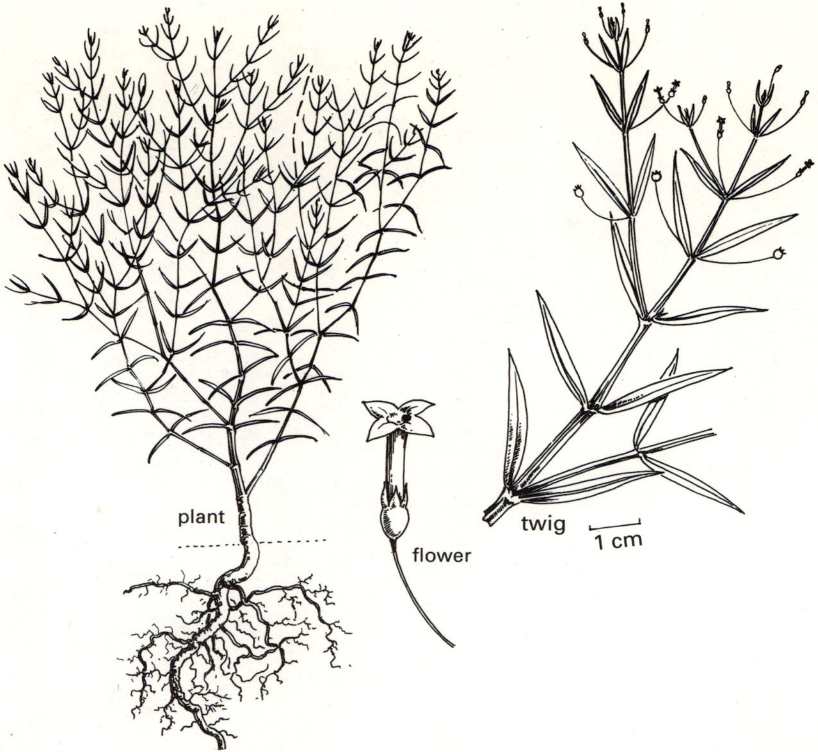

["Chāyāpaṛpaṭikā śītā satiktamadhurā laghu
Gulmaśōphajvaraharā kṛmivātavikārahā
Raktavātaharā pṛōktā śḷīpadāntakarā ca sā
Śūlakāsakṣayān hanti vṛaṇyā vaṛṇyā ca sā smṛtā " (Sva.)]

Coll. No. AVS 2515

***Helianthus annus* Linn.**

Asteraceae (भृङ्गराज–कुलम्)

Eng	:	Common sunflower
Hin	:	Sūrajmukhi (सूरजमुखि)
Kan	:	Ādityabhakti (ಆದಿತ್ಯಭಕ್ತಿ)
Mal	:	Sūryakānti, Sūryappū (സൂര്യകാന്തി, സൂര്യപ്പൂ)
San	:	Ādityabhaktā, Sūryamukhī (आदित्यभक्ता, सूर्यमुखी)
Tam	:	Cūriyakānti (சூரியகாந்தி)
Tel	:	Āditya -bhakti, Sūryakānti (ఆదిత్య భక్తి, సూర్యకాంతి)

Distribution: Throughout India, cultivated

The plant: An annual herb upto 5 m in height with erect rough hispid or hirsute stem and few branches at the top; leaves simple, alternate, long-stalked, broadly ovate to cordate, coarsely toothed, rough pubescent on both sides; flowers bright yellow, in heads, terminal on the main axis and branches; fruits slightly compressed cypsela, pappus falling off early.

Parts used: roots, leaves, flowers, seeds

Properties and uses: The roots are anodyne, and are useful in odontalgia and for strengthening the teeth. The leaves are emetic, and are useful in lumbago, malarial fever, ulcers, wounds, cephalalgia and burning sensation. The flowers are acrid, bitter, refrigerant, anthelmintic, antiperiodic, emmenagogue and aphrodisiac. They are useful in inflammations, leprosy, skin diseases, pruritus, ulcers, hysteria, bronchitis, asthma, urethrorrhea, anaemia, burning sensation, pectoralgia, hepatopathy, pneumonosis, haemorrhoids, ophthalmia, ascites, nephropathy, helminthiasis, intermittent fevers, amenorrhoea, dysmenorrhoea and vitiated conditions of *pitta*. The seeds are expectorant and diuretic, and are useful in cough, catarrh, pneumonosis and strangury.

"सुवर्चला सूर्यभक्ता वरदा वरदापि च ।
सूर्यावर्ता रविप्रीता परा ब्रह्मसुवर्चला ॥"(भा.प्र.)
["Suvarcalā sūryabhaktā varadā varadāpi ca
Sūryāvartā ravipṛītā parā brahmasuvarcalā" (Bhā.pra.)]

"सुवर्चलाऽऽदित्यकान्ता सूर्यभक्ता सुखोद्भवा ।
मण्डूकपर्णी मण्डूकी वरदाऽऽदित्यवल्ल्यपि ॥ (ध.नि.)
["Suvaṛcalāʃʃdityakāntā sūryabhaktā sukhōdbhavā
Maṇḍūkapaṛṇī maṇḍūkī varadāʃʃdityavallyapi" (Dha.ni.)]

"आदित्यभक्ता वरदाऽर्कभक्ता
सुवर्चला सूर्यलताऽर्ककान्ता ।
मण्डूकपर्णी सुरसम्भवा च
सौरिः सुतेजाऽर्कहिता रवीष्टा ॥
मण्डूकी सत्यनाम्नी स्याद्देवी मार्त्ताण्डवल्लभा ।
विक्रान्ता भास्करेष्टा च भवेदष्टादशाह्वया ॥" (रा.नि.)
["Ādityabhaktā varadāʃṛkabhaktā
suvaṛcalā sūryalatāʃṛkakāntā
Maṇḍūkapaṛṇī surasaṁbhavā ca
sauriḥ sutējāʃṛkahitā ravīṣṭā
Maṇḍūkī satyanāṁnī syāddēvī māṛttāṇḍavallabhā
Vikṛāntā bhāskarēṣṭā ca bhavēdaṣṭādaśāhvayā" (Rā.ni.)]

"अर्ककान्ता दिव्यतेजाः शीतवृद्धा वरौषधिः ।
रविवल्ली तु वरदा मूलपर्णी सुखोद्भवा ॥
सुवर्चला सूर्यभक्ता सूर्यावर्त्ता रविप्रिया ।
अर्कपुष्पी च पृथ्वीका पार्था ब्रह्मसुवर्चला ॥" (कै.नि.)
["Aṛkakāntā divyatējāḥ śītavṛddhā varauṣadhiḥ
Ravivallī tu varada mūlapaṛṇī sukhōdbhavā
Suvaṛcalā sūryabhaktā sūryāvaṛttā ravipṛiyā
Aṛkapuṣpī ca pṛthvīkā pāṛthā brahmasuvaṛcalā" (Kai.ni.)]

"सुवर्चला हिमा रूक्षा स्वादुपाका सरा गुरुः ।
अपित्तळा कटुः क्षारा विष्टम्भकफवातजित् ॥
अन्या तिक्ता कषायोष्णा सरा रूक्षा लघुः कटुः ।
निहन्ति कफपित्तास्रश्वासकासारुचिज्वरान् ॥
विस्फोटकुष्ठमेहास्रयोनिरुक्कृमिपाण्डुता ।" (भा.प्र.)
["Suvaṛcalā himā rūkśā svādupākā sarā guruḥ
Apittaḷā kaṭuḥ kṣārā viṣṭambhakaphavātajit
Anyā tiktā kaṣāyōṣṇā sarā rūkśā laghuḥ kaṭuḥ
Nihanti kaphapittāsṛaśvāsakāsāruçijvarān
Visphōṭakusṭhamēhāsṛayōniṛukkṛmipāṇḍutā" (Bhā.pṛa.)]

"आदित्यभक्ता कटुका तथोष्णा स्फोटकापहा ।
सरस्वती सरा स्वर्या रसायनविधौ हिता ।" (ध.नि.)
["Ādityabhaktā kaṭukā tathōṣṇā sphōṭakāpahā
Sarasvatī sarā svaryā rasāyanavidhau hitā" (Dha.ni.)]

Helianthus annus

Plate 8

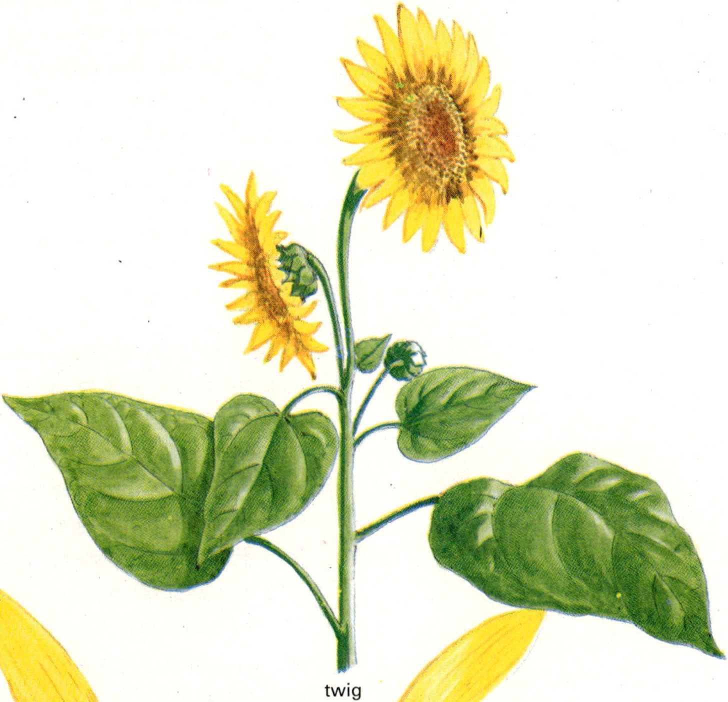

twig

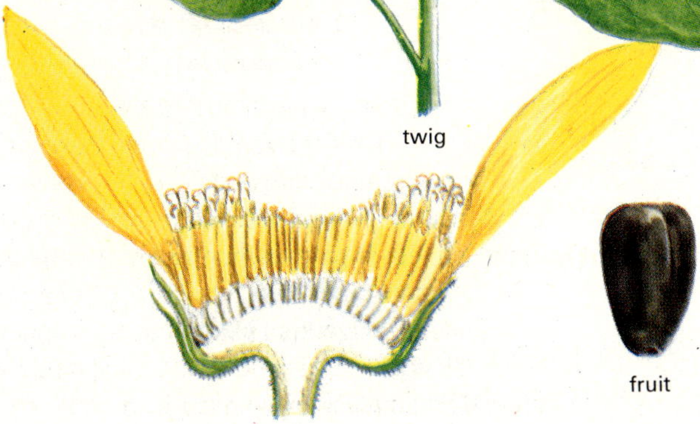

v.s. of head

fruit

Coll. No. AVS 1430

Helicteres isora Linn.
Sterculiaceae (बन्धूक—कुलम्)

Eng	:	East-Indian screw tree
Hin	:	Marōḍphalī (मरोड़फली)
Kan	:	Kempukāvērī (ಕೆಂಪುಕಾವೇರಿ)
Mal	:	Iṭampirivalampiri (ഇടംപിരി വലംപിരി)
San	:	Āvarttanī, Mṛgaśṛṅgī (आवर्त्तनी, मृगशृङ्गी)
Tam	:	Valampiri (வலம்பிரி)
Tel	:	Adavi-cāmanti (అడవిచామంతి)

Distribution: Throughout India, in forests as undergrowth

The plant: A large shrub or small tree upto 5 m in height with grey bark and young shoots clothed with stellate hairs; leaves simple, alternate, bifarious, obovate, obliquely cordate, serrate, scabrous above, pubescent beneath; flowers red, fading to lead colour, distinctly bilabiate, in axillary clusters of 2–6 together, staminal column fused with the gynophore, much exserted, suddenly deflexed; fruits greenish brown beaked, cork screw like 5-follicles, seeds numerous, angular, testa wrinkled.

Parts used: roots, bark, fruits

Properties and uses: The roots and bark are expectorant, demulcent, constipating and lactifuge, and are useful in colic, scabies, empyema, gastropathy, diabetes, diarrhoea and dysentery. The fruits are astringent, acrid, refrigerant, demulcent, constipating, stomachic, vermifuge, vulnerary, haemostatic and urinary astringent. They are useful in vitiated conditions of *pitta,* ophthalmitis, colic, flatulence, diarrhoea, dysentery, verminosis, wounds, ulcers, haemorrhages, epistaxis and diabetes.

"आवर्त्तनी रक्तपुष्पा मृगशृङ्गी मनोहरा ।
वामदक्षिणमावर्त्ता मनोज्ञा च विषाणिका ॥" (स्व.)
["Āvarttanī raktapuṣpā mṛgaśṛṅgī manōharā
Vāmadakṣiṇamāvarttā manōjñā ca viṣāṇikā" (Sva.)]

"मृगशृङ्गी लघुः शीता कषाया कफपित्तहृत् ।
आमातिसारगुल्मघ्नी कण्डूत्वग्दोषनाशिनी ॥
कासश्वासप्रमेहास्रकृमिरोगविनाशिनी ।" (स्व.)

Heliotropium indicum

"वृश्चिकाळी विषाणी च विषघ्नी नेत्ररोगहा ।
उष्ट्रिकाप्यळिपर्णी च दक्षिणावर्त्तकी तथा ॥
कलिकाप्यागमावर्त्ता देवलाङ्गुलिका तथा ।
करभा भूरिदुग्धा च कर्कशा चामरा च सा ॥
स्वर्णपुष्पा युग्मफला तथा क्षीरविषाणिका ।
प्रोक्ता भासुरपुष्पा च वसुचन्दसमाह्वया ॥" (रा.नि.)

["Vṛścikāḷī viṣāṇī ca viṣaghnī nētrarōgahā
Uṣṭrikāpyaḷiparṇī ca dakṣiṇāvarttakī tathā
Kalikāpyāgamāvarttā dēvalāṅgulikā tathā
Karabhā bhūridugdhā ca karkaśā cāmarā ca sā
Svarṇapuṣpā yugmaphalā tathā kṣīraviṣāṇikā
Prōktā bhāsurapuṣpā ca vasucandrasamāhvayā" (Rā.ni.)]

"वातपित्तहरा शीता चक्षुष्या श्वासकासजित् ।
अङ्गमर्दहरा वृष्या गुल्मघ्नी च विषाणिका ॥" (म.नि.)

["Vātapittaharā śītā cakṣuṣyā śvāsakāsajit
Aṅgamardaharā vṛṣyā gulmaghnī ca viṣāṇikā" (Ma.ni.)]

"वृश्चिकाळी कटुस्तिक्ता सोष्णां हृद्वक्त्रशुद्धिकृत् ।
रक्तपित्तहरा बल्या विबन्धारोचकापहा ॥" (रा.नि.)

["Vṛścikāḷī kaṭustiktā sōṣṇā hṛdvaktraśuddhikṛt
Raktapittaharā balyā vibandhārōcakāpahā" (Rā.ni.)]

Remarks: In treatises like 'Aṣṭāṅgahṛdayakōśaṁ', 'Abhidhānamañjari', 'the Ayurvedic Formulary of India' and the 'Indian Medicinal Plants' *vṛścikāḷī* is one of the Sanskrit names given for *Tragia involucrata* (Euphorbiaceae). But throughout Kerala, this plant is used as *koṭuttūva* known in Sanskrit as *durālabhā, dusparśā* etc., and is not used as *tēḷkkaṭa*.

The Sanskrit name *vṛścikāḷī* and the Malayalam name *tēḷkkaṭa* seem to be quite appropriate for *Heliotropium indicum* Linn. as its inflorescence looks like the curved tail of a scorpion.

Plate 10

Hemidesmus indicus

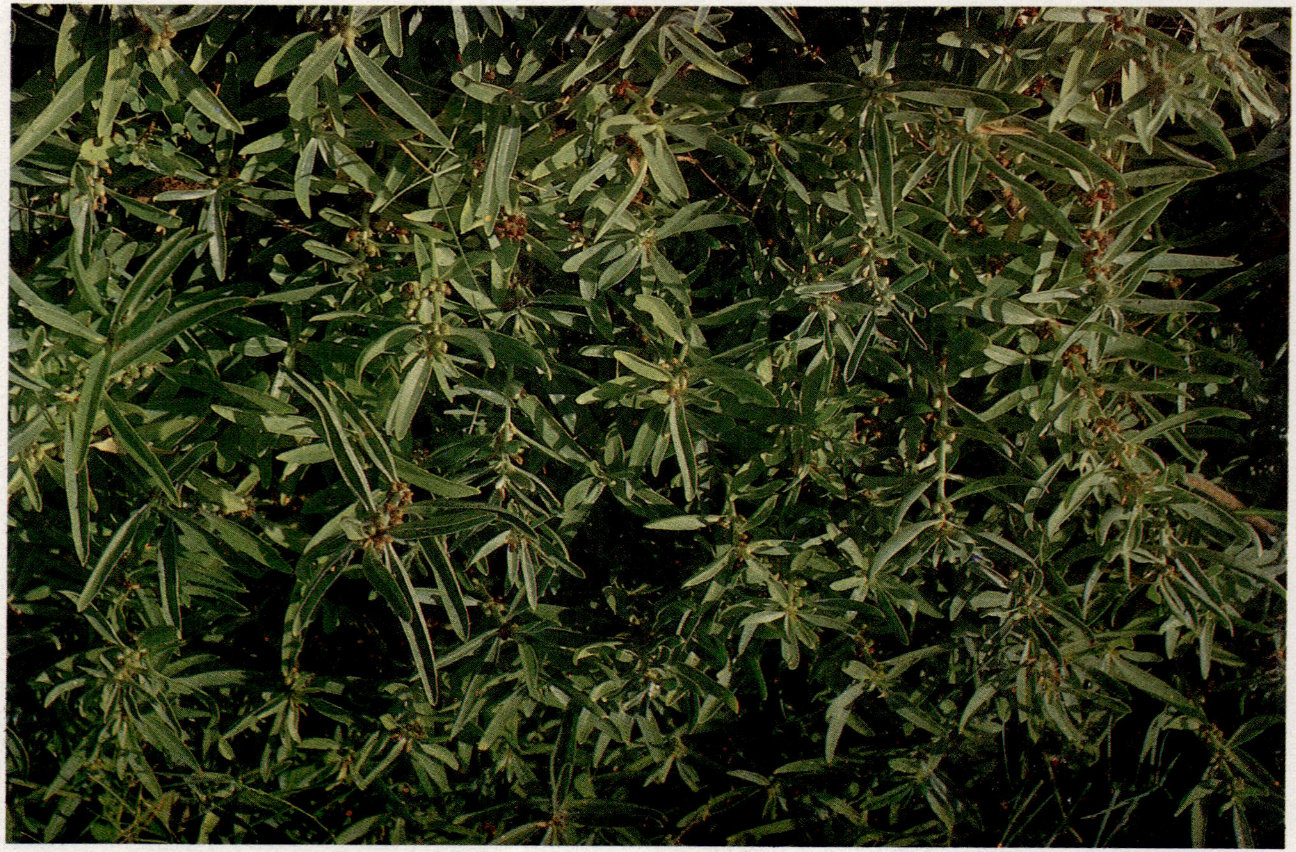

Coll. No. AVS 1255

Hemidesmus indicus **(Linn.) R.Br.**

Asclepiadaceae (अर्क-कुलम्)

Eng	:	Indian sarasaparilla, Country sarasaparilla
Hin	:	Anantamūl, Māgrābū (अनन्तमूल, माग्राबू)
Kan	:	Nāmadaballi (ನಾಮದಬಳ್ಳಿ)
Mal	:	Nannāṛi, Naṛunīṇṭi, Naṛuneṇṭi (നന്നാറി, നറുനീണ്ടി, നറുനെണ്ടി)
San	:	Anantamūlaḥ, Śāribā (अनन्तमूलः, शारिबा)
Tam	:	Nannāri, Śāribaṃ (நன்னாரி, சாரிபம்)
Tel	:	Sugandipāla (సుగంధిపాల)

Distribution: Throughout India

The Plant: A perennial, slender, laticiferous, twining or prostrate, wiry shrub with woody root-stock and numerous slender, terete stems having thickened nodes; leaves simple, opposite, very variable from elliptic-oblong to linear-lanceolate, variegated with white above, silvery white and pubescent beneath; flowers greenish purple crowded in subsessile cymes in the opposite leaf axils; fruits slender follicles, cylindrical, 10 cm long, tapering to a point at the apex, seeds flattened, black, ovate-oblong, coma silvery white.

The tuberous root is dark-brown, coma silvery white, tortuous with transversely cracked and longitudinally fissured bark. It has a strong central vasculature and a pleasant smell and taste.

Parts used: roots, leaves, stem

Properties and uses: The roots are bitter, sweet, astringent, aromatic, refrigerant, emollient, depurative, aphrodisiac, carminative, appetiser, anthelmintic, alterant, demulcent, diaphoretic, febrifuge, expectorant and tonic. They are useful in vitiated conditions of *pitta,* burning sensation, leucoderma, leprosy, skin diseases, pruritus, asthma, bronchitis, hyperdipsia, ophthalmopathy, hemicrania, epileptic fits, dyspepsia, helminthiasis, diarrhoea, dysentery, haemorrhoids, strangury, leucorrhoea, syphilis, abscess, arthralgia, fever and general debility.

The leaves are useful in vomiting, wounds and leucoderma. The stems are bitter, diaphoretic and laxative, and are useful in inflammations,

Hemidesmus indicus

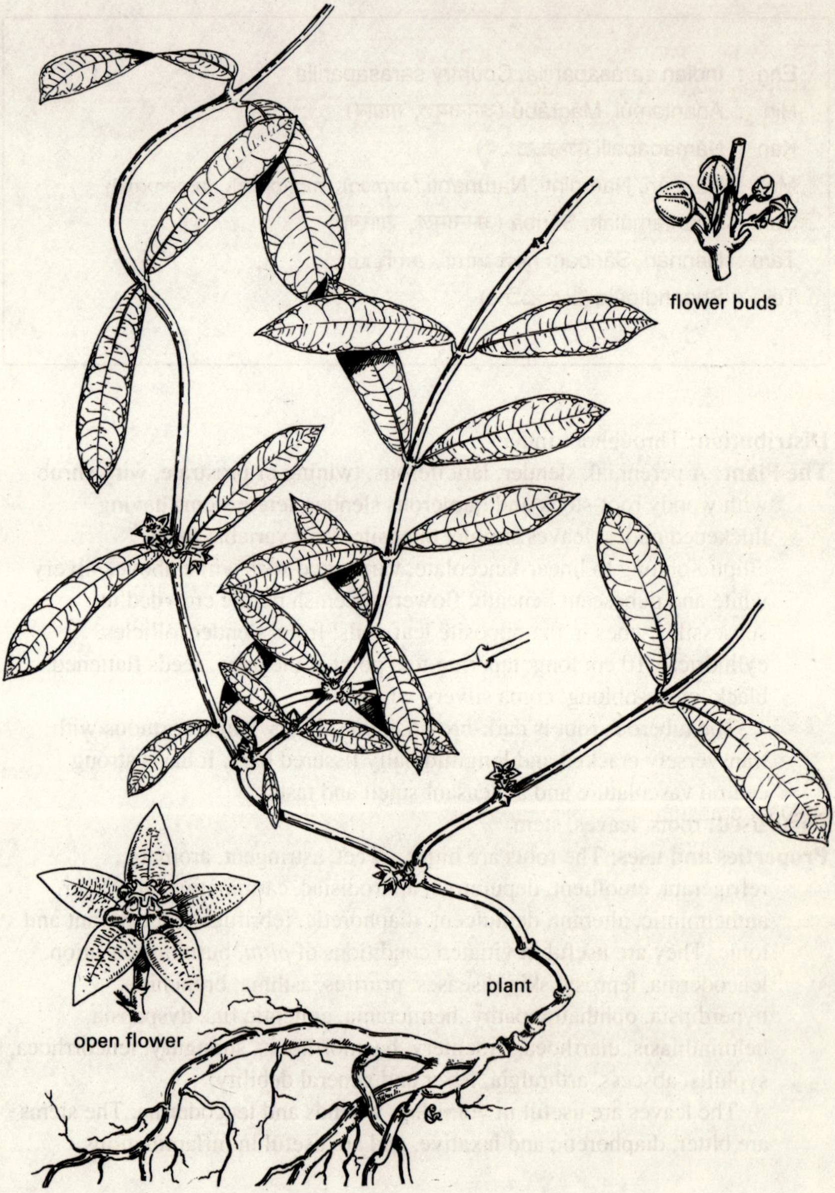

cerebropathy, hepatopathy, nephropathy, syphilis, metropathy, leucoderma, odontalgia, cough and asthma. The latex is good for conjunctivitis.

"गोपसुतोक्ता भद्रा चन्दनगोपा च शारिबा कृष्णा ।
कृष्णलता च सुगन्धा सुगन्धिका गन्धमूला च ॥
गोपा गोपी चन्दना च कन्या चन्दनशारिबा ।
कृष्णमूला दीर्घपत्री तथा चोत्पलशारिबा ॥
गोपपुत्री द्वितीया तु महागोपी च गोपुरा ।
सुगन्धिनी गोपवल्ली लतास्फोता निगद्यते ॥" (अ.म.)

["Gōpasutōktā bhadrā candanagōpā ca śariba kṛṣṇā
Kṛṣṇalatā ca sugandhā sugandhikā gandhamūlā ca
Gōpā gōpī candanā ca kanyā candanaśāribā
Kṛṣṇamūlā dīrghapatrī tathā cōtpalaśāribā
Gōpaputrī dvitīyā tu mahāgōpī ca gōpurā
Sugandhinī gōpavallī latāsphōtā nigadyatē" (A.ma.)]

"कृष्णा तु सारिवा श्यामा गोपी गोपवधूश्च सा ।
धवळा शारिबा गोपी गोपकन्या च शारदी ॥
स्फोटा श्यामा गोपवल्ली लतास्फोता च चन्दना ।" (भा.प्र.)

["Kṛṣṇā tu sārivā śyāmā gōpī gōpavadhūśca sā
Dhavaḷā śāribā gōpī gōpakanyā ca śāradī
Sphōṭā śyāmā gōpavallī latāsphōtā ca candanā" (Bhā.pṛa.)]

"सारिबा शारिबाऽनन्दा गोपी चोत्पलशारिबा ।
भद्रवल्ली नागजिह्वा कराळा भद्रवल्लिका ॥
श्यामलता च पाळिन्दी गोपिनी कृष्णशारिबा ।" (नि.र.)

["Sāribā śāribāऽnandā gōpī cōtpalaśāribā
Bhadravallī nāgajihvā karāḷā bhadravallikā
Śyāmalatā ca pāḷindī gōpinī kṛṣṇaśāribā" (Ni.ra.)]

"तृष्णादाहप्रशमनी रक्तपित्तहरा हिमा ।
ज्वरघ्नी मधुरा वृष्या शारिबा पित्तकासजित् ॥" (म.नि.)

["Tṛṣṇādāhapṛaśamanī raktapittaharā himā
Jvaraghnī madhurā vṛṣyā śāribā pittakāsajit" (Ma.ni.)]

"शारिबायुगळं स्वादु स्निग्धं शुक्ळकरं गुरु ।
अग्निमान्द्यारुचिश्वासकासामविषनाशनम् ॥
दोषत्रयास्रप्रदरज्वरातीसारनाशनम् ।" (भा.प्र.)

["Śāribāyugaḷaṃ svādu snigdhaṃ śukḷakaraṃ guru
Agnimāndyāruciśvāsakāsāmaviṣanāśanaṃ
Dōṣatrayāsrapṛadarajvarātīsāranāśanaṃ" (Bhā.pṛa.)]

"शारिबे द्वे तु मधुरे कफवातास्रनाशने ।
कुष्ठकण्डूज्वरहरे मेहदुर्गन्धिनाशने ॥

"कृष्णमूली तु संग्राही शिशिरा कफवातजित् ।
तृष्णारुचिप्रशमनी रक्तपित्तहरा स्मृता ॥" (ध.नि.)
["Śāribē dvē tu madhurē kaphavātāsṛanāśanē
Kuṣṭhakaṇḍūjvaraharē mēhaduṛgandhināśanē
Kṛṣṇamūlī tu saṁgrāhī śiśirā kaphavātajit
Tṛṣṇārucipṛaśamanī raktapittaharā smṛtā" (Dha.ni.)]

"शारिबे द्वे तु मधुरे कफवातास्रनाशने ।
कुष्ठकण्डूज्वरहरे मेहदुर्गन्धिनाशने ॥" (रा.नि.)
["Śāribē dvē tu madhurē kaphavatāsṛanāśanē
Kuṣṭhakaṇḍūjvaraharē mēhaduṛgandhināśanē" (Rā.ni.)]

"शारिबा वातपित्तासृक्तृट्च्छर्दिज्वरनाशिनी ।
अनन्ता ग्राहिणी रक्तपित्तप्रशमनी हिमा ॥" (रा.व.)
["Śāribā vātapittāsṛktṛṭcchaṛdijvarāñasinī
Anantā grāhiṇī raktapīttapṛaśamanī himā" (Rā.va.)]

"श्वेता तु शारिबा शीता मधुरा शुक्ळळा गुरु ।
स्निग्धा तिक्ता सुगन्धिश्च कुष्ठकण्डूज्वरापहम् ॥
देहदौर्गन्ध्याग्निमान्द्यश्वासकासारुचीहरा ।
आमत्रिदोषविषहृद्रक्तरुक्प्रदरापहा ॥
कासातिसारतृड्दाहरक्तपित्तहरा परा ।
वातनाशकरी प्रोक्ता ऋषिभिस्तत्त्वदर्शिभिः ॥
कृष्णा तु शारिबा शीता वृष्या च मधुरा मता ।
कफघ्नी चैव सम्प्रोक्ता गुणाश्चान्ये तु पूर्ववत् ॥" (नि.र.)
["Śvētā tu śāribā śītā madhurā śukḷaḷā guruḥ
Snigdhā tiktā sugandhiśca kuṣṭhakaṇḍūjvarāpahā
Dēhadauṛgandhyāgnimāndyaśvāsakāsārucīharā
Āmatṛidōṣaviṣahṛdraktarukpṛadarāpahā
Kaphātisāratṛḍdāharaktapittaharā parā
Vātanāśakarī pṛōktā ṛṣibhistattvadaṛśibhiḥ
Kṛṣṇā tu śāribā śītā vṛṣyā ca madhurā matā
Kaphaghnī caiva saṁpṛōktā guṇāścānyē tu pūṛvavat" (Ni.ra.)]

"अनन्ता सङ्ग्राहिकररक्तपित्तप्रशमनानाम् ।" (च.सू. २५)
["Anantā saṅgrāhikararaktapittapṛaśamanānāṃ" (Ca.Su.25.)]

നറുനീണ്ടിക്കിഴങ്ങിന്നു കച്ചിട്ടു മധുരം രസം
കഫപിത്തങ്ങളെത്തീർക്കും കൃമികുഷ്ഠവിനാശനം
രക്താതിസാരമെന്നുള്ള രോഗത്തിന്നും വിനാശനം (ഗു. പാ.)
["Naṛunīṇṭikkiḻaṅṅinnu kacciṭṭu madhuraṃ rasaṃ
Kaphapittaṅṅaḷetīṛkkuṃ kṛmikuṣṭhavināśanaṃ
Raktātisāramennuḷḷa rōgattinnuṃ vināśanaṃ" (Gu.pā.)]

Remarks: In Ayurvedic dictionaries two kinds of *śāribā* namely *śvētaśāribā* and *kṛṣṇaśāriba* are mentioned. *Hemidesmus indicus* (Linn.) R.Br. is the Latin name given for the former and *Ichnocarpus frutescens* (Linn). R.Br. and *Cryptolepis buchanani* Roem & Schult for the latter.

In 'the Ayurvedic Formulary of India' *Hemidesmus indicus* is regarded as *śvētaśāribā* and *Cryptolepis buchanani* as *kṛṣṇaśāribā*. From these we can infer that in north India also *Hemidesmus indicus* is considered as *śvētaśāribā*.

But in Kerala for *śāribādvaya*, *Hemidesmus indicus (śvētaśāribā)* and *Ichnocarpus frutescens (kṛṣṇaśāribā)* are in use. However, it is to be noted that *Ichnocarpus frutescens (pāṛvaḷḷi)* is never used as a substitute for *Hemidesmus indicus (nannāṛi)*.

Coll. No. AVS 2270

Hibiscus aculeatus Roxb.

(=H. furcatus *Roxb.)*

Malvaceae (कार्पास-कुलम्)

Kan	:	Bendhegiḍa (ಬೆಂಡೆಗಿಡ)
Mal	:	Paniccakaṃ, Pariccakaṃ, Naraṇaṁpuḷi (പനിച്ചകം, പരിച്ചകം, നരണമ്പുളി)
San	:	Śaṭhāṁbaṣṭhī (शठाम्बष्ठी)
Tam	:	Kōṇṭāgōṁgura (கோண்டாகோம்குரா)
Tel	:	Benḍakāya (బెండకాయ)

Distribution: Throughout India, as undergrowths in forests upto 900 m

The plants: A suffrutescent trailing prickly herb, 60–150 cm in height; leaves simple, alternate, entire in early stages, 3–7 lobed in later stages clothed with appressed hairs, cordate or truncate at the base, prickly on the nerves beneath, crenate-serrate; flowers large, yellow with purple centre; fruits ovoid pointed capsules enclosed in the enlarged calyx, seeds somewhat triangular, striated.

Parts used: roots, leaves

Properties and uses: The roots are refrigerant, anti-inflammatory and diuretic, and are useful in hyperdipsia, burning sensation, inflammations and nephropathy. The leaves are sour, astringent, anti-inflammatory, anthelmintic and ophthalmic, and are useful in all types of inflammations, helminthiasis, dyspepsia and ophthalmopathy.

"माचिका∫न्या शठाम्बष्ठी प्रस्थिका बालमूलिका ।" (स्व.)
["Mācikā∫nyā śaṭhāṁbaṣṭhī prasthikā bālamūlikā" (Sva.)]

"शठाम्बष्ठस्य मूलन्तु मूत्रळं शोफनाशनम् ।
मूत्रकृच्छ्राश्मरीपित्तकण्डूदाहविनाशनम् ॥
अस्य पत्रं कषायाम्ळं लघुर्नेत्रहितं हिमम् ।
पक्वातिसारकृच्छ्रघ्नं ज्वरकृमिविनाशनम् ॥
कफपित्तास्रकण्डूघ्नं सर्वशोफविनाशनम् ।" (स्व.)

Hibiscus aculeatus

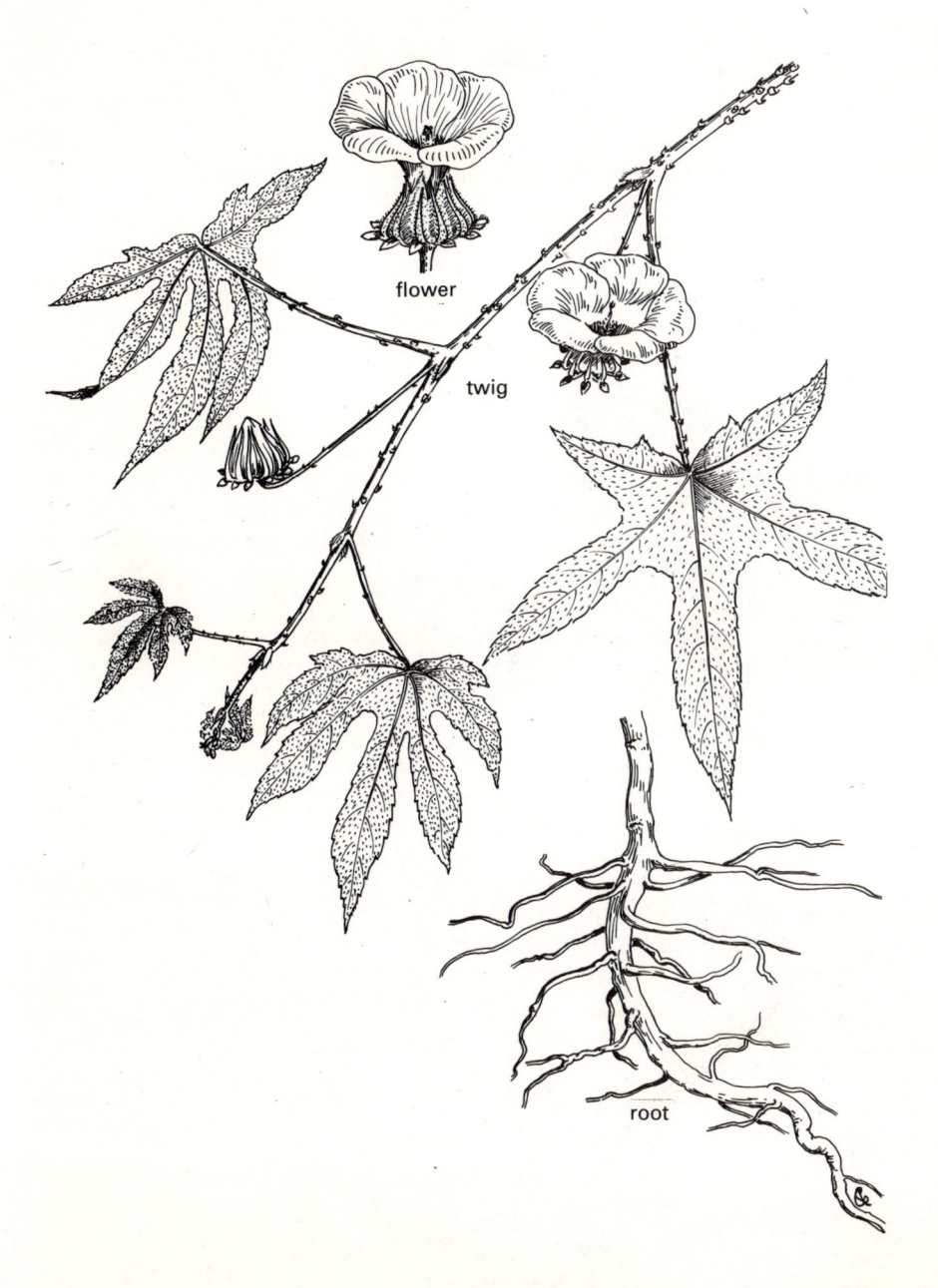

["Śaṭhāṁbaṣṭhasya mūlantu mūtṛaḷaṃ śōphanāśanaṃ
Mūtṛakṛcchṛāśmarīpittakaṇḍūdāhavināśanaṃ
Asya patṛaṃ kaṣāyāṁḷaṃ laghuṛnētṛahitaṃ himaṃ
Pakvātisārakṛcchṛaghnaṃ jvarakṛmivināśanaṃ
Kaphapittāsṛakaṇḍūghnaṃ saṛvaśōphavināśanaṃ" (Sva.)]

Coll. No. AVS 1174

Hibiscus rosa-sinensis Linn.

Malvaceae (कार्पास-कुलम्)

Eng	:	Shoe-flower plant, Chinese hibiscus
Hin	:	Jasūṃ, Jasūt, Javā, Ōḍhul (जसूं, जसूत, जवा, ओड्हुल)
Kan	:	Dāsavāḷa (ದಾಸವಾಳ)
Mal	:	Cem̐paratti (ചെമ്പരത്തി)
San	:	Japā, Ōṇḍrapuṣpī (जपा, ओण्ड्रपुष्पी)
Tam	:	Cem̐parutti (செம்பருத்தி)
Tel	:	Daśana, Mandāra (దశన, మందార)

Distribution: Throughout India, cultivated

The plant: An evergreen woody unarmed glabrous showy shrub, with pale grey or whitish bark; leaves simple, bright green, ovate, entire below, irregularly and coarsely serrate towards the top, glabrous on both sides, minute stellate hairs on the nerves beneath; flowers showy, solitary and axillary, pedicels jointed with pistil and stamens projecting from the centre, anthers reniform or kidney shaped; 1-celled.

Parts used: roots, leaves, flowers

Properties and uses: The roots are sweetish with acid taste, demulcent and febrifuge, and are useful in cough, venereal diseases, menorrhagia, pruritus and fever. The leaves are refrigerant, emollient, anodyne, aperient and depurative, and are useful in burning sensation, hepatopathy, fatigue, abscesses, expulsion of the placenta, skin diseases, fever, constipation and pruritus. The flowers are astringent, bitter, acrid, depurative, emollient, refrigerant, trichogenous, aphrodisiac, demulcent, emmenagogue, haemostatic, brain tonic, constipating, urinary astringent and cardiotonic. They are useful in vitiated conditions of *kapha* and *pitta,* boils, inflammations, epilepsy, cerebropathy, dysentery, haemorrhoids, urethrorrhea, diabetes, cardiac debility, haemoptysis, menorrhagia, seminal weakness, skin diseases, leprosy and pruritus.

"ओण्ड्रपुष्पं जपा च .... ।" (भा.प्र.)
["Ōṇḍrapuṣpaṃ japā ca......................" (Bhā.pra.)]

"जपाख्या ओण्ड्रकाख्या च रक्तपुष्पी जवा च सा ।
अर्कप्रिया रक्तपुष्पी प्रातिका हरिवल्लभा ॥" (रा.नि.)
["Japākhyā ōṇḍrakākhyā ca raktapuṣpī javā ca sā
Aṛkapṛiyā raktapuṣpī pṛātikā harivallabhā" (Rā.ni.)]

"ओण्ड्रपुष्पं जपा चाथ प्रातिका हरिवल्लभा ।" (शा.नि.)
["Ōṇḍrapuṣpaṃ japā cātha pṛātikā haṛivallabhā" (Śā.ni.)]

"जपा च जपपुष्पा च प्रातिका रक्तपुष्पिका ।
अरुणा रुद्रपुष्पा च रागपुष्पी शिवप्रिया ॥" (स्व.)
["Japā ca japapuṣpā ca pṛātikā raktapuṣpikā
Aruṇā rudrapuṣpā ca rāgapuṣpī śivapṛiyā" (Sva.)]

"जपापुष्पं जवापुष्पमोण्ड्रपुष्पं जवा जपा ।
पिण्डपुष्पं हेमपुष्पं त्रिसन्ध्या त्वरुणा सिता ॥" (कै.नि.)
["Japāpuṣpaṃ javāpuṣpamōṇḍṛapuṣpaṃ javā japā
Piṇḍapuṣpaṃ hēmapuṣpaṃ tṛisandhyā tvaruṇā sitā" (Kai.ni.)]

"रक्तपीतसितेत्यादिवर्णसंस्थानभेदतः ।
जपा तु बहुधा प्रोक्ता वरा रक्ता गुणाधिकाः ॥" (स्व.)
["Raktapītasitētyādivaṛṇasaṁsthānabhēdataḥ
Japā tu bahudhā pṛōktā varā raktā guṇādhikāḥ" (Sva.)]

"जपा संग्राहिणी केश्या त्रिसन्ध्या कफवातजित् ।" (भा.प्र.)
["Japā saṁgrāhiṇī kēśyā tṛisaṇdhya kaphavātajit" (Bhā.pṛa.)]

"जपा शीता च मधुरा स्निग्धा पुष्टिप्रदा मता ।
गर्भवृद्धिकरी ग्राही केश्या जन्तुप्रदा मता ॥
वान्तिजन्तुकरा दाहप्रमेहार्शविनाशिनी ।
धातुरुक्प्रदरं चेन्द्रलुप्तं चैव विनाशयेत् ॥
जपापुष्पं लघु ग्राहि तिक्तं केशविवर्धनम् ।" (नि.र.)
["Japā śītā ca madhurā snigdhā puṣṭipradā matā
Gaṛbhavṛddhikarī grāhī kēśyā jantupṛadā matā
Vāntijantukarā dāhapṛamēhāṛśavināsinī
Dhāturukpṛadaraṃ cēndraluptaṃ caiva vināśayēt
Japāpuṣpaṃ laghu grāhi tiktaṃ kēśavivaṛdhanaṃ" (Ni.ra.)]

"जपा तु कटुरुष्णा स्यादिन्द्रलुप्तकनाशकृत् ।
विच्छर्दिजन्तुजननी सूर्याराधनसाधनी ॥" (रा.नि.)
["Japā tu kaṭuruṣṇā syādindraluptakanāśakṛt
Vicchaṛdijantujananī sūryārādhanasādhanī" (Rā.ni.)]

"त्रिसन्ध्या शीतळा तिक्ता विषपित्तकफापहा ।" (कै.नि.)
["Tṛisandhyā śītaḷā tiktā viṣapittakaphāpahā" (Kai.ni.)]

Remarks: There are several varieties of *Hibiscus rosa-sinensis* Linn. bearing flowers of different colours. The one with deep red flowers and numerous petals seems to be the best for medicinal purposes.

Hibiscus rosa-sinensis

Plate 11

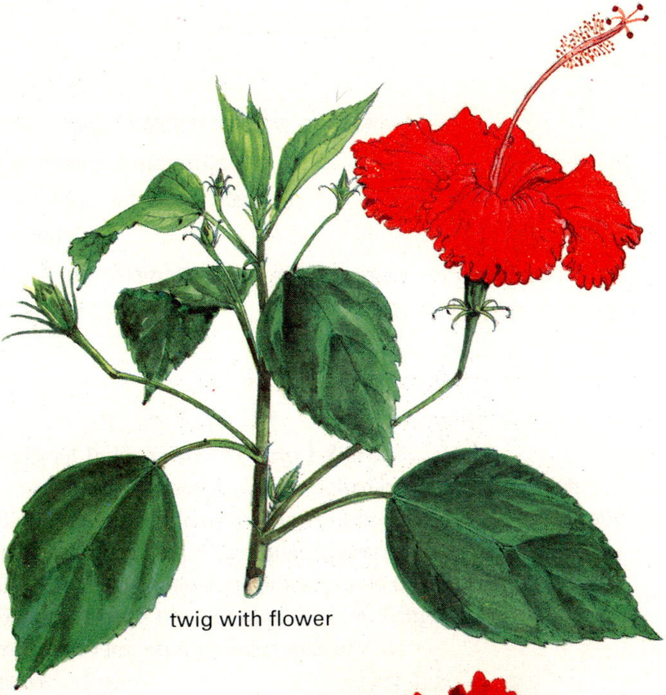

twig with flower

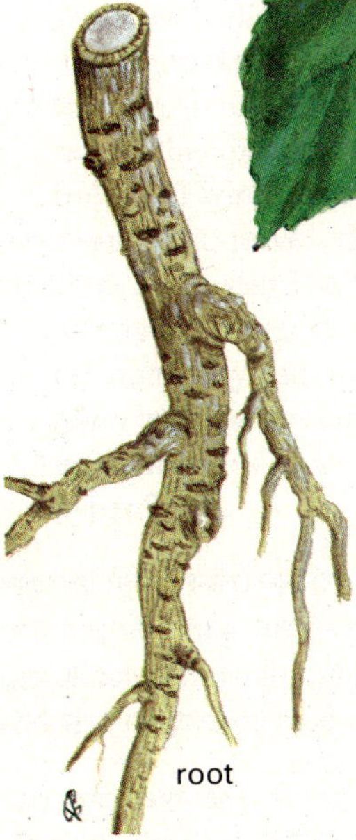

root

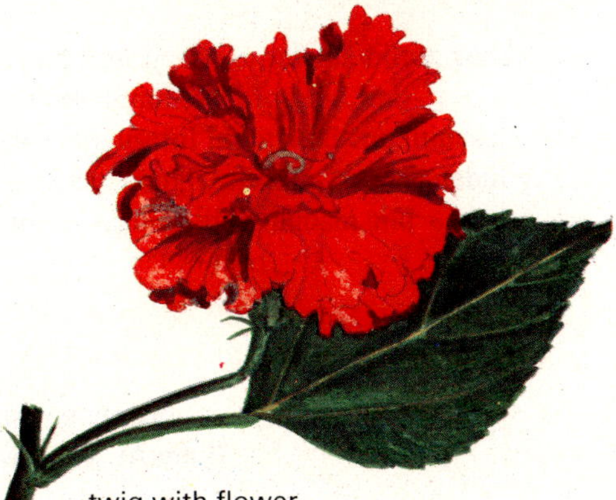

twig with flower

Hiptage benghalensis

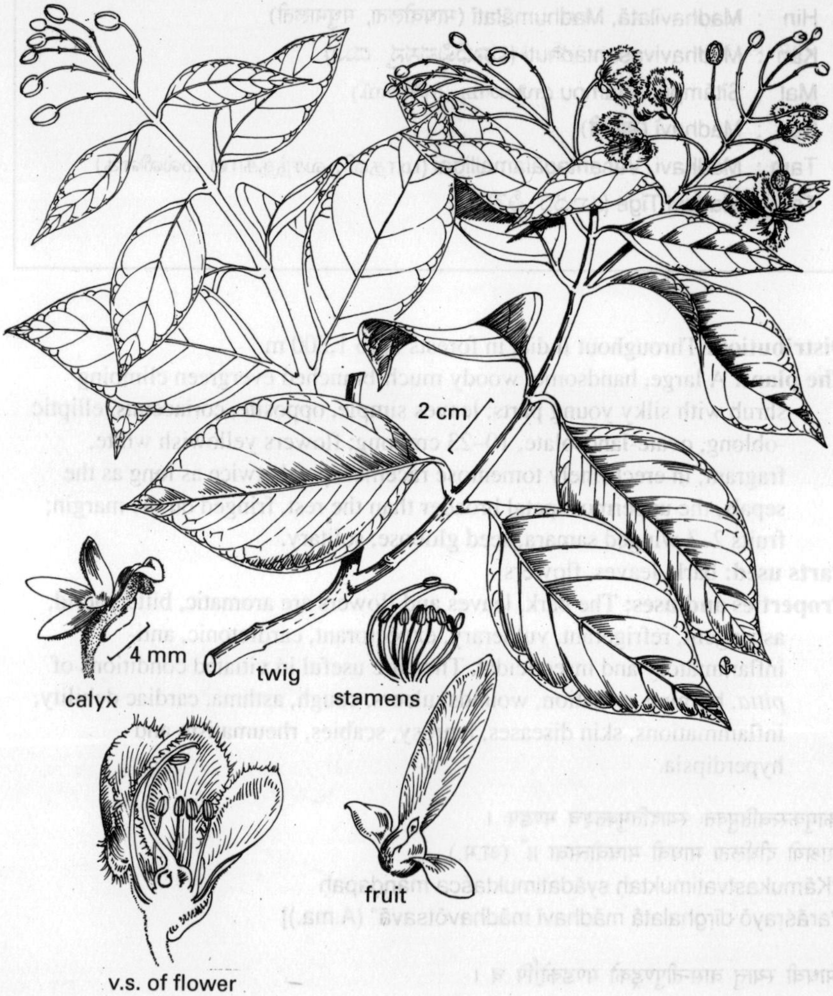

"पराश्रयो वयःक्रान्तो माधवी त्वतिमुक्तकः ।
कान्ताबियुक्तः पुष्पेन्द्रः सुगन्धः श्रेष्ठगन्धकः ॥
कामुकः सुवसन्तः स्यात् मण्डपो भ्रमरोत्सवः ।" (कै.नि.)
["Parāśṛayō vayaḥkṛāntō mādhavī tvatimuktakaḥ
Kāntāviyuktaḥ puṣpēndraḥ sugandhaḥ śṛēṣṭhagandhakaḥ
Kāmukaḥ suvasantaḥ syāt maṇḍapō bhṛamarōtsavaḥ" (Kai.ni.)]

"माधवी मधुरा शीता लघ्वी दोषत्रयापहा ।" (भा.प्र.)
["Mādhavī madhurā śītā laghvī dōṣatṛayāpahā" (Bhā.pṛa.)]

"अतिमुक्तं सुगन्धिः स्याद् हृद्यमुक्तं सुमण्डनम् ।" (ध.नि.)
["Atimuktaṃ sugandhiḥ syād hṛdyamuktaṃ sumaṇḍanaṃ" (Dha.ni.)]

"माधवी कटुका तिक्ता कषाया मदगन्धिका ।
पित्तकासव्रणान् हन्ति दाहशोफविनाशिनी ॥" (रा.नि.)
["Mādhavī kaṭukā tiktā kaṣāyā madagandhikā
Pittakāsavṛaṇān hanti dāhaśōphavināśinī" (Rā.ni.)]

"अतिमुक्तो लघुः शीतः दोषत्रयनिबर्हणः ।" (कै.नि.)
["Atimuktō laghuḥ śītaḥ dōṣatṛayanibaṛhaṇaḥ" (Kai.ni.)]

"माधवी मधुरा शीता लघुर्दोषत्रयापहा ।" (म.पा.नि.)
["Mādhavī madhurā śītā laghuṛdōṣatṛayāpahā" (Ma.pā.ni.)]

Holarrhena pubescens (Buch.-Ham.) Wallich ex Don

(=H. antidysenterica *(Roxb. ex Fleming) Wall. ex DC.*)

Apocynaceae (कुटज–कुलम्)

Eng	:	Kurchi, Conessi or Tellicherry bark
Hin	:	Kurcī, Kuḍā (कुर्ची, कुड़ा)
Kan	:	Kōḍagasana (ಕೊಡಗಸನ)
Mal	:	Kuṭakappāla (കുടകപ്പാല)
San	:	Kuṭajaḥ, Kaliṅgā (कुटजः , कलिङ्गा)
Tam	:	Kuṭaśappālai, Vēppālai (குடசப்பாலை, வேப்பாலை)
Tel	:	Koḍiśapāla-vittulu (కొడిశపాల-విత్తులు)

Distribution: Throughout India, in deciduous forests upto 900 m

The plant: A small laticiferous, deciduous tree with woody branches; bark thick, brown, rough, with abundant milky white latex; leaves simple, opposite, ovate to elliptic, membranous with 10–14 pairs of conspicuous nerves; flowers white in terminal corymbose cymes; fruits long, narrow, cylindric, pendulous follicles often dotted with white spots, seeds linear -oblong, tipped at the apex with a spreading deciduous coma of brown hairs.

Parts used: bark, seeds, leaves

Properties and uses: The bark and seeds are bitter, constipating, astringent, acrid, refrigerant, anthelmintic, antiperiodic, aphrodisiac, carminative, digestive, expectorant, febrifuge and tonic. They are useful in amoebic dysentery, diarrhoea, asthma, bronchopneumonia, hepatopathy, gastropathy, hepatosplenomegaly, internal haemorrhages, haemorrhoids, rheumatism, malaria, vomiting, verminosis, uropathy and skin diseases.

Leaves are used in chronic bronchitis, boils, ulcers and dysentery.

"कुटचेन्द्रवृक्षवृक्षकगिरिजकलिङ्गाह्वामल्लिकापुष्पाः ।
गिरिमल्लिकेन्द्रयवकौ वत्सकपर्यायवाचकाः शब्दाः ॥" (अ.म.)
["Kuṭacēndravṛkṣavṛkṣakagirijakaliṅgāhvāmallikāpuṣpāḥ
Girimallikēndrayavakau vatsakaparyāyavācakāḥ śabdāḥ" (A.ma.)]

Holarrhena pubescens

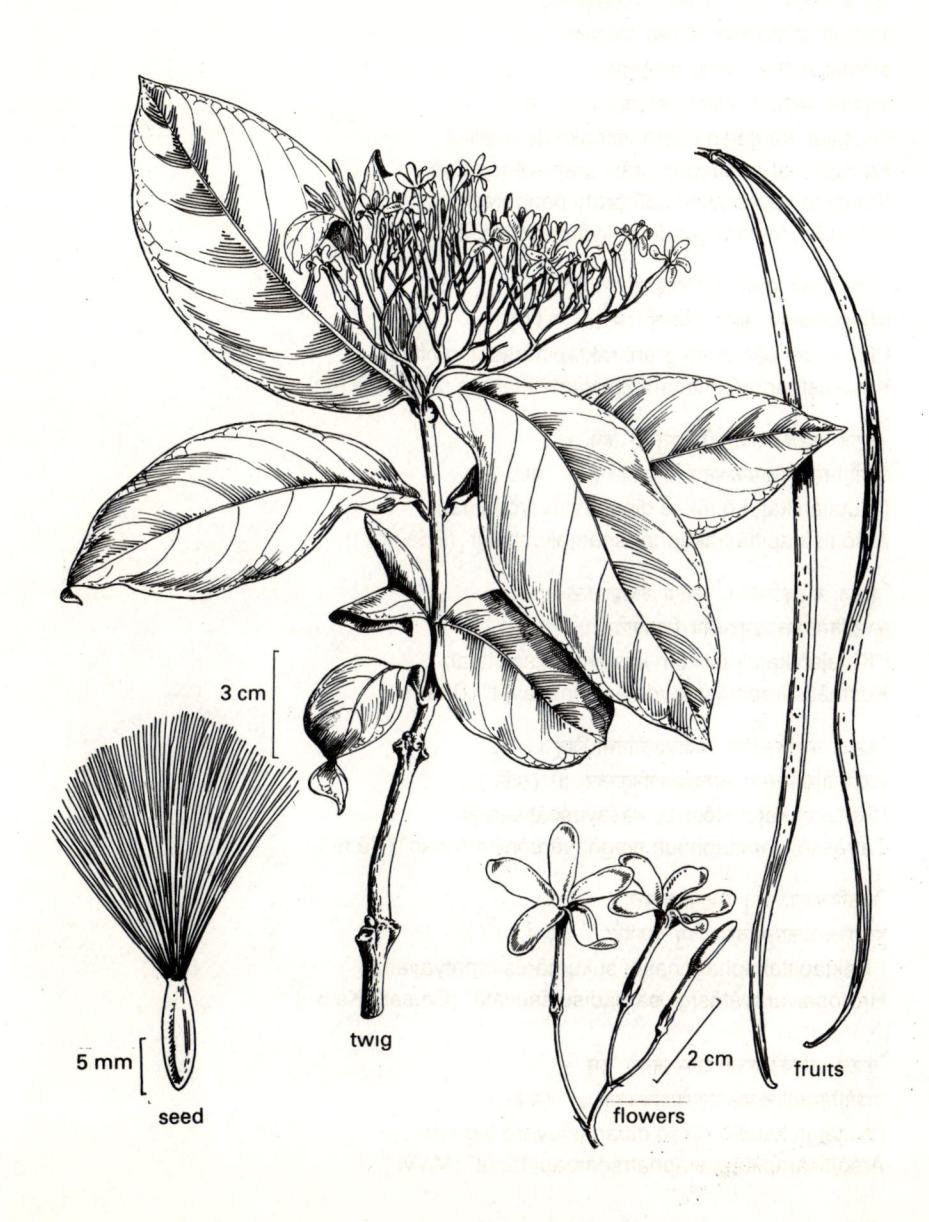

"कुटजः कुटिजः कौटो वत्सको गिरिमल्लिका ।
कलिङ्गश्चक्रशाखी च मल्लिकापुष्प इत्यपि ॥
इन्द्रयवफलः प्रोक्तो वृष्यकः पाण्डुरद्रुमः ।" (भा.प्र.)
["Kuṭajaḥ kuṭijaḥ kauṭō vatsakō girimallikā
Kaliṅgaścakṛaśākhī ca mallikāpuṣpa ityapi
Indrayavaphalaḥ pṛōktō vṛṣyakaḥ pāṇḍuradrumaḥ" (Bhā.pṛa.)]

"कुटजः कौटजः शक्रो वत्सको गिरिमल्लिका ।
कलिङ्गो मल्लिकापुष्पः प्रावृष्यः शक्रपादपः ॥
वरतिक्तो यवफलः संग्राही पाण्डुरद्रुमः ।
प्रावृषेण्यो महागन्धः स्यात्पञ्चदशाभिधः ॥" (रा.नि.)
["Kuṭajaḥ kauṭajaḥ śakṛō vatsakō girimallikā
Kaliṅgō mallikāpuṣpaḥ pṛāvṛṣyaḥ śakṛapādapaḥ
Varatiktō yavaphalaḥ saṁgrāhī pāṇḍuradrumaḥ
Pṛāvṛṣēṇyō mahāgandhaḥ syātpañcadaśābhidhaḥ" (Rā.ni.)]

"दीपनं पाचनं ग्राही रक्तपित्तार्शसां हितम् ।
कृमिकुष्ठप्रशमनं कुटजं तिक्तकं रसे ॥" (म.नि.)
["Dīpanaṃ pācanaṃ grāhī raktapittāṛśasāṃ hitaṃ
Kṛmikuṣṭhapṛaśamanaṃ kuṭajam tiktakaṃ rasē" (Ma.ni.)]

"कुटजः कटुको रूक्षो दीपनस्तुवरो हिमः ।
अर्शोऽतिसारपित्तास्रकफतृष्णामकुष्ठजित् ॥" (भा.प्र.)
["Kuṭajaḥ kaṭukō rūkṣō dīpanastuvarō himaḥ
Aṛśō$\int$tisārapittāsṛakaphatṛṣṇāmakuṣṭhajit" (Bhā.prā.)]

"कुटजः कटुकस्तिक्तः कषायो रूक्षशीतळः ।
कुष्ठातिसारपित्तास्रगुदजानि विनाशयेत् ॥" (ध.नि.)
["Kuṭajaḥ kaṭukastiktaḥ kaṣāyō rūkṣaśītaḷaḥ
Kuṣṭhātisārapittāsṛagudajāni vināśayēt" (Dha.ni.)]

"कुटजः कटुतिक्तोष्णः कषायश्चातिसारजित् ।
तत्रासितोऽस्रपित्तघ्नः त्वग्दोषार्शोनिकृन्तनः ॥" (रा.नि.)
["Kuṭajaḥ kaṭuṭiktōṣṇaḥ kaṣāyaścātisārajit
Tatṛāsitō$\int$sṛapittaghnaḥ tvagdōṣāṛśōnikṛntanaḥ" (Rā.ni.)]

"रक्तपित्तकफघ्नस्तु सुकुमारेष्वनत्ययः ।
हृद्रोगज्वरवातासृग्विसर्पादिषु शस्यते ॥" (च.सं.क. ५)
["Raktapittakaphaghnastu sukumārēṣvanatyayaḥ
Hṛdrōgajvaravātāsṛgvisaṛpādiṣu śasyatē" (Ca.saṁ.Ka.5.)]

"कुटजः कटुको रूक्षो दीपनस्तुवरो लघुः ।
अर्शोऽतिसारपित्तास्रकफतृष्णामपित्तनुत् ॥ " (म.वि.)
["Kuṭajaḥ kaṭukō rūkṣō dīpanastuvarō laghuḥ
Aṛśō$\int$tisārapittāsṛakaphatṛṣṇāmapittanut" (Ma.vi.)]

"पुष्पन्तु वत्सकस्योक्तं तुवरं चाग्निदीपकम् ।
तिक्तं शीतं वातळं च लघु पित्तातिसारनुत् ॥
रक्तदोषं कफं पित्तं कुष्ठञ्चैवातिसारकम् ।
कृमींश्चैव हरेदेतदुक्तं पूर्वैश्च सूरिभिः ॥ " (नि.र.)
["Puṣpantu vatsakasyōktaṃ tuvaraṃ cāgnidipakaṃ
Tiktaṃ śītaṃ vātaḷaṃ ca laghu pittātisāranut
Raktadōṣaṃ kaphaṃ pittaṃ kuṣṭhañcaivātisārakaṃ
Kṛmīṁścaiva harēdētaduktaṃ pūrvaiśca sūribhiḥ" (Ni.ra.)]

"तस्य शिम्बीभवं शाकं व्यञ्जनं चामवातजित् ।
रुच्यं कफघ्नं रक्तातीसारकुष्ठकृमीञ्जयेत् ॥" (शा.नि.)
["Tasya śiṁbībhavaṃ śākaṃ vyañjanaṃ cāmavātajit
Rucyaṃ kaphaghnaṃ raktātīsārakuṣṭhakṛmīñjayēt" (Śā.ni.)]

"कुटजः शीतळो रूक्षः कषायो दीपनः कटुः ।
कफपित्तास्रतृट्कुष्ठजन्त्वामार्शोऽतिसारहा ॥
तत्पुष्पं शीतळं तिक्तं कषायं लघु दीपनम् ।
वातळं कफपित्तास्रकुष्ठातीसारजन्तुजित् ॥" (कै.नि.)
["Kuṭajaḥ śītaḷō rūkṣaḥ kaṣāyō dīpanaḥ kaṭuḥ
Kaphapittāsṛatṛṭkuṣṭhajantvāmārśō'tisārahā
Tatpuṣpaṃ śītaḷaṃ tiktaṃ kaṣāyaṃ laghu dīpanaṃ
Vātaḷaṃ kaphapittāsṛakuṣṭhātīsārajantujit" (Kai.ni.)]

"कुटजत्वक् श्ळेष्मपित्तरक्तसंग्राहिकोपशोषणानाम् । " (च.सू. २५)
["Kuṭajatvak śḷēṣmapittaraktasaṁgrāhikōpaśōṣaṇānāṃ" (Ca.Sū.25)]

Eng	:	Kurchi seed
Hin	:	Indrayav, Indrajau (इन्द्रयव, इन्द्रजौ)
Kan	:	Veppaḷe, Koḍasige bīja (ವೆಪ್ಪಾಲೆ, ಕೊಡಸಿಗೆ ಬೀಜ)
Mal	:	Kuṭakappālari, Kuṭakappālayari (കുടകപ്പാലരി, കുടകപ്പാലയരി)
San	:	Indrayavā, Kaliṅgabījā (इन्द्रयवा, कलिङ्गबीजा)
Tam	:	Kuṭaśappālai ariśi (குடசப்பாலை அரிசி)
Tel	:	Palakodugu (పాలకొడుగు)

"उक्तं कुटजबीजं तु यवमिद्रयवं तथा ।
कलिङ्गं चापि कालिङ्गं तथा भद्रयवं स्मृतम् ॥
क्वचिदिन्द्रस्य नामैव भवेत्तदभिधायकम् ।
फलानीन्द्रयवास्तस्य तथा भद्रयवा अपि ॥" (भा.प्र.)

["Uktaṃ kuṭajabījaṃ tu yavamindrayavaṃ tathā
Kaliṅgaṃ cāpi kāliṅgaṃ tathā bhadrayavaṃ smṛtaṃ
Kvacidindrasya nāmaiva bhavēttadabhidhāyakaṃ
Phalānīndrayavāstasya tathā bhadrayavā api" (Bhā.pṛa.)]

"तद्बीजानि कलिङ्गा भद्रयवाश्चेति शक्राह्वाः ।
प्रागिन्द्रनाममिळितैः शब्दैर्यववाचकैश्च कथ्यन्ते ॥" (अ.म.)
["Tadbījāni kaliṅgā bhadrayavāścēti śakṛāhvāḥ
Pṛāgindranāmamiḷitaiḥ śabdaiṛyavavācakaiśca kathyantē" (A.ma.)]

"इन्द्रयवा तु शक्राह्वा शक्रबीजानि वत्सकः ।
तथा वत्सकबीजानि भद्रजा कुटजाफलम् ॥
ज्ञेया भद्रयवा चैव बीजान्ता कुटजाभिधा ।
तथा कलिङ्गबीजानि पर्यायैर्दशधाभिधा ॥" (रा.नि.)
["Indrayavā tu śakṛāhvā śakṛabījāni vatsakaḥ
Tathā vatsakabījāni bhadrajā kuṭajāphalaṃ
Jñēyā bhadrayavā caiva bījāntā kuṭajābhidhā
Tathā kaliṅgabījāni paryāyaiṛdaśadhābhidhā" (Rā.ni.)]

"इन्द्रयवं त्रिदोषघ्नं संग्राही कटु शीतळम् ।
ज्वरातिसाररक्तार्शःकृमिवीसर्पकुष्ठनुत् ॥
दीपनं गुदकीलास्रवातास्रश्ळेष्मशूलजित् ।" (भा.प्र.)
["Indrayavaṃ tṛidōṣaghnaṃ saṃgrāhī kaṭu śītaḷaṃ
Jvarātisāraraktāṛśaḥkṛmivīsaṛpakuṣṭhanut
Dīpanaṃ gudakīlāsṛavātāsṛaśḷēṣmaśūlajit" (Bhā.pṛa.)]

"शक्राह्वाः कटुतिक्तोष्णास्त्रिदोषघ्नाश्च दीपनाः ।
रक्तार्शांस्यतिसारं च घ्नन्ति शूलवमीस्तथा ॥" (ध.नि.)
["Śakṛāhvāḥ kaṭutiktōṣṇāstṛidōṣaghnāśca dīpanāḥ
Raktāṛśāṁsyātisāraṃ ca ghnanti śūlavamīstathā" (Dha.ni.)]

"इन्द्रयवा कटुस्तिक्ता शीता कफवातरक्तपित्तहरा ।
दाहातिसारशमनी नानाज्वरदोषशूलमूलघ्नी ॥ " (रा.नि.)
["Indrayavā kaṭustiktā śītā kaphavātaraktapittaharā
Dāhātisāraśamanī nānājvaradōṣaśūlamūlaghnī" (Rā.ni.)]

"वत्सकस्य तु बीजं च कटुतिक्तं च शीतळम् ।
ग्राहकं पाचनं चोष्णं चाग्निदीप्तिकरं परम् ॥
वातरक्तं कफं दाहं पित्तं नानाज्वरं तथा ।
शूलमर्शश्चातिसारं त्रिदोषं गुदकीलकम् ॥
कुष्ठकृमिविसर्पामरक्तार्शोऽस्ररुजभ्रमान् ।
श्रमं चैव निहन्त्याशु कथितं मुनिपुङ्गवैः ॥" (नि.र.)
["Vatsakasya tu bījaṃ ca kaṭutiktaṃ ca śītaḷaṃ
Grāhakaṃ pācanaṃ cōṣṇaṃ cāgnidīptikaraṃ paraṃ
Vātaraktaṃ kaphaṃ dāhaṃ pittaṃ nānājvaraṃ tathā

Śūlamarśaścātisāraṃ tridōṣaṃ gudakīlakaṃ
KuṣṭhakṛmivisarpāmaraktārśōJsrarujabhṛamān
Śṛamaṃ caiva nihantyāśu kathitaṃ munipuṅgavaiḥ" (Ni.ra.)]

"फलं तिक्तरसं ग्राहि कट्वनुष्णं त्रिदोषनुत् ।
दीपनं पाचनं कुष्ठज्वरवीसर्पशूलनुत् ॥
गुदकीलकवातास्रश्रमलोहितनाशनम् ।" (कै.नि.)
["Phalaṃ tiktarasaṃ grāhi kaṭvanuṣṇaṃ tṛidōṣanut
Dīpanaṃ pācanaṃ kuṣṭhajvaravīsarpaśūlanut
Gudakīlakavātāsṛaśṛamalōhitanāśanaṃ" (Kai.ni.)]

"इन्द्रयवस्त्रिदोषघ्नः संग्राही शीतळः कटुः ।
ज्वरातिसाररक्तार्शःकृमिवीसर्पकुष्ठनुत् ॥" (म.पा.नि.)
["Indrayavastṛidōṣaghnaḥ saṁgrāhī śītaḷaḥ kaṭuḥ
Jvarātisāraraktārśaḥkṛmivīsarpakuṣṭhanut" (Ma.pā.ni.)]

കുടകപ്പാലമേലുണ്ടായരിയുഷ്ണഞ്ച ദീപനം
ത്രിദോഷത്തെശ്ശമിപ്പിക്കും കച്ചേരിച്ച രസം ലഘു,
ശോണിതം ശൂലയർശ്ശസ്സോടതിസാരഞ്ച നാശയേത് (ഗു. പാ.)
["Kuṭakappālamēluṇṭāyariyuṣṇañca dīpanaṃ
Tṛidōṣatteśśamippikkuṃ kaccericca rasaṃ laghu
Śōṇitaṃ śūlayarṣassōṭatisārañca nāśayēt."(Gu.pā.)]

Remarks:

"वत्सकः कुटजः शक्रो वृक्षको गिरिमल्लिका ।
बीजानीन्द्रयवास्तस्य तथोच्यन्ते कलिङ्गकः ॥
बृहत्फलः श्वेतपुष्पः स्निग्धपत्रः पुमान् भवेत् ।
श्यामा चारुणपुष्पी स्त्री फलवृन्दैस्तथाणुभिः ॥"
["Vatsakaḥ kuṭajaḥ śakṛō vṛkṣakō girimallikā
Bījānīndrayavāstasya tathōcyantē kaliṅgakaḥ
Bṛhatphalaḥ śvētapuṣpaḥ snigdhapatṛaḥ pumān bhavēt
Śyāmā cāruṇapuṣpī strī phalavṛndaistathāṇubhiḥ")

Carakācāryā has described two kinds of *kutaja* namely female *kuṭajā* and male *kuṭajā*. Some are of the opinion that *Wrightia tomentosa* can be regarded as female *kuṭajā*. Caius and Mhaskar in 'Indian Medicinal Plants' state that *W.tomentosa* does not possess antidysenteric property. Hence, it is not proper to regard, *W.tomentosa* as *kuṭajā*.

The Commentary by Dalhaṇa on 'Suśṛutasaṁhitā' given below also is in favour of regarding *Holarrhena antidysenterica* as *kuṭajā*.

"अत्र कल्पना बृहत्फलः शुक्लकुसुमः स्निग्धपत्रस्य पुन्नामधेयस्य कुटजस्य वल्कं ग्राह्यम् ।"
["Atṛa kalpanā bṛhatphalaḥ śukḷakusumaḥ snigdhapatṛasya punnāmadhēyasya kuṭajasya valkaṃ grāhyaṃ")]

Coll. No. AVS 311

Holoptelea integrifolia (Roxb.) Planch.

Ulmaceae (चिरबिल्व–कुलम्)

Eng	:	Indian elm, Kanju
Hin	:	Cilbil, Kāñjū (चिलबिल, काञ्जू)
Kan	:	Tapasīgiḍa (ತಪಸೀಗಿಡ)
Mal	:	Āvil, Āval, Ñeṭṭāvil, Ñeṭṭāval (ആവിൽ, ആവൽ, ഞെട്ടാവിൽ, ഞെട്ടാവൽ)
San	:	Cirabilvaḥ, Pūtīkarañjaḥ (चिरबिल्वः, पूतीकरञ्जः)
Tam	:	Āvaḷi, Kāñji (ஆவளி, காஞ்சி)
Tel	:	Tapasi (తపసి)

Distribution: Throughout India, in deciduous forests

The plant: A medium sized to large glabrous deciduous tree, 15–25 m in height with whitish or yellowish grey bark exfoliating in irregular flakes and with an offensive smell when freshly cut; leaves simple, alternate, distichous, elliptic, entire, glabrous with rounded or cordate base and 5–7 pairs of main nerves; flowers greenish yellow, male and hermaphrodite mixed in short racemes or fascicles near the leaf scars; fruits suborbicular samara with membranous reticulately veined wings.

Parts used: bark, leaves

Properties and uses: The bark and leaves are bitter, astringent, acrid, thermogenic, anti-inflammatory, digestive, carminative, laxative, anthelmintic, depurative, revulsive and urinary astringent. They are useful in vitiated conditions of *kapha* and *pitta,* inflammations, dyspepsia, flatulence, colic, helminthiasis, vomiting, skin diseases, leprosy, diabetes, haemorrhoids and rheumatism.

"गदितोऽपरः करञ्जो पूतीको मातृभूरुहः सुमनाः ।
उदकीर्यश्चिरविल्वः स्वप्नकनामा च पूतिसाह्व इति ॥" (अ.म.)
["Gaditōऽparaḥ karañjō pūtīkō mātṛbhurūhaḥ sumanāḥ
Udakīryaściravilvaḥ svapnakanāma ca pūtisāhva iti"(A.ma.)]

"उदकीर्यस्तृतीयोऽन्यः षड्ग्रन्थो हस्तिवारुणी ।
कर्कटी वायसी चापि करञ्जा करभञ्जिका ॥" (भा.प्र.)

Holoptelea integrifolia

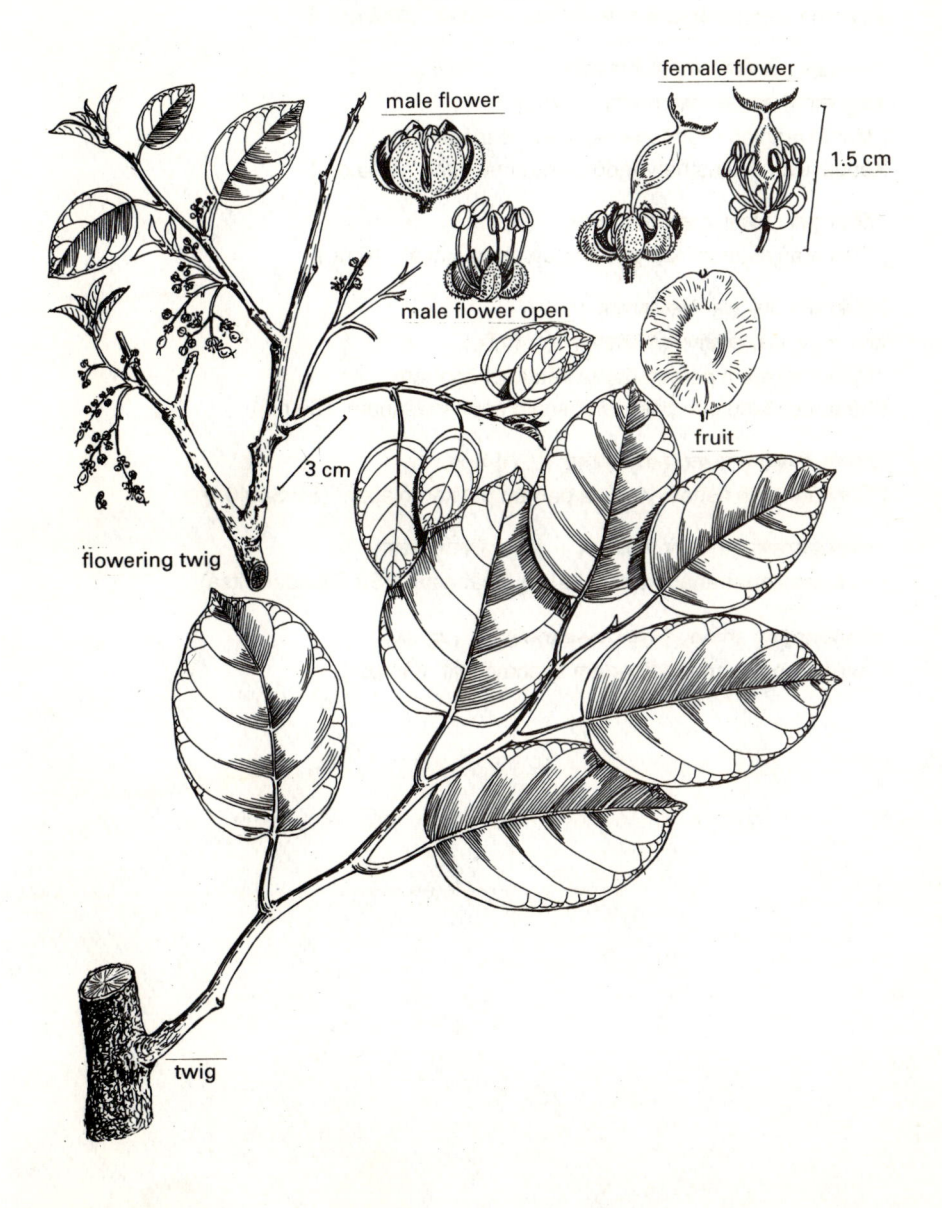

["Udakīryastṛtīyō∫nyaḥ ṣaḍgranthō hastivāruṇī
Kaṛkaṭī vāyasī cāpi karañjā karabhañjikā" (Bhā.pṛa.)]

"करञ्जी स्तंभनी तिक्ता तुवरा कटुपाकिनी ।
वीर्योष्णा वमिपित्तार्शःकृमिकुष्ठप्रमेहजित् ॥" (भा.प्र.)
["Karañjī staṁbhanī tiktā tuvarā kaṭupākinī
Vīryōṣṇā vamipittāṛśaḥkṛmikuṣṭhapṛamēhajit" (Bhā.pṛa.)]

"महाकरञ्जः तीक्ष्णोष्णः कटुको विषनाशनः ।
कण्डूविचचिकाकुष्ठत्वग्दोषव्रणनाशनः ॥" (ध.नि.)
["Mahākarañjaḥ tīkṣṇōṣṇaḥ kaṭukō viṣanāśanaḥ
Kaṇḍūvicaṛcikākuṣṭhatvagdōṣavṛaṇanāśanaḥ" (Dha.ni.)]

"पूतीकरञ्जकः प्रोक्तो गुच्छपूर्वकरञ्जवत् ।" (नि.र.)
["Pūtīkarañjakaḥ pṛōktō gucchapūṛvakarañjavat" (Ni.ra.)]

"पूतीकरञ्जजं पत्रं लघु वातकफापहम् ।
भेदनं कटुकं पाके वीर्योष्णं शोफनाशनम् ॥" (शा.नि.)
["Pūtīkarañjajaṃ patṛaṃ laghu vātakaphāpahaṃ
Bhēdanaṃ kaṭukaṃ pākē vīryōṣṇaṃ śōphanāśanaṃ" (Śā.ni.)]

"शोफघ्नं उष्णवीर्यं च पत्रं पूतीकरञ्जजम् ।" (सु.सू.४६)
["Śōphaghnaṃ uṣṇavīryaṃ ca patṛaṃ pūtīkarañjajaṃ" (Su.Sū.46.)]

"पूतीकरञ्जपत्राणां रसं वा∫पि यथाबलम् ।" (सु.श्ळीपदचिकित्सा)
["Pūtīkarañjapatṛāṇāṃ rasaṃ vā∫pi yathābalaṃ" (Su.Śḷīpadacikitsā)]

ആവിക്കുരുന്നു സരകൃദ്ദീപനം കഫവാതജിത്. (ഗു.പാ.)
["Āvikkurunnu sarakṛddīpanaṃ kaphavātajit" (Gu.pā)]

Holostemma ada-kodien

Plate 12

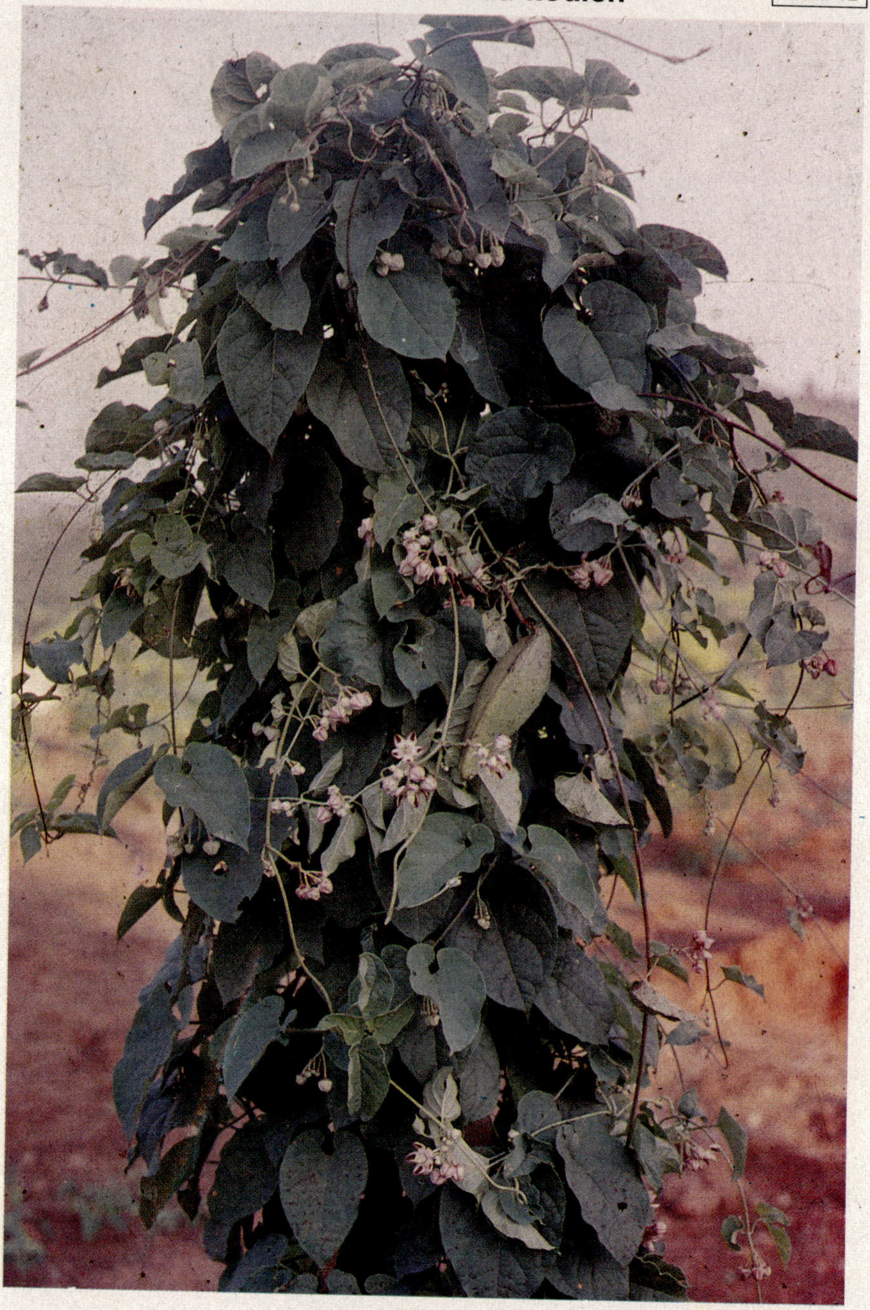

Coll. No. AVS 2231

Holostemma ada-kodien **Schultes**

(=H.annulare *(Roxb.) K. Schumn.*)

(H.rheedei *Wall.*)

Asclepiadaceae (अर्क–कुलम्)

Hin	:	Chirvēl, Charivēl (छिरवेल, छरिवेल)
Mal	:	Aṭapatiyan, Aṭapotiyan, Aṭakotiyan (അടപതിയൻ, അടപൊതിയൻ, അടകൊതിയൻ)
San	:	Jīvantī (जीवन्ती)
Tam	:	Pālaikkīrai (பாலைக்கீரை)
Tel	:	Pālagurugu (పాలగురుగు)

Distribution: Throughout India, in hedges and open forests

The plant: A handsome, laticiferous twining shrub with large conspicuous flowers; leaves simple, opposite, cordate; flowers purple in axillary umbellate cymes; fruits thick follicles, 9 cm long, cylindrical, bluntly pointed.

The roots are pretty long upto a metre or more, irregularly twisted, thick and cylindrical. When dry it is yellowish brown to brownish black in colour with nearly smooth surface bearing white scars and small depressions. A mature root is about 1–2 cm thick when extracted for use. The cross section of a dried root is white in colour with few grey streaks radially arranged and a discontinuous ring of brown dots (sclerenchyma) as seen under hand lens.

Parts used: roots

Properties and uses: The roots are sweet, refrigerant,ophthalmic, emollient, alterant, tonic, stimulant, aphrodisiac, expectorant and galactagogue. They are useful in ophthalmopathy, orchitis, cough, burning sensation, stomachalgia, consumption, fever and *tridōṣa*. The leaves, flowers and fruits are eaten as a vegetable.

"जीवन्ती जीवनी जीवा जीवनीया मधुस्रवा ।
माङ्गल्यनामधेया च शाकश्रेष्ठा पयस्विनी ॥" (भा.प्र.)

["Jīvantī jīvanī jīvā jīvanīyā madhusṛavā
Māṅgalyanāmadhēyā ca śākaśṛēṣṭhā payasviṇi" (Bhā.pṛa.)]

Holostemma ada- kodien

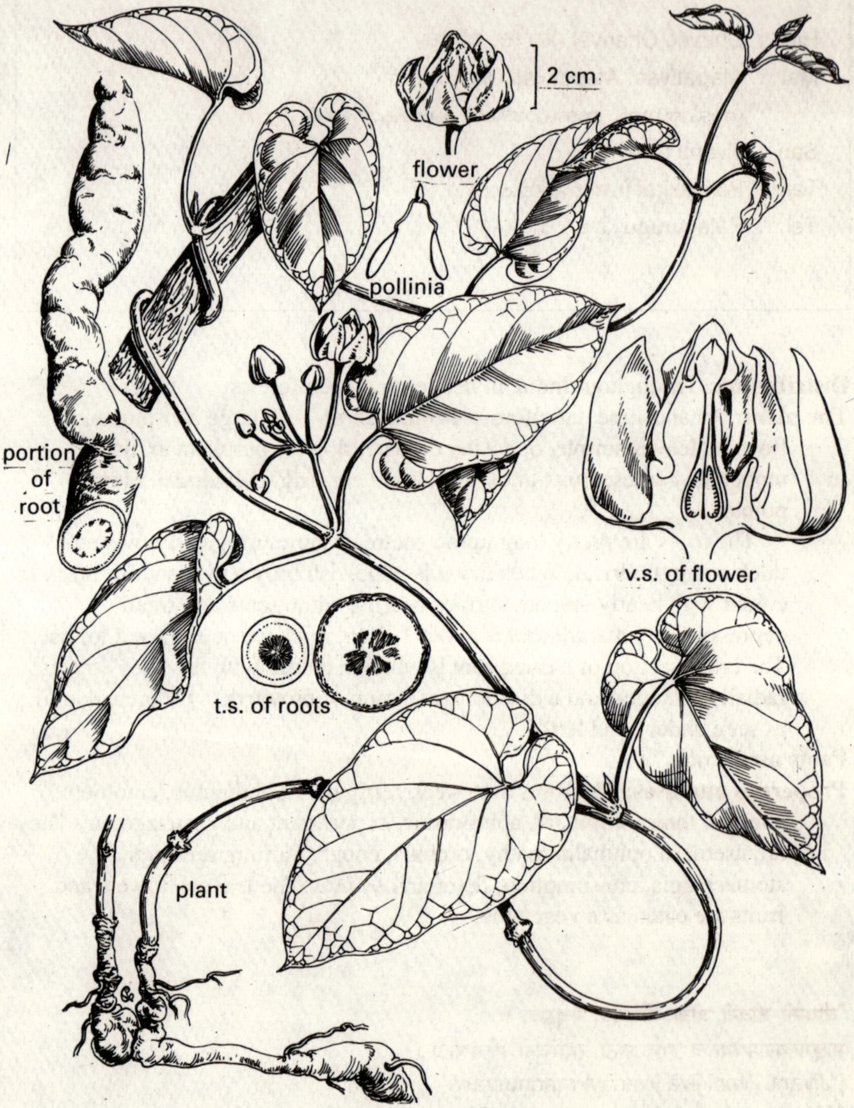

"जीवन्ती स्याज्जीवनी जीवनीया
जीवा जीव्या जीवदा जीवदात्री ।
शाकज्येष्ठा जीवभद्रा च भद्रा
मङ्गल्या च क्षुद्रजीवा यशस्या ॥
शृङ्गाडी जीवपृष्ठा च काञ्चिका शशशिम्बिका ।
सुपिङ्गळेति जीवन्ती ज्ञेया चाष्टादशाभिधा ॥" (रा.नि.)
["Jīvantī syajjīvanī jīvanīyā
jīvā jīvyā jivadā jīvadātṛī
Śākajyēṣṭhā jīvabhadrā ca bhadrā
maṅgalyā ca kṣudrajīvā yaśasyā
Śṛṅgāḍī jīvapṛṣṭhā ca kāñcikā śaśaśiṁbikā
Supiṅgaḷēti jīvantī jñēyā cāṣṭādaśābhidhā" (Rā.ni.)]

"जीवन्ती जीवनी जीवा कुल्या भद्रा मधुस्रवा ।
मधुश्वासा जीवपृष्ठा शाकश्रेष्ठा यशस्करी ॥
नामधेया जीवभद्रा पुत्रभद्रा सुखंकरी ।
जीवनीया देवपृष्ठा मङ्गल्या शृङ्गरीटिका ॥" (कै.नि.)
["Jīvantī jīvanī jīvā kulyā bhadrā madhusṛavā
Madhuśvāsā jīvapṛṣṭhā śākaśṛēṣṭhā yaśaskarī
Nāmadhēyā jīvabhadrā puṭrabhadrā sukhaṁkarī
Jīvanīyā dēvapṛṣṭhā maṅgalyā śṛṅgarīṭikā" (Kai.ni.)]

"जीवन्ती शीतळा स्वादुः स्निग्धा दोषत्रयापहा ।
रसायनी बलकरी चक्षुष्या ग्राहिणी लघुः ॥" (भा.प्र.)
["Jīvantī śītaḷā svāduḥ snigdhā dōṣaṭrayāpahā
Rasāyanī balakarī cakṣuṣyā grāhiṇī laghuḥ" (Bhā.pṛa.)]

"चक्षुष्या सर्वदोषघ्नी जीवन्ती मधुरा हिमा ।
शाकानां प्रवरान्यूना द्वितीया किञ्चिदेव तु ॥" (ध.नि.)
["Cakṣuṣyā saṛvadōṣaghnī jīvantī madhurā himā
Śākānāṃ pṛavarānyūnā dvitīyā kiñcidēva tu" (Dha.ni.)]

"जीवन्ती मधुरा शीता रक्तपित्तानिलापहा ।
क्षयदाहज्वरान् हन्ति कफवीर्यविवर्धनी ॥" (रा.नि.)
["Jīvantī madhurā śītā raktapittānilāpahā
Kṣayadāhajvarān hanti kaphavīryavivaṛdhanī" (Rā.ni.)]

"नेत्ररोगहरा शीता पित्तासृक्कफनाशनी ।
रसायनी जीवनीया जीवन्ती मधुरा रसे ॥" (म.नि.)
["Nēṭrarōgaharā śītā pittāsṛkkaphanāśanī
Rasāyanī jivanīyā jīvantī madhurā rasē" (Ma.ni.)]

"जीवन्ती श्वासकासघ्नी स्वर्या च क्षयनाशिनी ।" (रा.व.)
["Jīvantī śvāsakāsaghnī svaryā ca kṣayanāśinī" (Rā.va.)]

"चक्षुष्या सर्वदोषघ्नी जीवन्ती मधुरा हिमा ।" (च.सं.,सु.सं.,अ.हृ.)
["Cakṣuṣyā saṛvadōṣaghnī jīvantī madhurā himā" (Ca.saṁ., Su.saṁ., A.hṛ.)]

"जीवन्ती मधुरा शीता सुस्निग्धा ग्राहिणी लघुः ।
चक्षुष्या सर्वदोषघ्नी बल्या∫∫युष्या रसायनी ॥
जीवन्तीफलमत्यर्थमधुरं बृंहणं गुरु ।" (कै.नि.)
["Jīvantī madhurā śītā susnigdhā grāhiṇī laghuḥ
Cakṣuṣyā saṛvadōṣaghnī balyā∫∫yūṣyā rasāyanī
Jīvantīphalamatyaṛthamadhuraṃ bṛṁhaṇaṃ guru" (Kai.ni.)]

അടവതിയൻ കണ്ണിനും കർണ്ണത്തിന്നും ഗുണം തുലോം
വൃഷ്യം ശീതഞ്ച മധുരം ദോഷഘ്നം തദ്രസായനം. (ഗു. പാ.)
["Aṭavatiyan kaṇṇinuṃ kaṛṇṇattinnuṃ guṇaṃ tulōṃ
Vṛṣyaṃ śītañca madhuraṃ dōṣaghnaṃ tadrasāyanaṃ" (Gu.pā.)]

Remarks: In 'Abhidhānamañjarī' two kinds of *jīvantī* are mentioned translating them as *ceṛiya aṭakotiṁpāla* and *valiya aṭakotiṁpāla* . Yet another type is also mentioned in 'Rājanighaṇṭu':-

"जीवन्त्यन्या बृहत्पूर्वा पुत्रभद्रा प्रियङ्करी ।
मधुरा जीवपृष्ठा च बृहज्जीवा यशस्करी ॥
एवमेव बृहत्पूर्वा रसवीर्यबलान्विता ।
भूतविद्रावणी ज्ञेया वेगादसनियामिका ॥" (रा.नि.)
["Jīvantyanyā bṛhatpūṛvā putṛabhadrā pṛiyaṅkarī
Madhurā jīvapṛṣṭhā ca bṛhajjīvā yaśaskarī
Ēvamēva bṛhatpūṛvā rasavīryabalānvitā
Bhūtavidrāvaṇī jñēyā vēgādrasaniyāmikā" (Rā.ni.)]

"जीवन्ती बहुधा ख्याता प्रथमा शाकपुष्पिका ।
द्वितीया खरखोटोति, तृतीया शृङ्गरोटिका ॥
चतुर्थी तिक्तजीवन्ती, पञ्चमी चार्कपुष्पिका ।
बृहज्जीवन्तिका षष्ठी सर्वा तूलफला च सा ॥
जीवन्यां जीवनी जीवा प्राणदा जीववर्धनी ।
मङ्गल्यनामधेया य शाकश्रेष्ठा यशस्करी" ॥ (नि.सं.)
["Jīvantī bahudhā khyātā pṛathamā śākapuṣpikā
Dvitīyā kharakhōtōti, tṛtīyā śṛṅgarōṭkā
Catuṛthī tiktajīvantī, pañcamī cāṛkapuṣpikā
Bṛhajjīvantikā ṣaṣṭhī, saṛvā tūlaphalā ca sā
Jivanyāṃ jīvanī jīvā pṛāṇadā jīvavaṛdhanī
Maṅgalyanamādhēyā ca śākaśṛēṣṭhā yaśaskarī" (Ni.saṁ.)]

Thus in 'Nighaṇṭusaṁgrahaṃ' six kinds of *jīvantī* are mentioned. Besides, in 'Aṣṭāṅgahṛdayakōśaṃ' K.M.Vaidya gives *Celtis orientalis* Linn. (Urticaceae) as the Latin name for *jīvantī*.As *jīvantī* is described as a climber included in

Śākavargā, C.orientalis Linn. which is a medium sized tree cannot be regarded as *jīvantī*. There are reports that several physicians in north India use *Desmotrichum fimbriatum* Bl.Bijdr. and *Dendrobium ovatum* (Willd.) Kranzl as *jīvantī*. But, it is worth mentioning that these plants are not climbers and they do not possess latex. They have many slender roots and bear flowers which are quite different from *arkapuṣpa*. Hence, we cannot accept them as *jīvantī*. In 'Indian Medicinal Plants' and 'Dravyaguṇavijñān' *Leptadenia reticulata* Wight &Arn. is the Latin name given for *jīvantī*. But this plant which bears small light yellow flowers may be better regarded as *svarṇajīvantī* as mentioned in 'Rājanighaṇṭu'. Similarly *Wattakaka volubilis* (Linn.f.) Stapf mentioned as *hēmajīvantī* in 'Wealth of India' can be easily distinguished from *Holostemma ada-kodien* Schultes based on the colour of the flowers.

The one which is in use as *jīvantī* in Kerala (*H.ada-kodien*) is the fifth type mentioned in 'Nighṇṭusaṁgrahaṃ'. This plant bears flowers which are similar to those of *Calotropis gigantea (arkapuṣpā)* and hence the name *arkapuṣpikā*.

Homonoia riparia **Lour.**

Euphorbiaceae (एरण्ड–कुलम्)

Hin	:	Jalbēnt (जलबेंत)
Kan	:	Saṇṇapāṣāṇabhēda (ಸಣ್ಣ ಪಾಷಾಣ ಭೇದ)
Mal	:	Āṯṯuvaññi, Puḻavaññi, Nīṟvaññi, Kāṭallari (ആറ്റുവഞ്ഞി, പുഴവഞ്ഞി, നീർവഞ്ഞി, കാടല്ലരി)
San	:	Jalavētasaḥ, Vētasaḥ (जलवेतसः , वेतसः)
Tam	:	Kāṭṭuaraḷi (காட்டு அரளி)
Tel	:	Siridamānu (సిరిదమాను)

Distribution: Throughout India, at lower elevations on the banks of rivers and streams especially among rocks

The plant: Rigid evergreen willow-like dioecious shrub with dark grey or brown bark and greyish brown moderately hardwood and pubescent young parts; leaves linear or linear-oblong, entire or more or less serrulate towards the apex, glabrous above and glandular scaly beneath, main nerves 10–30 pairs; flowers sessile in axillary, elongated, pubescent spikes, stamens in male flowers papillose; fruits globose capsules, seeds yellowish brown, smooth, slightly angular on the inner surface and rounded on the back.

Parts used: roots, leaves, fruits

Properties and uses: The roots are laxative, diuretic, refrigerant, depurative and emetic. They are useful in haemorrhoids, vesical calculi, strangury, urethrorrhea, gonorrhoea, syphilis and odontalgia. Leaves and fruits are depurative and antiseptic, and are useful for ulcers, wounds and skin diseases.

"वेतसो विदुळो नद्यो वञ्जुळो दीर्घपत्रकः ।
नादेयो भूतवक्षश्च राळो शम्भुवृषस्तथा ॥
नदीकूलप्रियोऽन्यस्य सुशीतो रक्तपुष्पकः ।
जलजातस्तोयकामो विदुळो जलवेतसः ।" (स्व.)

Homonoia riparia

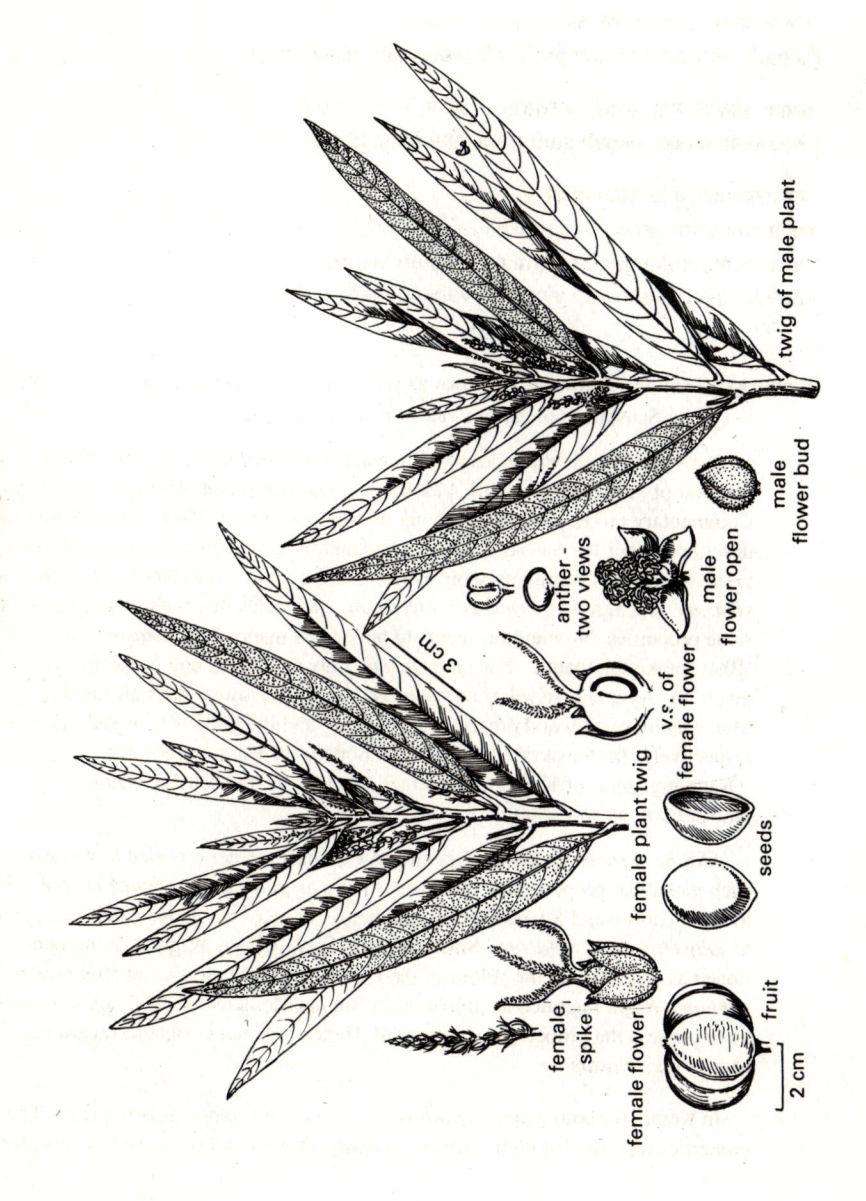

["Vētasō viduḷō nadyo vañjuḷō dīrghapatṛakaḥ
Nādēyō bhūtavakṣaśca rāḷō śaṁbhuvṛṣastathā
Nadīkūlapṛiyō∫nyaśca suśītō raktapuṣpakaḥ
Jalajātastōyakāmō viduḷō jalavētasaḥ" (Sva.)]

"जलजो वेतसः शीतो संग्राही वातकोपनः ।" (भा.प्र.)
["Jalajō vētasaḥ śītō saṁgrāhī vātakōpanaḥ" (Bhā.pṛa.)]

"कषायः शीतळो रूक्षः संग्राही जलवेतसः ।" (कै.नि.)
["Kaṣāyaḥ śītaḷō rūkṣaḥ saṁgrāhī jalavētasaḥ" (Kai.ni.)]

"व्रणवातप्रशमनो मूत्रकृच्छ्राश्मनाशनः ।
कषायो रसपाकाभ्यां वीर्योष्णो वञ्जुळो मतः ॥" (स्व.)
["Vṛaṇavātapṛaśamanō mūtṛakṛcchṛāśmanāśanaḥ
Kaṣāyō rasapākābhyāṃ vīryōṣṇō vañjuḷō mataḥ" (Sva.)]

Remarks: Generally *āttuvaññi* is known as *vētasaṃ* and *jalavētasaṃ* in Sanskrit. But, in certain Sanskrit publications *vētasaṃ* and *jalavētasaṃ* are treated separately.

In 'Aṣṭāṅgahṛdayaṃ' *vētasaṃ* is translated as *cūral* in Malayalam. There is no mention of *jalavētasaṃ* in this. *Vētasaṃ* is regarded as *Calamus* species in the Commentary on 'Rājanigaṇṭu', giving its English name as Cane. *Jalavētasaṃ* is described under the Sanskrit name *vānīra* and its Latin name is given as *Elatine verticillata.* The Commentary on 'Dhanvantarinigaṇṭu' considers *Salix caprea* as *vētasaṃ* and *S. tetrasperma* as *jalavētasaṃ* and states that both these possess the same properties. No mention seems to have been made about *vētasaṃ* in 'Bhāvapṛakāśanighaṇṭu'. For *jalavetasam*, only synonyms and properties are given. In `Āyuṛvēdaviśvakōśaṃ '*vētasaṃ* and *jalavētasaṃ* are translated in Malayalam as *vaññi* and *āttvaññi* respectively and in Hindi as *bēnt* and *jalabēnt* respectively. In 'Sanskrit-Malayalam dictionary' of Kanippayoor and 'Ōṣadhinighaṇṭu' of Kumaran Krishnan *vētasaṃ* is translated as *vaññi* and *jalavētasaṃ* as *āttuvaññi.*

Elatine verticillata and the species of *Calamus* are not reported to possess such medicinal properties as to consider them as *jalavētasaṃ* . Same is applicable to *Salix caprea* and *S.tetrasperma*, and hence, none of the above can be accepted as *jalavētasaṃ* or *vētasaṃ* . Similarly *Nauclea missionis* Wight & Arn. mentioned as *āttuvaññi* in the 'Flora of the Presidency of Madras', and *Humboldtia vahliana* Wight regarded as *āttuvaññi* in 'Indian Medicinal Plants', are not reported to possess the properties of *āttuvaññi*. Hence, it is not correct to regard them also as *jalavētasaṃ* .

In Kerala for both *vaññi* and *āttuvaññi*, *Homonoia riparia* is being used. The properties reported for both *vētasaṃ* and *jalavētasaṃ* are possessed by this plant.

Coll. No. AVS 2173

Hordeum vulgare **Linn.**

Poaceae (यव–कुलम्)

Eng	:	Barley
Hin	:	Jāv, Jau (जाव, जौ)
Kan	:	Yava, Jave-gōdhi (ಯವ, ಜವೆ-ಗೋಧಿ)
Mal	:	Yavaṃ, Bāṟli (യവം, ബാർലി)
San	:	Yavaḥ (यवः)
Tam	:	Bāṟliariśi (பார்லி அரிசி)
Tel	:	Yava (యవ)

Distribution: Throughout north India, cultivated

The plant: An erect, stout, tufted annual herb upto 100 cm in height; leaves few, flaccid, linear, upper ones close to the spike, sheath smooth, ligule short, membranous, spike flattened, 2-ranked, 20–30 cm long, terminal, spikelets sessile, arranged in threes on two sides of the rachis, all fertile or lateral ones barren; fruit an elliptic short pointed grooved caryopsis.

Parts used: grains

Properties and uses: The grains are astringent, sweet, acrid, refrigerant, emollient, diuretic, intellect promoting, aphrodisiac, mucilaginous, digestive and tonic. They are useful in vitiated conditions of *kapha* and *pitta*, cough, asthma, strangury, amentia, fever, bronchiotitis, urocystitis urethritis, dyspepsia, gastropathy, ulcers, burns, cephalalgia, anaemia and in the diet of invalids.

"यवोऽसितपत्रिका दीर्घव्रीहिर्मध्योन्नता तथा ।
स्थूलमध्या सिद्धबीजा भिषग्भिः परिपठ्यते ॥" (अ.म.)
["Yavōऽsitapatṛikā dīrghavṛīhiṛmadhyōnnatā tathā
Sthūlamadhyā siddhabījā bhiṣagbhiḥ paripaṭhyate" (A.ma.)]

"यवस्तु शीतशूकः स्यान्निशूकोऽतियवः स्मृतः ।
तोक्यस्तद्वत्सहरितस्ततः स्वल्पश्च कीर्त्तितः ॥" (भा.प्र.)
["Yavastu śītaśūkaḥ syānniśūkōऽtiyavaḥ smṛtaḥ
Tōkyastadvatsaharitastataḥ svalpaśca kīṛttitaḥ" (Bhā.pṛa.)]

Hordeum vulgare

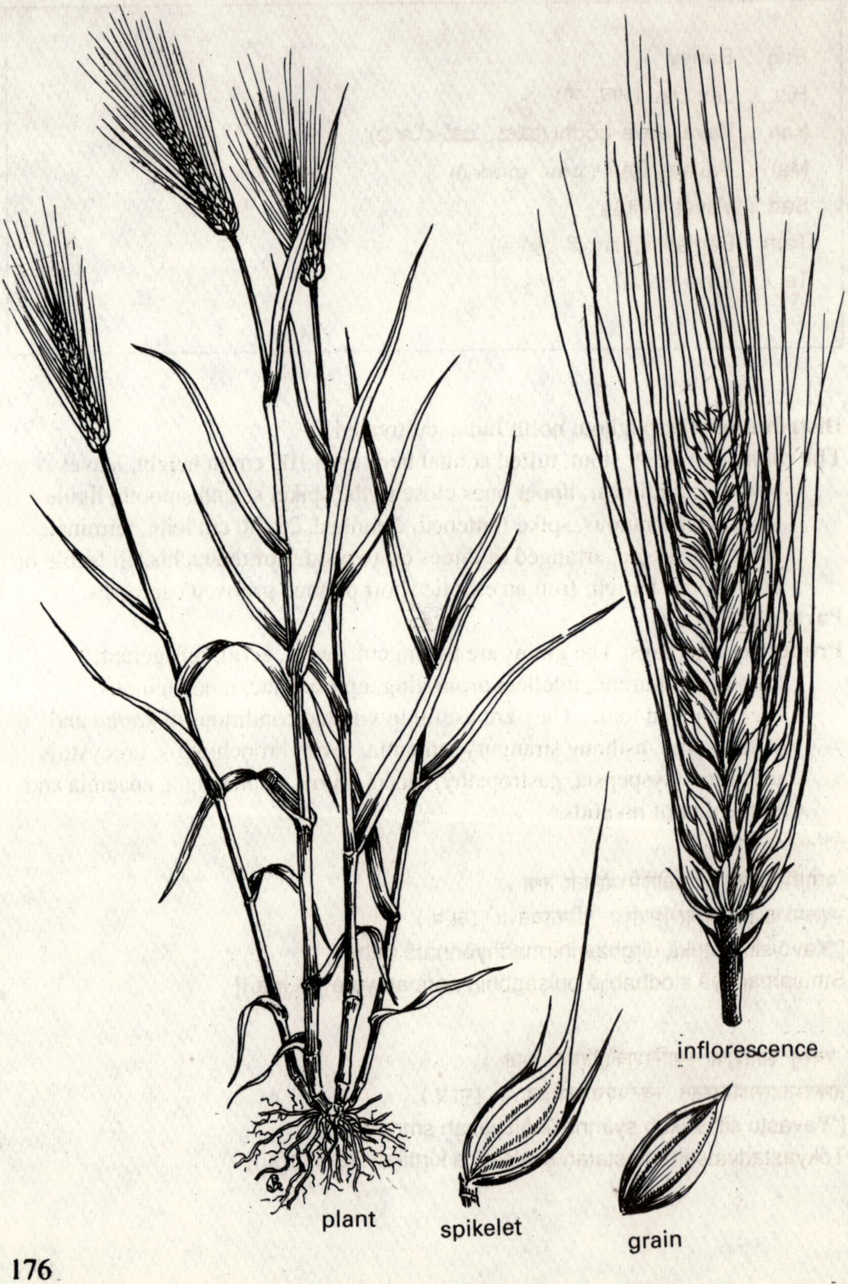

"यवस्तु मेध्यः सितशूकसंज्ञो
दिव्योऽक्षतः कञ्चुकिधान्यराजौ ।
स्यात्तीक्ष्णशूकस्तुरगप्रियश्च
शक्तुर्हयेष्टश्च पवित्रधान्यम् ॥" (रा.नि.)
["Yavastu mēdhyaḥ sitaśūkasaṁjñō
divyō$\int$kṣataḥ kañcukidhānyarājau
Syāttīkṣṇaśūkasturagapṛiyaśca
śakturhayēṣṭaśca pavitṛadhānyaṃ" (Rā.ni.)]

"सितशूकस्तीक्ष्णशूको यवो वाजिप्रियः शुचिः ।
निःशूकोऽतियवो ज्ञेयस्तोक्यस्तु हरितो यवः ॥" (कै.नि.)
["Sitaśūkastīkṣṇaśūkō yavō vājipṛiyaḥ śuciḥ
Niḥśūkō$\int$tiyavo jñēyastōkyastu haritō yavaḥ" (Kai.ni.)]

"यवः कषायो मधुरः शीतळो लेखनो मृदुः ।
व्रणेषु तिलवत्पथ्यो रूक्षो मेधाग्निवर्द्धनः ॥
कटुपाकोऽनभिष्यन्दी स्वर्यो बलकरो गुरुः ॥
बहुवातमलो वर्णस्थैर्यकारी च पिच्छिलः ॥
कण्ठत्वगामयश्ळेष्मपित्तमेदःप्रणाशनः ।
पीनसश्वासकोसोरुस्तम्भलोहिततृट्प्रणुत् ।
अस्मादतियवो न्यूनः तोक्यो न्यूनतरस्ततः ॥" (भा.प्र.)
["Yavaḥ kaṣāyō madhuraḥ śītaḷō lēkhanō mṛduḥ
Vṛaṇēṣu tilavatpathyō rūkṣō mēdhāgnivaṛddhanaḥ
Kaṭupākō$\int$nabhiṣyandī svaryō balakarō guruḥ
Bahuvātamalō vaṛṇasthairyakārī ca picchilaḥ
Kaṇṭhatvagāmayaśḷēsmapittamēdaḥpṛaṇāśanaḥ
Pīnasaśvasakakāsōrustaṁbhalōhitatṛṭpṛaṇut
Asmādatiyavō nyūnaḥ tōkyō nyūnatarastataḥ" (Bhā.pṛa.)]

"रूक्षः शीतो गुरुः स्वादुः सरो विड्वातकृद्यवः ।
वृष्यः स्थैर्यकरो मूत्रमेदपित्तकफाञ्जयेत् ॥
पीनसश्वासकासोरुस्तम्भकण्ठत्वगामयान् ।" (ध.नि.)
["Rūkṣaḥ śītō guruḥ svāduḥ sarō viḍvātakṛdyavaḥ
Vṛṣyaḥ sthairyakarō mūtṛamēdapittakaphāñjayēt
Pīnasaśvāsakāsōrustaṁbhakaṇṭhatvagāmayān" (Dha.ni.)]

"यवः स्वादुरसो रूक्षो बल्यो वृष्यो हिमो गुरुः ।
मृदुर्वर्ण्योऽनभिष्यन्दी कटुपाकः कषायकः ॥
स्वर्योऽग्निदीपनो व्रण्यो बद्धमूत्रः स पिच्छिलः ।
मेधावातशकृत्स्थैर्यकरः स्थौल्यविलेखनः ॥
निहन्ति कफवातास्रमेहतृष्णाप्रभञ्जनात् ।
पीनसश्वासकासोरुस्तम्भकण्ठत्वगामयान् ।
हीनो यवादनुयवो तोक्मो हीनतरः स्मृतः ॥" (कै.नि.)

["Yavaḥ svāduraṣō rūkṣō balyō vṛṣyō himō guruḥ
Mṛduṛvaṛṇyō∫nabhiṣyandī kaṭupākaḥ kaṣāyakaḥ
Svaryō∫gnidīpanō vṛaṇyō baddhamūtṛaḥ sa picchilaḥ
Mēdhāvātaśakṛtsthairyakaraḥ sthaulyavilēkhanaḥ
Nihanti kaphavātāsṛamēhatṛṣṇāpṛabhañjanān
Pīnasaśvāsakāsōrustaṁbhakaṇṭhatvagāmayān
Hīnō yavādanuyavō tōkmō hīnataraḥ smṛtaḥ" (Kai.ni.)]

"यवः कषायो मधुरः शीतः पित्तकफास्रजित् ।
व्रणेषु तिलवत्पथ्यो रूक्षो मेधाग्निवार्द्धनः ॥
लेखनो बद्धनिस्यन्दः स्वर्यो मेहतृषापहः ।
बहुवातमलः स्थैर्यवर्णकारी स पिच्छिलः ॥
अस्मादतियवः किञ्चिद्गुणैर्न्यूनतरः स्मृतः ।" (म.पा.नि.)
["Yavaḥ kaṣāyō madhuraḥ śītaḥ pittakaphāsṛajit
Vṛaṇēṣu tilavatpathyō rūkṣō mēdhāgnivaṛddhanaḥ
Lēkhanō baddhanisyandaḥ svaryō mēhatṛṣāpahaḥ
Bahuvātamalaḥ sthairyavaṛṇakārī sa picchilaḥ
Asmādatiyavaḥ kiñcidguṇairṇyūnataraḥ smṛtaḥ" (Ma.pā.ni.)]

"यवः कषायो मधुरो हिमश्च
कटुर्विपाके कफपित्तहारी ।
व्रणेषु पथ्यः तिलवच्च नित्यं
प्रबद्धमूत्रो बहुवातवर्चाः ॥
स्थैर्याग्निमेधाबलवर्णकृच्च
सपिच्छिलः स्थूलविलेखनश्च ।
मेहापहृत्तृट्शमनो∫तिरूक्षः
प्रसादनः शोणितपित्तयोश्च ॥
गुरु सरः पीनसकासकण्ठ–
त्वग्श्वासरोगोरुरुजापहश्च ।
गुणैर्न्यूनतरा ज्ञेया यवादन्यवाह्वयाः ॥" (सो.नि.)
["Yavaḥ kaṣāyō madhurō himaśca
kaṭuṛvipākē kaphapittahārī
Vṛaṇēṣu pathyaḥ tilavacca nityaṃ
pṛabaddhamūtṛō bahuvātavaṛccāḥ
Sthairyāgnimēdhābalavaṛṇakṛcca
sapicchilaḥ sthūlavilēkhanaśca
Mēhāpahṛttṛṭśamanō∫tirūkṣaḥ
pṛasādanaḥ śōṇitapittayōśca
Guruḥ saraḥ pīnasakāsakaṇṭha-
tvagśvāsarōgōrurujāpahaśca
Guṇairṇyūnatarā jñēyā yavādanyayavāhvayāḥ" (Sō.ni.)]

Hugonia mystax **Linn.**

Linaceae (अतसी–कुलम्)

Eng	:	Climbing flax
Kan	:	Mrēma (ಮ್ರೇಮ)
Mal	:	Kārttōṭṭi, Motirakkaṇṇi (കാർത്തോട്ടി, മോതിരക്കണ്ണി)
San	:	Kaṁsamārah (कंसमारः)
Tam	:	Mōtirakkaṇṇi (மோதிரக்கன்னி)
Tel	:	Kākibīra (కాకిబీర)

Distribution: Throughout India, in dry forest areas

The Plant: A rambling scandent shrub with yellow tomentose twigs; branchlets horizontal provided with a pair of strong circinate hooks; leaves simple, alternate, elliptic-obovate glabrous and penninerved; flowers yellow at the ends of the branchlets, pedicels short, clothed with soft yellow hairs, petals many times longer than the sepals; fruits globose fleshy drupes, seeds 2 or 3 compressed.

Parts used: roots

Properties and uses: The roots are astringent, bitter, sweet, febrifuge and anthelmintic. They are useful in fevers, verminosis and vitiated conditions of *vāta*, externally as a paste for inflammations.

"शाखाङ्कुरैरङ्गुलीयसमानैः समलङ्कृतः ।
काळाङ्गुशः कंसमारः स्वर्णपुष्पः सुलोमशः ॥" (स्व.)
["Śākhāṅgurairaṅgulīyasamānaiḥ samalaṅkṛtaḥ
Kāḷāṅguśah kaṁsamāraḥ svarṇapuṣpaḥ sulōmaśaḥ" (Sva.)]

"कषायतिक्तः सुस्वादुः कंसमारो ज्वरापहः ।
कृमिनुत्कफवातघ्नो विशेषात् शोफनाशनः ॥" (स्व.)
["Kaṣāyatiktaḥ susvāduḥ kaṁsamārō jvarāpahaḥ
Kṛminutkaphavātaghnō viśēṣāt śōphanāśanaḥ" (Sva.)]

Remarks: In 'Abhidhānamañjari,' the synonyms given for *kārttōṭṭi* are as follows:-

"रुजागळश्चार्त्तगळः कर्कशो भीषणः खरः ।
काळंकळः काकळः स्यात् हिंस्राख्यो बहुकण्टकः ॥"
["Rujāgaḷaścārttagaḷaḥ kaṛkkaśō bhīṣaṇaḥ kharaḥ
Kālaṁkaḷaḥ kākaḷaḥ syāt hiṁsṛākhyō bahukaṇṭakaḥ")

The plant which is used as *kāṛttōṭṭi* is also known as *mōtirakkaṇṇi* in Malayalam. The synonyms given for *kāṛttōṭṭi* in 'Abhidhānamañjari' do not seem to be suited for *mōtirakkaṇṇi*.

No other treatises have given the synonyms and properties of *kāṛttōṭṭi*. Hence, the question whether the plant used commonly as *mōtirakkaṇṇi* is the real *kāṛttōṭṭi* or not, has to be resolved by further research.

The name *kāṛttōṭṭi* has been probably given to this plant (*mōtirakkaṇṇi*) because of the presence of ring like coiled hooks on the branches and the black colour, the leaves assume on drying.

Coll. No. AVS 1392

Hydnocarpus laurifolia **(Dennst.) Sleumer**

(H. wightiana *Bl.*)

Flacourtiaceae (विकङ्कत–कुलम्)

Eng	:	Marothi tree, Chaulmugra
Hin	:	Cālmōgara (चालमोगरा)
Kan	:	Toraṭṭi, Surṭi, Suranti (ತೊರಟ್ಟಿ , ಸುರ್ಟಿ , ಸುರಂತಿ)
Mal	:	Marōṭṭi, Nīraṭṭi, Maravaṭṭi, Nirvaṭṭi, Nīraḷaṃ (മരോട്ടി, നീരട്ടി, മരവട്ടി, നീർവട്ടി, നീരളം)
San	:	Tuvarakaḥ (तुवरकः)
Tam	:	Maravaṭṭai, Maraveṭṭi (மரவட்டை, மரவெட்டி)
Tel	:	Ādisadamu, Nīradi (ఆడిసదము, నీరడి)

Distribution: In the forests of the Western Ghats, upto 600 m

The plant: A medium sized to large dioecious evergreen tree, 15–30 m in height with pale brown somewhat rough bark mottled with white; leaves simple, alternate, ovate, oblong, lanceolate or elliptic more or less serrate; flowers small, greenish white, solitary or in fascicles or in small racemes, unisexual; fruits globose or obovoid tomentose berries, seeds 15–20 per fruit, obtusely angular, yellowish.

Parts used: seeds, oil

Properties and uses: The seeds and oil are acrid, astringent, bitter, thermogenic, emollient, depurative, vermifuge, anodyne, purgative, emetic, carminative, stomachic, suppurative, alterant, haematinic and tonic. They are useful in leprosy, skin diseases, pruritus, leucoderma, dermatitis, bronchopathy, eczema, phthisis, vitiated conditions of *vāta* and *kapha*, scrofula, sprains, bruises, tubercular laryngitis, chronic ulcers, dyspepsia, colic, flatulence, verminosis, diabetes, wounds, ulcers and scald-head.

"कुष्ठवैरी शैलरोही महागदः महीरुहः ।
वैवस्वतः द्रुमः स स्यात्........॥" (अत्रिसंहिता)
["Kuṣṭhavairī śailarōhī mahāgadaḥ mahīruhaḥ
Vaivasvataḥ drumaḥ sa syāt...................... "(Atṛisaṁhitā.)]

Hydnocarpus laurifolia

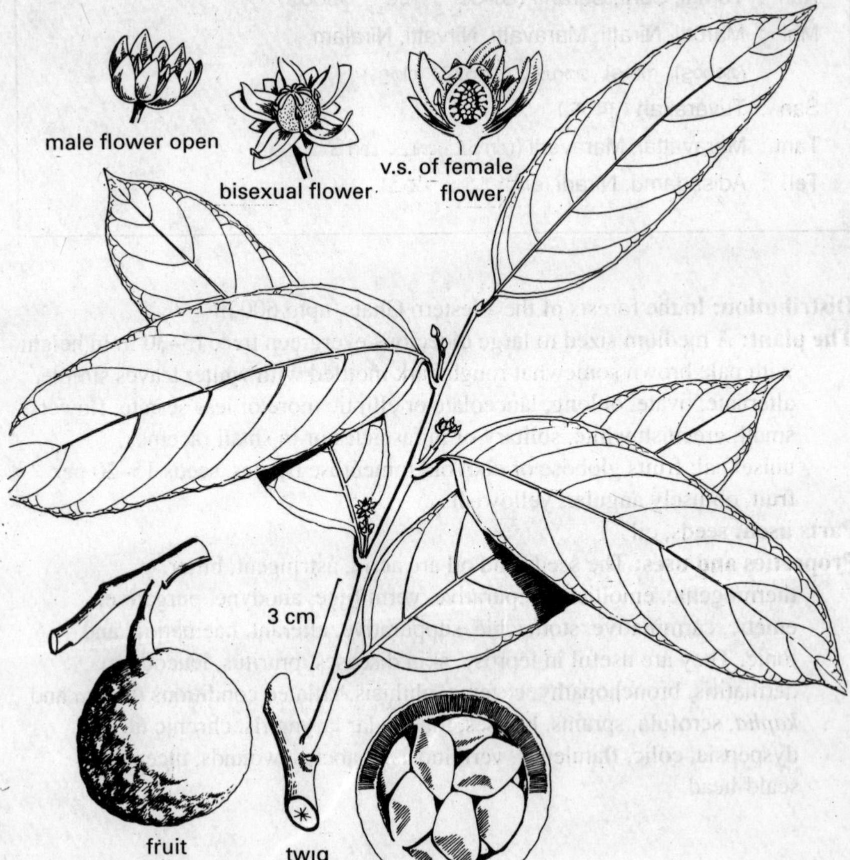

"......................बलकृत् च रसायनः ।
पामाविचर्चिकाकण्डूसिध्मदद्रूविपादिका ॥
हन्यामवातं तुवरं कुष्ठानि च विशेषतः ॥" (अत्रिसंहिता)
"........................ balakrt ca rasāyanaḥ
Pāmāvicarcikākaṇḍūsidhmadadrūvipādikā
Hanyāmavātaṃ tuvaraṃ kuṣṭhāni ca viśēṣataḥ" (Atṛisaṁhitā.)]

"...............................सर्वकुष्ठैर्विमुच्यते ।" (अ.हृ.उ.३९)
["........................saṛvakuṣṭhaiṛvimucyatē" (A.hṛ.U.39.)]

"आरुष्करं तौवरकं कषायं कटुपाकि च ।
उष्णं कृमिज्वरानाहमेहोदावर्त्तनाशनम् ॥" (सु.सू.४६)
["Āruṣkaraṃ tauvarakaṃ kaṣāyaṃ kaṭupāki ca
Uṣṇaṃ kṛmijvarānāhamēhōdāvaṛttanāśanaṃ" (Su.Sū.46)]

"पञ्चकर्मगुणातीतं श्रद्धावन्तं जिजीविषुम् ।
योगेनानेन मतिमान् साधयेदपि कुष्ठिनम् ॥
वृक्षस्तुवरका ये स्यु पश्चिमार्णवभूमिषु ।" (सु.चि.१३)
["Pañcakaṛmaguṇātītaṃ śraddhāvantaṃ jijīviṣuṃ
Yōgēnānēna matimān sādhayēdapi kuṣṭhinaṃ
Vṛkṣastuvarakā yē syu paścimāṛṇavabhūmiṣu" (Su.Ci.13)]

"भिन्नस्वरं रक्तनेत्रं विशीर्णं कृमिभक्षितम् ।
अनेनाशु प्रयोगेण साधयेत् कुष्ठिनं नरम् ॥" (सु.चि.१३)
["Bhinnasvaraṃ raktanētṛaṃ viśīṛṇaṃ kṛmibhakṣitaṃ
Anēnāśu pṛayōgēṇa sādhayēt kuṣṭhinaṃ naraṃ" (Su.Ci 13)]

"शोधयन्ति नरं पीता मज्जानस्तस्य मात्रया ।
महावीर्यस्तुवरकः कुष्ठमेहापहः परः ॥
सान्तर्धूमस्तस्य मज्जा तु दग्धः
क्षिप्तस्तैले सैन्धवं चाञ्जनं च ।
पैल्यं हन्यादर्मनक्तान्धयकाचान्
नीलीरोगं तैमिरं चाञ्जनेन ॥" (सु.चि.१३)
["Śōdhayanti naraṃ pītā majjānastasya māṭrayā
Mahāvīryastuvarakaḥ kuṣṭhamēhāpahaḥ paraḥ
Sāntaṛdhūmastasya majjā tu dagdhaḥ
kṣiptastailē saindhavaṃ cāñjanaṃ ca
Pailyaṃ hanyādāṛmanaktāndhyakācān
nīlīrōgaṃ taimiraṃ cāñjanēna" (Su.Ci.13)]

"तुवरकभल्लातकतैले उष्णे मधुरकषाये तिक्तानुरसे
वातकफकुष्ठमेदोमेहकृमिप्रशमने उभयतो भागदोषहरे च ।" (सु.सू.४२)
["Tuvarakabhallātakatailē uṣṇē madhurakaṣāyē tiktānurasē
vātakaphakuṣṭhamēdōmēhakṛmipṛaśamanē ubhayatō bhāgadōṣaharē ca"
(Su.Sū.42)]

Hygrophila auriculata

Plate 14

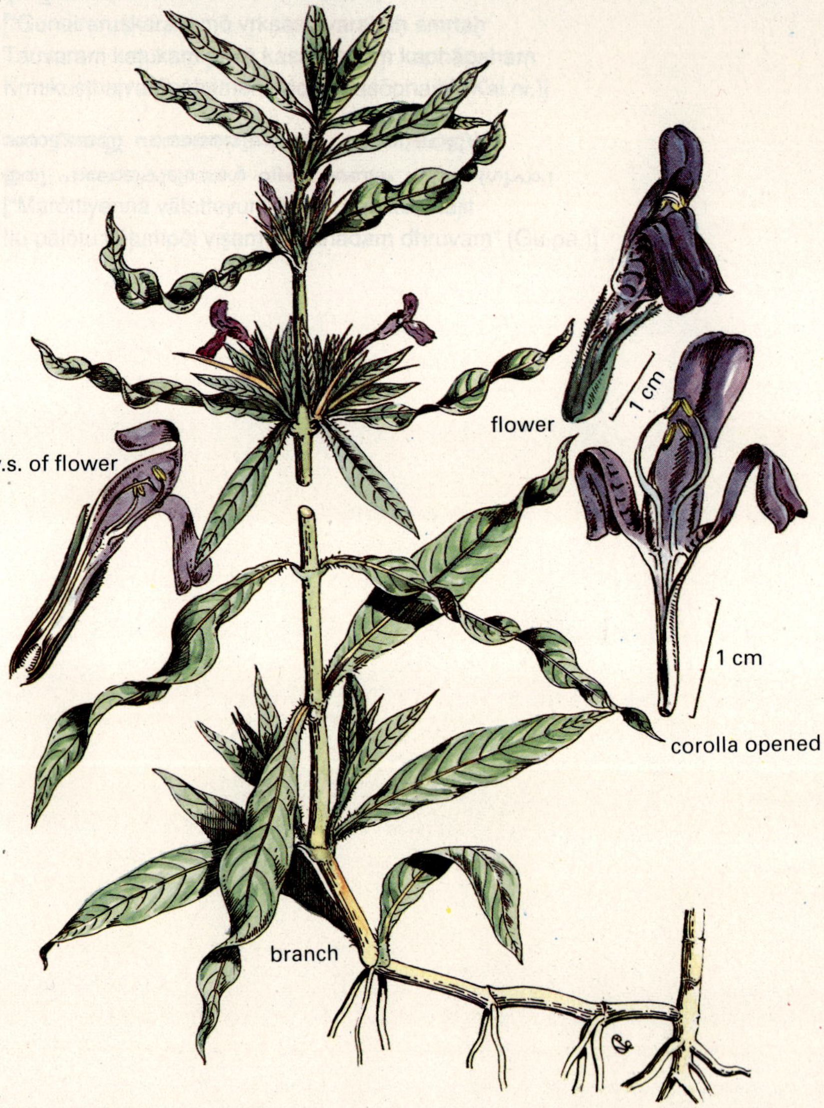

Coll. No. AVS 1779

***Hygrophila auriculata* (K.Schum.)Heine**

(Asteracantha longifolia *(Linn.)Nees*)

Acanthaceae (वाशा–कुलम्)

Eng	:	Long-leaved barleria
Hin	:	Tālmakhānā, Kāṁṭākaliyā (तालमखाना, कांटाकलिया)
Kan	:	Koḷavaḷike (ಕೊಳವಳಿಕೆ)
Mal	:	Vayalcculli, Culli (വയൽച്ചുള്ളി, ചുള്ളി)
San	:	Kōkilākṣaḥ, Ikṣuraḥ (कोकिलाक्षः, इक्षुरः)
Tam	:	Nīrmuḷḷi (நீர்முள்ளி)
Tel	:	Kōkilākṣamu (కోకిలాక్షము)

Distribution: Throughout India, in plains, marshy places, rice-fields, margins of tanks and canals

The plant: An erect, hispid, semiwoody, annual with numerous fasciculate subquadrangular stems; leaves in verticels of six at a node, 2 very large, upto 18 cm long, bearing three straight, sharp yellow spines in each axil, hispid on both sides, lanceolate or oblanceolate, tapering at both ends, margins slightly serrulate, flowers bluish purple or rose tint or whitish in axils of leaves, amidst spines, bracts and bracteoles, corolla bilipped, the upper 2-lobed and the lower 3-lobed; fruits linear oblong compressed capsules with 4–8 seeds on hard small retinacula, seeds flat or compressed, smooth with mucilaginous coating.

Parts used: roots, leaves, seeds

Properties and uses: The roots are sweet, sour, bitter, refrigerant, diuretic, anti-inflammatory, aphrodisiac and tonic. They are useful in dropsy of chronic Bright's disease, inflammation, ascites, hyperdipsia, vesical calculi, strangury, jaundice, flatulence, dysentery and vitiated conditions of *vāta*. The leaves are sweet, sour, bitter, oleaginous, aphrodisiac, anti-inflammatory, stomachic, ophthalmic and tonic. They are useful in jaundice, dropsy, rheumatism, lumbago, arthralgia, anasarca, diseases of the urogenital tract, arthritis, cough, vitiated conditions of *pitta*, gastropathy, anaemia and ophthalmopathy. The seeds are acrid, bitter, refrigerant, liver tonic, aphrodisiac, diuretic, rejuvenating, lithontriptic, nervine tonic, constipating and tonic. They are useful in gonorrhoea, promoting sexual vigour and strength, arresting abortion, burning sensation, anaemia, vitiated conditions of *pitta*, diarrhoea, dysentery, strangury, renal and vesical calculi, gout, rheumatism and general debility.

"कण्टकी दीर्घपत्रश्च पल्वलेषु प्ररोहति ।" (शि.नि.)
["Kaṇṭakī dīrghapatraśca palvalēṣu prarōhati" (Śi.ni.)]

"नादेयी चेक्षुरः पुण्ड्रः कण्टकी कोकिलाक्षकः ।
प्रोक्तः कोकिलपर्यायैरक्षिपर्यायपूर्वकैः ॥" (अ.म.)
["Nādēyī cēkṣuraḥ puṇḍraḥ kaṇṭakī kōkilākṣakaḥ
Prōktaḥ kōkilaparyāyairakṣiparyāyapūrvakaiḥ" (A.ma.)]

"कोकिलाक्षस्तु काकेक्षुरिक्षुरः क्षुरिका क्षुरः ।
भिक्षुः कण्डेक्षुरप्युक्ता इक्षुगन्धेक्षुबालिका ॥" (भा.प्र.)
["Kōkilākṣastu kākēkṣurikṣuraḥ kṣurikā kṣuraḥ
Bhikṣuḥ kāṇḍēkṣurapyuktā ikṣugandhēkṣubālikā" (Bhā.pra.)]

"कोकिलाक्षः शृङ्गाली च शृङ्खला रणकस्तथा ।
शृङ्गालघण्टी वज्रास्थिशृङ्खला वज्रकण्टकः ॥
इक्षुरः क्षुरको वज्रः शृङ्खलिका पिकेक्षण ।
पिच्छिला चेक्षुगन्धा ज्ञेया भुवनसम्मिता ॥" (रा.नि.)
["Kōkilākṣaḥ śṛṅgālī ca śṛṅkhalā raṇakastathā
Śṛṅgālaghaṇṭī vajrāsthiśṛṅkhalā vajrakaṇṭakaḥ
Ikṣuraḥ kṣurakō vajraḥ śṛṅkhalikā pikēkṣaṇaḥ
Picchilā cēkṣugandhā ca jñēyā bhuvanasammitā" (Rā.ni.)]

"क्षुरकः शीतळो वृष्यः स्वाद्वम्ळः पिच्छिलस्तथा ।
तिक्तो वातामशोफाश्मतृष्णादृष्ट्यनिलास्रजित् ॥" (भा.प्र.)
["Kṣurakaḥ śītaḷō vṛṣyaḥ svādvamḷaḥ picchilastathā
Tiktō vātāmaśōphāśmatṛṣṇādṛṣṭyanilāsrajit" (Bhā.pra.)]

"कोकिलाक्षस्तु मधुरः शीतः पित्तातिसारनुत् ।
वृष्यः कफहरो बल्यो रुच्यः सन्तर्पणः परः ॥" (रा.नि.)
["Kōkilākṣastu madhuraḥ śītaḥ pittātisāranut
Vṛṣyaḥ kaphaharō balyō rucyaḥ santarpaṇaḥ paraḥ" (Rā.ni.)]

"कोकिलाक्षो मधुः शीतो रुच्यो बल्यो गुरुः स्मृतः ।
वृष्याम्ळस्तर्पणस्तिक्तः स्वादु स्निग्धश्च चिक्कणः ॥
आढ्यवातामवातातिसारतृष्णाश्मरीरुजः ।
वातास्रमेहशोफामरक्तरुङ्नाशनो मतः ॥
पित्तं च दृष्टिरोगं च नाशयेदिति कीर्त्तितः ।
पर्णं च स्वादु तिक्तं स्याच्छोफशूलविषापहम् ॥
आनाहवातमुदरं पाण्डुरोगं च नाशयेद् ।
बन्धञ्च मलमूत्राणां वातमेवं च नाशयेत् ॥
वृद्धस्य कोकिलाक्षस्य गुणास्त्वस्य समा मताः ।
कोकिलाक्षस्य बीजं तु शीतं स्वादु कषायकम् ॥

Hygrophila auriculata

Plate 15

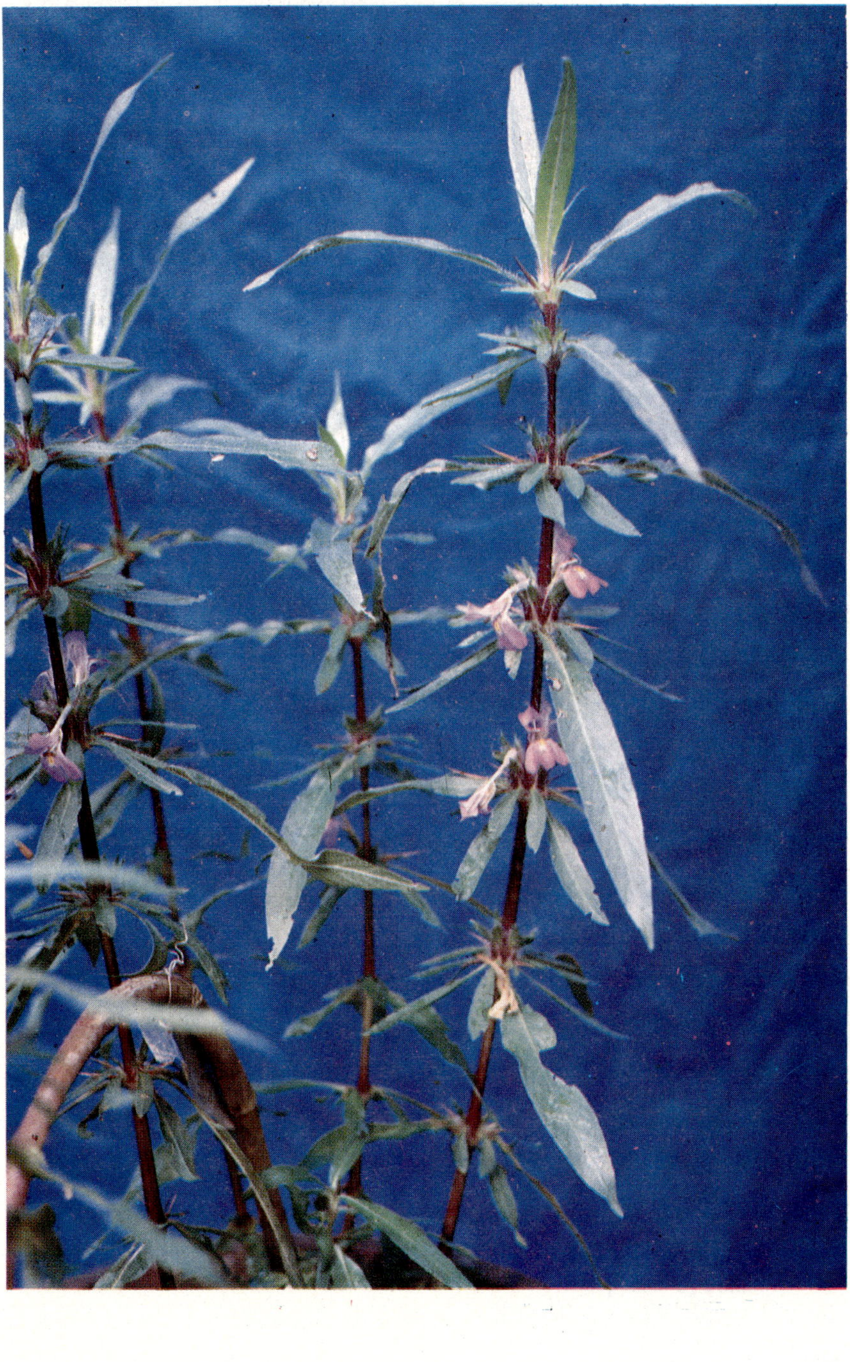

Barleria longiflora Linn. is the Latin name given for *nīrmuḷḷi*. In 'Dhanvantarinighaṇṭu *kōkilākṣaṃ* is interpreted as a variety of *Saccharum officinarum* Linn. But, the Sanskrit names like *vajrakaṇṭaka* and *kaṇṭakī* do not seem to be applicable to *Barleria longiflora* Linn., *Artanema sesamoides* Benth. and *Saccharum officinarum* varieties, as they do not have any kind of spines. Though *Barleria buxifolia* Linn. bears spines, this plant cannot be regarded as *vayalccuḷḷi* as its natural occurrence is not along the water courses.

Thus it amounts to that *Hygrophila auriculata* (K. Schum.) Heine which is in use as *vayalccuḷḷi* in many parts of Kerala, is the correct *kōkilākṣa*.

Hygroryza aristata (Retz.) Nees ex Wight & Arn.

(Pharus aristatus *Retz.*)

Poaceae (यव–कुलम्)

Eng : Bengal wild rice

Hin : Juṅgalī-dāl (जङ्गली–दाल)

Mal : Varinellu̥, Nīrvallippullu̥ (വരിനെല്ല്, നീർവല്ലിപ്പുല്ല്)

San : Nīvāraḥ (नीवारः)

Tam : Vaḷḷippul (வள்ளிப்புல்)

Distribution: Throughout India, in tanks, ponds and wet grounds

The plant: A floating glabrous aquatic grass with culms 30 - 45 cm long, diffusely branched, rooting in dense masses at the nodes, leaves linear or ovate-oblong, obtuse with smooth or slightly scaberulous margins, base subcordate, sheaths smooth, inflated, somewhat auricled at the mouth with ciliate margins, ligule narrow, membranous, spikelets in panicles, rachis and branches, slender, stiff, floral gloom lanceolate with 5 strong nerves, tapering into awn; grains narrowly oblong, free within the lemma and palea.

Parts used: roots, seeds

Properties and uses: The roots and seeds are sweet, acrid, cooling, diuretic, emollient, galactagogue, constipating and tonic. They are useful in strangury, diarrhoea, otopathy, vitiated conditions of *pitta*, burning sensation, hyperdipsia, fatigue and general debility.

"नीवारः शुक्ळघ्नो ऋषिशुक्ळविनाशनश्च तनुशूकः ।
तापससेव्योऽभिहितः पर्यायैस्तापसाहारः ॥" (अ.म.)

["Nīvāraḥ śukḷaghnō ṛṣiśukḷavināśanaśca tanuśūkaḥ
Tāpasasēvyōऽbhihitaḥ paryāyaistāpasāhāraḥ" (A.ma.)]

"नीवारस्तापश्चैव मुनिभक्तः प्रसादकः ।
अरण्यधान्यनामा च रसिकश्च प्रकीर्त्तितः ॥" (ध.नि.)

["Nīvārastāpasaścaiva munibhaktaḥ pṛasādakaḥ
Araṇyadhānyanāmā ca rasikaśca pṛakīṛttitaḥ" (Dha.ni.)]

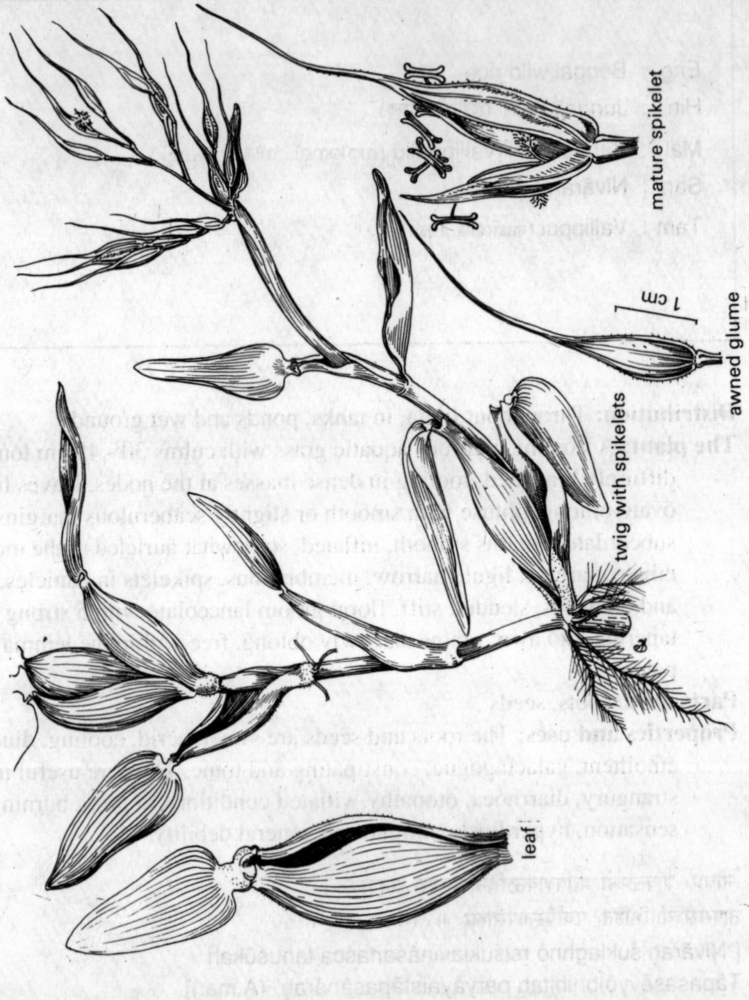

Hygroryza aristata

"नीवारोऽरण्यधान्यं स्यान्मुनिधान्यं तृणोद्भवम् ।" (रा.नि.)
["Nīvārōऽraṇyadhānyaṃ syānmunidhānyaṃ tṛṇōdbhavaṃ" (Ra.ni.)]

"नीवार उड्डिका तूड्डी वनव्रीहिर्मुनिप्रियः ।" (कै.नि.)
["Nīvāra uḍḍikā tūḍḍī vanavṛīhiṛmunipṛiyaḥ" (Kai.ni.)]

"नीवारः शीतळो ग्राही पित्तघ्नः कफवातकृत् ।" (भा.प्र., म.पा.नि.)
["Nīvāraḥ śītaḷō grāhī pittaghnaḥ kaphavātakṛt" (Bhā.pṛa., Ma.pā.ni.)]

"नीवारो मधुरः स्निग्धः पवित्रः पथ्यदो लघु ।" (ध.नि., रा.नि.)
["Nīvārō madhuraḥ snigdhaḥ pavitṛaḥ pathyadō laghu" (Dha.ni., Rā.ni.)]

".....उड्डी तद्वत्कफप्रदः ।" (कै.नि.)
["............................... uḍḍī tadvatkaphapṛadaḥ" (Kai.ni)]

"नीवारः श्ळेष्मळो रूक्षः कषायो वातळो हिमः ।
लेखनो बद्धविण्मूत्रः स्वादुः पित्तहरो लघुः ॥" (सो.नि.)
["Nīvāraḥ śḷēṣmaḷō rūkṣaḥ kaṣāyō vātaḷō himaḥ
Lēkhanō baddhaviṇmūtṛaḥ svāduḥ pittaharō laghuḥ" (Sō.ni.)]

വരിനെല്ലിനുടെ വേരു കർണ്ണത്തിനെത്രയും ഗുണം.
മുലയിൽ പാൽ പെരുപ്പാനും നന്നേറ്റം വാതപിത്തജിത് (ഗു.പാ.)
["Varinellinuṭe vēru karṇṇattinetṛayuṃ guṇaṃ
Mulayil pāl peruppānum nannēttaṃ vātapittajit" (Gu.pā.)]

Hyoscyamus niger Linn.

Solanaceae (कण्टकारी–कुलम्)

Eng	:	Henbane, Black henbane
Hin	:	Khurāsāni ajavāyan, Khurāśśānī jamānī (खुरासानी अजवायन्, खुराश्शानी जमानी)
Kan	:	Khurāsānī-ajavāna (ಖುರಾಸಾನೀ-ಅಜವಾನ)
Mal	:	Kuṛāśśāṇi, Pārasīkayavāni (കുറാശ്ശാണി, പാരസീകയവാനി)
San	:	Pārasīkayavānī (पारसीक यवानी)
Tam	:	Kuṛāśśāṇiyōmaṃ (குறாச்சாணியோமம்)
Tel	:	Kurasāni-ōmam (కురసాని ఓమము)

Distribution: Kashmir to Garhwal, from 2,400 m to 3,300 m

The plant: An erect, foetid, viscidly hairy annual or biennial upto 1.5 m in height; radical leaves spreading, coarsely dentate to pinnately lobed, stem leaves smaller, sessile, ovate, irregularly pinnatifid; flowers yellowish green, veined with purple, darker in the centre, lower ones in forks of the branches, upper solitary in the axils of leaf-like bracts; fruits capsules, enclosed in globose enlarged calyx, seeds numerous, minute, kidney shaped, brown.

Parts used: leaves, seeds

Properties and uses: The leaves and seeds are bitter, acrid, thermogenic, narcotic, anodyne, anti-inflammatory, anthelmintic, stomachic, cardiotonic, expectorant, antispasmodic, haemostatic, depilatory, mydriatic and tonic. They are useful in odontalgia, ulemorrhagia, dental caries, hepatodynia, mammillitis, orchitis, rheumatoid arthritis, verminosis, colic, flatulence, cardiac debility, epilepsy, epistaxis, haematemesis, haemoptysis, whooping cough, asthma, bronchitis, vitiated conditions of *vāta* and *kapha*, catarrh, watering of the eyes, ophthalmia, otalgia, cephalalgia, fever, meningitis, insomnia, scabies, urolithiasis, spermatorrhoea, dysmenorrhoea, leucorrhoea and menostasis.

"यवानी यवानी तीव्रा तुरुष्को मदकारिणी ।" (ध.नि.)
["Yavānī yavānī tīvṛā turuṣkō madakāriṇī" (Dha.ni.)]

Hyoscyamus niger

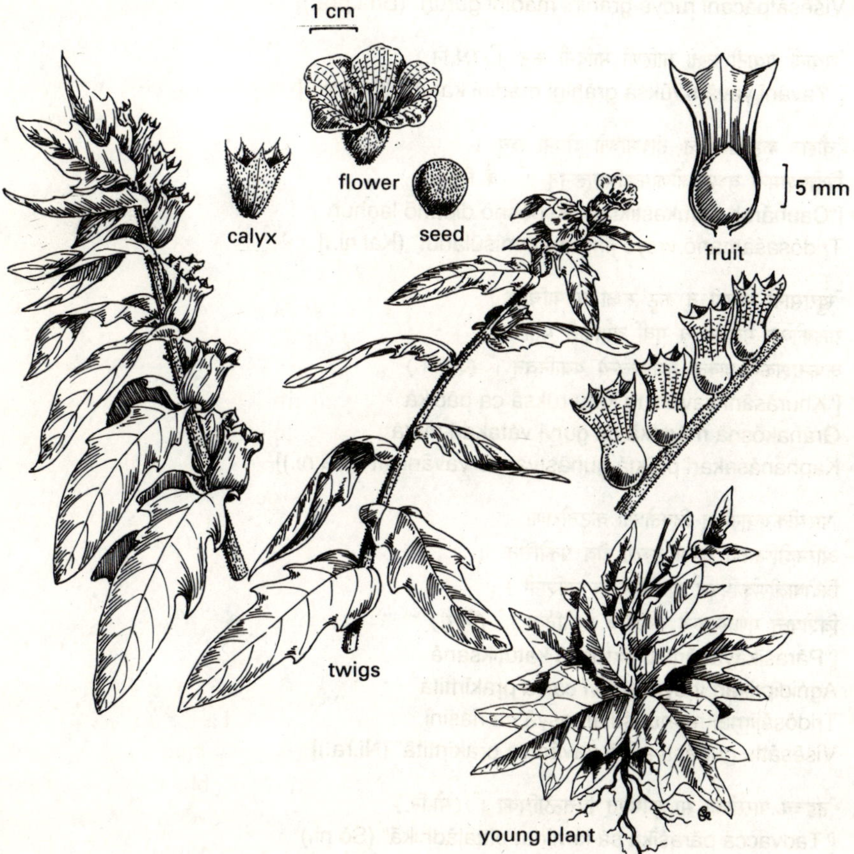

"यवानी यवानी तीव्रा तुरुष्का मदकारिणी ।
दीप्यः श्यामः कुबेराख्यो मादको मदकारकः ॥" (शा.नि.)
["Yavānī yavānī tīvṛā turuṣkā madakāriṇī
Dīpyaḥ śyāmaḥ kubērākhyō mādakō madakārakaḥ" (Śā.ni.)]

"पारसीकयवानी स्याच्चौहारो जन्तुनाशनः ।" (कै.नि.)
["Pārasīkayavānī syāccauhārō jantunāśanaḥ" (Kai.ni.)

"पारसीकयवानी तु यवानीसदृशा गुणैः ।
विशेषात्पाचनी रुच्या ग्राहिणी मादिनी गुरुः ॥" (भा.प्र.)
["Pārasīkayavānī tu yavānīsadṛśā guṇaiḥ
Viśēṣātpācanī rucyā grāhiṇī mādinī guruḥ" (Bhā.pṛa.)]

"यवानी यवानी रुक्षा ग्राहिणी मादिनी कटुः ।" (ध.नि.)
["Yavānī yavānī rūkṣā grāhiṇī mādinī kaṭuḥ" (Dha.ni.)]

"चौहारः कटुकस्तिक्तः तीक्ष्णोष्णो दीपनो लघुः ।
त्रिदोषशमनो वृष्यो जीर्णामकृमिशूलनुत् ॥" (कै.नि.)
["Cauhāraḥ kaṭukastiktaḥ tīkṣṇōṣṇō dīpanō laghuḥ
Tṛidōṣaśamanō vṛṣyō jīṛṇāmakṛmiśūlanut" (Kai.ni.)]

"खुरासानी यवानी तु कटु रूक्षा च पाचिका ।
ग्राहकोष्णा मादका च गुर्वी वातकरी मता ॥
कफनाशकरी प्रोक्ता गुणास्त्वन्ये यवानिवत् ।" (शा.नि.)
["Khurāsānī yavānī tu kaṭu rūkṣā ca pācikā
Grāhakōṣṇā mādakā ca guṛvī vātakarī matā
Kaphanāśakarī pṛōktā guṇāstvanyē yavānivat" (Śā.ni.)]

"पारसीकयवानी तु तिक्तोष्णा कटुतीक्ष्णा ।
अग्निदीप्तिकरी वृष्या लघ्वी चैव प्रकीर्त्तिता ॥
त्रिदोषाजीर्णकृमिनुत् शूलमस्य च नाशिनी ।
विशेषात्तु गुणास्त्वन्ये यवानीव प्रकीर्तिता ॥" (नि.र.)
["Pārasīkayavānī tu tiktōṣṇā kaṭutīkṣaṇā
Agnidīptikarī vṛṣyā laghvī caiva pṛakīṛttitā
Tṛidōṣājīṛṇakṛminut śūlamasyā ca nāśinī
Viśēṣāttu guṇāstvanyē yavānīva pṛakīṛttitā" (Ni.ra.)]

"तद्वच्च पारसीका सा कृमिनुत् पित्तळाधिका ।" (सो.नि.)
["Tadvacca pārasīkā sā kṛminut pittaḷādhikā" (Sō.ni.)

"यवानी पाचनी रूक्षा ग्राहिणी मादिनी गुरुः ।" (म.वि.)
["Yavānī pācanī rūkṣā grāhiṇī mādinī guruḥ" (Ma.vi.)]

Ichnocarpus frutescens (Linn.) R.Br.

Apocynaceae (कुटज-कुलम्)

Hin	:	Kālīdūdhī, Dūdhī (कालीदूधी, दूधी)
Kan	:	Kappunāmadabēru (ಕಪ್ಪುನಾಮದಬೇರು)
Mal	:	Pārvaḷḷi, Pālvaḷḷi (പാർവള്ളി, പാൽവള്ളി)
San	:	Ulpalaśāribā, Pāḷindī, Śyāmaḷā (उत्पलशारिबा, पाळिन्दी, श्यामळा)
Tam	:	Udaṛkkoṭi, Pāravaḷḷi (உதர்க்கொடி, பாரவள்ளி)
Tel	:	Nallatīga (నల్ల తీగ)

Distribution: Throughout India, in the plains and lower hills upto 1,200 m

The plant: A much branched extensively climbing rusty-villous evergreen, laticiferous woody climber; leaves simple, opposite, elliptic-oblong to broadly lanceolate, acute or acuminate, main nerves 5–7pairs; flowers greenish white, fragrant, numerous in axillary or terminal panicles of cymose clusters; fruits straight or slightly curved, cylindrical follicles, usually 2, divaricate, seeds black, comose, coma white.

Parts used: roots

Properties and uses: The roots are sweet, refrigerant, febrifuge, aphrodisiac, alterant, diaphoretic, diuretic, depurative, demulcent and tonic. They are useful in vitiated conditions of *pitta*, burning sensation. hyperdipsia, fever, seminal weakness, nephrolithiasis, strangury, skin diseases, leprosy, pruritus, dyspepsia, vomiting, diabetes, cephalalgia and general weakness.

"पाळिन्दी गोपिकाऽनन्ता श्यामळा भद्रिकाऽपि च ।
काळघण्टी श्वेतमूली दीर्घमूली च सा स्मृता ॥" (स्व.)
["Pāḷindī gōpikāऽnantā śyāmaḷā bhadrikāऽpi ca
Kāḷaghaṇṭī śvētamūlī dīrghamūlī ca sā smṛtā" (Sva.)]

"स्वादुपाकरसा शीता पाळिन्दी ज्वरनाशिनी ।
तृष्णाच्छर्दिहरी वृष्या पित्तघ्नी रक्तशुद्धिदा ॥
शारिबासदृशं मूलं वर्णगन्धरसैर्विना ।
ततश्चाल्पगुणा ज्ञेया तदभावे तु शारिबा ॥
शारिबाऽभावतश्चैवं भद्रिकां नैव योजयेत् ।" (स्व.)

Ichnocarpus frutescens

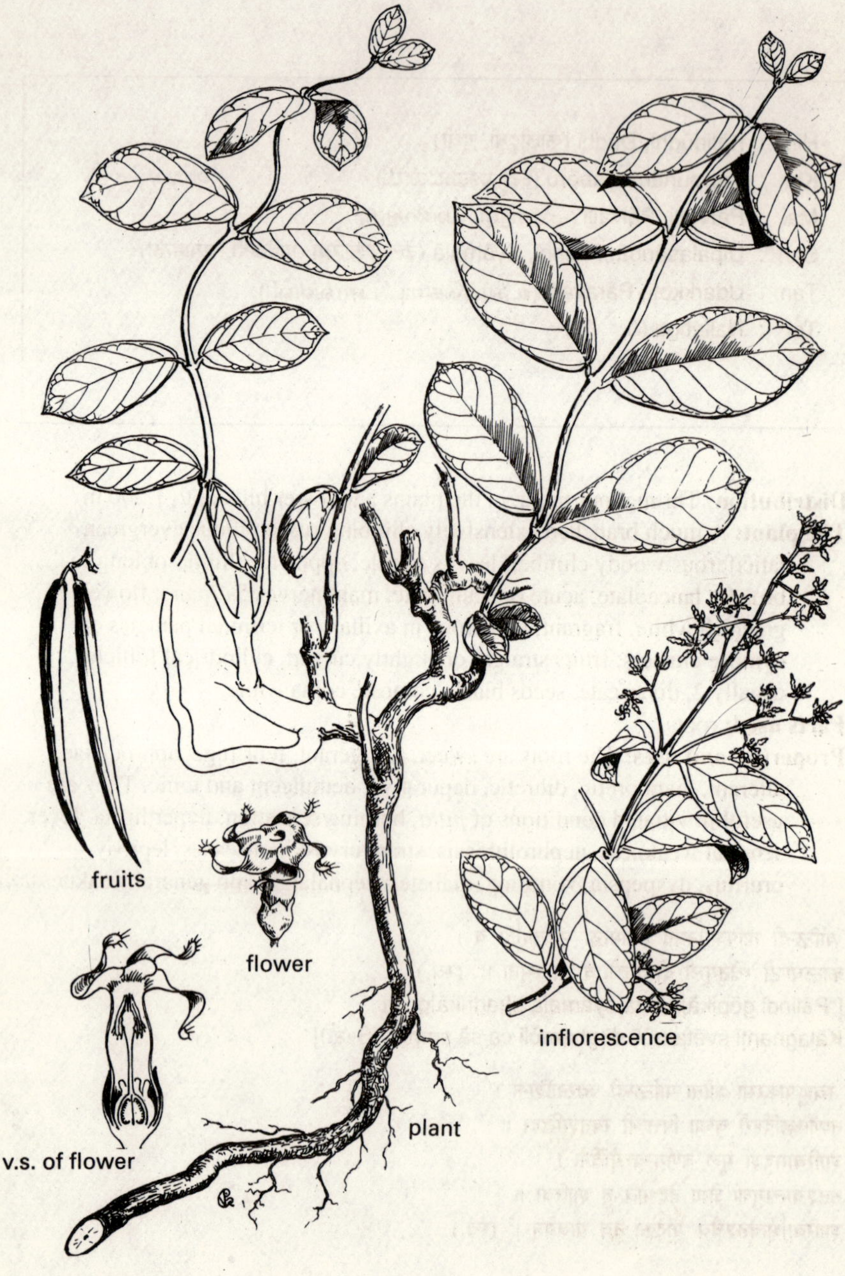

["Svādupākarasā śītā pāḷindī jvaranāśinī
Tṛṣṇācchaṛdiharī vṛṣyā pittaghnī raktaśuddhidā
Śāribāsadṛśaṃ mūlaṃ varṇagandharasairvinā
Tataścālpaguṇā jñēyā tadabhāvē tu śāribā
Śāribā∫bhāvataścaivaṃ bhadrikāṃ naiva yōjayēt" (Sva.)]

Coll. No. AVS 2491

Illicium verum Hook.f.

Magnoliaceae ([illegible])

Eng : Star anise of China
Hin : Anasphal ([illegible])
Kan : Kankola ([illegible])
Mal : Takkolappuvu, Takkolappuli ([illegible])
San : Takkolakam ([illegible])
Tam : Anasappu, [illegible]
Tel : Koppi, Anasapuvu [illegible]

Distribution: Indigenous to [illegible]

The plant: [illegible] evergreen tree, [illegible] leaves simple, [illegible] elliptic to oblanceolate; flowers white [illegible] fruit star-shaped, consisting of 8 carpels (follicles) [illegible] around a central short column, each follicle is [illegible] containing one brown compressed, ovoid, shiny seed.

Parts used: fruits

Properties and uses: The fruits are sweet, aromatic, carminative, digestive, stomachic, expectorant and deodorant. They are useful in dyspepsia, flatulence, spasmodic colonalgia, dysentery, cough, asthma, rheumarthritis, hemiplegia, [illegible] halitosis.

तक्कोलकं कृतफलं कफघ्नं [illegible]
["Takkōlakam krtaphalam [illegible] bhavati" (A.ma.)]

सुरभि स्वादु तक्कोलं दीपनं पाचनं च तत् [illegible]
[illegible]
["Surabhiḥ svādu takkōlam dīpanaṁ pacanaṁ ca tat [illegible]
Kaphaghnam [illegible]" (Sva.)]

["Cavaṛttericcirippōnnu takkōlapuṭṭal śītaḷaṃ
Mūtṛakṛcchṛārucikaḷuṃ śvāsōdaraviṣaṅṅaḷuṃ
Tṛidōsaṃ śōphamaṛśassuṃ nētṛaśṛōtṛāmayaṅṅaḷuṃ
Vannennālokkeyuṃ tīṛppān śaktiyuṇṭatinēṫṫavuṃ" (Gu.pā.)]

Coll. No. AVS 1168

Indigofera tinctoria Linn.

Fabaceae (अपराजिता–कुलम्)

Eng	:	Indian indigo
Hin	:	Nīl (नील)
Kan	:	Nīlī (ನೀಲೀ)
Mal	:	Nīlamari, Amari (നീലമരി, അമരി)
San	:	Nīlinī (नीलिनी)
Tam	:	Avari, Nīli (அவரி, நீலி)
Tel	:	Nīli (నీలి)

Distribution: Throughout India, mainly as an escape from cultivation

The plant: A branching shrub upto 2 m high, leaves with 7–13 leaflets, green when fresh and greyish black on drying, tender branches bluish red in colour; flowers many in nearly sessile lax spicate racemes which are much shorter than the leaves, red or pink; fruits cylindric pods, pale greenish grey when young and dark brown on ripening with 10–12 seeds.

Parts used: whole plant

Properties and uses: The roots, stems and leaves are bitter, thermogenic, laxative, trichogenous, expectorant, anthelmintic, tonic and diuretic, and are useful for promoting the growth of hair and in gastropathy, splenomegaly, cephalalgia, cardiopathy, chronic bronchitis, asthma, ulcers and skin diseases. The juice expressed from the leaves is useful in the treatment of hydrophobia. An extract of the plant is good for epilepsy and neuropathy. The plant possesses anti-toxic property.

"नीलिका नीलपत्रा स्याच्छरपुङ्खदळा च सा ।
बहुशिम्बा कालिका च रङ्गपत्री च रञ्जनी ॥" (शि. नि.)
["Nīlikā nīlapatrā syāccharapuṅkhadaḷā ca sā
Bahuśiṁbā kālikā ca raṅgapatrī ca rañjanī" (Śi.ni.)]

"नीली तु नीलिनी तूली कालादोला च नीलिका ।
रञ्जनी श्रीफली तुत्था ग्रामीणा मधुपर्णीका ॥
क्ळीतका कालकेशी च नीलपुष्पा च सा स्मृता ।" (भा.प्र)

Indigofera tinctoria

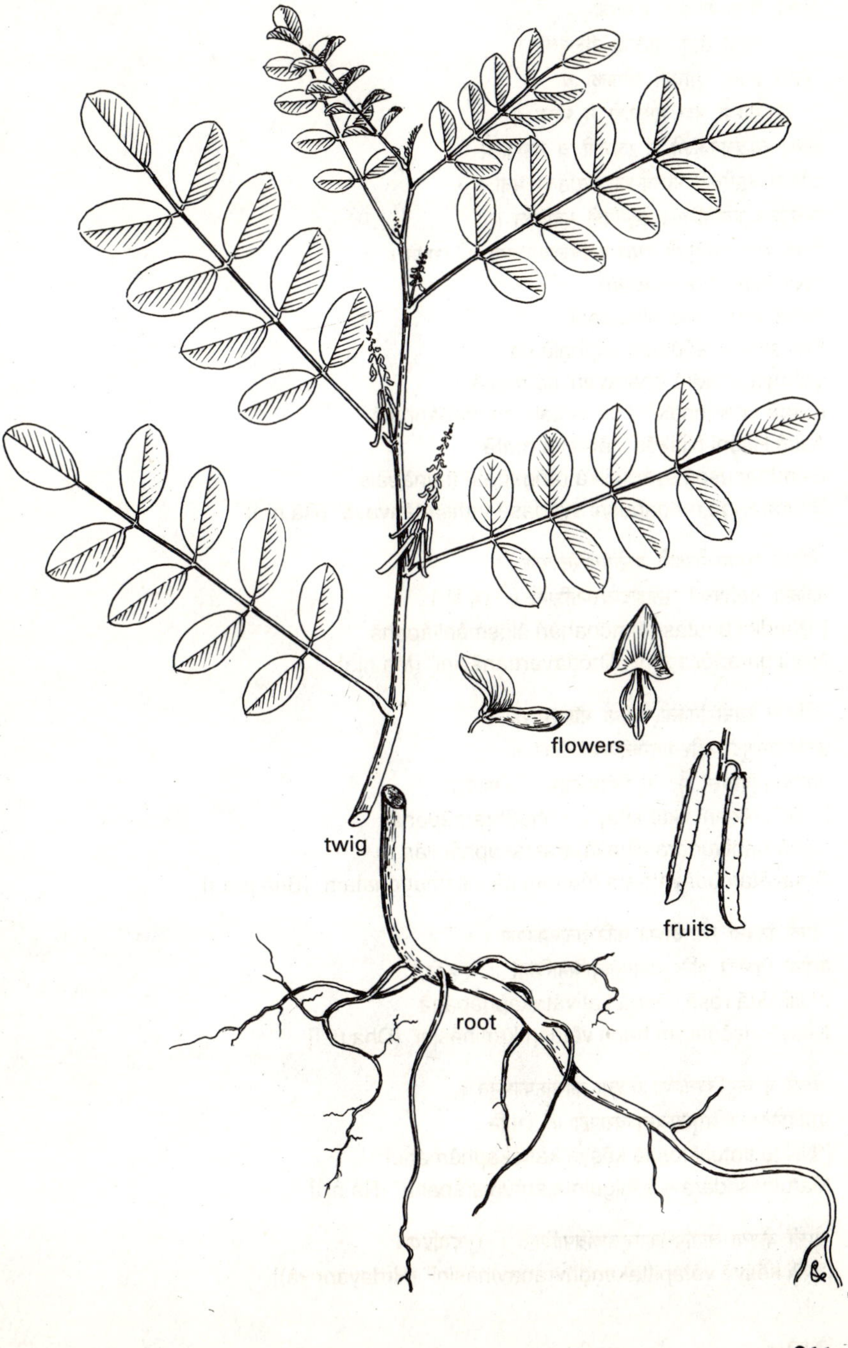

["Nīlī tu nīlinī tūlī kālādōlā ca nīlikā
Rañjanī śrīphalī tutthā grāmīṇā madhuparṇikā
Klītakā kālakēśī ca nīlapuṣpā ca sā smṛtā" (Bhā.pṛa.)]

"नीली नीला नीलिनी नीलपत्री
तुत्था राज्ञी नीलिका नीलपुष्पी ।
.काली श्यामा शोधनी श्रीफला च
ग्राम्या भद्रा भारवाही च मोचा ॥
कृष्णा व्यञ्जनकेशी च रञ्जनी च महाफला ।
असिता क्लीतनी नीलकेशी चारटिका मता ॥
गन्धपुष्पा श्यामलिका रङ्गपत्री महाबला ।
स्थिररङ्गा रङ्गपुष्पी स्यादेषा त्रिंशादाह्वया ॥" (रा.नि.)
["Nīlī nīlā nīlinī nīlapatṛī
tuthā rājñī nīlikā nīlapuṣpī
Kālī śyāmā śōdhanī śrīphalā ca
grāmyā bhadrā bhāravāhī ca mōcā
Kṛṣṇā vyañjanakēśī ca rañjanī ca mahāphalā
Asitā klītanī nīlakēśī cāraṭikā matā
Gandhapuṣpā śyāmalikā ṛaṅgapatṛī mahābalā
Sthiraraṅgā raṅgapuṣpī syādēṣā tṛiṁśadāhvayā" (Rā.ni.)]

"भेदिनी भूतसम्मोहहारी श्लेष्मानिलापहा ।
नीलिनी गरदोषघ्नी प्लीहोदावर्त्तनाशिनी ॥" (म.नि.)
["Bhēdinī bhūtasaṁmōhahārī śḷēṣmānilāpahā
Nīlinī garadōṣaghnī pḷīhōdāvaṛttanāśinī" (Ma.ni.)]

"नीलिनी रेचनी तिक्ता केश्या मोहभ्रमापहा ।
उष्णा हन्त्युदरप्लीहवातरक्तकफानिलान् ॥
आमवातमुदावर्त्तं मदं च विषमुद्धतम् ।" (भा.प्र.)
["Nīlinī rēcanī tiktā kēśyā mōhabhṛamāpahā
Uṣṇā hantyudarapḷīhavātaraktakaphānilān
Āmavātamudāvaṛttaṃ madaṃ ca viṣamuddhataṃ" (Bhā.pṛa.)]

"नीली तिक्ता रसे चोष्णा कटिवातकफापहा ।
केश्या विषोदरं हन्ति वातासृक्कृमिनाशिनी ॥" (ध.नि.)
["Nīlī tiktā rasē cōṣṇā kaṭivātakaphāpahā
Kēśyā viṣōdaraṃ hanti vātāsṛkkṛmināṣinī" (Dha.ni.)]

"नीली तु कटुतिक्तोष्णा केश्या कासकफामनुत् ।
मरुद्विषोदरव्याधिगुल्मजन्तुज्वरापहा ॥" (रा.नि.)
["Nīlī tu kaṭutiktōṣṇā kēśyā kāsakaphāmanut
Marudviṣōdaravyādhigulmajantujvarāpaha" (Rā.ni)]

"नीली केश्या वातपित्तकण्डूव्रणविनाशिनी ।" (हृदयप्रिया)
["Nīlī kēśyā vātapittakaṇḍūvṛaṇavināśinī" (Hṛdayapṛiyā)]

"नीली तिक्ता रसे पाके सरोष्णा भ्रममोहकृत् ।
कफानिलहरा केश्या प्लीहोदरविषापहा ॥
वातरक्तमुदावर्तमामवातगदं हरेत् ।" (कै.नि.)
["Nīlī tiktā rasē pākē sarōṣṇā bhṛamamōhakṛt
Kaphānilaharā kēśyā plīhōdaraviṣāpahā
Vātaraktamudāvaṛtamāmavātagadaṃ harēt" (Kai.ni.)]

"नीली तु कटुका तिक्ता केश्या चोष्मा सरा मता ।
व्यङ्गं श्ळेष्मोदरं मोहं हृद्रोगं च भ्रमं तथा ॥
वातरक्तमुदावर्तमामवातं कफं जयेत् ।
मदं कासं विषं चामं वातं गुल्मं ज्वरं तथा ॥
कुष्ठं कृमीञ्चोदरञ्च प्लीहञ्चैव विनाशयेत् ।" (नि.र.)
["Nīlī tu kaṭukā tiktā kēśyā cōṣmā sarā matā
Vyaṅgaṃ śḷēṣmōdaraṃ mōhaṃ hṛdrōgaṃ ca bhṛamaṃ tathā
Vātaraktamudāvaṛttamāmavātaṃ kaphaṃ jayēt
Madaṃ kāsaṃ viṣaṃ cāmaṃ vataṃ gulmaṃ jvaraṃ tathā
Kuṣṭhaṃ kṛmīñcōdarañca plīhañcaiva vināśayēt" (Ni.ra.)]

"नीली केश्या शिरोरोगव्रणकुष्ठापहा सरा ।" (सो.नि.)
["Nīlī kēśyā śirōrōgavṛaṇakuṣṭhāpahā sarā" (Sō.ni.)]

"विरेचने ससर्पिष्कं तत्रोक्तं नीलिनीफलम् ।"
(सु.क.१.पक्वाशयगतं विषम्)
["Virēcanē sasaṛpiṣkaṃ tatṛōktaṃ nīlinīphalaṃ"
(Su.Ka.1. Pakvāśayagataṃ viṣaṃ)]

"तण्डुलजलेन पिष्टं नीलिन्या मूलमाशु नाशयति ।
पानेन मण्डलीविषं .... ॥" (राजमार्ताण्डः)
["Taṇḍulajalēna piṣṭaṃ nīlinyā mūlamāśu nāśayati
Pānēna maṇḍalīviṣaṃ......" (Rājamāṛtāṇḍaḥ)]

"अजक्षीरेण सम्पिष्य पीता नीलिजटा तथा ।" (वैद्यमनोरमा–मूत्रकृच्छ्रम्)
["Ajakṣīrēṇa saṁpiṣya pītā nīlijaṭā tathā"
(Vaidyamanōramā-Mūtṛakṛcchṛaṃ)]

Inula racemosa Hook.f.

Asteraceae (भृङ्गराज–कुलम्)

Hin	:	Pōhakarmūl, Puṣkarmūl (पोहकरमूल, पुष्करमूल)
Kan	:	Rāsnābhēda (ರಾಸ್ನಾಭೇದ)
Mal	:	Puṣkkaramūlaṃ (പുഷ്ക്കരമൂലം)
San	:	Pauṣkaraṃ, Puṣkaraṃ (पौष्करं, पुष्करं)
Tam	:	Puṣkkāramūlaṃ (புஷ்க்காரமூலம்)
Tel	:	Puṣkāramu (పుష్కరము)

Distribution: In the Western Himalayas from 1,500 m to 4,200 m

The plant: A stout herb upto 1.5 m in height with rough grooved stem; leaves simple, alternate radical or cauline, crenate, leathery, rough above, densely hairy beneath; flowers yellow, many in heads, outer bracts broad, tips triangular, recurved, inner bracts linear, sharp, pointed; fruits slender achenes with reddish pappus. The fresh root is brownish externally and white internally. On drying it becomes greyish. The root is aromatic and irregularly wrinkled.

Parts used: roots

Properties and uses: The roots are bitter, acrid, thermogenic, aromatic, stimulant, antiseptic, alexipharmic, deodorant, anodyne, anti-inflammatory, digestive, carminative, stomachic, cardiotonic, expectorant, bronchodilator, diuretic, uterine stimulant, aphrodisiac, sudorific, emmenagogue, resolvent, febrifuge and tonic. They are useful in vitiated conditions of *kapha* and *vāta,* foul ulcers and wounds, hemicrania, cardiodynia, hepatalgia, splenalgia, arthralgia, inflammations, anorexia, dyspepsia, flatulence, colic, cardiac debility, hiccough, cough, cardiac and bronchial asthma, bronchitis, strangury, nephropathy, amenorrhoea, dysmenorrhoea, skin diseases, cerebropathy, pneumonosis, emaciation, anaemia, fever and general debility.

"पौष्करं पुष्करजटा काश्मीरं पुष्कराह्वयम् ।
नाम्ना पुष्करमूलं स्यात् पद्मवर्णं तथैव च ॥" (अ.म.)

Inula racemosa

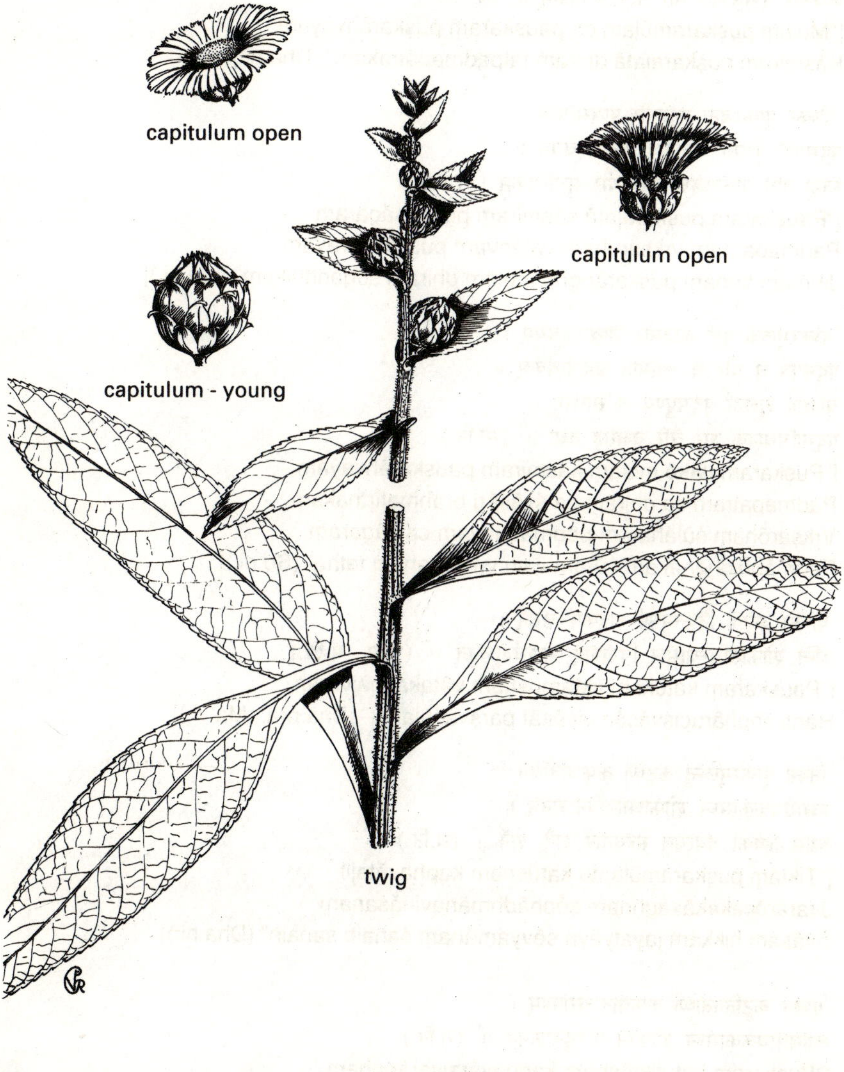

["Pauṣkaraṃ puṣkarajaṭā kāśmīraṃ puṣkarāhvayaṃ
Nāmnā puṣkaramūlaṃ syāt padmavaṛṇaṃ tathaiva ca" (A.ma.)]

"उक्तं पुष्करमूलन्तु पौष्करं पुष्करं च तत् ।
पद्मपत्रं च काश्मीरं कुष्ठभेदमिमं जगुः ॥" (भा.प्र.)
["Uktaṃ puṣkaramūlantu pauṣkaraṃ puṣkaraṃ ca tat
Padmapatraṁ ca kāśmīraṃ kuṣṭhabhēdamiaṃ jaguḥ" (Bhā.pṛa.)]

"मूलं पुष्करमूलं च पौष्करं पुष्कराह्वयम् ।
काश्मीरं पुष्करजटा धीरं तत्पद्मपत्रकम् ॥" (ध.नि.)
["Mūlaṃ puṣkaramūlaṃ ca pauṣkaraṃ puṣkarāhvayaṃ
Kāśmīraṃ puṣkarajaṭā dhīraṃ tatpadmapatṛakaṃ" (Dha.ni.)]

"पौष्करं पुष्करजटा काश्मीरं पुष्पसागरम् ।
पद्मपर्णं वृक्षरुहं वाताह्वं पुष्कराह्वयम् ॥
जिह्मं तीर्थं पष्कराङ्घ्री मूलं धीरं सुगन्धिकम् ।" (कै.नि.)
["Pauṣkaraṃ puṣkarajaṭā kāśmīraṃ puṣpasāgaraṃ
Padmapaṛṇaṃ vṛkṣaruhaṃ vātāhvaṃ puṣkarāhvayaṃ
Jihmaṃ tīṛthaṃ puṣkarāṅghṛī mūlaṃ dhīraṃ sugandhikaṃ" (Kai.ni.)]

"पुष्करमूलके मूलं काश्मीरं पौष्कराह्वयम् ।
पद्मपत्रं च धीरं च श्वासारि ब्रह्मतीर्थकम् ॥
वृक्षरोहं शूलहरं पद्मपुण्यं च सागरम् ।
पद्माभिधानकं शूरं वैरि वृक्षसहं तथा ॥" (सो.नि.)
["Puṣkaramūlakē mūlaṃ kāśmīraṃ pauṣkarāhvayaṃ
Padmapatṛaṃ ca dhīraṃ ca śvāsāri brahmatīṛthakaṃ
Vṛkṣarōhaṃ śūlaharaṃ padmapuṇyaṃ ca sāgaraṃ
Padmābhidhānakaṃ śūraṃ vairi vṛkṣasahaṃ tathā" (So.ni.)]

"पौष्करं कटुकं तिक्तमुष्णं वातकफज्वरान् ।
हन्ति शोफारुचिश्वासान् विशेषात् पार्श्वशूलनुत् ॥" (भा.प्र., म.वि.)
["Pauṣkaraṃ kaṭukaṃ tiktamuṣṇaṃ vātakaphajvarān
Hanti śōphārucisvāsān viśēṣāt pāṛsvaśūlanut" (Bhā.pṛa., Ma.vi.)]

"तिक्तं पुष्करमूलन्तु कटूष्णं कफवातजित् ।
ज्वरारोचककासघ्नं शोफाध्मानविनाशनम् ॥
श्वासं हिक्कां जयत्येव सेव्यमानं शनैः शनैः ।" (ध.नि.)
["Tiktaṃ puṣkaramūlantu kaṭūṣṇaṃ kaphavātajit
Jvarārōcakakāsaghnaṃ śōphādhmānavināśanaṃ
Śvāsaṃ hikkāṃ jayatyēva sēvyamānaṃ śanaiḥ śanaiḥ" (Dha.ni.)]

"पुष्करं कटुतिक्तोष्णं कफवातज्वरापहम् ।
श्वासारोचककासघ्नं शोफघ्नं पाण्डुनाशनम् ॥" (रा.नि.)
["Puṣkaraṃ kaṭutiktōṣṇaṃ kaphavātajvarāpahaṃ
Śvāsārōcakakāsaghnaṃ śōphaghnaṃ pāṇḍunāśanaṃ" (Rā.ni.)]

पौष्करं कटुतिक्तोष्णं कासश्ळेष्मानिलापहम् ।
ज्वरशोफारुचिश्वासहिक्कापार्श्वरुजो जयेत् ॥" (कै.नि.)
["Pauṣkaraṃ kaṭutiktōṣṇaṃ kāsaśḷēṣmānilāpahaṃ
Jvaraśōphāruciśvāsahikkāpāṛśvarujō jayēt" (Kai.ni.)]

"पौष्करं पार्श्वरुक्श्वासकासहिक्काज्वरापहम् ।" (सो.नि.)
["Pauṣkaraṃ pāṛśvarukśvāsakāsahikkājvarāpahaṃ" (Sō.ni.)]

"पुष्करमूलं हिक्काश्वासकासपार्श्वशूलहराणाम् ।" (च.सू.२५)
["Puṣkaramūlaṃ hikkāśvāsakāsapāṛśvaśūlaharāṇāṃ" (Ca.Sū.25)]

Remarks: In 'The Ayurvedic Formulary of India' and several north Indian publications the Latin name given for *puṣkaramūla* is *Inula racemosa* Hook.f. But throughout Kerala the root of *Coffea travancorensis* Wight & Arn. is used as *puṣkaramūla*. No medicinal uses are mentioned for the root of this plant in any of the publications. Hence, in Kerala also *Inula racemosa* roots will have to be used for *puṣkaramūla*.

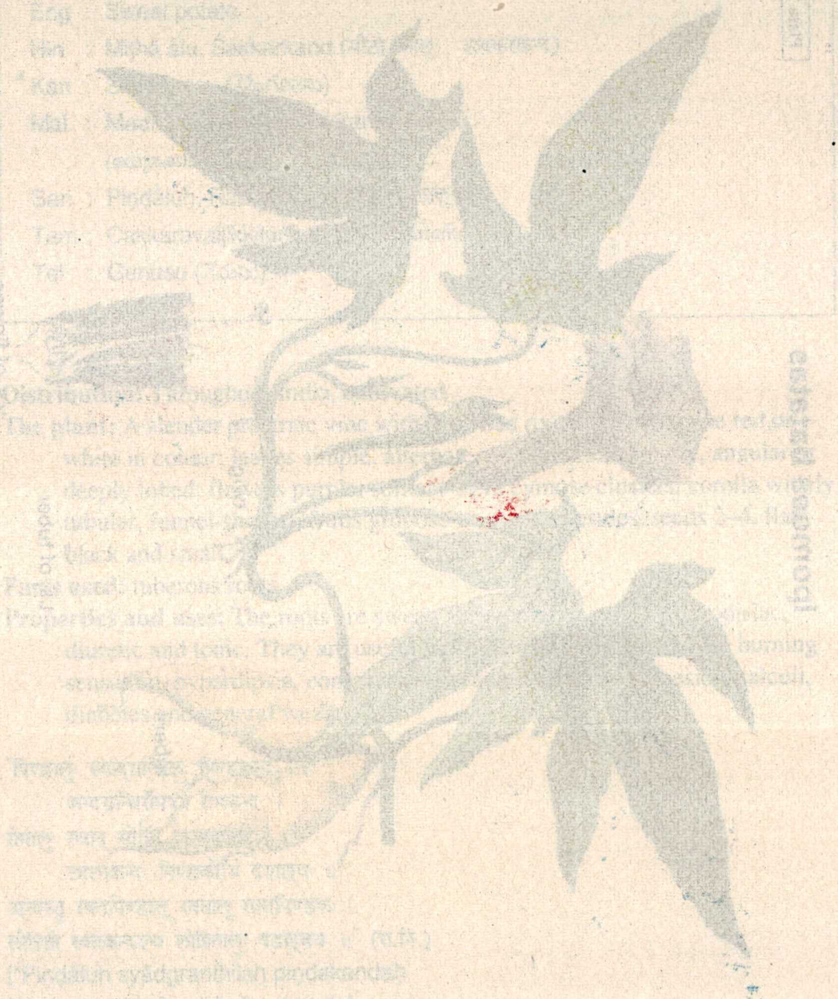

"पिण्डालुर्मधुरः शीतो मूत्रकृच्छ्रामयापहः ।
दाहशोषप्रमेहघ्नो वृष्यः सन्तर्पणो गुरुः ॥
रक्तपिण्डालुकः शीतो मधुराम्ळः श्रमापहः ।
पित्तदाहापहो वृष्यो बलपुष्टिकरो गुरुः ॥" (रा.नि.)
["Piṇḍālurmadhuraḥ śītō mūtrakṛcchrāmayāpahaḥ
Dāhaśōṣapramēhaghnō vṛṣyaḥ santarpaṇō guruḥ
Raktapiṇḍālukaḥ śītō madhurāmḷaḥ śramāpahaḥ
Pittadāhāpahō vṛṣyō balapuṣṭikarō guruḥ" (Rā.ni.)]

Remarks: Based on colour variation the tuberous roots of *Ipomoea batatas* are classified as *piṇḍālu* and *raktālu* in 'Rājanighaṇṭu'.

Ipomoea mauritiana Jacq.

(=I.paniculata *R. Br.*)

Convolvulaceae (त्रिवृत्-कुलम्)

Eng :	Giant potato
Hin :	Bhilāykand, Bhūyīkōhaḍā (भिलायकन्द, भूयीकोहडा)
Kan :	Nāḍakumbaḷa (ನಾಡಕುಂಬಳ)
Mal :	Pālmutukkụ, Mutalakkiḻaṅṅụ, Añcilattāḷi (പാൽമുതുക്ക്, മുതലക്കിഴങ്ങ്, അഞ്ചിലത്താളി)
San :	Kṣīravidārī (क्षीरविदारी)
Tam :	Pālmudaṁgi, Pālmodikkāy (பால்முதம்கி, பால்மொதிக்காய்)
Tel :	Nēlagummudu (నేల గుమ్ముడు)

Distribution: Throughout India, in deciduous and evergreen forests and coastal tracts

The plant: A much branched perennial climber with large tuberous roots and glabrous tough stems and branches; leaves palmately 5–7 lobed, ovate -lanceolate, acute or acuminate, glabrous, nerves prominent beneath; flowers purple, in pedunculate corymbose axillary panicles, lobes of the limb emarginate; fruits ovoid, 4-celled and 4-valved capsules, surrounded by enlarged fleshy sepals, seeds clothed with many long tawny cottony hairs.

Parts used: tuberous roots

Properties and uses: The roots are sweet, sour, acrid, astringent, cooling, emollient, aphrodisiac, galactagogue, rejuvenating, diuretic, depurative, stimulant, appetiser, carminative, stomachic, anthelmintic, expectorant and tonic. They are useful in vitiated conditions of *pitta* and *vāta,* agalactia, emaciation in children, consumption, strangury, leprosy, skin diseases, anorexia, dyspepsia, colic, flatulence, helminthiasis, bronchitis, fever, burning sensation, nausea, vomiting, pharyngodynia, syphilis, gonorrhoea, inflammation, splenopathy, hepatopathy, menorrhagia and general debility.

"अन्या क्षीरविदारी पयस्विनी क्षीरकन्दा च ।
आदारीक्षुविदारी कन्दपलाशी तथा नन्दी ॥
क्षीरवल्ली क्षीरशुक्ळा वल्याह्वा दारिका तथा ।
इक्षुवल्ली चेक्षुकन्दा गजाश्वेष्टा निगद्यते ॥" (अ.म.)

["Anyā kṣīravidārī payasvinī kṣīrakandā ca
Ādārīkṣuvidārī kandapalāśī tathā nandī
Kṣīravallī kṣīraśukḷā valyāhvā dārikā tathā
Ikṣuvallī cēkṣukandā gajāśvēṣṭā nigadyatē" (A.ma.)]

"अन्या क्षीरविदारी स्यादिक्षुकन्देक्षुवल्यपि ।
क्षीरवल्ली क्षीरकन्दा क्षीरशुक्ळा पयस्विनी ॥" (म.नि.)
["Anyā kṣīravidārī syādikṣukandēkṣuvalyapi
Kṣīravallī kṣīrakandā kṣīraśukḷā payasvinī" (Ma.ni.)]

"अन्या क्षीरविदारी स्यादिक्षुगन्धेक्षुवल्लरी ।
इक्षुवल्ली क्षीरकन्दः क्षीरवल्ली पयस्विनी ॥
क्षीरशुक्ळा क्षीरलता पयःकन्दा पयोलता ।
पयोविदारिका चेति विज्ञेया द्वादशाह्वया ॥" (रा.नि.)
["Anyā kṣīravidārī syādikṣugandhēkṣuvallarī
Ikṣuvallī kṣīrakandaḥ kṣīravallī payasvinī
Kṣīraśukḷā kṣīralatā payaḥkandā payōlatā
Payōvidārikā cēti vijñēyā dvādaśāhvayā" (Rā.ni.)]

"अन्या शुक्ळा क्षीरशुक्ळा क्षीरकन्दा पयस्विनी ।
क्षीरवल्लीक्षुकन्देक्षुवल्ली क्षीरविदारिका ।
इक्षुपर्णी शुक्ळकन्दा महाश्वेतेक्षुगन्धिका ॥" (कै.नि.)
["Anyā śukḷā kṣīraśukḷā kṣīrakandā payasvinī
Kṣīravallīkṣukandēkṣuvallī kṣīravidārikā
Ikṣuparṇī śukḷakandā mahāśvētēkṣugandhikā" (Kai.ni.)]

"क्षीरविदारिका बल्या वातापित्तहरा च सा ।
मधुरा बृंहणी वृष्या शीतस्पर्शाऽतिमूत्रळा ।
स्तन्यदोषस्य हरणी पित्तशूलनिषूदनी ॥" (ध.नि.)
["Kṣīravidārikā balyā vātapittaharā ca sā
Madhurā bṛṁhaṇī vṛṣyā śītaspaṛśā∫timūtṛaḷā
Stanyadōṣasya haraṇī pittaśūlaniṣūdanī" (Dha.ni.)]

"ज्ञेया क्षीरविदारी च मधुराम्ळा कषायिका ।
तिक्ता च पित्तशूलघ्नी मूत्रमेहामयापहा ॥" (रा.नि.)
["Jñēyā kṣīravidārī ca madhurāṁḷā kaṣāyakā
Tiktā ca pittaśūlaghnī mūtramēhāmayāpahā" (Rā.ni.)]

"पयस्या कुसुमं वृष्यं मधुरं रसपाकयोः ।
पित्तघ्नं शीतवीर्यं च वातश्ळेष्मकरं गुरुः ॥" (कै.नि.)
["Payasyā kusumaṃ vṛṣyaṃ madhuraṃ rasapākayōḥ
Pittaghanaṃ śītavīryaṃ ca vātaśḷēṣmakaraṃ guru" (Kai.ni.)]

"प्रोक्ता क्षीरविदारी तु मधुराम्ळकषायका ।
वृष्या च शुक्ळजननी पुष्टिदुग्धप्रदा कटुः ॥

रसायनी च बल्या च शीता मूत्रकफप्रदा ।
स्निग्धा वर्ण्या गुरुः स्वर्या पित्तरुग्रक्तदोषहा ॥
पित्तशूलहरा वातदाहजिन्मूत्रमेहजित् ।
ज्ञेया कन्दगुणा ह्यस्याः सदृशा वल्लिवद्गुणैः ॥" (नि.र.)
["Prōktā kṣīravidārī tu madhurāṁḷakaṣāyakā
Vṛṣyā ca śukḷajananī puṣṭidugdhapṛadā kaṭuḥ
Rasāyanī ca balyā ca śītā mūtṛakaphapṛadā
Snigdhā vaṛṇyā guruḥ svaryā pittarugraktadōṣahā
Pittaśūlaharā vātadāhajinmūtṛamēhajit
Jñēyā kandaguṇā hyasyāḥ sadṛśā vallivadguṇaiḥ" (Ni.ra.)]

"कन्दः क्षीरविदार्यास्तु स्वादुर्वृष्यो रसायनः ।
मधुरो बृंहणो हृद्यो शीतवीर्योऽतिमूत्रळः ॥" (शा.नि.भू.)
["Kandaḥ kṣīravidāryāstu svādurvṛṣyō rasāyanaḥ
Madhurō bṛṁhaṇō hṛdyō śītavīryōʃtimūtṛaḷaḥ" (Śā.ni.bhū.)]

Ipomoea nil

Plate 20

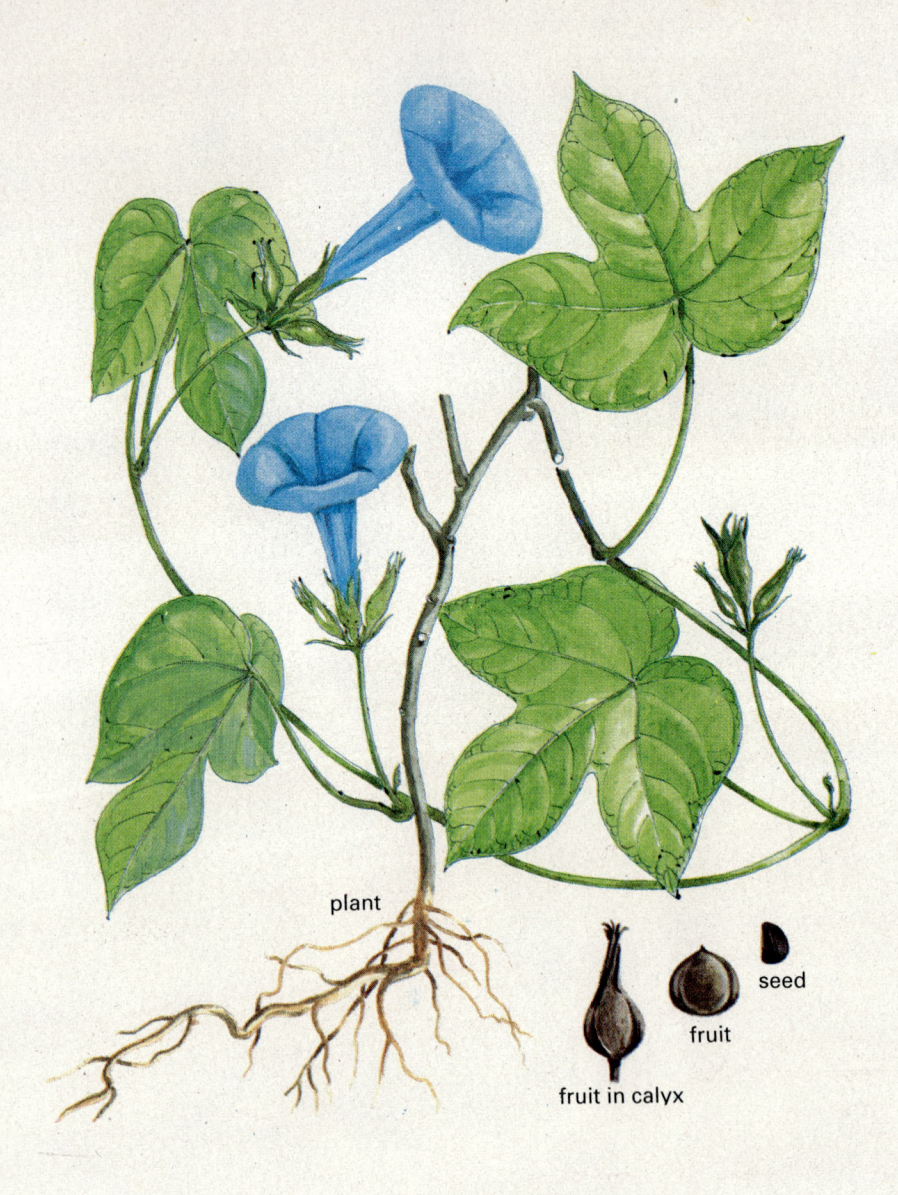

Coll. No. AVS 1076

Ipomoea nil (Linn.) Roth

(I.hederaceae *auct.non (Linn.) Jacq.*)

Convolvulaceae (त्रिवृत्–कुलम्)

Eng	:	Morning glory, Pharbitis seeds
Hin	:	Kālādānā, Jhārmaric (कालादाना, झारमरिच)
Kan	:	Gouribīja (ಗೌರಿಬೀಜ)
Mal	:	Tāḷiyari (താളിയരി)
San	:	Kṛṣṇabījaḥ (कृष्णबीजः)
Tam	:	Kakkaṭṭan, Śirikki, Koṭikkākkaṭṭan (கக்கட்டன், சிரிக்கி, கொடிக்காக்கட்டன்)
Tel	:	Kollivittulu (కొల్లివిత్తులు)

Distribution: Throughout India, wild, upto 1,800 m, also cultivated

The plant: An extensively twining hairy herbaceous annual or perennial; leaves simple, ovate, cordate, more or less deeply 3-lobed, lobes ovate -acuminate, sparsely hairy; flowers large, funnel shaped, blue tinged with pink, turning to red on aging, in umbellate cymes; fruits subglobose or ovoid smooth capsules, seeds black, 4–6, nearly triquetrous, glabrous.

Parts used: seeds

Properties and uses: The seeds are acrid, sweet, thermogenic, purgative, vermifuge, depurative, anti-inflammatory, carminative and behic. They are useful in vitiated conditions of *kapha* and *vāta,* inflammations, constipation, verminosis, skin diseases, leucoderma, scabies, dyspepsia, flatulence, bronchitis, gout, arthralgia, cephalalgia, hepatopathy, splenopathy and fever.

"कृष्णबीजं श्यामबीजं स्मृतं श्यामळबीजकम् ।" (शा.नि.)
["Kṛṣṇabījaṃ śyāmabījaṃ smṛtaṃ śyāmaḷabījakaṃ" (Śā.ni.)]

"कृष्णबीजं सरं स्निग्धं शोफोदरहरं परम् ।
ज्वरविष्टम्भहारी च मस्तकामयनाशनम् ॥
उदावर्त्ते कफानाहे प्रयोज्यं बुद्धिमत्तरैः ।" (शा.नि.)
["Kṛṣṇabījaṃ saraṃ snigdhaṃ śōphōdaraharaṃ paraṃ
Jvaraviṣṭaṁbhahārī ca mastakāmayanāśanaṃ
Udāvaṛttē kaphānāhē pṛayōjyaṃ buddhimattaraiḥ" (Śā.ni.)]

"रचनं श्यामबीजं स्याच्छोफोदरविनाशनम् ।
ज्वरे पुरीषसङ्गे च दारुणो शिरसो गदे ॥
उदावर्त्ते तथानाहे बुधैरेतत् प्रयुज्यते ।" (आ.वि.)
["Rēcanaṃ śyāmabījaṃ syācchōphōdaravināśanaṃ
Jvarē purīṣasaṅgē ca dāruṇō śirasō gadē
Udāvarttē tathānāhē budhairētat prayujyatē" (Ā.vi.)]

"विड्जन्तुजालक्षपणान्यपाना –
वर्त्तोदरातङ्कनिषूदनानि ।
कटूनि सोष्णनि विपाचनानि
बीजानि कालाञ्जनिकाजनूंषि ॥" (सि.भे.म.)
["Viḍjantujālakṣapaṇānyapānā-
varttōdarātaṅkaniṣūdanāni
Kaṭūni sōṣṇāni vipācanāni
bījāni kālañjanikājanūṁṣi" (Si.bhē.ma.)]

Ipomoea pes-caprae (Linn.) R.Br.

(I.biloba *Forssk.*)

Convolvulaceae (त्रिवृत्-कुलम्)

Eng	:	Goat's foot creeper
Hin	:	Dōpatilatā (दोपतिलता)
Kan	:	Bangaḍivalli (ಬಂಗಡಿವಲ್ಲಿ)
Mal	:	Aṭampuvaḷḷi, Aṭampu (അടമ്പുവള്ളി, അടമ്പ്)
San	:	Maryādavallī, Sāgaramēkhalā (मर्यादवल्ली, सागरमेखला)
Tam	:	Ātāmpū, Aṭappan koṭi (ஆதாம்பூ, அடப்பன் கொடி)
Tel	:	Balabantatīge (బలబంతతీగె)

Distribution: Throughout India, especially along sandy shores

The plant: An extensively trailing sand binding perennial herb with long tap root; leaves deeply two-lobed, alternate, glabrous, parallel veined; flowers large, purple red, usually solitary, corolla tubular-infundibuliform; fruits ovoid, glabrous capsules, seeds-4, dark brown tomentose.

Parts used: whole plant

Properties and uses: The plant is astringent, acrid, refrigerant, mucilaginous, stomachic, laxative, diuretic and tonic. It is useful in skin diseases, boils, swellings, wounds, ulcers, carbuncle, dropsy, menorrhagia, haemorrhoids, proctitis, proctoptosis, vomiting,colic, flatulence, dyspepsia, cramp, strangury, vitiated conditions of *pitta* and burning sensation.

"मर्यादा मारवल्ली च सागरा मन्मथाऽपि च ।
युग्मपत्रा रक्तपुष्पा तथा सागरमेखला ॥" (शा.नि)
["Maryādā māravallī ca sāgarā manmathāऽpi ca
Yugmapatṛā raktapuṣpā tathā sāgaramēkhalā" (Śā.ni.)]

"मर्यादवल्लिका शीता ग्राहिणी सारका गुरुः ।
पाककाले चोषणा स्याद्वातळा गर्भकर्षिणी ॥
विषूचिकां च शूलं च वान्तिं चामं च नाशयेत् ।" (नि.र.)
["Maryādavallikā śītā grāhiṇī sārakā guruḥ
Pākakālē cōṣaṇā syādvātaḷā garbhakarṣiṇī
Viṣūcikāṃ ca śūlaṃ ca vāntiṃ cāmaṃ ca nāśayēt" (Ni.ra.)]

Ipomoea pes-caprae

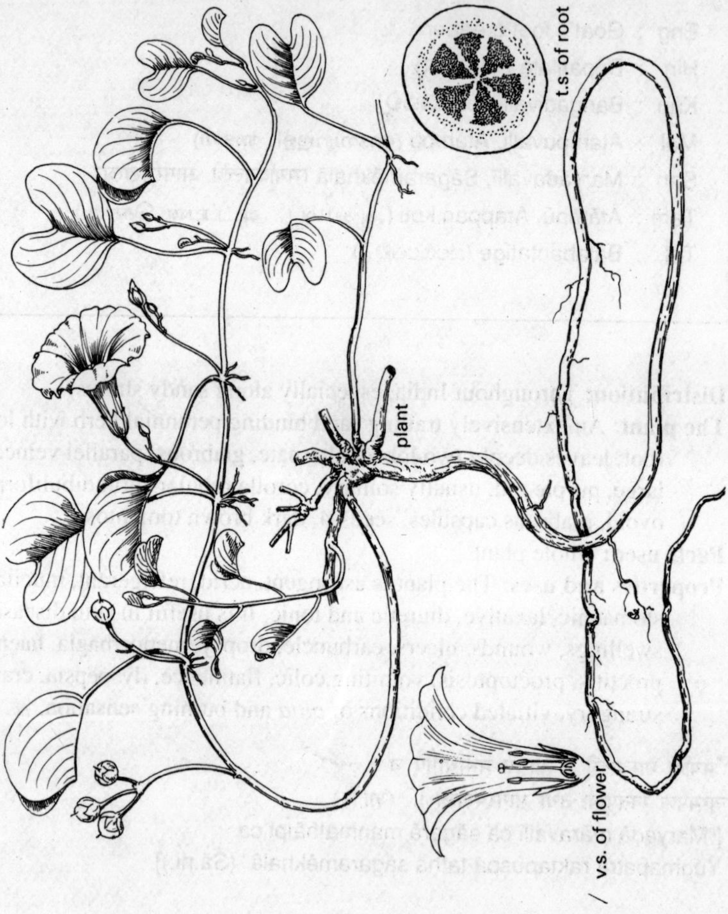

Ipomoea sepiaria

Plate 21

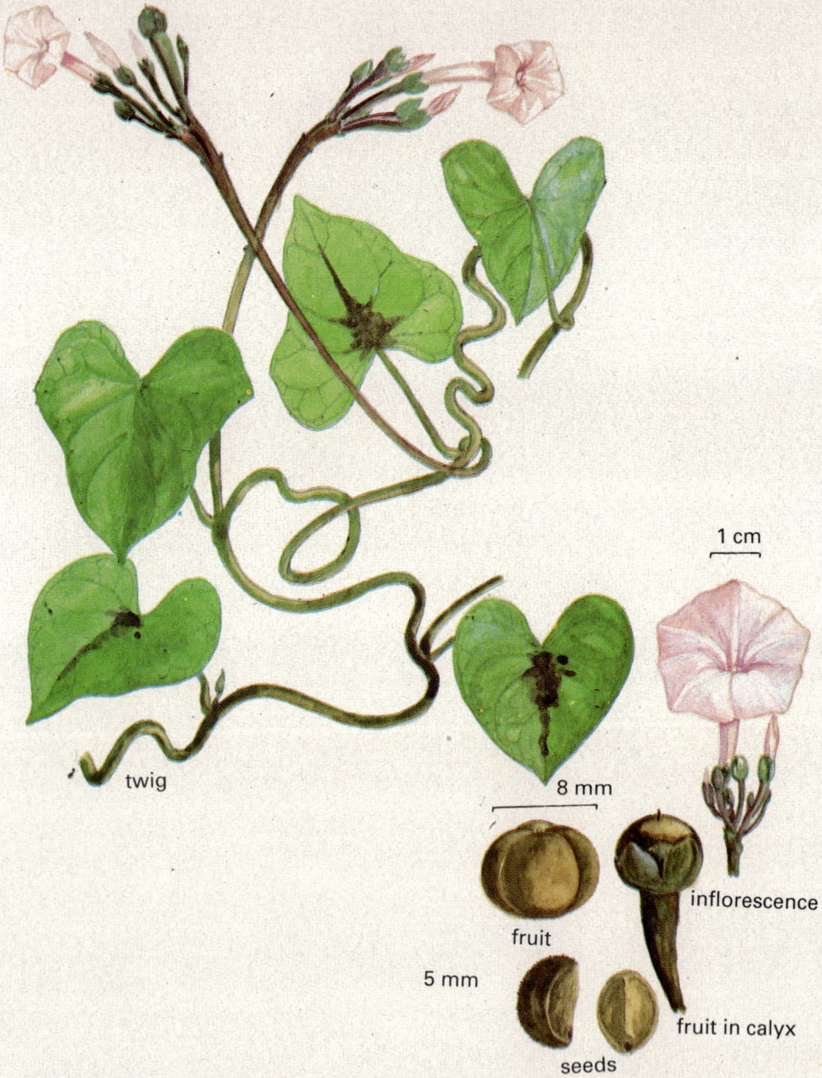

Coll. No. AVS 2150

Ipomoea sepiaria Roxb.

(=I.maxima *acut.non(Linn.f.)Sweet*)

Convolvulaceae (त्रिवृत्–कुलम्)

Hin	:	Baṅkālmī (बंकालमी)
Kan	:	Lakṣmaṇa (ಲಕ್ಷ್ಮಣ)
Mal	:	Tirutāḷi (തിരുതാളി)
San	:	Lakṣmaṇā (लक्ष्मणा)
Tam	:	Tāḷikkīrai, Tāḷikkoṭi (தாளிக் கீரை, தாளிக் கொடி)
Tel	:	Lakṣmaṇa (లక్ష్మణ)

Distribution: Throughout India, in hedges near streams and tanks upto an elevation of 150 m

The plant: A slender twining perennial with usually villous stems and slightly tuberous roots; leaves simple, alternate, petiolate, ovate-cordate with a wide sinus and rounded basal lobes, bloched with brownish or purplish patches towards the centre; flowers pale purple or pink, large, funnel shaped in umbellate or subumbellate axillary cymes; fruits ovoid capsules, 8 mm long, 4 or 2-seeded, seeds grey covered over with silky pubescence.

Parts used: whole plant

Properties and uses: The plant is sweet, cooling, rejuvenating, diuretic, aphrodisiac, laxative, deobstruant, uterotonic and tonic. It is useful in vitiated conditions of *pitta,* burning sensation, strangury, hyperdipsia, general debility and sterility in women.

"लक्ष्मणा क्ळीतनी लक्ष्मी लक्ष्मपर्णी रविप्रिया ।
कळङ्कपर्णी स्थलजा प्रणाचार्यैः प्रकीर्तिता ॥" (अ.म.)
["Lakṣmaṇā kḷītanī lakṣmī lakṣmaparṇī ravipṛiyā
Kaḷaṅkaparṅī sthalajā pṛāṇācāryaiḥ pṛakīṛtitā" (A.ma.)]

"पुत्रकाकाररक्ताल्पबिन्दुभिर्लाञ्छिता सदा ।
लक्ष्मणा पुत्रजननी बस्तगन्धाकृतिर्भवेत् ॥" (भा.प्र.)
["Puṭrakākāraraktālpabindubhiṛlāñchitā sadā
Lakṣmaṇā puṭrajananī bastagandhākṛtiṛbhavēt" (Bhā.pṛa.)]

"लक्ष्मणा पुत्रकन्दा च पुत्रदा नागिनी तथा ।
नागाह्वा नागपत्री च तूलिनी मज्जिका च सा ॥
अस्रबिन्दुछदा चैव सुकन्दा दशधाह्वया ।" (रा.नि.)
["Lakṣmaṇā putṛakandā ca putṛadā nāginī tathā
Nāgāhvā nāgapātṛī ca tūlinī majjikā ca sā
Asṛabinduchadā caiva sukandā daśadhāhvayā" (Rā.ni,)]

"कथितं पुत्रदा वश्या लक्ष्मणा मुनिपुङ्गवैः ।" (भा.प्र.)
["Kathitā putṛadā vaśyā lakṣmaṇā munipuṅgavaiḥ" (Bhā.pṛa.)]

"लक्ष्मणा मधुरा शीता स्त्रीवन्ध्यत्वविनाशनी ।
रसायनकरी बल्या त्रिदोषशमनी परा ॥" (रा.नि)
["Lakṣmaṇā madhurā śītā stṛīvandhyatvavināśanī
Rasāyanakarī balyā tṛidōṣaśamanī parā" (Rā. ni.)]

"लक्ष्मणा कन्दकः शीतो मधुरश्च रसायनः ।
गर्भप्रदश्च वृष्यश्च त्रिदोषव्रणवातहा ॥" (नि.र.)
["Lakṣmaṇā kandakaḥ śītō madhuraśca rasāyanaḥ
Gaṛbhapṛadaśca vṛṣyaśca tṛidōṣavṛaṇavātahā" (Ni.ra.)]

"लक्ष्मणा गर्भदा शीता सरा वृष्या त्रिदोषनुत् ।" (म.पा.नि.)
["Lakṣmaṇā gaṛbhadā śītā sarā vṛṣyā tṛidōṣanut" (Ma.pā.ni.)]

തിരുതാളികൾ രണ്ടിന്നും ഗുണം സൗഭാഗ്യവർദ്ധനം
പിത്തത്തിനെ ശമിപ്പിക്കും വർദ്ധനം കഫവാതയോഃ
പ്രസവിക്കാത്ത നാരീണാം ഗർഭോല്പത്തിക്കുമത്ഭുതം. (ഗു.പാ.)
["Tirutāḷikaḷ raṇṭinnuṃ guṇaṃ saubhāgyavaṛddhanaṃ
Pittattine śamippikkuṃ vaṛddhanaṃ kaphavātayōḥ
Pṛasavikkātta nārīṇāṃ gaṛbhōlpattikkumatbhutaṃ" (Gu.pā.)]

Coll. No. AVS 1245

Ixora coccinea Linn.

Rubiaceae (माञ्जिष्ठा–कुलम्)

Eng	:	Jungle-flame ixora, Sacred ixora, Flame of the woods
Hin	:	Raṅgan, Rugmiṇi (रंगन, रुग्मिणि)
Kan	:	Kiskāra, Keppulagiḍa (ಕಿಸ್ಕಾರ, ಕೆಪ್ಪುಲಗಿಡ)
Mal	:	Tecci, Cetti, Teṯṯi (തെച്ചി, ചെത്തി, തെറ്റി)
San	:	Pārantī (पारन्ती)
Tam	:	Ceṭṭi, Veḍcci (செட்டி, வெட்ச்சி)
Tel	:	Manmaḍibāṇum (మన్మడిబాణం)

Distribution: Throughout the West Coast, in forest lands and road cuttings, also cultivated as ornamental plants

The plant: A large glabrous shrub with few branches; leaves simple, opposite, decussate, elliptic, ovate or obovate, sessile or nearly so, main nerves 8–12 pairs, coriaceous, olive green when dry; flowers scarlet, in dense sessile or short peduncled corymbiform cymes; fruits globose, fleshy, smooth, crowned with the persistent calyx, purple when ripe, seeds concave on the ventral surface.

Parts used: roots, leaves, flowers

Properties and uses: The roots are astringent, acrid, febrifuge, sedative, stomachic and antiseptic. They are useful in hiccough, fever, gonorrhoea, anorexia, diarrhoea, dysentery, cephalalgia, sores, chronic ulcers and skin diseases. The leaves are useful in diarrhoea. The flowers are astringent, bitter, sweet, carminative, digestive and constipating. They are useful in dysentery, dysmenorrhoea, leucorrhoea, haemoptysis, catarrhal bronchitis, ophthalmopathy, sores and ulcers.

"पारन्ती किंशुको रक्तो रक्तको रक्तपुष्पकः ।" (स्व.)
["Pārantī kiṁśukō raktō raktakō raktapuṣpakaḥ" (Sva.)]

"कषायतिक्तमधुरं ग्राहि दीपनपाचनम् ।
पारन्तीकुसुमं प्रोक्तं तन्मूलं ज्वरनाशनम् ॥
गुन्मशूलामयघ्नं स्यात् त्वच्यं व्रण्यं प्रसादनम् ।
पारन्तीकुसुमं त्वक् च परं नेत्रप्रसादनम् ॥" (स्व.)

Ixora coccinea

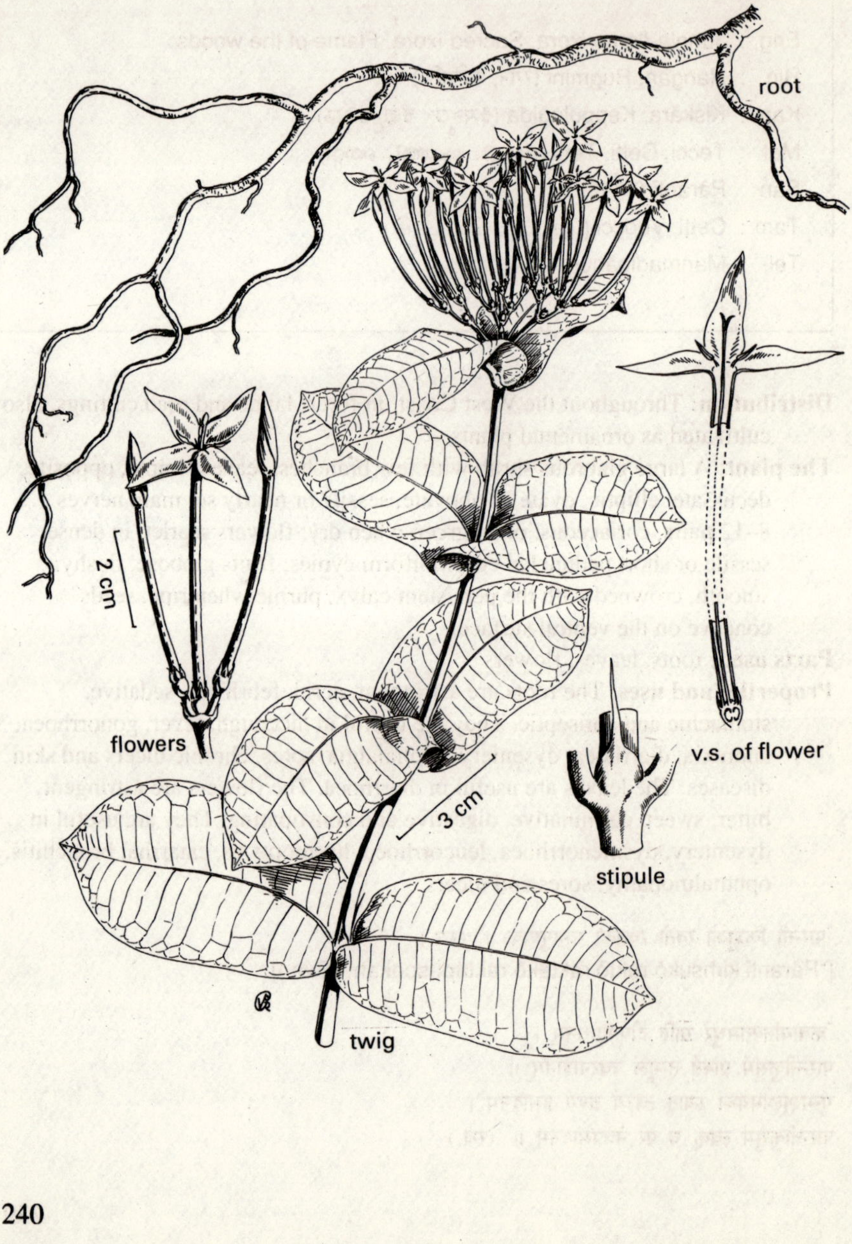

["Kaṣāyatiktamadhuraṃ grāhi dīpanapācanaṃ
Pārantīkusumaṃ pṛōktaṃ tanmūlaṃ jvaranāśanaṃ
Gunmaśūlāmayaghnaṃ syāt tvacyaṃ vṛaṇyaṃ pṛasādanaṃ
Pārantīkusumaṃ tvak ca paraṃ nēṭrapṛasādanaṃ" (Sva.)]

***Jasminum angustifolium* (Linn.) Willd.**

Oleaceae (पारिजात–कुलम्)

Eng	:	Wild jasmine
Hin	:	Banmallikā(बनमल्लिका)
Kan	:	Aḍavīmallige (ಅಡವೀಮಲ್ಲಿಗೆ)
Mal	:	Kāṭṭumulla, Kāṭṭumallika (കാട്ടുമുല്ല, കാട്ടുമല്ലിക)
San	:	Āsphōtā, Vanamallikā (आफोता, वनमल्लिका)
Tam	:	Kāṭṭumalligai, Kāṭṭumullai (காட்டுமல்லிகை, காட்டுமுல்லை)
Tel	:	Aḍavimalli (అడవిమల్లి)

Distribution: In Karnataka and Kerala, on the hills of lower elevations

The plant: A wiry small scandent shrub with glabrous stems, pubescent branches; leaves simple, small, ovate, acute, rounded at base, glabrous; flowers on long slender pedicles, more often in threes at the ends of short lateral twigs, white, corolla tube about 1.6 cm, lobes 7 or 8, equalling the tube; fruits didymous berries, ripe carpels broadly ovoid, seed one in each carpel.

Parts used: roots, leaves

Properties and uses: The roots are bitter, acrid, and are useful for external application in ringworm and herpes, and are recommended for ophthalmopathy, ulcerative stomatitis, leprosy, pruritus and wounds. The leaves are used as an emetic in cases of poisoning.

"आस्फोता वनमल्ली च सुपूजा वनमल्लिका ।" (स्व.)
["Āsphōtā vanamallī ca supūjā vanamallikā" (Sva.)]

"आस्फोता कटुतिक्ता च चक्षुष्या मुखपाकहृत् ।
कुष्ठविस्फोटकण्डूतिविषव्रणहरा परा ॥" (स्व.)
["Āsphōtā kaṭutiktā ca cakṣuṣyā mukhapākahṛt
Kuṣṭhavisphōṭakaṇḍūtiviṣavraṇaharā parā" (Sva.)]

Jasminum angustifolium

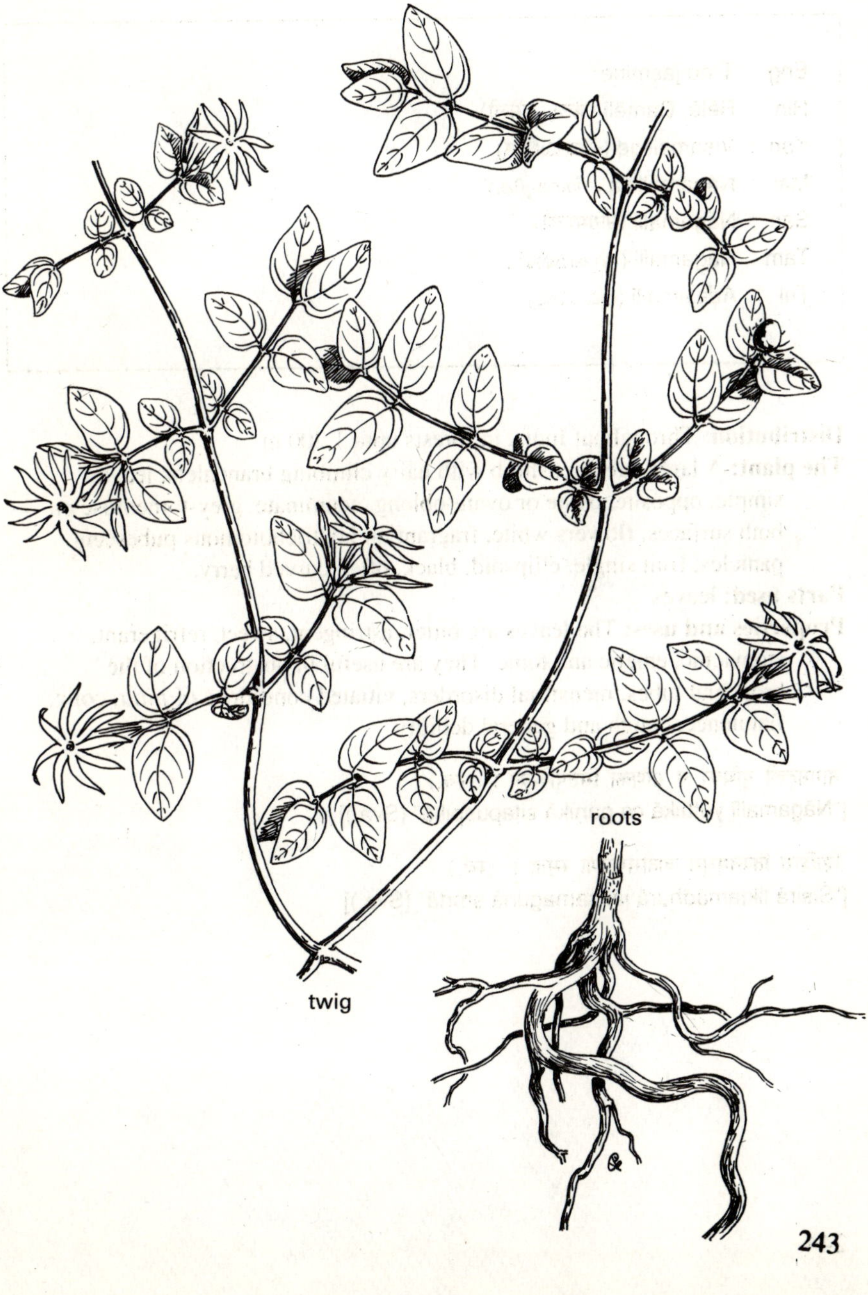

Jasminum arborescens Roxb.

Oleaceae (पारिजात-कुलम्)

Eng	:	Tree jasmine
Hin	:	Bēlā, Camēlī (बेला, चमेली)
Kan	:	Viṣamallige (ವಿಷಮಲ್ಲಿಗೆ)
Mal	:	Nāgamallika (നാഗമല്ലിക)
San	:	Nāgamallī (नागमल्ली)
Tam	:	Nāgamalli (நாகமல்லி)
Tel	:	Aḍavimallī (అడవిమల్లి)

Distribution: Throughout India, in forests upto 1,200 m

The plant: A large suberect shrub with hairy climbing branchlets; leaves simple, opposite, ovate or ovate-oblong, acuminate, grey-tomentose on both surfaces; flowers white, fragrant, in lax trichotomous pubescent panicles; fruit single, ellipsoid, black, often curved berry.

Parts used: leaves

Properties and uses: The leaves are bitter, astringent, sweet, refrigerant, stomachic, emetic and tonic. They are useful in obstruction of the bronchial tubes, menstrual disorders, vitiated conditions of *pitta*, colic, flatulence, cough and general debility.

"नागमल्ली यूथिका च गणिका सितपुष्पिका ।" (स्व.)
["Nāgamallī yūthikā ca gaṇikā sitapuṣpikā" (Sva.)]

"शिशिरा तिक्तमधुरा जातीसमगुणा स्मृता ।" (स्व.)
["Śiśirā tiktamadhurā jātīsamaguṇā smṛtā" (Sva.)]

Jasminum auriculatum Vahl

Oleaceae (पारिजात-कुलम्)

Eng	:	Needle flower jasmine
Hin	:	Jūhi, Jūyi (जूहि, जूयि)
Kan	:	Kadaramallige (ಕದರಮಲ್ಲಿಗೆ)
Mal	:	Tūśimulla, Sūcimulla (തൂശിമുല്ല, സൂചിമുല്ല)
San	:	Yūthikā, Māgadhī, Sūcimallikā (यूथिका, मागधी, सूचिमल्लिका)
Tam	:	Ūśimalligai (ஊசிமல்லிகை)
Tel	:	Aḍavimulla (అడవి మల్లె)

Distribution : Throughout south India, on the dry slopes of the Western Ghats

The plant : A scandent, pubescent or velvety shrub with grey-pubescent branchlets; leaves trifoliate with two lower leaflets very small and frequently wanting, central leaflets broadly ovate, acuminate or rounded, main nerves few inconspicuous, petioles very short; flowers white, sweet scented, many in trichotomous paniculate cymes, corolla lobes 5–8; fruits globose, black.

Parts used : roots, flowers

Properties and uses : The roots are useful in skin diseases especially for ring-worm. The flowers are fragrant, bitter, acrid, sweet, refrigerant, astringent, cardiotonic, diuretic and depurative. They are useful in burning sensation, hyperdipsia, ulcers, odontalgia, stomatopathy, ophthalmopathy, cardiopathy, urolithiasis, nephrolithiasis, strangury and dermatopathy.

"यूथिका गणिकाम्बष्ठा सा पीता हेमपुष्पिका ।" (भा.प्र.)
["Yūthikā gaṇikāṁbaṣṭhā sā pītā hēmapuṣpikā" (Bhā.pṛa.)]

"यूथिका गणिकाम्बष्ठा मागधी बलपुष्पिका ।
मोदानि बहुमन्था च भृङ्गानन्दा गजाह्वया ॥
अन्या यूथी सुवर्णाह्वा सुगन्धा हेमयूथिका ।
युवतीष्टा व्यक्तगन्धा शिखण्डी नागपुष्पिका ॥
हरिणी पीतयूथी च पोतिका कनकप्रभा ।
मनोहरा च गन्धाढ्या प्रोक्ता त्रयोदशाह्वया ॥" (रा.नि.)

Jasminum auriculatum

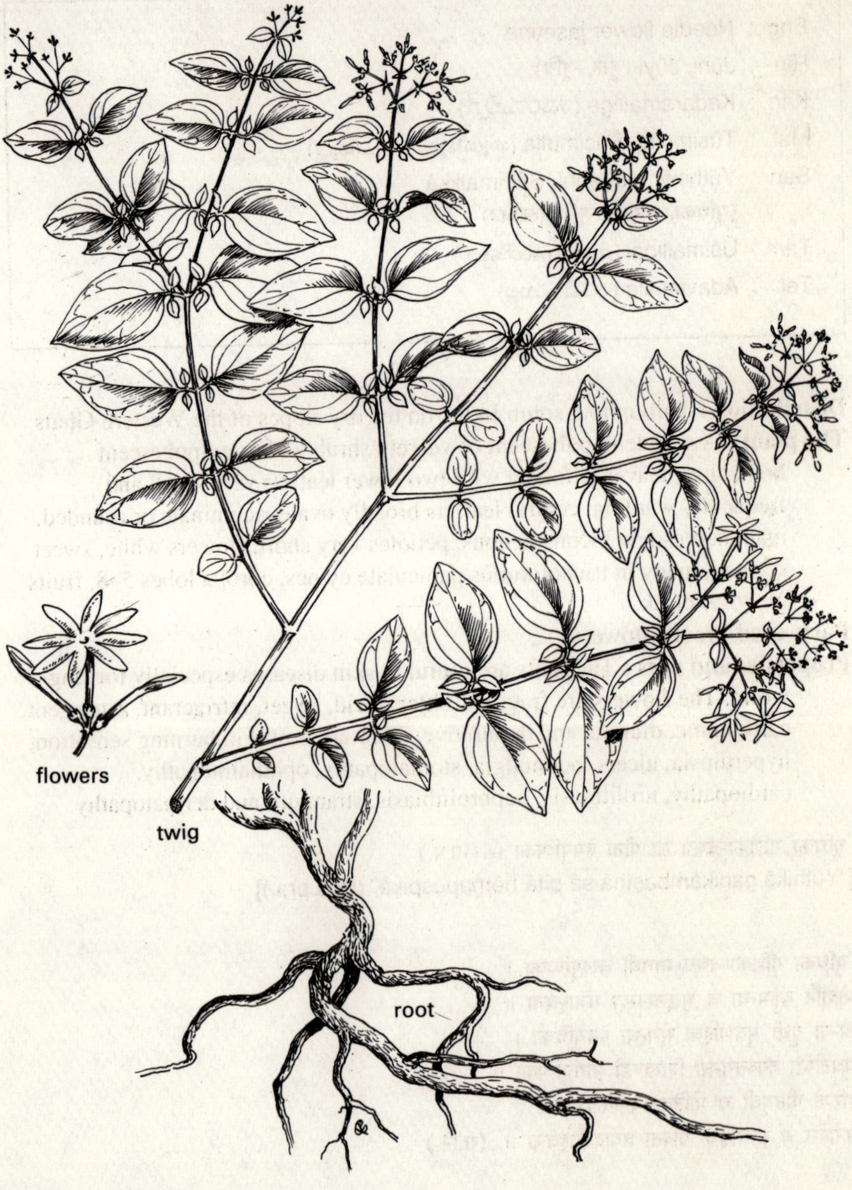

["Yūthikā gaṇikāṁbaṣṭhā māgadhī balapuṣpikā
Mōdānī bahumanthā ca bhṛṅgānandā gajāhvayā
Anyā yūthī suvaṛṇāhva sugandhā hēmayūthikā
Yuvatīṣṭā vyaktagandhā śikhaṇḍī nāgapuṣpikā
Hariṇī pītayūthī ca pōtikā kanakapṛabhā
Manōharā ca gandhāḍhyā pṛōktā tṛayōdaśāhvayā" (Rā.ni.)]

"यूथिका बालपुष्पा तु बहुगन्धा गुणोज्वला ।
गणिका चारुमोदा च शिखण्डी स्वर्णयूथिका ॥
सुवर्णयूथी हरिणी पीतिका पीतयूथिका ।" (ध.नि.)
["Yūthikā bālapuṣpā tu bahugandhā guṇōjvalā
Gaṇikā cārumōdā ca śikhaṇḍī svaṛṇayūthikā
Suvaṛṇayūthī hariṇī pītikā pītayūthikā" (Dha.ni.)]

"यूथीयुगं हिमं तिक्तं कटुपाकरसं लघु ।
मधुरं तुवरं हृद्यं पित्तघ्नं कफवातळम् ॥
व्रणास्रमुखदन्ताक्षिशिरोरोगविषापहम् ।" (भा.प्र.)
["Yūthīyugaṃ himaṃ tiktaṃ kaṭupākarasaṃ laghu
Madhuraṃ tuvaraṃ hṛdyaṃ pittaghnaṃ kaphavātaḷaṃ
Vṛaṇāsṛamukhadantākṣiśirōrōgaviṣāpahaṃ " (Bhā.pṛa.)]

"यूथिकायुगळं स्वादु शिशिरं शर्करार्त्तिनुत् ।
पित्तदाहतृषाहारि नानात्वग्दोषनाशनम् ॥" (रा.नि.)
["Yūthikāyugaḷaṃ svādu śiśiraṃ śaṛkarāṛttinut
Pittadāhatṛṣāhāri nānātvagdōṣanāśanaṃ " (Rā.ni.)]

"यूथिकायुगळं स्वादु शर्कराघ्नं सुगन्धि च ।" (ध.नि.)
["Yūthikāyugaḷaṃ svādu śaṛkarāghnaṃ sugandhi ca" (Dha.ni.)]

"यूथिका शीतळा तिक्ता कटुपाका कटुर्लघुः ।
तुवरा मधुरा हृद्या पित्तघ्नी कफवातळा ॥
व्रणास्रमुखदन्ताक्षिशिरोरोगविषापहा ।" (कै.नि.)
["Yūthikā śītaḷā tiktā kaṭupākā kaṭuṛlaghuḥ
Tuvarā madhurā hṛdyā pittaghnī kaphavātaḷā
Vṛaṇāsṛamukhadantākṣiśirōrōgaviṣāpahā" (Kai.ni.)]

"यूथिमूलं ग्रीष्मकालोद्गृहीतं
छागीक्षीरे सम्यगुत्क्वाथ्य पीतम् ।
मूत्राघातं मूत्रकृच्छ्रं सशूलं
हन्याद् क्षिप्रं शर्करामश्मरीञ्च ॥" (सो.नि.)
["Yūthīmūlaṃ grīṣmakālōdgṛhītaṃ
chāgīkṣīrē samyagutkvāthya pītaṃ
Mūtṛāghātaṃ mūtṛakrcchṛaṃ saśūlaṃ
hanyād kṣipṛaṃ śaṛkarāmaśmarīñca " (Sō.ni.)]

Remarks : Sanskrit treatises deal with white flowered and yellow flowered *yūthikā* which are reported to possess more or less similar properties. The Latin name for *svarṇayūthikā, pītā* and *hēmapuṣpikā* is *Jasminum humile* Linn. But, generally *Jasminum auriculatum* Vahl *(sūcimallikā)* is being used for *yūthikā* throughout Kerala.

***Jasminum grandiflorum* Linn.**

(=J.officinale *(Linn.)* forma grandiflorum *(Linn.) Kobuski*)

Oleaceae (पारिजात-कुलम्)

Eng	:	Spanish jasmine, Common jasmine, Catalonian jasmine
Hin	:	Jātī, Camēlī (जाती, चमेली)
Kan	:	Mallige (ಮಲ್ಲಿಗೆ)
Mal	:	Piccakaṃ, Piccakamulla (പിച്ചകം, പിച്ചകമുല്ല)
San	:	Jātī, Mālatī (जाती, मालती)
Tam	:	Koṭimalligai, Picci (கொடிமல்லிகை, பிச்சி)
Tel	:	Jāji, Mālati (జాజి, మాలతి)

Distribution : Throughout India, in forests upto 2,500 m, also extensively cultivated

The plant : A large nearly glabrous, suberect, twining evergreen shrub; leaves imparipinnately compound, opposite, terminal leaflets larger than the laterals, ovate-lanceolate, acute or acuminate, laterals ovate; flowers very fragrant, white tinged with pink outside in lax terminal and axillary cymes, calyx lobes long and linear; fruits elliptic, globose berries, black when ripe.

Parts used : whole plant

Properties and uses : The plant is bitter, astringent, acrid, thermogenic, aphrodisiac, antiseptic, anodyne, depurative, emmenagogue, emollient, diuretic, anthelmintic, deobstruant, dentifrice, suppurative and tonic.

The roots are useful in cephalalgia, vitiated conditions of *vāta,* paralysis, facial paralysis, mental debility, chronic constipation, flatulence, strangury, sterility, dysmenorrhoea, amenorrhoea, ringworm, leprosy, skin diseases and giddiness.

The leaves are useful in odontalgia, fixing loose teeth, ulcerative stomatitis, leprosy, skin diseases, ottorrhoea, otalgia, strangury, dysmenorrhoea, ulcers, wounds and corns.

The flowers are refrigerant and ophthalmic. They are useful in stomatopathy, cephalopathy, odontopathy, ophthalmopathy, leprosy, skin diseases, pruritus, strangury, dysmenorrhoea, ulcers and vitiated conditions of *pitta.*

"जाती तु राजपुत्री प्रियंवदा मालती मनोज्ञा च ।
सुमनश्च हृद्यगन्धा श्वेतकिनी तैलभाविनी भवति ॥" (अ.म.)
["Jātī tu rājaputṛī pṛiyaṁvadā mālatī manōjñā ca
Sumanaśca hṛdyagandhā śvētakinī tailabhāvinī bhavati " (A.ma.)]

"जातिर्जाती च सुमना मालती राजपुत्रिका ।
चेतिका हृद्यगन्धा च सा पीता स्वर्णजातिका ॥" (भा.प्र.)
["Jātiṛjātī ca sumanā mālatī rajaputṛikā
Cētikā hṛdyagandhā ca sā pītā svaṛṇajātikā " (Bhā.pṛa.)]

"जाती सुरभिगन्धा स्यात् सुमना तु सुरप्रिया ।
चेतकी सुकुमारा तु सन्ध्यापुष्पी मनोहरा ॥
राजपुत्री मनोज्ञा च मालती तैलभाविनी ।
जनेष्टा हृद्यगन्धा च नामान्यस्याश्चतुर्दश ॥" (रा.नि.)
["Jātī surabhigandhā syāt sumanā tu surapṛiyā
Cētakī sukumārā tu sandhyāpuṣpī manōharā
Rājaputṛī manōjñā ca ṁālatī tailabhāvini
Janēṣṭā hṛdyagandhā ca nāmānyasyāścatuṛdaśa " (Rā.ni.)]

"मालती सुमना जाती हृद्यगन्धा प्रियंवदा ।
राजपुत्री रात्रिपुष्पी चेतिका तैलभाविनी ॥" (कै.नि.)
["Mālatī sumanā jātī hṛdyagandhā pṛiyaṁvadā
Rājaputṛī rātṛipuṣpī cētikā tailabhāvinī" (Kai.ni)]

"जातीयुगं तिक्तमुष्णं तुवरं लघु दोषजित् ।
शिरोऽक्षिमुखदन्तार्तिविषकुष्ठानिलास्रजित् ॥" (भा.प्र.)
["Jātīyugaṃ tiktamuṣṇaṃ tuvaraṃ laghu dōṣajit
Śiṛōkṣimukhadantāṛtiviṣakuṣṭhānilāsṛajit " (Bhā.pṛa.)]

"मालती कफपित्तास्यरुक्पाकव्रणकुष्ठजित् ।
चक्षुष्यो मुकुळस्तस्यास्तत्पुष्पं कफपित्तजित् ॥
सुगन्धि च मनोज्ञं च सर्वश्रेष्ठतमं मतम् ।" (ध.नि.)
["Mālatī kaphapittāsyarukpākavṛaṇakuṣṭhajit
Cakṣuṣyō mukuḷastasyāstatpuṣpaṃ kaphapittajit
Sugandhi ca manōjñaṃ ca saṛvaśṛēṣṭhatamaṃ mataṃ" (Dha.ni.)]

"मालती शीततिक्ता स्यात् कफघ्नी मुखपाकनुत् ।
कुड्मळं नेत्ररोगघ्नं व्रणविस्फोटकुष्ठनुत् ॥" (रा.नि.)
["Mālatī śītatiktā syāt kaphaghnī mukhapākanut
Kuḍmaḷaṃ nētṛarōgaghnaṃ vṛaṇavisphōṭakuṣṭhanut " (Rā.ni.)]

"मालती तुवरा तिक्ता कटूष्णा दोषनाशिनी ।
शिरोऽक्षिमुखदन्तार्त्तिविषकुष्ठव्रणास्रजित् ॥" (कै.नि.)
["Māḷatī tuvarā tiktā katūṣṇā dōṣanāśinī
Śirōʃkṣimukhadantāṛttiviṣakuṣṭhavṛaṇāsṛajit " (Kai.ni.)]

Jasminum grandiflorum

Plate 22

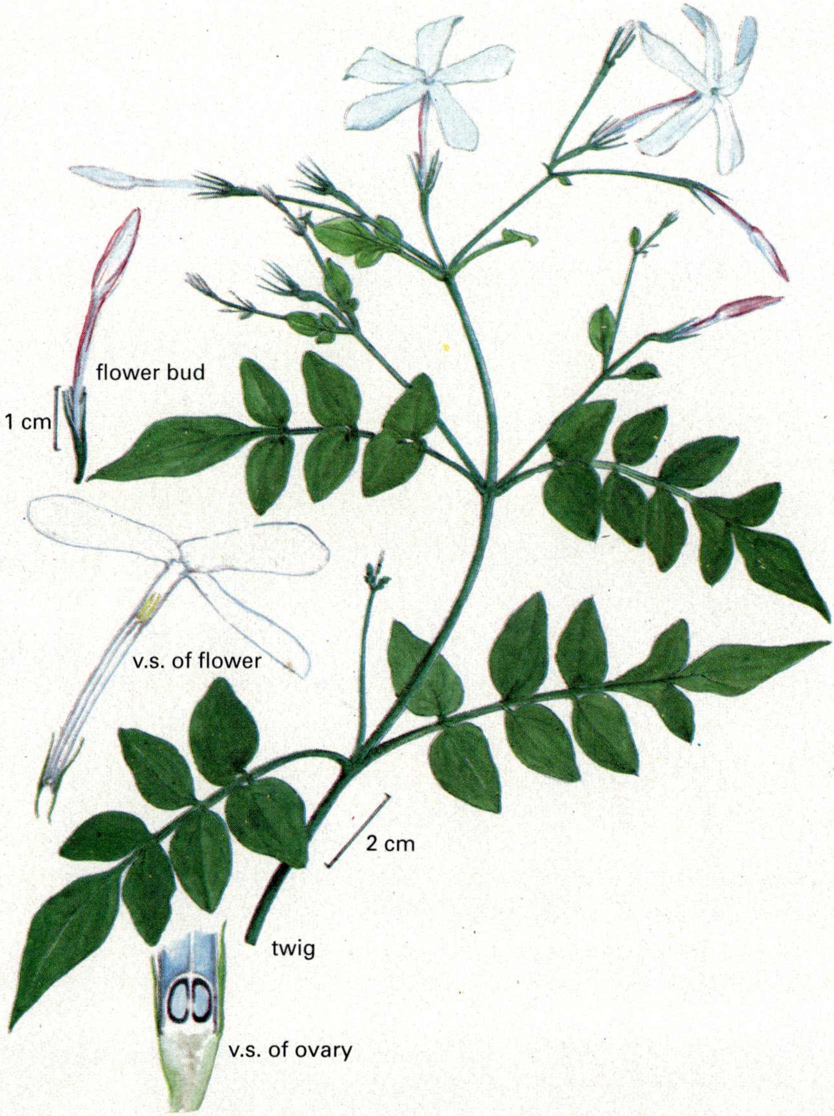

"मालती कफपित्तास्रत्वग्दोषकृमिकुष्ठनुत् ।
वामनी व्रणशातघ्नी पूतिकर्णाऽऽस्यपाकहृत् ॥
मुकुळं तत्र चक्षुष्यं पुष्पं तिक्तं च वातजित् ।" (सो.नि.)
["Mālatī kaphapittāṣratvagdōṣakṛmikuṣṭhanut
Vāmanī vṛaṇaśātaghnī pūtikarṇāʃʃsyapākahṛt
Mukuḷaṃ tatṛa cakṣuṣyaṃ puṣpaṃ tiktaṃ ca vātajit " (Sō.ni.)]

"जाती लघूष्णा मूर्द्धाक्षिदन्तार्त्तिव्रणरक्तजित् ।" (म.पा.नि.)
["Jātī laghūṣṇā mūṛddhākṣidantāṛttivṛaṇaraktajit " (Ma.pā.ni.)]

"जाती तु तुवरा तिक्ता लघ्वी चोष्णा कटुः स्मृता ।
मुखपाकं कफं वातं मुखदन्तशिरोरुजम् ॥
अक्षिरोगं विषं कुष्ठं रक्तदोषं व्रणं तथा ।
पित्तं कृमीन्नाशयति कलिकास्यव्रणापहा ॥
विस्फोटनेत्ररुक्कुष्ठनाशिनीति बुधा जगुः ।
पुष्पं सुगन्धि सम्प्रोक्तं मनोज्ञं कफपित्तनुत् ॥" (नि.र.)
["Jātī tu tuvarā tiktā laghvī cōṣṇā kaṭuḥ smṛtā
Mukhapākaṃ kaphaṃ vātaṃ mukhadantaśirōrujaṃ
Akṣirōgaṃ visaṃ kuṣṭhaṃ raktadōṣaṃ vṛaṇaṃ tathā
Pittaṃ kṛmīnnāśayati kalikāsyavṛaṇāpahā
Visphōṭanētṛarukkuṣṭhanāśinīti budhā jaguḥ
Puṣpaṃ sugandhi saṁpṛōktaṃ manōjñaṃ kaphapittanut " (Ni.ra.)]

"കച്ചേരിച്ചു കഫം ശീതം പിച്ചകപ്പൂ വിഷാപഹം
കഫവാതഹരം പഥ്യം നേത്രശൂലയ്ക്കുമുത്തമം". (ഗു.പാ.)
["Kaccericcu kaphaṃ śītaṃ piccakappū viṣāpahaṃ
Kaphavātaharaṃ pathyaṃ nētṛaśūlaykkumuttamaṃ " (Gu.pā.)]

Jasminum multiflorum (Burm.f.) Andr.

(J.pubescens *Willd.*)

Oleaceae (पारिजात–कुलम्)

Eng	:	Downy jasmine
Hin	:	Kundphūl (कुन्दफूल)
Kan	:	Māgīmallige (ಮಾಗೀಮಲ್ಲಿಗೆ)
Mal	:	Kurukkuttimulla (കുരുക്കുത്തിമുല്ല)
San	:	Kundaḥ (कुन्दः)
Tam	:	Makarandaṃ, Malligai (மகரந்தம், மல்லிகை)
Tel	:	Gajari, Kundamu (గజరి, కుందము)

Distribution : Throughout India, in the forests of Western Ghats and sub -Himalayan tracts upto 1,500 m

The Plant : A large scandent tomentose shrub with young branches clothed with velvety pubescence; leaves simple, opposite, ovate, more or less pubescent beneath, base rounded or often cordate, main nerves 4–6 pairs, petioles densely villous; flowers white, slightly fragrant, sessile in dense terminal capitate cymes at the extremities of short axillary branches; fruits black, globose berries surrounded by suberect calyx teeth.

Parts used : leaves, flowers

Properties and uses : Dried leaves are good for indolent ulcers. The flowers are sweet, bitter, acrid, refrigerant, laxative, cardiotonic, alexipharmic depurative and digestive. They are useful in vitiated conditions of *pitta*, inflammations, rheumatism and cephalalgia.

"कुन्दं तु कथितं माघ्यं सदापुष्पं च तत्स्मृतम् ।" (भा.प्र.)
["Kundaṃ tu kathitaṃ māghyaṃ sadāpuṣpaṃ ca tatsmṛtaṃ " (Bhā.pṛa.)]

"कुन्दस्तु मकरन्दश्च महामोदो मनोहरः ।
मुक्तपुष्पः सदापुष्पस्तारपुष्पोऽट्टहासकः ॥
दमनो वनहासश्च मनोज्ञो रुद्रसम्मितः ।" (रा.नि.)
["Kundaṣtu makarandaśca mahāmōdō manōharaḥ
Muktapuṣpaḥ sadāpuṣpastārapuṣpō'ṭṭahāsakaḥ
Damanō vanahāsaśca manōjñō rudrasammitaḥ " (Rā.ni.)]

Jasminum multiflorum

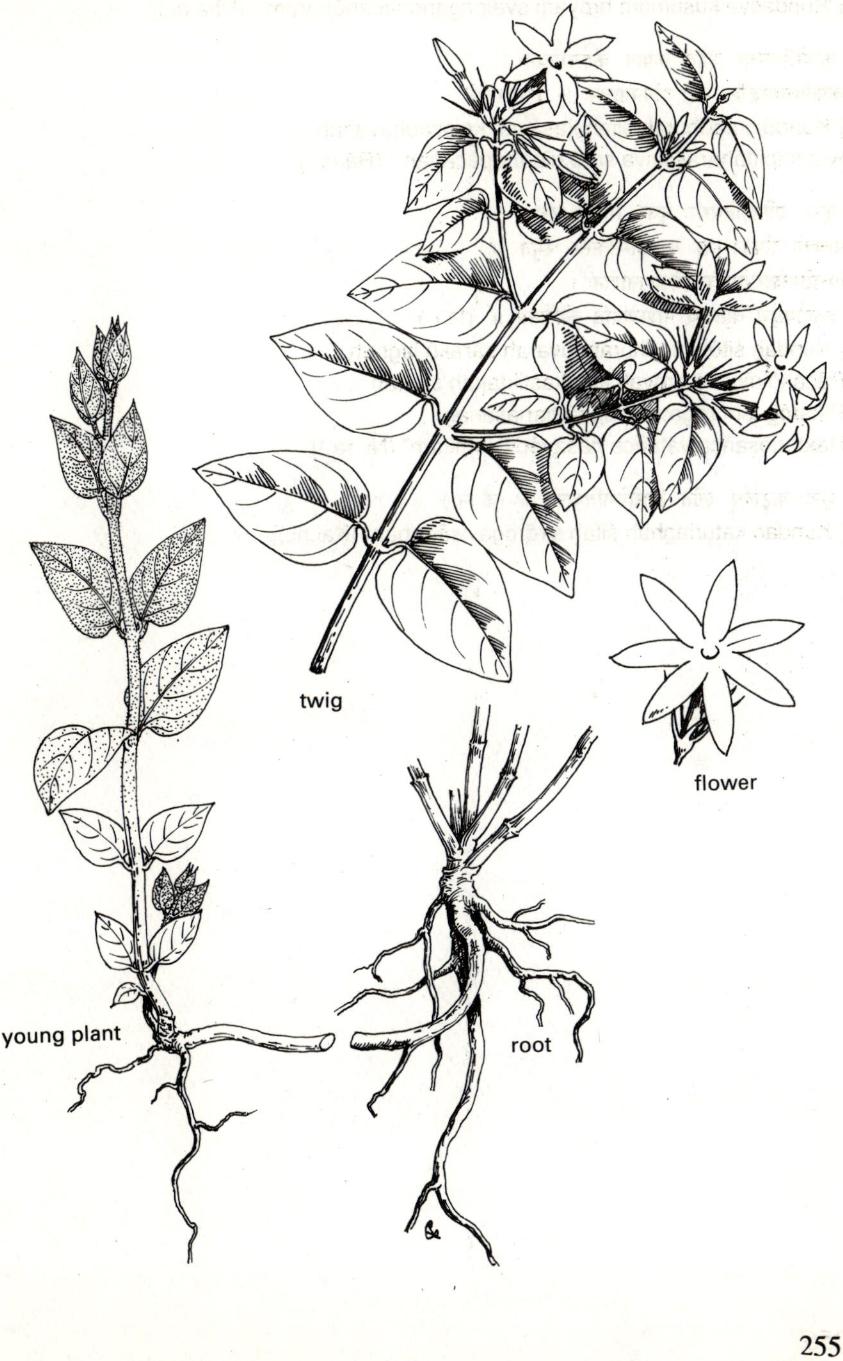

"कुन्दं शीतं लघु श्ळेष्मशिरोरुक्विषपित्तहृत् ।" (भा.प्र.)
["Kundaṃ śītaṃ laghu śḷēṣmaśirōrukviṣapittahṛt " (Bhā.pṛa.)]

"कुन्दस्य कुसुमं हृद्यं स्वल्पगन्धिमनोहरम् ।" (ध.नि.)
["Kundasya kusumaṃ hṛdyaṃ svalpagandhimanōharaṃ " (Dha.ni.)]

"कुन्दोऽतिमधुरः शीतः कषायः कैश्यभावनः ।
कफपित्तहरश्चैव सरो दीपनपाचनः ॥" (रा.नि.)
["Kundōऽtimadhuraḥ śītaḥ kaṣāyaḥ kaiśyabhāvanaḥ
Kaphapittaharaścaiva sarō dīpanapācanaḥ " (Rā.ni.)]

"कुन्दः शीतोऽतिमधुरः तुवरः सारको लघुः ।
पाचको दीपको हृद्यः कटुकस्तिक्तकः स्मृतः ॥
पित्तरोगशिरोरोगविषशोफामनाशनः ।
रक्तदोषञ्च वातञ्च नाशयेदिति कीर्त्तितम् ॥" (नि.र.)
["Kundaḥ śītōऽtimadhuraḥ tuvaraḥ sārakō laghuḥ
Pācakō dīpakō hṛdyaḥ kaṭukastiktakaḥ smṛtaḥ
Pittarōgaśirōrōgaviṣaśōphāmanāśanaḥ
Raktadōṣañca vātañca nāśayēditi kīṛttitaṃ" (Ni. ra.)]

"कुन्दः कटुर्लघुः शीतः शिरोरोगविषापहः ।" (कै.नि.)
["Kuṇdaḥ kaṭuṛlaghuḥ śītaḥ śirōrōgaviṣāpaḥaḥ" (Kai.ni.)]

Jasminum sambac

Plate 23

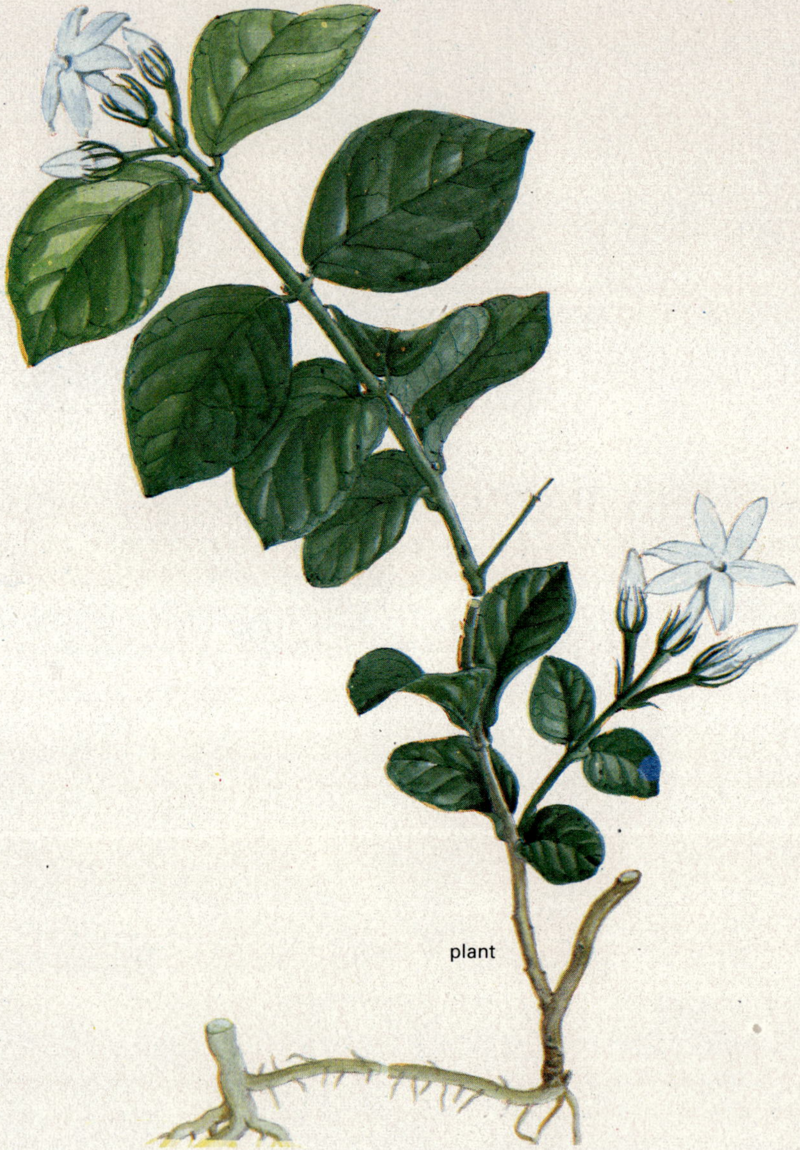

***Jasminum sambac* (Linn.) Ait**

Oleaceae (पारिजात–कुलम्)

Eng	:	Arabian jasmine, Tuscan jasmine, Sambac jasmine
Hin	:	Bēl, Mōghrā (बेल, मोग्रा)
Kan	:	Duṇḍumallige (ದುಂಡುಮಲ್ಲಿಗೆ)
Mal	:	Mulla (മുല്ല)
San	:	Mallikā (मल्लिका)
Tam	:	Kuṇḍumalligai, Malligai (குண்டுமல்லிகை, மல்லிகை)
Tel	:	Malli (మల్లి)

Distribution : Throughout India, cultivated

The plant : A suberect or sometimes climbing shrub with pubescent branchlets; leaves simple, opposite, variable in shape, usually broadly ovate or elliptic, acute, entire, nearly glabrous, main nerves 4–6 pairs; flowers white, very fragrant, solitary or in 3-flowered terminal cymes, calyx lobes curled especially in fruits; fruits berries, black when ripe.

Parts used : roots, leaves, flowers

Properties and uses : The roots along with leaves are useful in ophthalmopathy. The leaves are useful in skin diseases, ulcers and fever. The flowers are bitter, acrid, refrigerant, alexipharmic, ophthalmic, purgative and lactifuge. They are useful in vitiated conditions of *pitta*, ophthalmopathy, pruritus, cephalalgia, otopathy, stomatopathy, leprosy, ulcers, fever, vomiting, hiccough, insanity and galactorrhoea.

"मल्लिका मदनीया च मदयन्ती प्रमोदिनी ।
अष्टपत्री शीतभीरुर्विज्ञेया चन्द्रमल्लिका ॥" (अ.म.)
["Mallikā madanīyā ca madayantī pramōdinī
Aṣṭapatrī śītabhīrurvijñēyā candramallikā " (A.ma.)]

"मल्लिका मदयन्ती च शीतभीरुश्च भूपदी ।" (भा.प्र.)
["Mallikā madayantī ca śītabhīruśca bhūpadī " (Bhā.pra.)]

"मल्लिका भद्रवल्ली तु गौरी च वनचन्द्रिका ।
शीतभीरुः प्रिया सौम्या नारीष्टा गिरिजा सिता ॥
मल्ली च दमयन्ती च चन्द्रिका मोदिनी मनुः ।" (रा.नि.)

["Mallikā bhadravallī tu gaurī ca vanacandrikā
Śītabhīruḥ pṛiyā saumyā nārīṣṭā girijā sitā
Mallī ca damayantī ca candrikā mōdinī manuḥ " (Rā.ni.)]

"भूमण्डली भूमिमण्डो भूमिदण्डा प्रबोधनी ।
प्रमोदनी विजयिनी भूपदी मुक्तबन्धना ॥
मल्लिका मदनीया स्याद् विपुटा शीतभीरुका ।
अष्टापदी सुरूपा च तृणशून्यं गवाक्षिका ।
मदयन्ती सुवर्षा स्याद् .... ॥" (कै.नि.)
["Bhūmaṇḍalī bhūmimaṇḍō bhūmidaṇḍā pṛabōdhanī
Pṛamōdanī vijayinī bhūpadī muktabandhanā
Mallikā madanīyā syād vipuṭā śītabhīrukā
Aṣṭāpadī surūpā ca tṛṇaśūnyaṃ gavākṣikā
Madayantī suvaṛṣā syād ...." (Kai.ni.)]

"मल्लिकोष्णा लघुर्वृष्या तिक्ता च कटुका हरेत् ।
वातपित्तास्यदृग्व्याधिकुष्ठारुचिविषव्रणान् ॥" (भा.प्र.)
["Mallikōṣṇā laghuṛvṛṣyā tiktā ca kaṭukā harēt
Vātapittāsyadṛgvyādhikuṣṭhārucivisạvṛaṇān " (Bhā.pṛa.)]

"मल्लिकोष्णा कटुः स्वादुर्दारयत्यास्यजान् गदान् ।
संत्रासयति नेत्रोत्थरुजः पित्तसमीरजित् ॥" (ध.नि.)
["Mallikōṣṇā kaṭuḥ svāduṛdārayatyāsyajān gadān
Saṁtṛāsayati nētṛōttharujaḥ pittasamīrajit " (Dha.ni.)]

"मल्लिका कटुतिक्ता स्याच्चक्षुष्या मुखपाकनुत् ।
कुष्ठविस्फोटकण्डूतिविषव्रणहरा परा ॥" (रा.नि.)
["Mallikā kaṭutiktā syāccakṣuṣyā mukhapākanut
Kuṣṭhavisphōṭakaṇḍūtiviṣavṛṇaharā parā "(Rā.ni.)]

"मल्लिका कटुका तिक्ता लघूष्णा शुक्ळळा हरेत् ।
वातपित्तास्रहृद्रोगकुष्ठारुचिविषव्रणान् ॥" (कै.नि.)
["Mallikā kaṭukā tiktā laghūṣṇā śukḷaḷā harēt
Vātapittāsṛahṛdrōgakuṣṭhārucivisạvṛaṇān " (Kai.ni.)]

"शीतो लघुर्विचच्छिन्नः कफपित्तविषापहः ।" (म.पा.नि.)
["Śītō laghuṛvicacchinnaḥ kaphapittaviṣāpahaḥ" (Ma.pā.ni.)]

"मल्लिकासम्भवं पुष्पं तिक्तं जयति मारुतम् ।" (सो.नि.)
["Mallikāsaṁbhavaṃ puṣpaṃ tiktaṃ jayati mārutaṃ " (Sō.ni.)]

മുല്ലപ്പൂ കച്ചേരിപ്പോന്നു വിഷഘ്നം കഫപിത്തജിത് (ഗു.പാ.)
["Mullappū kaccerippōnnu viṣaghnaṃ kaphapittajit " (Gu.pā)]

Jatropha curcas Linn.

Euphorbiaceae (एरण्ड–कुलम्)

Eng	:	Purging nut, Physic nut
Hin	:	Juṅglī ēraṇḍ, Pahārī ēraṇḍ (जंगली एरण्ड, पहारी एरण्ड)
Kan	:	Bēlīoudalu, Doḍḍaharalu (ಭೇಲೀ ಔಡಲು. ದೊಡ್ಡ, ಹರಲು)
Mal	:	Kaṭalāvaṇakkụ, Kammaṭṭi, Kāṭṭāvaṇakkụ (കടലാവണക്ക്, കമ്മട്ടി, കാട്ടാവണക്ക്)
San	:	Dravantī (द्रवन्ती)
Tam	:	Kaṭalāmaṇakku, Kāṭṭāmaṇakku, Kāṭṭukkoṭṭai (கடலாமணக்கு, காட்டாமணக்கு, காட்டுக்கொட்டை)
Tel	:	Aḍavi-āmudamu (అడవిఆముదము)

Distribution : Throughout India, in plains and in hedges

The plant : A large deciduous soft wooded shrub, 3– 4 m in height with sticky juice; leaves alternate, broadly ovate, cordate, 3–5 lobed, glabrous, base seven nerved, stipules zero, flowers yellowish green in loose panicles of cymes; fruits ovoid, black, splitting into three, 2-valved cocci, seeds dull brownish black.

Parts used : leaves, seeds, oil

Properties and uses : The leaves are galactagogue, rubefacient, suppurative and have insecticidal properties, and are useful in foul ulcers, tumours and scabies. The latex is styptic, purgative and haemostatic, and is good for wounds and ulcers. The seeds are powerful purgative, acrid, sweet, aphrodisiac, thermogenic, digestive, tonic, anthelmintic and depurative. They are useful in haemorrhoids, wounds, splenomegaly and skin diseases. The yellow oil obtained from roots has a strong anthelmintic action. The oil from the seeds possesses purgative properties and is used externally in rheumatism and paralytic affections.

"द्रवन्ती शम्बरी चित्रा न्यग्रोधा मूषकाह्वया ।
प्रत्यक्श्रेणी वृषा चण्डा पुत्रश्रेण्याखुपर्णिका ॥" (ध.नि.)
["Dravantī śambari citṛā nyagṛōdhā mūṣakāhvayā
Pṛatyakśṛēṇī vṛṣā caṇḍā putṛaśṛēṇyākhupaṛṇikā " (Dha.ni.)]

Jatropha curcas

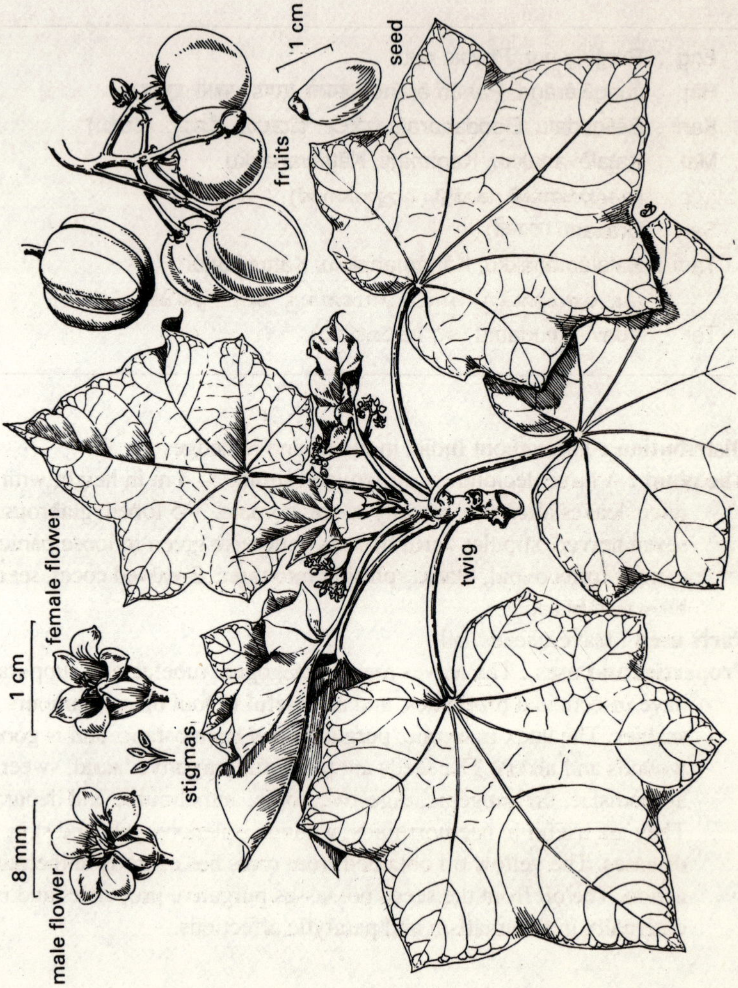

"द्रवन्ती शम्बरी चित्रा न्यग्रोधी शतमूलिका ।
प्रत्यक्श्रेणी वृषा चण्डा पत्रश्रेण्याखुकर्णिका ॥
मूषकाह्वादिका कर्णी प्रतिपर्णी शिफा च सा ।
सहस्रमूली विक्रान्ता ज्ञेया स्याच्चतुरेकधा ॥" (रा.नि.)
["Dravantī śaṁbarī citṛā nyagrōdhī śatamūlikā
Pṛatyakśṛēṇī vṛṣā caṇḍā patṛaśṛēṇyākhukaṛṇikā
Mūṣakāhvādikā kaṛṇī pṛatipaṛṇī śiphā ca sā
Sahasṛamūlī vikṛāntā jñēyā syāccaturēkadhā " (Rā.ni.)]

"द्रवन्ती शम्बरी चित्रा प्रत्यक्पर्ण्याखुपर्ण्यपि ।
चित्रोपचित्रा न्यग्रोधी सुतश्रेणी तथा वृषा ॥" (भा. प्र.)
["Dravantī śaṁbarī citṛā pṛatyakparṇyākhupaṛṇyapi
Citṛōpacitṛā nyagrōdhī sutaśṛēṇī ṭathā vṛṣā " (Bhā.pra.)]

"द्रवन्ती ग्राहणी तृष्णात्रिदोषशमनी हिता ।
अभिच्छिन्नतनौ ग्रन्थ्यां प्रमेहे जठरे गरे ॥
कफपित्तामये पाण्डौ कृमिकोष्ठभगन्दरे ।
द्रवन्ती हृद्रोगहरा कफकृमिविनाशिनी ॥" (ध.नि.)
["Dravantī grāhaṇī tṛṣṇātṛidōṣaśamanī hitā
Abhicchinnatanau granthyāṃ pṛamēhē jaṭharē garē
Kaphapittāmayē pāṇḍau kṛmikōṣṭhabhagandarē
Dravantī hṛdrōgaharā kaphakṛmivināśinī " (Dha.ni.)]

"द्रवन्ती मधुरा शीता रसबन्धकरी परा ।
ज्वरघ्नी कृमिहा शूलशमनी च रसायनी ॥" (रा.नि.)
["Dravantī madhurā śītā rasabandhakarī parā
Jvaraghnī kṛmihā śūlaśamanī ca rasāyanī " (Rā.ni.)]

Juglans regia Linn. var. *kumaonia* DC.

Juglandaceae (अक्षोट–कुलम्)

Eng : Common walnut, Persian walnut, European walnut
Hin : Akhōr, Akhrōṭ (अखोर, अखरोट)
Kan : Akrōḍu (ಅಕ್ರೋಡು)
Mal : Akṛōṭṭu (അക്രോട്ട്)
San : Akṣōṭaḥ (अक्षोटः)
Tam : Akrōttu (அக்ரோத்து)
Tel : Akrōtu (అక్రోటు)

Distribution : Cultivated in the Himalayas and the Khasia hills

The plant : A large deciduous monoecious tree with tomentose shoots; bark grey, longitudinally fissured; leaves alternate, imparipinnate; leaflets entire, aromatic; flowers small, yellowish green, male in pendulous slender catkins, female in 1–3 flowered terminal catkins; fruits drupes, 5 cm long with leathery exocarp, woody, wrinkled, hard endocarp enclosing 4-lobed, corrugated, oily, edible seed.

Parts used : leaves, bark, fruits

Properties and uses : Leaves are astringent, tonic and anthelmintic. The leaves and bark are antiscorbutic and detergent, and are useful in herpes, eczema, scrofula and syphilis. The fruits are sweet, emollient, thermogenic, aphrodisiac, tonic and carminative. They are useful as alterant in rheumatism. The expressed oil of the fruit is considered useful against tapeworm and is used to strengthen and lubricate the muscles. The kernels are said to possess aphrodisiac properties and are recommended in colic and dysentery.

"पीलुः शैलभवोऽक्षोटः कन्दराळश्च कीर्त्तितः ।" (भा.प्र)
["Pīluḥ śailabhavōʃkṣōṭaḥ kandarāḷaśca kīṛttitaḥ " (Bhā.pra.)]

"अक्षोटः पर्वतीयश्च फलस्नेहो गुडाशयः ।
कीरेष्टः कन्दराळश्च मधुमज्जा बृहच्छदः ॥" (रा.नि.)
["Akṣōṭaḥ paṛvatīyaśca phalasnēhō guḍāśayaḥ
Kīrēṣṭaḥ kandarāḷaśca madhumajjā bṛhacchadaḥ " (Rā.ni.)]

Juglans regia var.kumaonia

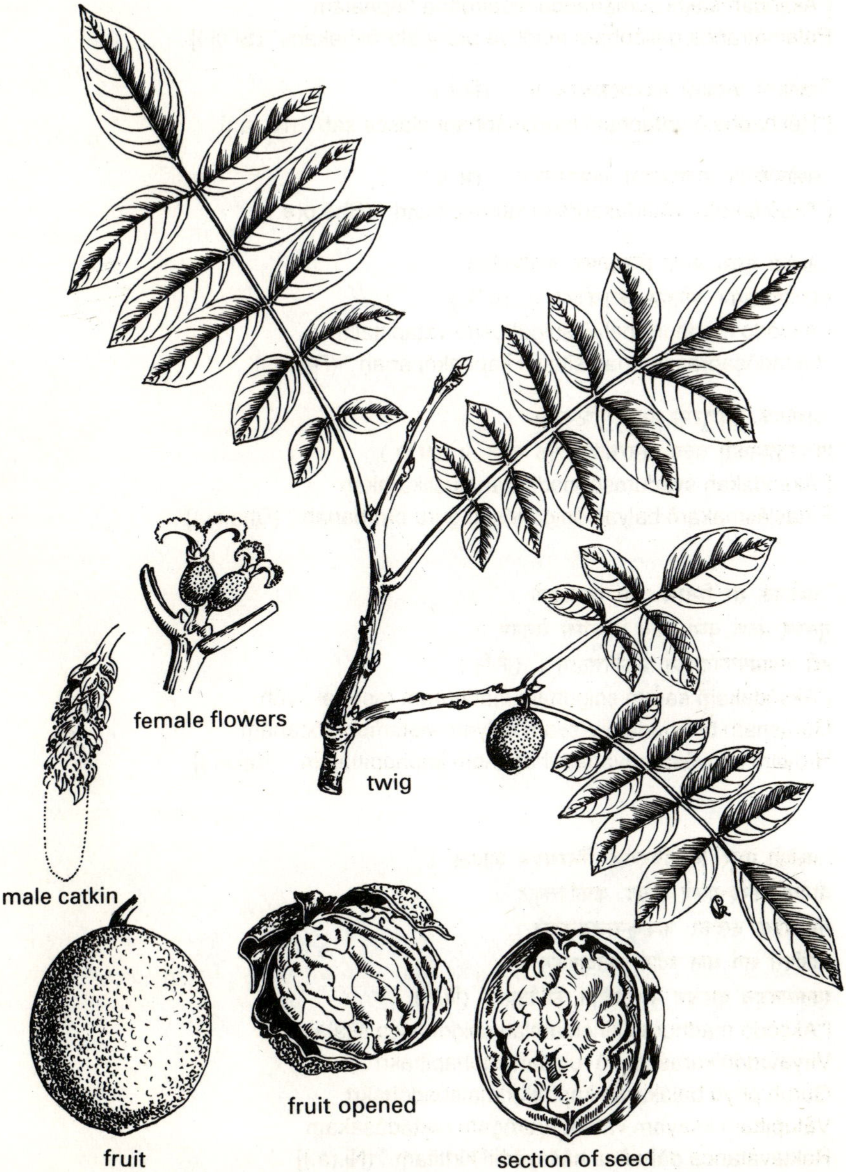

"अक्षोडः पर्वतीयश्च फलस्नेहो गुडाशयः ।
कीरेष्टः कर्पराळश्च स्वादुमज्जा पृथुच्छदः ॥" (ध.नि.)
["Akṣōḍaḥ parvatīyaśca phalasnēhō guḍāśayaḥ
Kīrēṣṭaḥ karparāḷaśca svādumajjā pṛthucchadaḥ " (Dha.ni.)]

"अक्षोडः शाखी सुमहद्दन्तिपत्रोऽथ तत्फलम् ।
पलमात्रञ्च गल्लाभं मध्ये प्रोन्नतरेखकम् ॥ " (शि.नि.)
["Akṣōḍaḥ śākhī sumahaddantipatrōऽtha tatphalaṃ
Palamātrañca gallābhaṃ madhyē prōnnatarēkhakaṃ " (Śi.ni.)]

"रेखाफलो वृत्तफलो मदनाभफलश्च सः ।" (नि.र.)
["Rēkhāphalō vṛttaphalō madanābhaphalaśca saḥ " (Ni.ra.)]

"अक्षोडकोऽपि वातादसदृशः कफपित्तकृत् ।" (भा.प्र.)
["Akṣōḍakoऽpi vātādasadṛśaḥ kaphapittakṛt " (Bhā.pra.)]

"अक्षोडो मधुरो बल्यो स्निग्धोष्णो वातपित्तजित् ।
रक्तदोषप्रशमनः शीतळः कफकोपनः ॥" (रा.नि.)
["Akṣōḍo madhurō balyō snigdhōṣṇō vātapittajit
Raktadōṣapraśamanaḥ śītaḷaḥ kaphakōpanaḥ " (Rā.ni.)]

"अक्षोडकः स्वादुरसो मधुरः पुष्टिकारकः ।
पित्तश्ळेष्मकरो बल्यः स्निग्धोष्णो गुरु बृंहणः ॥" (ध.नि.)
["Akṣōḍakaḥ svādurasō madhuraḥ puṣṭikārakaḥ
Pittaśḷēṣmakarō balyaḥ snigdhōṣṇō guru bṛṁhaṇaḥ " (Dha.ni.)]

"अक्षोडकं सरं स्निग्धं मधुरं रसपाकयोः ।
गुरूष्णं बृंहणं वृष्यं बल्यं विष्टम्भि रोचनम् ॥
हृद्यं क्षयास्रपवनदाहघ्नं कफपित्तळम् ।" (कै.नि.)
["Akṣōḍakaṃ saraṃ snigdhaṃ madhuraṃ rasāpakayōḥ
Gurūṣṇaṃ bṛṁhaṇaṃ vṛṣyaṃ balyaṃ viṣṭaṁbhi rōcanaṃ
Hṛdyaṃ kṣayāsṛapavanadāhaghnaṃ kaphapittaḷaṃ " (Kai.ni.)]

"अक्षोडो मधुरः किञ्चिदम्ळः स्निग्धश्च शीतळः ।
वीर्यवृद्धिकरश्चोष्णो रुचिदः कफपित्तकृत् ॥
गुरुः प्रियो बलकरः कफकृन्मलबद्धकृत् ।
वातपित्तं क्षयं वातं हृद्रोगं रक्तदोषकम् ॥
रक्तवातञ्च दाहञ्च नाशयेदिति कीर्तितम् ।" (नि.र.)
["Akṣōḍō madhuraḥ kiñcidaṁḷaḥ snigdhaśca śītaḷaḥ
Vīryavṛddhikaraścōṣṇō rucidaḥ kaphapittakṛt
Guruḥ priyō balakaraḥ kaphakṛnmalabaddhakṛt
Vātapittaṃ kṣayaṃ vātaṃ hṛdrōgaṃ raktadōṣakaṃ
Raktavātañca dāhañca nāśayēditi kīrttitaṃ " (Ni.ra.)]

Remarks : From the above we learn that *vātāmaṃ* is used instead of *akṛōṭ*. In the 'Sanskrit-Malayalam dictionary' of Kanippayoor *vātāmaṃ* and *vātādaṃ* are dealt as *badāṃkoṭṭa* (Almond - *Prunus dulcis* (Miller) D.A. Webb.). As all the properties of *akṛōṭ* and *badāṃkoṭṭa* are not the same, it is not desirable to use any one of these in the place of the other. But in 'Indian Medicinal Plants' there is a statement, that 'the therapeutic properties of this plant are the same as those of *Aleurites moluccana* (*malayakṛōṭṭu*)'. Hence this *malayakṛōṭṭu* is often used by some as substitute for *akṛōṭ*.

Justicia beddomei (Clarke) Bennet

(=Adhatoda beddomei *C.B. Clarke*)

Acanthaceae (वाशा-कुलम्)

Hin : Aḍūsā, Arūṣā (अडूसा, अरूषा)
Kan : Saṇṇā-adusōge (ಸಣ್ಣ ಆಡುಸೋಗೆ)
Mal : Āṭalōṭakaṃ, Ciṟṟāṭalōṭakaṃ (ആടലോടകം, ചിറ്റാടലോടകം)
San : Vāśā (वाशा)
Tam : Āḍutoṭā, Cittāḍalōḍakaṃ (ஆடுதொடா, சித்தாடலோடகம்)
Tel : Aḍḍasaramu (అడ్డసరము)

Distribution: In Kerala, in the hilly regions

The plant: A large glabrous shrub; leaves opposite, short-petioled upto 15 cm long, 3.75 cm broad, main nerves about 8 pairs; flower heads short, dense or condensed spikes; fruits capsules with a long solid base.

Parts used: whole plant

Properties and uses: The plant is bitter, astringent, refrigerant, expectorant, diuretic, antispasmodic, febrifuge, depurative, styptic and tonic. Leaves are good for irritable cough and for bleeding in diarrhoea and especially in haemoptysis. Flowers are used in ophthalmia. The roots along with the leaf-juice are used in phthisis, cough, haemoptysis and asthma.

"वाशा वृषाटरूषः सिंहमुखः सिंहिका भिषङ्माता ।
वृषको वाशकसंज्ञः शब्दैः पर्यायवाचकैर्गदिता ॥" (अ.म.)
["Vāśā vṛṣāṭarūṣaḥ siṁhamukhaḥ siṁhikā bhiṣaṅmātā
Vṛṣakō vāśakasaṁjñaḥ śabdaiḥ paryāyavācakairgaditā" (A.ma.)]

"वाशको वाशिका वाशा भिषङ्माता च सिंहिका ।
सिंहास्यो वाजिदन्तः स्यादाटरूषक इत्यपि ॥
अटरूषो वृषनामा सिंहपर्णश्च सः स्मृतः ।" (भा.प्र.)
["Vāśakō vāśikā vāśā bhiṣaṅmātā ca siṁhikā
Siṁhāsyō vājidantaḥ syādāṭarūṣaka ityapi
Aṭarūṣō vṛṣanāmā siṁhaparṇaśca saḥ smṛtaḥ" (Bhā.pra.)]

Justicia beddomei

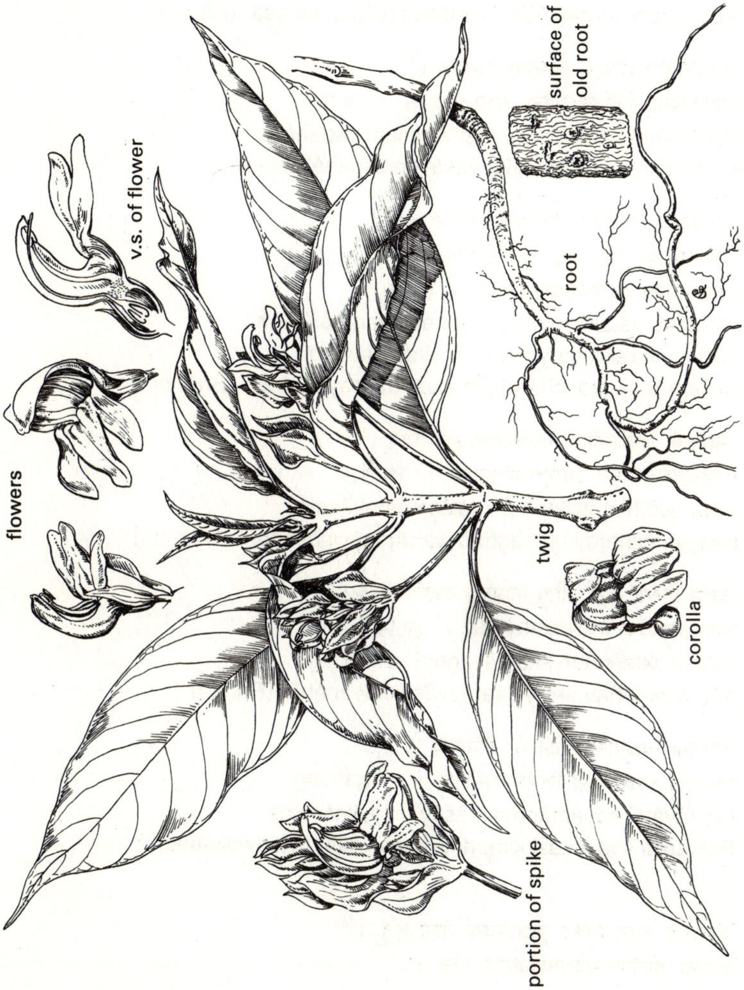

"वासकः सिंहिका वासा भिषङ्माता वसादनी ।
आटरूषः सिंहमुखी सिंही कण्ठीरवी वृषः ॥
शितपर्णी वाजिदन्ता नासा पञ्चमुखी तथा ।
सिंहपर्णी मृगेन्द्राणी नामान्यस्यास्तु षोडश ॥" (रा.नि.)
["Vāsakaḥ siṁhikā vāsā bhiṣaṅmātā vasādanī
Āṭarūṣaḥ siṁhamukhī siṁhī kaṇṭhīravī vṛṣaḥ
Śitaparṇī vājidantā nāsā pañcamukhī tathā
Siṁhaparṇī mṛgēndrāṇī nāmānyasyāstu ṣōḍaśa" (Rā.ni.)]

"ऊर्ध्वासृक्पित्तशमनी कफकासज्वरापहा ।
कषायतिक्ता वीर्योष्णा शीता वाशा क्षयापहा ॥" (म.नि.)
["Ūrdhvāsṛkpittaśamanī kaphakāsajvarāpahā
Kaṣāyatiktā vīryōṣṇā śītā vāśā kṣayāpahā" (Ma.ni.)]

"वासको वातकृत्स्वर्यः कफपित्तास्रनाशनः ।
तिक्तस्तुवरको हृद्यो लघुः शीतस्तृडार्तिहृत् ॥
श्वासकासज्वरच्छर्दिमेहकुष्ठक्षयापहः ।" (भा.प्र.)
["Vāsakō vātakṛtsvaryaḥ kaphapittāsṛanāśanaḥ
Tiktastuvarakō hṛdyō laghuḥ śītastṛḍārtihṛt
Śvāsakāsajvaracchaṛdimēhakuṣṭhakṣayāpahaḥ" (Bhā. pṛa.)]

"आटरूषो हिमस्तिक्तः पित्तश्ळेष्मास्रकासजित् ।
क्षयहृच्छर्दिकुष्ठघ्नो ज्वरतृष्णाविनाशनः ॥" (ध.नि.)
["Āṭarūṣō himastiktaḥ pittaśḷēṣmāsṛakāsajit
Kṣayahṛcchaṛdikuṣṭhaghnō jvaratṛṣṇāvināśanaḥ" (Dha.ni.)]

"वाशा तिक्ता कटुः शीता कासघ्नी रक्तपित्तजित् ।
कामलाकफवैकल्यज्वरश्वासक्षयापहा ॥" (रा.नि.)
["Vāśā tiktā kaṭuḥ śītā kāsaghnī raktapittajit
Kāmalākaphavaikalyajvaraśvāsakṣayāpahā" (Rā.ni.)]

"वाशायां विद्यमानायामाशायां जीवितस्य च ।
रक्तपित्ती क्षयी कासी किमर्थमवसीदति ॥" (वैद्यजीवनम्)
(Vāśāyāṃ vidyamānāyāmāśāyāṃ jīvitasya ca
Raktapittī kṣayī kasī kimaṛthamavasīdati" (Vaidyajīvanaṃ)]

"सिंहास्या तुवरा तिक्ता हृद्या स्वर्या हिमा लघुः ।
वातळा कफपित्तास्रश्वासकासहरा हरेत् ॥
ज्वरमेहारुचिच्छर्दिकुष्ठतृष्णाक्षतक्षयान् ।
क्षयघ्नं वातळं पुष्पं वृषजं कफपित्तजित् ॥" (कै.नि.)
["Siṁhāsyā tuvarā tiktā hṛdyā svaryā himā laghuḥ
Vātaḷā kaphapittāsṛaśvāsakāsahara harēt
Jvaramēhārucicchaṛdikuṣṭhatṛṣṇākṣatakṣayān
Kṣayaghnaṃ vātaḷaṃ puṣpaṃ vṛṣajaṃ kaphapittajit" (Kai.ni.)]

"कटुपाकानि तिक्तानि कासक्षयहराणि च ।
वासकः कासवैस्वर्यरक्तपित्तकफापहः ॥" (रा.व.)
["Kaṭupākāni tiktāni kāsakṣayaharāṇi ca
Vāsakaḥ kāsavaisvaryaraktapittakaphāpahaḥ" (Rā.va.)]

"वाशामूलतुलाक्वाथे तैलमावाप्य साधितम् ।
हुत्वा सहस्रमश्नीयात् मेध्यमायुष्यमुच्यते ॥" (सु.चि.२८)
["Vāśāmūlatulākvāthē tailamāvāpya sādhitaṃ
Hutvā sahasṛamaśnīyāt mēdhyamāyuṣyamucyatē" (Su.Ci.28)]

"वृषं तु वमिकासघ्नं रक्तपित्तहरं परम् ।" (अ.हृ.सू.६)
["Vṛṣaṃ tu vamikāsaghnaṃ raktapittaharaṃ paraṃ" (A.hṛ.Sū.6)]

"वासायाश्च हिमः कासं रक्तपित्तज्वरं जयेत् ।" (शाङ्र्गधरम्)
["Vāsāyāśca himaḥ kāsaṃ raktapittajvaraṃ jayēt" (Śāṛṅgadharaṃ)]

"ആടലോടകമാമൂലമസ്തകം കാസനാശനം
രക്തപിത്തത്തിനും നന്ന് മൂലം ഛർദ്ദിക്കുമുത്തമം." (ഗു.പാ)
["Āṭalōṭakamāmūlamastakaṃ kāsanāśanaṃ
Raktapittattinuṃ nannụ mūlaṃ chaṛddikkumuttamaṃ" (Gu.pā.)]

Remarks: In Kerala generally *Adhatoda vasica* is in use as *vāśā* probably due to the difficulty in procuring *A.beddomei* in abundance. The one which is to be actually used is *A.beddomei* and this plant can be distinguished from *A.vasica* based on the following three features

1. The plants are smaller with glabrous branches,
2. The smaller leaves which are less than 15 cm long and about 3.8 cm broad having 8–10 pairs of secondary nerves,
3. Shorter spikes and obscurely 5-ribbed ovate bracts.

Coll. No. AVS 1335

Justicia gendarussa **Burm.f.**

(Gendarussa vulgaris *Nees)*

Acanthaceae (वाशा–कुलम्)

Hin	:	Nīlīnirguṇḍī, Udisaṁbhālu (नीलीनिर्गुण्डी, उदिसंभालु)
Kan	:	Karinekki (ಕರಿ ನೆಕ್ಕಿ)
Mal	:	Vātaṁkolli (വാതംകൊല്ലി)
San	:	Vātaghnī (वातघ्नी)
Tam	:	Vātaikkutti (வாதைக்குத்தி)
Tel	:	Aḍḍasaramu (అడ్డ సరము)

Distribution: Throughout India, also cultivated as a hedge plant

The plant: An erect undershrub, 0.6 to 1.2 m in height with profuse subterete branches, stems and branches dark violet; leaves simple, opposite, lanceolate, or linear-lanceolate, 7.5 to 12.5 cm long, short-petioled, glabrous, dark violet green above and pale green beneath, main nerves about 8 pairs, mid rib and main nerves prominent, on the under surface; flowers white, spotted purple within, clustered in the interrupted spikes; fruits glabrous capsules.

Parts used: roots, leaves

Properties and uses: The roots and leaves are acrid, bitter, thermogenic, anodyne, emetic, expectorant, anti-inflammatory, diaphoretic, emmenagogue, antiperiodic and insecticidal. They are useful in chronic rheumatism, cephalalgia, hemiplegia, facial paralysis, otalgia, hemicrania, cough, bronchitis, arthritis, dysmenorrhoea, amenorrhoea, internal haemorrhages, intermittent fevers, ascites and debility.

"वातघ्नी नीलनिर्गुण्डी भूतकेशी च मारुती ।
श्यामनिर्गुण्डिका प्रोक्ता कपिकेन्द्राणिका स्मृता ॥" (स्व.)
["Vātaghnī nīlanirguṇḍī bhūtakēśī ca mārutī
Śyāmanirguṇḍikā prōktā kapikēndrāṇikā smṛtā" (Sva.)]

"वातघ्नी कटुतिक्तोष्णा कासजित् शोफनाशिनी ।
कृमीन् कफं च वातं च नाशयेदिति कीर्त्तिता ॥" (स्व.)
["Vātaghnī kaṭutiktōṣṇā kāsajit śōphanāśinī
Kṛmīn kaphaṃ ca vātaṃ ca nāśayēditi kīrttitā" (Sva.)]

Justicia gendarussa

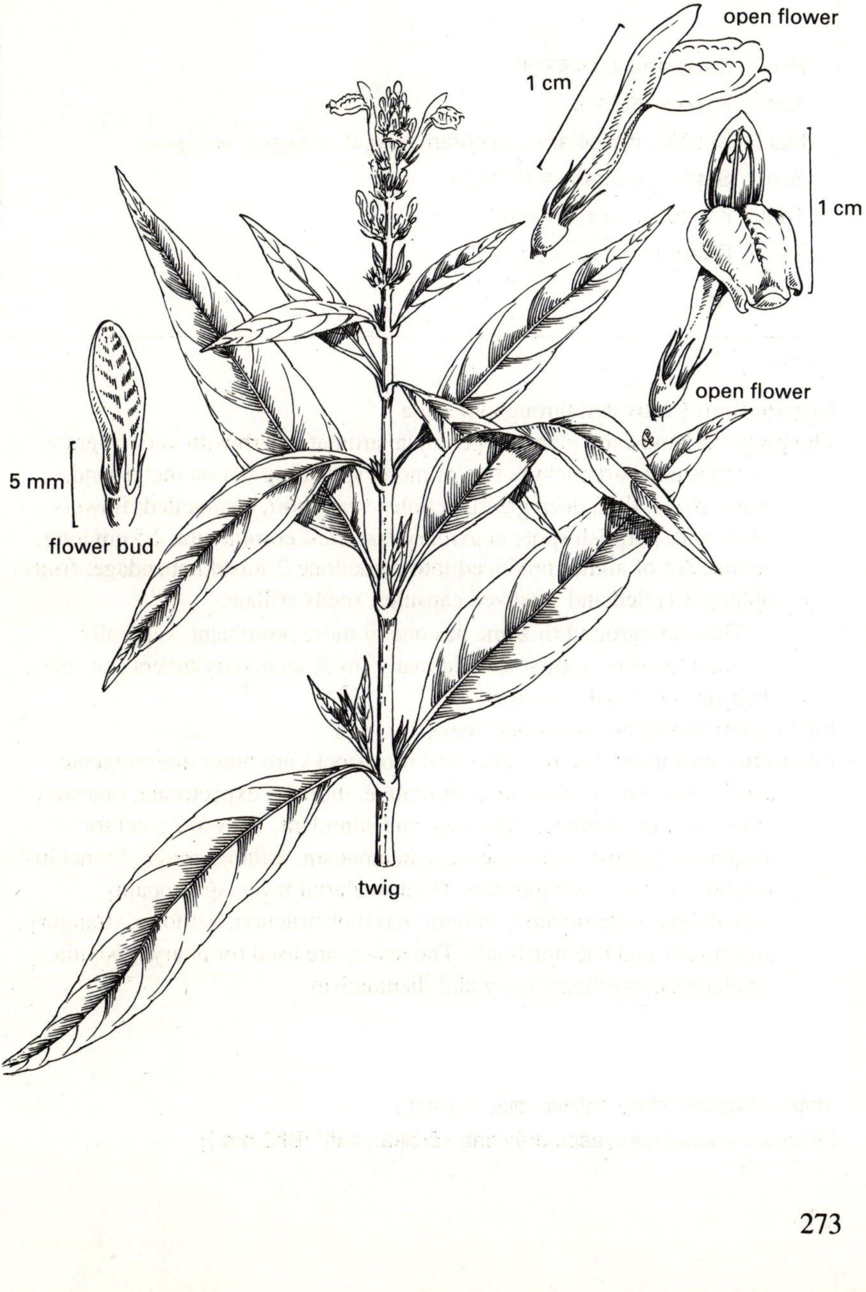

***Kaempferia galanga* Linn.**

Zingiberaceae (आर्द्रक–कुलम्)

Hin	:	Candramūlā (चन्द्रमूला)
Kan	:	Kacōra (ಕಚೋರ)
Mal	:	Kaccūri, Kaccōlaṃ, Kaccōraṃ (കച്ചൂരി, കച്ചോലം, കച്ചോരം)
San	:	Śaṭhī, Karcūraḥ (शठी, कर्चूरः)
Tam	:	Kaccōḷaṃ (கச்சோளம்)
Tel	:	Candramūla (చంద్రమూల)

Distribution: Cultivated throughout India

The plant: A handsome glabrous perennial aromatic herb with very fragrant underground parts; leaves two or more, spreading flat on the ground, round-ovate, thin, deep green, petioles very short, channelled; flowers white with purplish spots in axillary fascicles, corolla tube 2.5 cm long, connective of anther produced into a quadrate 2-lobed appendage; fruits oblong 3-celled and 3-valved capsules, seeds arillate.

The underground rhizome has one or more prominent, vertically oriented tuberous root-stock and many small secondary tubers and roots, their tips becoming tuberous.

Parts used: rhizomes, root-stock, leaves

Properties and uses: The rhizomes and root-stocks are bitter, thermogenic, acrid, carminative, aromatic, depurative, diuretic, expectorant, digestive, vulnerary, anthelmintic, febrifuge and stimulant. They are good for dyspepsia, leprosy, skin diseases, rheumatism, asthma, cough, bronchitis, wounds , ulcers, helminthiasis, fever, malarial fever, splenopathy, cephalalgia, inflammatory tumour, nasal obstruction, halitosis, strangury, urolithiasis and haemorrhoids. The leaves are used for pharyngodynia, ophthalmia, swellings, fever and rheumatism.

"कर्चूरो वेधमुख्यश्च द्राविडः काल्पिकः शटी ।" (भा.प्र.)

["Karcūrō vēdhamukhyaśca drāviḍaḥ kālpikaḥ śaṭī" (Bhā.pra.)]

Plate 24

Kaempferia galanga

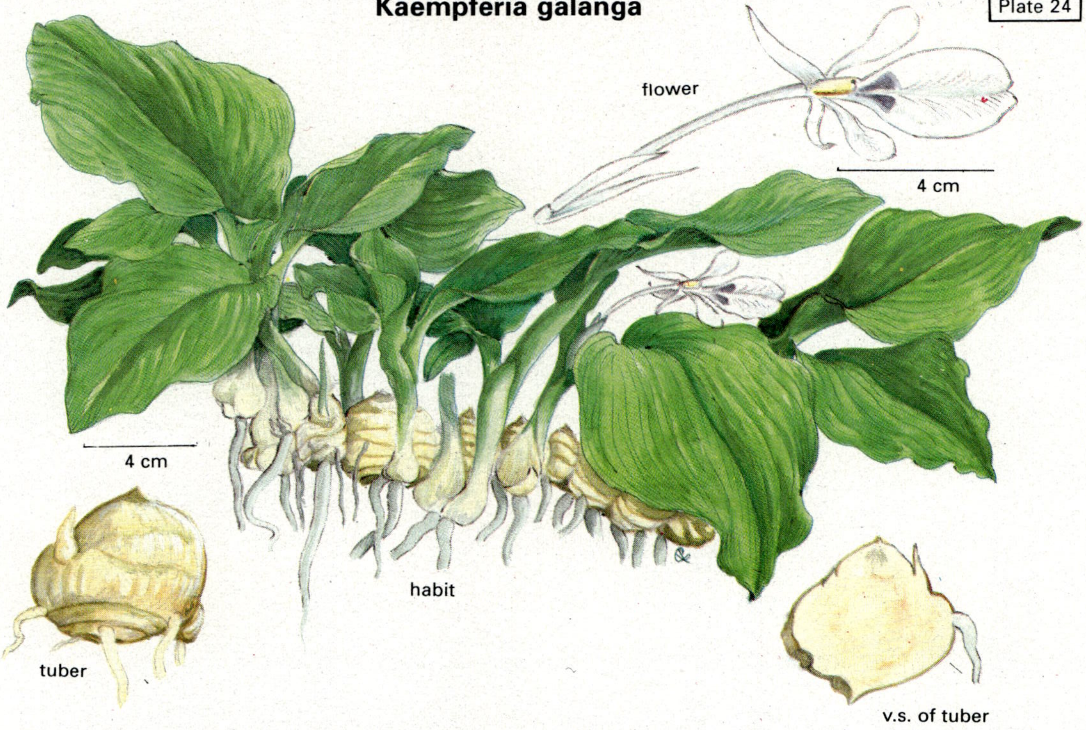

"कर्चूरो द्राविडः कार्शो दुर्लभो गन्धमूलकः ।
वेधमुख्यो गन्धसारो जटिलश्चाष्टनामकः ॥"(रा.नि.)
["Kaṛcūrō drāviḍaḥ kāṛśō duṛlabhō gandhamūlakaḥ
Vedhamukhyō gandhasārō jaṭilaścāṣṭanāmakaḥ" (Rā.ni.)]

"जीमूतमूलं कर्चूरो द्राविडो वेधमुख्यकः ।
कार्श्यः कप्यो गन्धमूलः कल्पको दुर्बलः शठी ॥" (कै.नि.)
["Jīmūtamūlaṃ kaṛcūrō drāviḍō vēdhamukhyakaḥ
Kāṛśyaḥ kapyō gandhamūlaḥ kalpakō duṛbalaḥ śaṭhī" (Kai.ni.)]

"कर्चूरो दीपनो रुच्यः कटुकस्तिक्त एव च ।
सुगन्धिः कटुपाकः स्यात्कुष्ठार्शोव्रणकासनुत् ॥
उष्णो लघुर्हरेच्छ्वासगुल्मवातकफकृमीन् ।" (भा.प्र.)
["Kaṛcūrō dīpanō rucyaḥ kaṭukastikta ēva ca
Sugandhiḥ kaṭupākaḥ syātkuṣṭhāṛśōvṛaṇakāsanut
Uṣṇō laghuṛharēcchvāsagulmavātakaphakṛmīn" (Bhā.pṛa.)]

"कर्चूरः कटुतिक्तोष्णो रुच्यो वातवलासजित् ।
दीपनः प्लीहगुल्मार्शःशमनः कुष्ठकासहा ॥" (ध.नि.)
["Kaṛcūraḥ kaṭutiktōṣṇō rucyō vātavalāsajit
Dīpanaḥ plīhagulmāṛśaḥśamanaḥ kuṣṭhakāsahā" (Dha.ni.)]

"कर्चूरः कटुतिक्तोष्णः कफकासविनाशनः ।
मुखवैशद्यजननो गळगण्डादिदोषनुत् ॥" (रा.नि)
["Kaṛcūraḥ kaṭutiktōṣṇaḥ kaphakāsavināśanaḥ
Mukhavaiśadyajananō gaḷagaṇḍādidōṣanut" (Rā.ni.)]

"रोचनः कटुपाकोऽस्रपित्तकृत् कफवातहृत् ।
कासश्वासकृमिप्लीहकुष्ठार्शोव्रणगुल्महृत् ।" (ग.नि.)
["Rōcanaḥ kaṭupākōऽsrapittakṛt kaphavātahṛt
Kāsaśvāsakṛmiplīhakuṣṭhāṛśōvṛaṇagulmahṛt" (Ga.ni.)]

"शठी तिक्ता च कटुका चोष्णा तीक्ष्णाग्निदीपनी ।
सुगन्धिरुचिरा लघ्वी मुखस्वच्छकरी मता ॥
कोपनी रक्तपित्तस्य गळगण्डादिरोगहा ।
कुष्ठार्शोव्रणकासघ्नी श्वासगुल्मकफापहा ॥
त्रिदोषकृमिवातनां ज्वरप्लीहादिनाशकृत् ।" (नि.र.)
["Śaṭhī tiktā ca kaṭukā cōṣṇā tīkṣṇāgnidīpanī
Sugandhirucirā laghvī mukhasvacchakarī matā
Kōpanī raktapittāsya gaḷagaṇḍādirōgahā
Kuṣṭhāṛśōvṛaṇakāsaghnī śvāsagulmakaphāpahā
Tṛidōṣakṛmivātānāṃ jvaraplīhādināśakṛt" (Ni.ra.)]

"कर्चूरः कटुकस्तिक्तस्तीक्ष्णोष्णो दीपनो लघुः
रोचनः कटुपाकोऽस्रपित्तकृत् कफवातजित् ॥
श्वासकासकृमिप्लीहकुष्ठार्शोव्रणगुल्मनुत् ।" (कै.नि.)
(Kaṛcūraḥ kaṭukastiktastīkṣṇōṣṇō dīpanō laghuḥ
Rōcanaḥ kaṭupākōʃsṛapittakṛt kaphavātajit
Śvāsakāsakṛmiplīhakuṣṭhāṛśōvṛaṇagulmanut" (Kai.ni.)]

"कर्चूरो दीपनो रुच्यः कुष्ठार्शोव्रणकासनुत् ।
उष्णो लघुर्जयेत् श्वासगुल्मवातकफकृमीन् ॥" (म.पा.नि.)
["Kaṛcūrō dīpanō rucyaḥ kuṣṭhāṛśōvṛaṇakāsanut
Uṣṇō laghurjayēt śvāsagulmavātakaphakṛmīn" (Ma.pā.ni.)]

"रोचनो दीपनो हृद्यः सुगन्धिः त्वग्विवर्जितः ।
कर्चूरः कफवातघ्नः श्वासहिक्कार्शसां हितः ॥" (च.सं.)
["Rōcanō dīpanō hṛdyaḥ sugandhiḥ tvagvivarjitaḥ
Kaṛcūraḥ kaphavātaghnaḥ śvāsahikkāṛśasāṃ hitaḥ" (Ca.Saṁ.)]

കച്ചോലത്തിൻ കിഴങ്ങേറ്റം ശീതം രുച്യം സുഗന്ധി ച
വാതപിത്തകഫങ്ങൾക്കും കുഷ്ഠത്തിന്നും വിനാശനം
നന്നേറ്റം രക്തശുദ്ധിക്കും ദീപനത്തിന്നുമുത്തമം. (ഗു.പാ.)
["Kaccōlattin kiḻaṅṅēṯṯaṃ śītaṃ rucyaṃ sugandhi ca
Vātapittakaphaṅṅaḷkkuṃ kuṣṭhattinnuṃ vināśanaṃ
Nannēṯṯaṃ raktaśuddhikkuṃ dīpanattinnumuttamaṃ." (Gu.pā.)]

Remarks: In addition to the *kaccōlaṃ* which is generally in use, there is another large variety (*valiya kaccōlaṃ* or *aṭavikkaccōlaṃ*) whose scientific name is *Curcuma zedoaria* Rosc. In several north Indian publications and in the 'Ayurvedic Formulary of India' *kaṛccūra* and *śaṭhī* are treated separately considering *Hedychium spicatum* Ham. ex Smith as *śaṭhī*. Treatises like 'Kaiyadēvanighaṇṭu' 'Rājanighaṇṭu' and 'Dhanvantarinighaṇṭu' also mention properties for *kaṛccūra* and *śaṭhī* seperately. But in Kerala *Kaempferia galanga* is generally used for both *kaṛccūra* and *śaṭhī*. This may be probably due to the fact that *śaṭhī* is considered as one of the synonyms of *kaṛccūra* in 'Bhāvapṛakāśanighaṇṭu', 'Dhanvantarinighaṇṭu' and 'Kaiyadēvanighaṇṭu'.

Kaempferia rotunda **Linn.**

Zingiberaceae (आर्द्रक–कुलम्)

Eng	:	Indian crocus
Hin	:	Bhūyicampā (भूयीचम्पा)
Kan	:	Nelasampige (ನೆಲ ಸಂಪಿಗೆ)
Mal	:	Ceṅṅalinīṛkkilaṅṅu, Ceṅṅalinīṛkūva (ചെങ്ങഴിനീർക്കിഴങ്ങ്, ചെങ്ങഴിനീർകൂവ)
San	:	Bhūmicampakā, Bhūcampakā, Hallakaḥ (भूमिचम्पका, भूचम्पका, हल्लकः)
Tam	:	Nēṛppicin (நேர்ப்பிசின்)
Tel	:	Bhucampakamu, Kondakaluva (భూచంపకము, కొండకలువ)

Distribution : Throughout India, in moist soil, also cultivated

The plant: A handsome aromatic herb with tuberous root-stalk and very short stem; leaves simple, few, erect, oblong or ovate-lanceolate, acuminate, 30 cm long, 10 cm wide, variegated green above, tinged with purple below; flowers fragrant, white, lip purple or lilac in crowded spikes, opening successively.

The underneath portion of the plant has a subglobose tuberous rhizome from which many roots bearing small oblong or rounded tubers arise.

Parts used: tubers

Properties and uses: The tubers are acrid, thermogenic, aromatic, stomachic, anti-inflammatory, sialagogue, emetic and vulnerary. They are useful in vitiated conditions of *vāta* and *kapha*, gastropathy, dropsy, inflammations, wound, ulcers, blood clots, tumours and cancerous swellings.

"नीलपुष्पा चम्पकस्तु मधुगन्धिर्मनोहरः ।
भूचम्पकस्ततोऽन्यः स्यात् भूपूर्वश्चम्पकः स्मृतः ॥" (स्व.)
["Nīlapuṣpā campakastu madhugandhiṛmanōharaḥ
Bhūcampakastatō'nyaḥ syāt bhūpūṛvaścampakaḥ smṛtaḥ" (Sva.)]

"............नीलश्च भूमिचम्पकः ।" (नि.र.)
["............................nīlaśca bhūmicampakaḥ" (Ni.ra.)]

"भूमिजश्चम्पकश्चोष्णः कटुः शोफरुजापहः ।
गळगण्डं व्रणं चैव नाशयेदिति कीर्त्तितम् ॥" (नि.र.)

Kaempferia rotunda

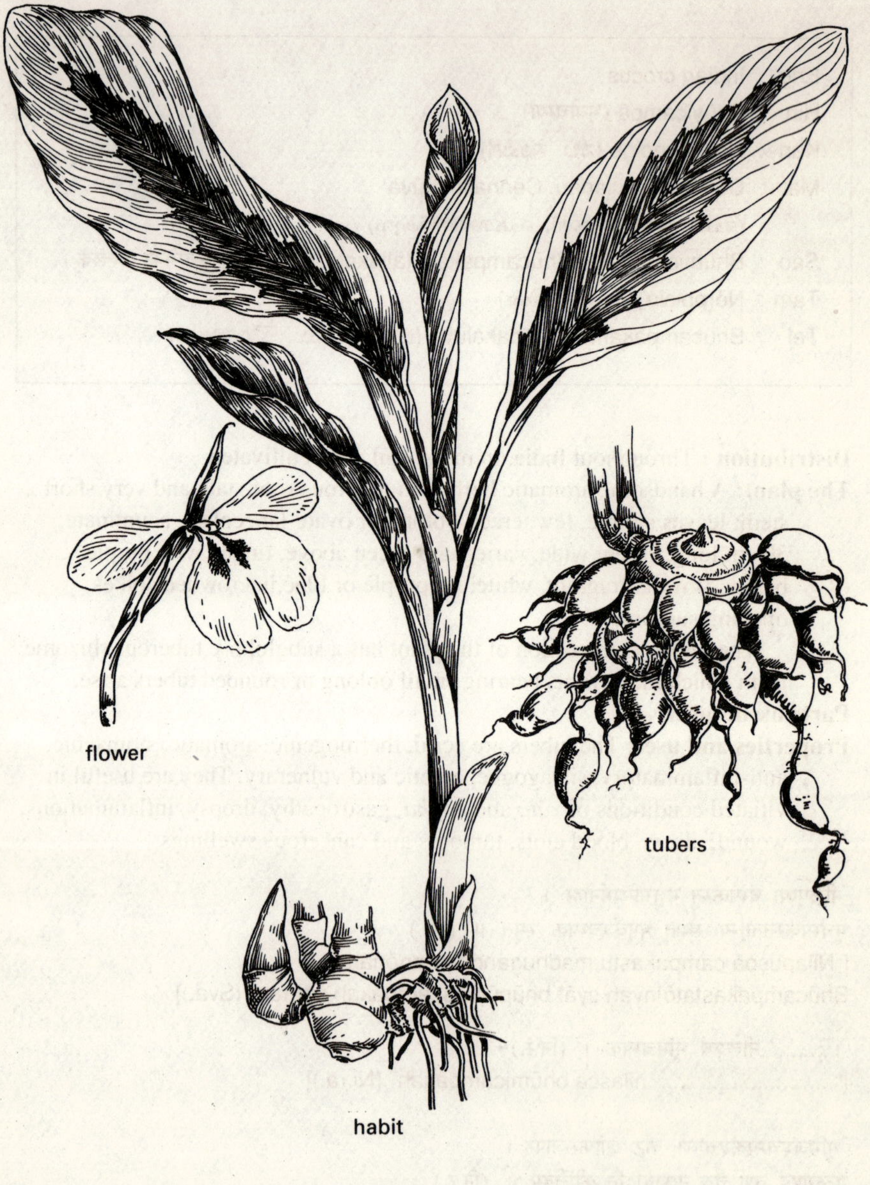

["Bhūmijaścaṁpakaścōṣṇaḥ kaṭuḥ śōpharujāpahaḥ
Gaḷagaṇḍaṃ vṛaṇaṃ caiva nāśayēditi kīṛttitaṃ" (Ni.ra.)]

കഷായം ചെങ്ങഴിനീർപ്പൂ മധുരം കൂടെയുണ്ടതിൽ
രക്തപിത്തഹരം സ്നിഗ്ധം മൂത്രദോഷഞ്ചനാശയേത്.
അതിന്നുള്ള കിഴങ്ങിന്നു കഫപിത്തഹരം ഗുണം
ചെങ്ങഴുനീർകിഴങ്ങൊട്ടു തർപ്പണം പിത്തജിത് ഗുരു
അസൃഗ്ദരഹരം ഗർഭസ്ഥാപനം ബൃംഹണം പരം,
ശീതളം മേഹനാശം ച ബല്യഞ്ച ഗുരു വർദ്ധനം." (ഗു.പാ.)
["Kaṣāyaṃ ceṅṅaḻinīṛppū madhuraṃ kūṭeyuṇṭatil
Raktapittaharaṃ snigdhaṃ mūṭradōṣañca nāśayēt
Atinnuḷḷa kiḻaṅṅinnu kaphapittaharaṃ guṇaṃ
Ceṅṅaḻunīṛkiḻaṅṅoṭṭu taṛppaṇaṃ pittajit guru
Asṛgdaraharaṃ gaṛbhasthāpanaṃ bṛṁhaṇaṃ paraṃ,
Śītaḷaṃ mēhanāśaṃ ca balyañca guru vaṛddhanaṃ." (Gu.pā.)]

Remarks: Some are of the opinion that *saugandhikaṃ* and *kalhāraṃ* are the Sanskrit names for *veḷutta ceṅṅaḻinīṛ* and *hallakaṃ* and *raktasandhyakaṃ* for *cuvanna ceṅṅaḻinīṛ*. Others regard these Sanskrit names as that of *naital*. 'Bālapṛiya' interprets them as the Sanskrit names for *ceṅṅaḻinīṛ* which Ramasrami considers the common names of the lotus and the lily.

Coll. No. AVS 2273

Kalanchoe pinnata **(Lam.) Pers.**

(Bryophyllum calycinum *Salisb.)*

Crassulaceae (पर्णबीज–कुलम्)

Hin.	:	Jakh mē hayāt (जख में हयात)
Kan	:	Gaṇḍukāḷinga (ಗಂಡುಕಾಳಿಂಗ)
Mal	:	Ilamuḷacci, Ilayinmēltai (ഇലമുളച്ചി, ഇലയിന്മേൽതൈ)
San	:	Parṇabījaḥ (पर्णबीजः)
Tam	:	Malaikkaḷḷi, Ruṇakkaḷḷi (மலைக்கள்ளி, ருணக்கள்ளி)
Tel	:	Sīmajamudu (సీమజముడు)

Distribution: Throughout India

The plant: A succulent perennial glabrous herb upto 1.2 m in height with obtusely 4-angled stems, younger parts reddish speckled with white; leaves opposite, decussate, the lower usually simple, the upper usually 3–7 foliolate, long-petioled, petioles united by a ridge round the stem, crenatures at the extremities of the lateral nerves furnished with rooting vegetative buds; flowers reddish purple, pendent, in large spreading panicles; fruits membranous follicles enclosed in the persistent papery calyx and corolla, seeds smooth, ellipsoid.

Parts used: leaves

Properties and uses: The leaves are astringent, sour, sweet, refrigerant, emollient, mucilaginous, haemostatic, vulnerary, depurative, constipating, anodyne, carminative, anti-inflammatory, disinfectant and tonic. They are useful in vitiated conditions of *pitta* and *vāta*, haematemesis, haemorrhoids, menorrhagia, cuts and wounds, discolouration of the skin, boils, sloughing ulcers, ophthalmia, burns, scalds, corn, diarrhoea, dysentery, vomiting and acute inflammations.

"आपीतरक्तकुसुमा पर्णबीजाऽस्थिभक्षका ।
पत्रबीजं चतुष्कोणकाण्डयुक्ता च सा स्मृता ॥" (स्व.)
["Āpītaraktakusumā parṇabījāऽsthibhakṣakā
Patṛabījaṃ catuṣkōṇakāṇḍayuktā ca sā smṛtā" (Sva.)]

Kalanchoe pinnata

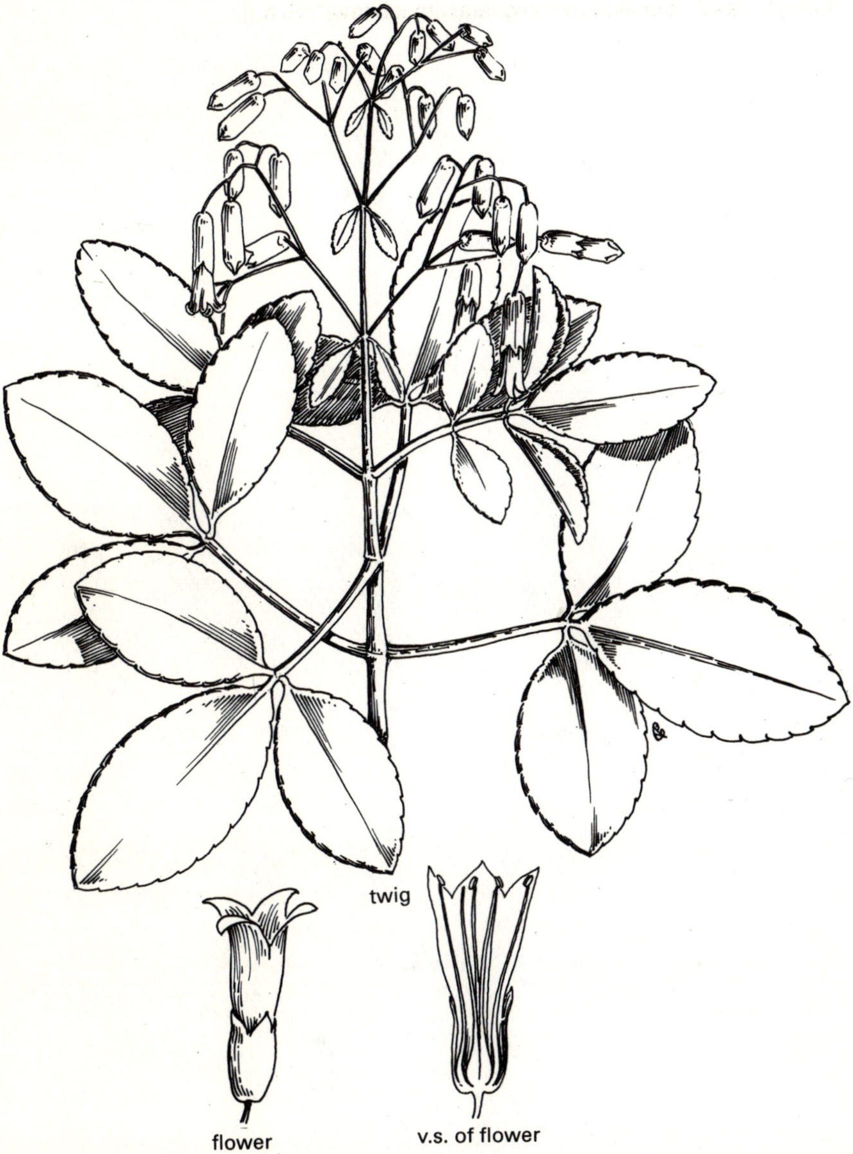

""मधुराम्ळा पर्णबीजा लघुः स्निग्धा च शीतळा ।
ग्राहिणी तुवरा व्रण्या पिच्छिला रक्तशुद्धिकृत् ॥
प्रवाहिकारक्तपित्तछर्द्यतीसारनाशिनी ।
त्वच्या, शस्ता वातरक्तेऽप्यभिघातसमुद्भवे ॥" (स्व.)
["Madhurāṁḷā parṇabījā laghuḥ snigdhā ca śītaḷā
Grāhiṇī tuvarā vraṇyā picchilā raktaśuddhikṛt
Pravāhikā raktapittachardyatīsāranāśinī
Tvacyā, śastā vātaraktē∫pyabhighātasamudbhavē" (Sva.)]

Coll. No. AVS 1131

Kyllinga nemoralis **(Forster) Dandy. ex Hutch**

(=K. monocephala *Rottb.)*

(=Cyperus kyllingia *Endl.)*

Cyperaceae (मुस्तक–कुलम्)

Hin : Nirbiṣī, Śvēt gōttubī (निर्बिषी, श्वेत गोत्तुबी)
Mal : Pālnirvaśi, Pīmuttaṅṅa, Veḷutta nirvaśi
(പാൽനിർവശി, പീമുത്തങ്ങ, വെളുത്തനിർവശി)
San : Śvētanirviṣā (श्वेतनिर्विषा)
Tam : Veḷutta nīrbaśi (வெளுத்த நீர்பசி)
Tel : Gandala (గండల)

Distribution: Throughout India

The plant: An erect glabrous sedge with elongate creeping rhizome, 7.5–30 cm in height; leaves simple, linear, acute with strong mid-nerve; flowers minute in spikes,solitary or 2–3 together, the rachis naked when spikelets fall off; spikelets one-flowered; fruits obovoid or oblong compressed nuts, pale reddish brown.

Parts used: tuber

Properties and uses: The tubers are fragrant, aromatic, sweet, astringent, bitter, refrigerant, febrifuge, antidiarrhoeal, diuretic, stomachic, anthelmintic, expectorant, sudorific, demulcent and tonic. They are useful in vitiated conditions of *pitta* and *vāta*, hyperdipsia, fever, diarrhoea, strangury, stomachalgia, colonopathy, verminosis, cough, bronchitis, hepatopathy, splenopathy, diabetes, dermatitis, fistula and tumours.

"निर्विषापविषा प्रोक्ता विषहा विषवैरिणी ।
श्वेतमुस्ता दीर्घमुस्ता मुस्ताभेद इति स्मृतः ॥" (स्व.)
["Nirviṣāpaviṣā prōktā viṣahā viṣavairiṇī
Śvētamustā dīrghamustā mustābhēda iti smṛtaḥ" (Sva.)]

"निर्विषा मधुरा शीता तिक्ता श्ळेष्मानिलापहा ।
अतिसारे ज्वरे मेहे श्वासे कासे क्ळमे तृषि ।
शस्यते, कृमिदोषघ्नी यकृद्प्ळीहोदरापहा ॥" (स्व.)
["Nirviṣā madhurā śītā tiktā śḷēṣmānilāpahā
Atisārē jvarē mēhē śvāsē kāsē kḷamē tṛṣi
Śasyatē, kṛmidōṣaghnī yakṛdpḷīhōdarāpahā" (Sva.)]

Kyllinga nemoralis

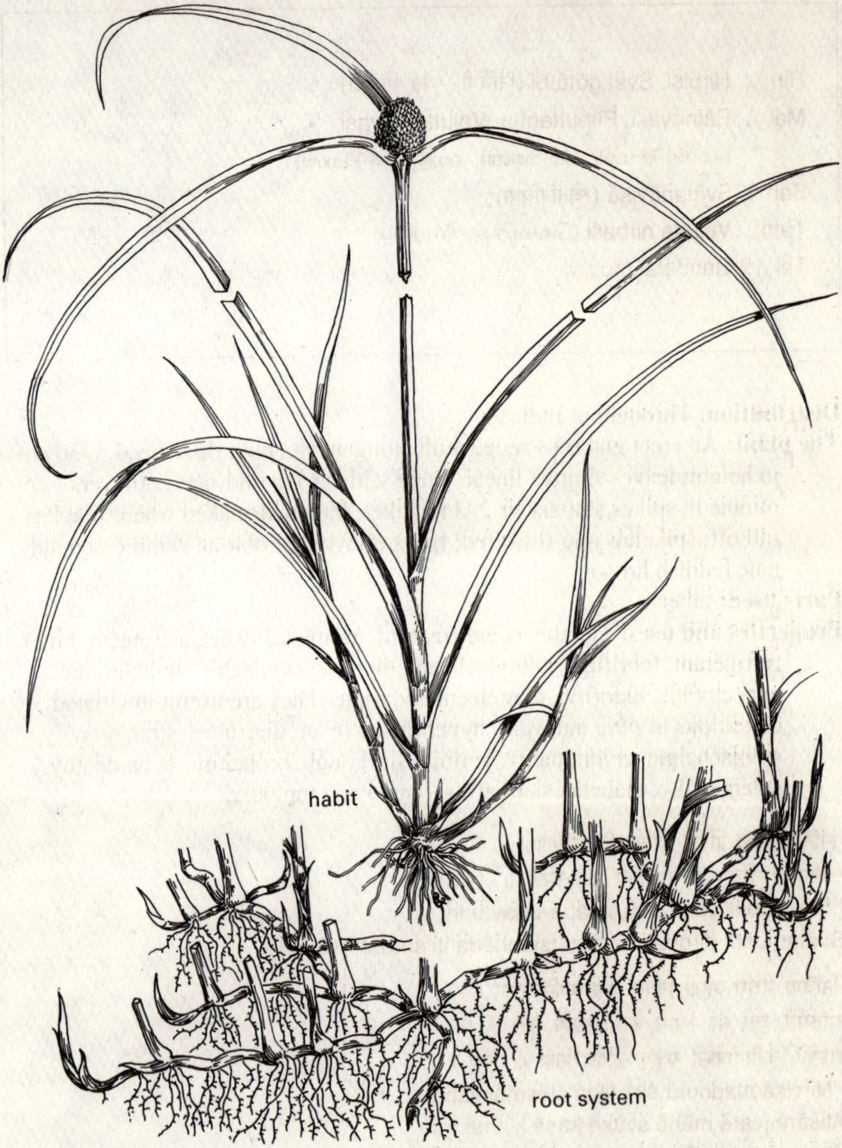

Lablab purpureus

Plate 25

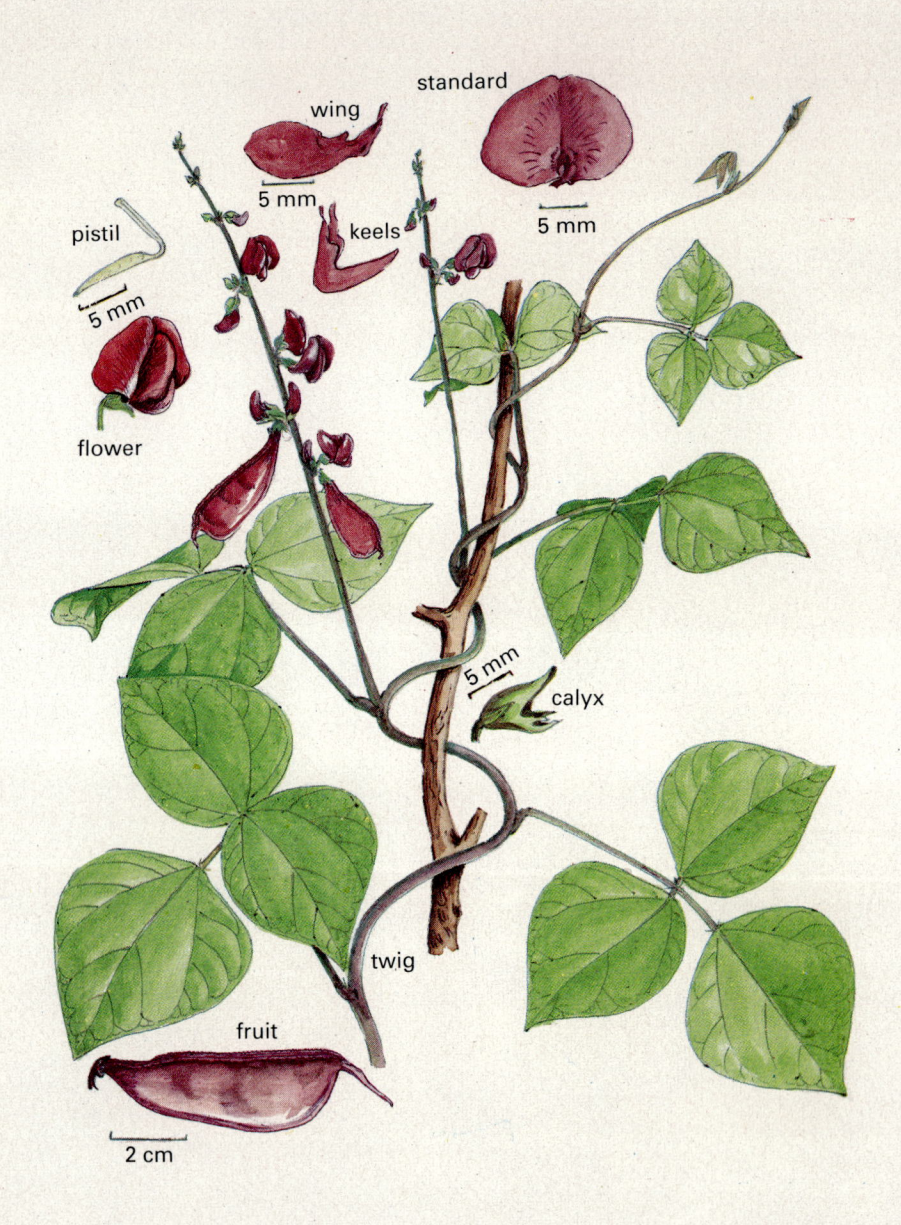

Coll. No. AVS 2565

***Lablab purpureus* Linn.**

(=Dolichos lablab *Linn.*)

Fabaceae (अपरीजिता–कुलम्)

Eng	: Lablab bean, Bonavist bean, Indian butter bean
Hin	: Sēṃ, Bhaṭvās (सेम, भटवास)
Kan	: Capparada-avare (ಚಪ್ಪರದಅವರೆ)
Mal	: Amara, Avara (അമര, അവര)
San	: Niṣpāvaḥ (निष्पावः)
Tam	: Avarai (அவரை)
Tel	: Cikkuḍu (చిక్కుడు)

Distribution: Throughout India, cultivated

The plant: A tall, nearly galbrous twining perennial herb; leaves 10–30 cm long; flowers in racemes, white or pink, fruits white pods, green or purple margined; seeds white, yellow, purple or black.

Parts used: leaves, seeds

Properties and uses: Leaves are alexipharmic and emmenagogue, and are given in colic. Seeds are sweet, astringent, sour, laxative, diuretic, galactagogue, anaphrodisiac, stomachic and anti-spasmodic. They are useful in inflammations, strangury, agalactia and vitiated conditions of *kapha.*

"नष्पाव एलकाख्यो मुखप्रियो मायुगण्डूषः ।
मलकृद्वलहः शिम्बी प्रमाह्वयो श्रीक उच्यते सद्भिः ॥" (अ.म.)
["Niṣpāva ēlakākhyō mukhapṛiyō māyugaṇḍūṣaḥ
Malakṛdvalahaḥ śiṁbī pṛamāhvayō śṛīka ucyatē sadbhiḥ" (A.ma.)]

"निष्पावो राजशिम्बीस्यात् वेल्लकः श्वेतशिम्बकः ॥" (भा.प्र.)
["Niṣpāvō rājaśiṁbī syāt vēllakaḥ śvētaśiṁbikaḥ" (Bhā.pṛa.)]

"मधुरः श्वेतनिष्पावो माध्वीका मधुशर्करा ।
पलंकषा स्थूलशिम्बी वृत्ता मधुसिता सिता ॥" (रा.नि.)
["Madhuraḥ śvētaniṣpāvō mādhvīkā madhuśaṛkarā
Palaṁkaṣā sthūlaśiṁbī vṛttā madhusitā sitā" (Rā.ni.)]

"निष्पावो मधुरो रूक्षो विपाकेऽम्लो गुरुः सरः ।
कषायः स्तन्यपित्तास्रमूत्रवातविबन्धकृत् ॥
विदाह्युष्णो विषश्लेष्मशोफहृत् शुक्ळनाशनः ।" (भा.प्र.)
["Niṣpāvō madhurō rūkṣō vipākēऽmḷō guruḥ saraḥ
Kaṣāyaḥ stanyapittāsṛamūtṛavātavibandhakṛt
Vidāhyuṣṇō viṣaśḷēṣmaśōphahṛt śukḷanāśanaḥ" (Bhā.pṛa.)]

"निष्पावोऽनिलपित्तास्रमूत्रस्तन्यकरः सरः ।
विदाह्युष्णो गुरुः शोषशोफकृच्छुक्रनाशनः ॥" (ध.नि.)
["Niṣpāvōऽnilapittāsṛamūtṛastanyakaraḥ saraḥ
Vidāhyuṣṇō guruḥ śōṣaśōphakṛcchukṛanāśanaḥ" (Dha.ni.)]

"मधुशर्करा सुरुच्या मधुराल्पकषायका ।
शिशिरा वातळा बल्याप्याध्मानगुरुपुष्टिदा ॥" (रा.नि.)
["Madhuśaṛkarā surucyā madhurālpakaṣāyakā
Śiśirā vātaḷā balyāpyādhmānagurupuṣṭidā" (Rā.ni.)]

"निष्पावो मधुरो रूक्षो विपाकेऽम्लो गुरुः सरः ।
कषायो वातविष्टम्भस्तन्यमूत्रास्रपित्तकृत् ॥
उष्णो विदाही दृक्शुक्रकफशोफविषापहम् ।
सितासितापीतकरक्तवर्णाः
भवन्ति ये नैकविधाश्च शिम्बः ।
यथोत्तरं ते गुणतः प्रधानाः
ज्ञेया कटूष्णा रसपाकयोश्च ॥" (कै.नि.)
["Niṣpāvō madhurō rūkṣō vipākēऽmḷō guruḥ saraḥ
Kaṣāyō vātaviṣṭaṁbhastanyamūtṛāsṛapittakṛt
Uṣṇō vidāhī dṛkśukṛakaphaśōphaviṣāpahaṃ
Sitāsitāpītakaraktavaṛṇāḥ
bhavanti yē naikavidhāśca śiṁbaḥ
Yathōttaraṃ tē guṇataḥ pṛadhānāḥ
jñēyā kaṭūṣṇā rasapākayōśca" (Kai.ni.)]

"निष्पावस्तुवरो मेध्यो दीपनो मधुरो रसे ।
कण्ठशुद्धिकरो रुच्यो ग्राहको मुनिभिर्मतः ॥" (नि.र.)
["Niṣpāvastuvarō mēdhyō dīpanō madhurō rasē
Kaṇṭhaśuddhikarō rucyō grāhakō munibhiṛmataḥ" (Ni.ra.)]

"निष्पावस्तु सरो रूक्षः कषायमधुरो गुरुः ।
पाकेऽम्ळो वातविष्कम्भस्तन्यमूत्रास्रपित्तकृत् ॥
उष्णो विदाही दृक्शुक्ळकफशोफविषापहः ।" (सो.नि.)
["Niṣpāvastu sarō rūkṣaḥ kaṣāyamadhurō guruḥ
Pākēऽmḷō vātaviṣkaṁbhastanyamūtṛāsṛapittakṛt
Uṣṇō vidāhī dṛkśukḷakaphaśōphaviṣāpahaḥ" (Sō.ni.)]

"അമരപ്പയറും രൂക്ഷം കഷായമധുരം രസം
പാകത്തിങ്കൽ പുളിച്ചുള്ളു ഗുരുവാകയുമുണ്ടതു
വിഷ്ടംഭരക്തപിത്തഞ്ച സന്നിപാതഞ്ച മൂത്രവും
എന്നിവറ്റെപ്പെരുപ്പിക്കും ...."(ഗു.പാ.)
["Amarappayaṛuṃ rūkṣaṃ kaṣāyamadhuraṃ rasaṃ
Pākattiṅkal puḷiccuḷḷu guruvākayumuṇṭatu
Viṣṭaṁbharaktapittañca sannipātañca mūtṛavuṃ
Ennivaṯṯepperuppikkuṃ........................." (Gu.pā.)]

Remarks: Depending upon the shape and colour of the fruits and seeds three or four varieties of this plant are reported.

'Nighaṇṭuratnākaraṃ', however, describes two more varieties namely *raktaniṣpāva* and *nadīniṣpāva*.

"रक्तनिष्पावको रुच्यो मधुरः शीतळो गुरुः ।
किञ्चित् कषायो बल्यश्च वातळः पुष्टिकृन्मतः ॥
आध्मानकृत् गुणास्त्वन्ये निष्पावसदृशा मताः ।"
["Raktaniṣpāvakō rucyō madhuraḥ śītaḷō guruḥ
Kiñcit kaṣāyō balyaśca vātaḷaḥ puṣṭikṛnmataḥ
Ādhmānakṛt guṇāstvanyē niṣpavasadṛśā matāḥ"]

"नदीनिष्पावकः तिक्तः कटुर्वातकरो गुरुः ।
रक्तप्रदः कफकरो रुचिकृत्तुवरो मतः ॥
विषदोषहरश्चैव मुनिभिः परिकीर्त्तितः ।"
["Nadīniṣpāvakaḥ tiktaḥ kaṭuṛvātakarō guruḥ
Raktapṛadaḥ kaphakarō rucikṛttuvarō mataḥ
Viṣadōṣaharaścaiva munibhiḥ parikīṛttitaḥ"]

In 'Wealth of India' and 'Indian Medicinal Plants' the Latin name given for *nadīniṣpāvaṃ* is *Cylista scariosa* Roxb. which is known as *āṯṯavara* in Malayalam.

Lagenaria siceraria (Mol.) Standley

(L.leucantha *(Duchesne)Rusby*)

Cucurbitaceae (कोशातकी–कुलम्)

Eng : Bitter bottle gourd, Bitter calbash gourd

Hin : Titalaukī, Kāḍvīlaukī (तितलौकी, कड्वीलौकी)

Kan : Kāḍusore (ಕಾಡುಸೊರೆ)

Mal : Pēccura, Kāṭṭucura, Kaippan cura (പേച്ചുര, കാട്ടുചുര, കൈപ്പൻ ചുര)

San : Kaṭutuṁbī, Tiktālābū (कटुतुम्बी, तिक्तालाबू)

Tam : Śorakkāi (சொரக்காய்)

Tel : Sorakkāya (సొరకాయ)

Distribution: Throughout India, wild or cultivated

The plant: A large softly pubescent, climbing or trailing herb with 5-angled hispid stems and 2-fid long tendrils; leaves simple, long-petioled with two glands at the apex, 5-lobed, cordate, dentate, hairy on both surfaces; flowers large, white, solitary, the males long-stalked and the females short -stalked; fruits large, spherical, bottle or dumb-bell shaped, rind woody when ripe enclosing soft juicy flesh; seeds many, white, compressed smooth with a marginal groove.

Parts used: whole plant

Properties and uses: The roots are emetic, purgative and anti-inflammatory and are useful in vitiated conditions of *kapha*, constipation and inflammations. The leaves are bitter, refrigerant, emetic, purgative, anodyne, expectorant, depurative and febrifuge. They are useful in vitiated conditions of *pitta*, cough, bronchitis, asthma, fever, inflammations, leprosy, skin diseases, jaundice, decaying teeth, cephalalgia, constipation, flatulence and baldness. Flowers are cooling and are useful in ophthalmia and odontalgia. The fruits are bitter, acrid, refrigerant, emetic, purgative, anti-inflammatory, depurative, expectorant, diuretic and febrifuge. They are useful in vitiated conditions of *pitta*, burning of the feet, cough, bronchitis, inflammation, skin diseases, leprosy, fainting and fever. The seeds are purgative, diuretic, cooling and brain tonic, and are useful in cough, fever, scalding of urine, otalgia, inflammations and dropsy.

Lagenaria siceraria

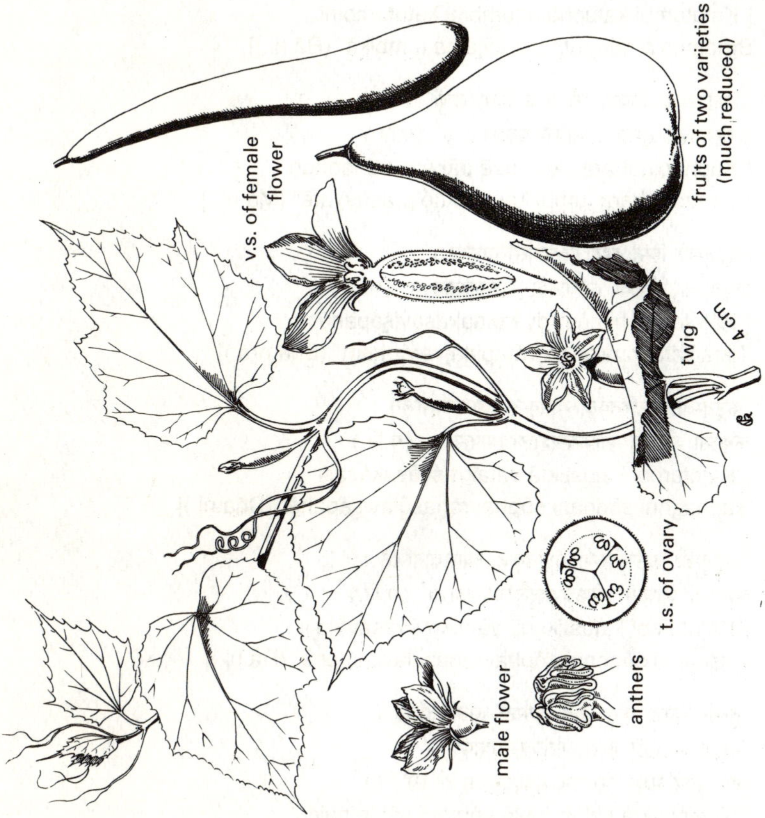

"लम्बा तुम्बी कटुका तुम्बफला दुग्धिका च वद्रफला ।
इक्ष्वाकुर्नृपतिवरा तिक्तफला लबुकी प्रोक्ता ॥" (अ.म.)
["Lambā tumbī kaṭukā tumbaphalā dugdhikā ca vadraphalā
Ikṣvākurnṛpativarā tiktaphalā labukī prōktā" (A.ma.)]

"इक्ष्वाकुः कटुतुम्बी स्यात् सा तुम्बी च बृहत्फला ।" (भा.प्र.)
["Ikṣvākuḥ kaṭutumbī syāt sā tumbī ca bṛhatphālā" (Bhā.pṛa.)]

"कटुतुम्बी कटुफला तुम्बिनी कटुतुम्बिनी ।
बृहत्फला राजपुत्री तिक्तबीजा च तुम्बिका ॥" (रा.नि.)
["Kaṭutumbī kaṭuphalā tumbinī kaṭutumbinī
Bṛhatphalā rājaputṛī tiktabījā ca tumbikā" (Rā.ni.)]

"कफपित्तहरा तिक्ता रसे पाके हिमा लघुः ।
ऊष्मरोगहरा तुम्बी कफपित्ते प्रशस्यते ॥" (म.नि.)
["Kaphapittaharā tiktā rasē pākē himā laghuḥ
Ūṣmarōgaharā tumbī kaphapittē pṛaśasyatē" (Ma.ni.)]

"कटुतुम्बी हिमा हृद्या पित्तकासविषापहा ।
तिक्ता कटुर्विपाके च वातपित्तज्वरान्तकृत् ॥" (भा.प्र.)
["Kaṭutumbī himā hṛdyā pittakāsaviṣāpahā
Tiktā kaṭurvipāke ca vātapittajvarāntakṛt" (Bhā.pṛa.)]

"कटुतुम्बी कटुस्तिक्ता वातकृत् श्वासकासजित् ।
कफघ्नी शोधनी शोफव्रणशूलविषापहा ॥" (ध.नि.)
["Kaṭutumbī kaṭustiktā vātakṛt śvāsakāsajit
Kaphaghnī śōdhanī śōphavṛaṇaśūlaviṣāpahā" (Dha.ni.)]

"कटुतुम्बी कटुस्तीक्ष्णा वान्तिकृत् श्वासवातजित् ।
कासघ्नी शोधनी शोफव्रणशूलविषापहा ॥" (रा.नि.)
["Kaṭutumbī kaṭustīkṣṇā vāntikṛt śvāsavātajit
Kāsaghnī śōdhanī śōphavṛaṇaśūlaviṣāpahā" (Rā.ni.)]

"तुम्बी तिक्ता कटुः पाके वामनी वातपित्तजित् ।
अहृद्या शीतळा कासश्वासज्वरविषापहा ॥
अलाबुपत्रं मधुरं पित्तघ्नं मूत्रशोधनम् ।" (कै.नि.)
["Tumbī tiktā kaṭuḥ pākē vāmanī vātapittajit
Ahṛdyā śītaḷā kāsaśvāsajvaraviṣāpahā
Alābupatṛaṃ madhuraṃ pittaghnaṃ mūtṛaśōdhanaṃ" (Kai.ni.)]

"ചോരത്തണ്ടു ഗുണം തന്നെ രുചിക്കും സരണത്തിനും
ദാഹജ്വരഹരം വൃഷ്യം ശീതം മുഖവിരോധകൃത്.
തൽഫലം ഗ്രാഹിയായുള്ളു വാതത്തിനെത്രയും ഗുണം.
ചുരപത്രം മതൃത്തുള്ളു പിത്തഘ്നം മൂത്രശോധനം
നന്നേറ്റം ദീപനത്തിന്നും ലഘുവാകയുമുണ്ടത്." (ഗു.പാ.)

["Cōrattaṇṭu guṇaṃ tanne rucikkuṃ saraṇattinuṃ
Dāhajvaraharaṃ vṛṣyaṃ śītaṃ mukhavirōdhakṛt
Tatphalaṃ grāhiyāyuḷḷu vātattinnetṛayuṃ guṇaṃ
Curapatraṃ matṛttuḷḷu pittaghnaṃ mūtṛaśōdhanaṃ
Nannēṭṭaṃ dīpanattinnuṃ laghuvākayumuṇṭatụ" (Gu.pā.)]

Remarks: There are two varieties of bottle gourds namely bitter and sweet varieties. The bitter variety is more favoured in medicinal use than the sweet variety. The sweet variety is commonly used as a good vegetable. They also possess some medicinal properties. The synonyms, properties and uses of the sweet variety as mentioned in Ayurvedic nighantus are as follows:-

अलाबुः कथिता तुम्बी द्विधा दीर्घा च वर्त्तुळा । (भा.प्र.)
["Alābuḥ kathitā tuṁbī dvidhā dīṛghā ca vaṛttuḷā" (Bhā.pṛa.)]

"इक्ष्वाकुः क्षत्रियवरा तिक्तबीजा महाफला ।" (ध.नि.)
["Ikṣvākuḥ kṣatṛiyavarā tiktabījā mahāphalā" (Dha.ni.)]

क्षीरतुम्बी दुग्धतुम्बी दीर्घवृत्तफलाभिधा ।
इक्ष्वाकुः क्षत्रियवरा दीर्घबीजा महाफला ॥
क्षीरिणी दुग्धबीजा च दन्तबीजा पयस्विनी ।
महावल्ली ह्यलाम्बुश्च श्रमघ्नी शरभूमिता ॥" (रा.नि.)
["Kṣīratuṁbī dugdhatuṁbī dīṛghavṛttaphalābhidhā
Ikṣvākuḥ kṣatṛiyavarā dīṛghabījā mahāphalā
Kṣīriṇī dugdhabījā ca dantabījā payasviṇī
Mahāvallī hyalāṁbuśca śṛamaghnī śarabhūmitā" (Rā.ni.)]

"मिष्टतुम्बीफलं हृद्यं पित्तश्ळेष्मापहं गुरु ।
पुष्पं रुचिकरं प्रोक्तं धातुपुष्टिविवर्धनम् ॥" (भा.प्र.)
["Miṣṭatuṁbīphalaṃ hṛdyaṃ pittaśḷēṣmāpahaṃ guru
Puṣpaṃ rucikaraṃ pṛōktaṃ dhātupuṣṭivivaṛdhanaṃ" (Bhā.pṛa.)]

"कासश्वासच्छर्दिहरो विषार्त्ते कफकर्शिते ।
इक्ष्वाकुः वमने शस्तः प्रताम्यति च मानवे ॥" (ध.नि.)
["Kāsaśvāsacchaṛdiharō viṣāṛttē kaphakaṛśitē
Ikṣvākuḥ vamanē śastaḥ pṛatāmyati ca mānavē" (Dha.ni.)]

"तुम्बी सुमधुराः स्निग्धाः पित्तघ्नी गर्भपोषकृत् ।
वृष्या वातप्रदा चैव बलपुष्टिविवर्धनी ॥" (रा.नि.)
["Tuṁbī sumadhurāḥ snigdhāḥ pittaghnī gaṛbhapōṣakṛt
Vṛṣyā vātapṛadā caiva balapuṣṭivivaṛdhanī" (Rā.ni.)]

राजालाबु हिमं रूक्षं वृष्यं विष्टम्भि वातळम् ।
स्वादुपाकरसं भेदि कफपित्तहरं गुरु ॥
तद्वत् श्ळेष्मकरं तुम्बशाकं गुरु विषापहम् ।

कृमिश्रमहरं ग्राहि हिमं वैशद्यनाशनम् ॥
अलाबुनाळिका गुर्वी मधुरा पित्तनाशिनी ।
वातश्ळेष्मकरी स्निग्धा शीतळा मलभेदनी ॥" (कै.नि.)
["Rājālābu himaṃ rūkṣaṃ vṛṣyaṃ viṣṭaṁbhi vātaḷaṃ
Svādupākarasaṃ bhēdi kaphapittaharaṃ guru
Tadvat śḷēṣmakaraṃ tuṁbaśākaṃ guru viṣāpahaṃ
Kṛmiśramaharaṃ grāhī himaṃ vaiśadyanāśanaṃ
Alābunāḷikā guṛvī madhurā pittanāśinī
Vātaśḷēṣmakarī snigdhā śītaḷā malabhēdanī" (Kai.ni.)]

Lannea coromandelica (Houtt.) Merr.

(=Odina wodier *Roxb.*)

Anacardiaceae (आम्र–कुलम्)

Eng	:	Wodier, Jhingam
Hin	:	Jhingan (झिनगन)
Kan	:	Manjiṣṭha (ಮಂಜಿಷ್ಠ)
Mal	:	Karaśu, Kalaśu, Udi, Karayaṃ, Oṭiyamaraṃ (കരശ്, കലശ്, ഉദി, കരയം, ഒടിയമരം)
San	:	Jhiṅgiṇī, Jiṅgiṇī (झिङ्गिणी, जिङ्गिणी)
Tam	:	Oṭi, Udi, Voḍiyaṛ (ஒடி, உதி, வொடியர்)
Tel	:	Oḍḍimānu (ఒడ్డిమాను)

Distribution: Throughout India, in deciduous forests upto 1,500 m also cultivated

The plant: A medium sized to large tree 12–28 m in height with greyish bark rough, exfoliating in thin irregular flakes; leaves imparipinnately compound, crowded at the ends of branches, leaflets membranous, 7–9, oblong-ovate, green above, brown beneath, glabrous, base acute or rounded, often oblique, main nerves 6–8 pairs; flowers small, yellowish or purplish, the male racemes compound, the female simple; fruits reniform, compressed, 1-seeded red drupes.

Parts used: bark, leaves

Properties and uses: The bark is acrid, astringent, sweet, thermogenic, stomachic and anodyne. It is useful in cuts, wounds, bruises, ulcers, ophthalmia, gout, ulcerative stomatitis, odontalgia, sprains, diarrhoea and dysentery.

The leaves are useful in elephantiasis, inflammations, neuralgia, sprains and bruises.

"जिङ्गिणी झिङ्गिणी झिङ्गी सुनिर्यासा प्रमोदिनी ।" (भा.प्र.)
["Jiṅgiṇī jhiṅgiṇī jhiṅgī suniryāsā pramōdinī " (Bhā.pra.)]

"जिङ्गिणी झिञ्झिणी झल्ली मोदकी गुडमञ्जरी ।
जातसारा च कलुषी मञ्जरी काममञ्जरी ॥
पार्वतीया सुनिर्यासा तथा मदनमञ्जरी ।" (कै.नि.)

Lannea coromandelica

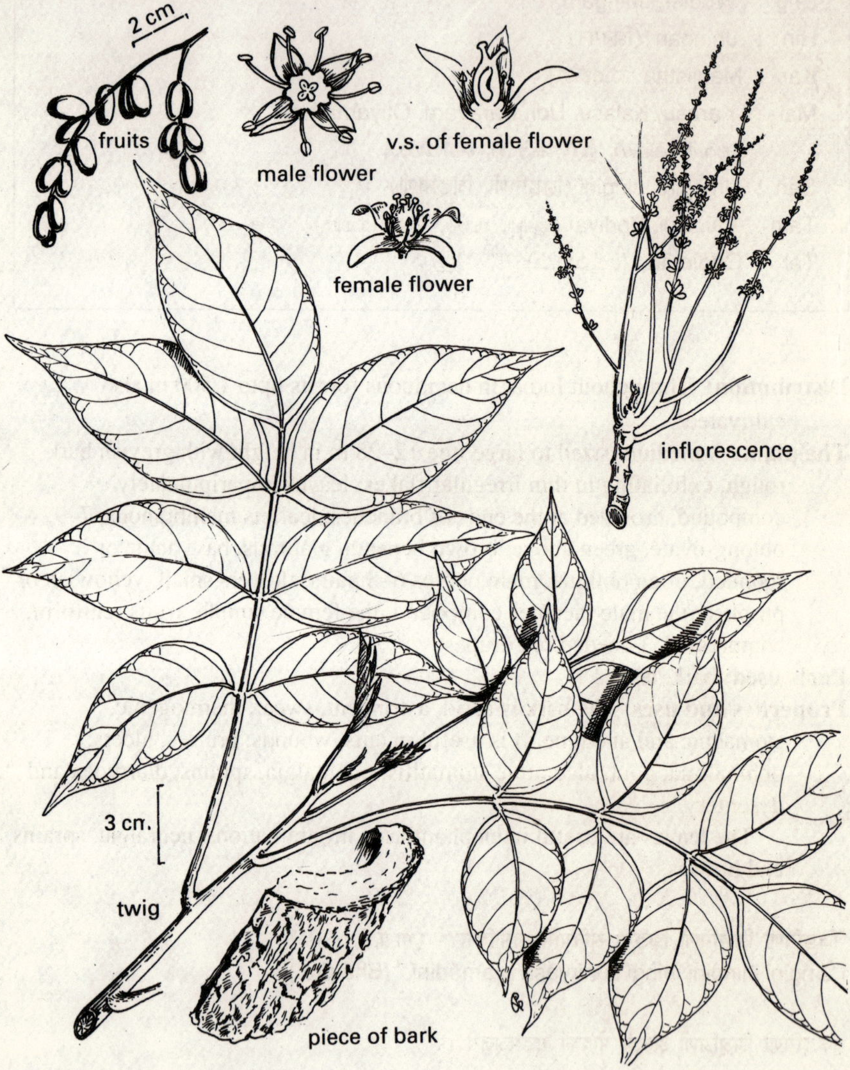

["Jiṅgiṇī jhiñjhiṇī jhallī mōdakī guḍamañjarī
Jātasārā ca kaluṣī mañjarī kāmamañjarī
Pāṛvatīyā suniryāsā tathā madanamañjarī " (Kai.ni)]

"जिङ्गिण्यां झिझिंणी जातसारा कुलकमञ्जरी ।
पार्वती मोचकी ख्याता मञ्जरी गुडमञ्जरी ॥" (सो.नि.)
["Jiṅgiṇyāṃ jhijhiṁṇī jātasārā kulakamañjarī
Pāṛvatī mōcakī khyātā mañjarī guḍamañjarī" (Sō.ni.)]

"जिङ्गिणी मधुरा सोष्णा कषाया योनिशोधनी ।
कटुका व्रणहृद्रोगवातातीसारहृत् पटुः ॥" (भा.प्र.)
["Jiṅgiṇī madhurā sōṣṇā kaṣāyā yōniśōdhanī
Kaṭukā vṛaṇahṛdrōgavātātīsārahṛt paṭuḥ" (Bhā.pṛa.)]

"मोदकी मधुरा सोष्णा कषाया योनिशोधनी ।
कटुपाका जयेद् वातव्रणातीसारहृद्रुजः ।
निर्यासोऽस्या हरेन्नस्याद्रुजं स्कन्धांसबाहुजम् ॥" (कै.नि.)
[Mōdakī madhurā sōṣṇā kaṣāyā yōniśōdhanī
Kaṭupākā jayēd vātavṛaṇātīsārahṛdrujaḥ
Niryāsōऽsyā harēnnasyādrujaṃ skandhāṁsabāhujaṃ "(Kai.ni.)]

"जिङ्गिणी व्रणहृद्रोगवातातीसारजित्कटुः ।
उष्णास्तस्यास्तु निर्यासो नस्याद्बाहुव्यथापहः ॥" (म.वि.)
["Jiṅgiṇī vṛaṇahṛdrōgavātātīsārajitkaṭuḥ
Uṣṇāstasyāstu niryāsō nasyādbāhuvyathāpahaḥ "(Ma.vi.)]

"जिङ्गिणी मुखदौर्गन्धतृष्णावातकफापहा ।" (सो.नि.)
["Jiṅgiṇī mukhadauṛgandhatṛṣṇāvātakaphāpahā" (Sō.ni.)]

Lantana camara **Linn.** ***var. aculeata*** **(Linn.) Moldenke**

(L.aculeata *Linn.*)

(L.camara auct.non *Linn.*)

Verbenaceae (निर्गुण्डी–कुलम्)

Eng	:	Wild sage, Lantana weed
Hin	:	Caturaṅg, Ghanērī (चतुरङ्ग, घनेरी)
Kan	:	Kādugulābi, Lanṭavanigiḍḍa (ಕಾಡುಗುಲಾಬಿ, ಲಂಟವನಿಗಿಡ್ಡ)
Mal	:	Arippū, Pūcceṭi (അരിപ്പൂ, പൂച്ചെടി)
San	:	Caturāṅgī, Vanacchēdī (चतुराङ्गी, वनच्छेदी)
Tam	:	Ariśimalaṛ, Uṇṇicceṭi (அரிசிமலர், உண்ணிச்செடி)
Tel	:	Pulikampa (పులికంప)

Distribution: A native of tropical America, but now naturalised in many parts of India as a troublesome prickly weed

The plant: A large scrambling evergreen, strong smelling shrub with stout recurved prickles; leaves opposite, often rugose, scabrid on both sides; flowers small, normally orange but often white to dark red, in heads which are prominently capitate; bracts conspicuous, persistent; fruits fleshy drupes, 5 mm in diameter, endocarp hard, green when young and blue or black on ripening.

Parts used: whole plant

Properties and uses: The plant is vulnerary, diaphoretic, carminative, antispasmodic and tonic. It is useful in tetanus, vitiated conditions of *vāta*, malaria, epilepsy and gastropathy. A decoction of fresh roots is a good gargle for odontalgia and this is used by hill tribes for all types of dysentery. Powdered leaves are used for cuts, wounds, ulcers and swellings. An infusion of the leaves is good for bilious fever, vitiated conditions of *vāta* and *kapha*, eczema and eruptions. The fruits are useful in fistula, pustules, tumours and rheumatism.

"चतुराङ्गी घनारी स्यात् वनच्छेदी ललन्तिका ।
तण्डुलीकुसुमा चैव सदापुष्पफलाऽपि सा ॥" (स्व.)
["Caturāṅgī ghanārī syāt vanacchēdī lalantikā
Taṇḍulīkusumā caiva sadāpuṣpaphalāʃpi sā"(Sva.)]

Lantana camara var. aculeata

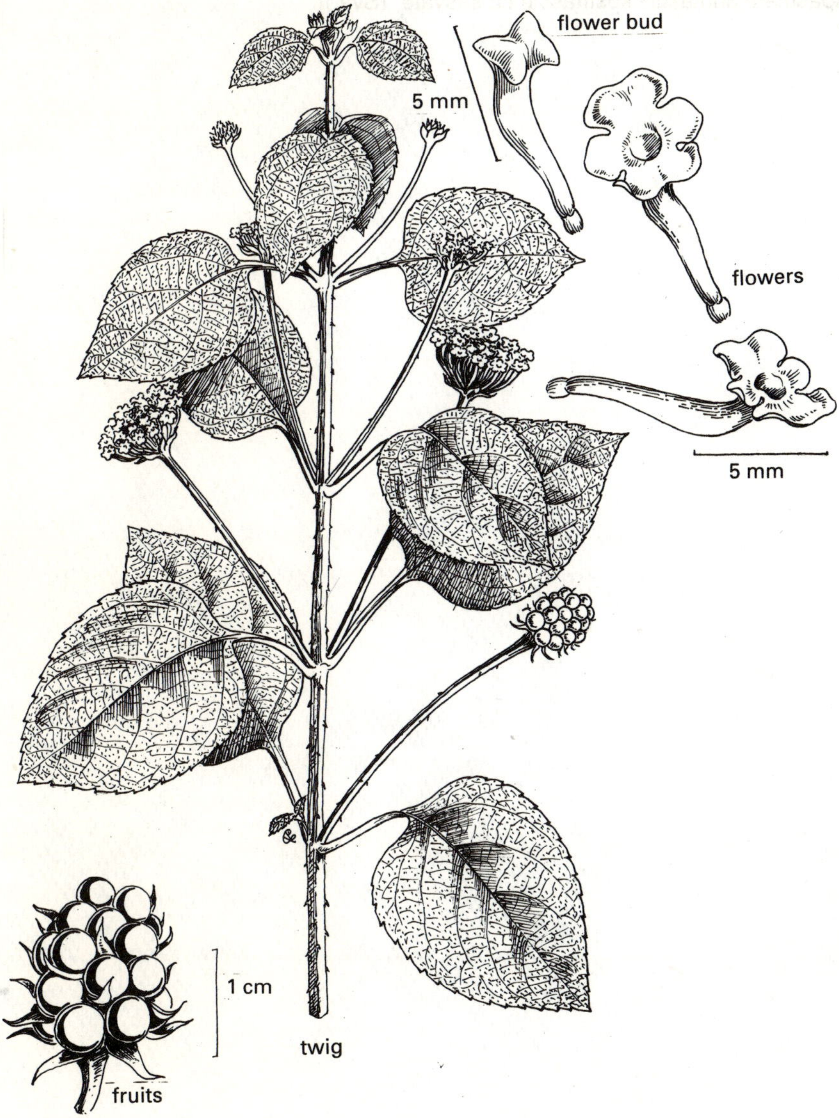

"फलं च खाद्यं रुच्यं स्यात्त्वक्पत्राद्यं तु मूत्रळम् ।
दीपनं वातरक्तघ्नं शस्तञ्च विषमज्वरे ॥
तत्क्वाथस्तु जयेच्छोफग्रन्थ्यर्बुदभगन्दरान् ।
अपस्मारे दन्तशूले कोष्ठशूले च शस्यते ॥" (स्व.)

["Phalaṃ ca khādyaṃ rucyaṃ syāttvakpatṛādyaṃ tu mūtṛaḷaṃ
Dīpanaṃ vātaraktaghnaṃ śastañca viṣamajvarē
Tatkvāthastu jayēcchōphagrandhyaṛbudabhagandarān
Apasmārē dantaśūlē kōṣṭḥaśūlē ca śasyatē" (Sva.)]

Lawsonia inermis **Linn.**

(L.alba *Lam.*)

Lythraceae (धातकी–कुलम्)

Eng	:	Henna, Egyptian priven, Cypress shrub
Hin	:	Mēhanti, Hēnā (मेहन्ति, हेना)
Kan	:	Madurangi (ಮದುರಂಗಿ)
Mal	:	Mailāñci, Mayilāñci (മൈലാഞ്ചി, മയിലാഞ്ചി)
San	:	Mēdhinī, Madayantikā, Nakharañjanī (मेधिनी, मदयन्तिका, नखरञ्जनी)
Tam	:	Mailēnanti, Marutāṇi (மைலேநந்தி, மருதாணி)
Tel	:	Gōranṭa (గోరంట)

Distribution: Scarcely in dry deciduous forests, widely cultivated as a hedge plant

The plant: A glabrous much-branched deciduous shrub with 4-gonous lateral branches often ending in spines; leaves simple, opposite, entire, lanceolate, petioles very short or absent; flowers white, or rose-coloured, fragrant, in large terminal pyramidal panicled cymes, stamens 8, in 4 pairs inserted on the calyx tube; fruits globose capsules, tipped with the style ar l supported by the persistent calyx, seeds numerous, smooth, pyramidal.

Parts used: roots, leaves, flowers, seeds

Properties and uses: The roots are bitter, refrigerant, depurative, diuretic, emmenagogue, abortifacient and trichogenous, and are useful in burning sensation, dipsia, leprosy, skin diseases, strangury, amenorrhoea, dysmenorrhoea, and premature greying of hair. The leaves are bitter, astringent, acrid, refrigerant vulnerary, diuretic, emetic, expectorant, anodyne, anti-inflammatory, constipating, depurative, liver tonic, haematinic, styptic, febrifuge and trichogenous. They are useful in wounds, ulcers, strangury, cough, bronchitis, vitiated conditions of *kapha* and *pitta*, burning sensation, cephalalgia, hemicrania, lumbago, rheumatalgia, inflammations, diarrhoea, dysentery, leprosy, leucoderma, scabies, boils, hepatopathy, splenopathy, anaemia, haemorrhages, haemoptysis, fever, ophthalmia, amenorrhoea, dysmenorrhoea, falling of hair, greyness of hair and jaundice. The flowers are intellect promoting, cardiotonic, refrigerant, soporific, febrifuge and tonic. They are useful in cephalalgia, burning sensation, cardiopathy, amentia, insomnia, and fever.

Lawsonia inermis

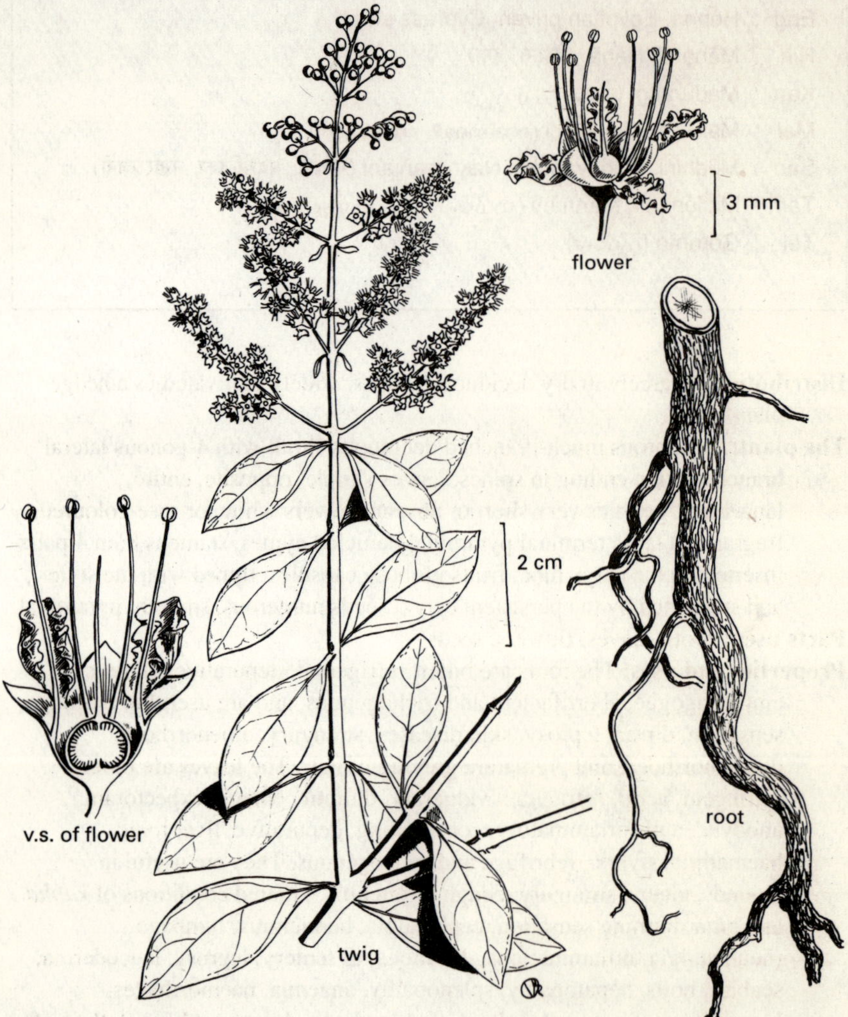

The seeds are antipyretic, intellect promoting and constipating, and are useful in intermittent fevers, insanity, amentia, diarrhoea, dysentery and gastropathy.

"मेहादिनी मादयन्ति द्विवृन्ता यवनेष्टदा ।
रागाङ्गी रक्तगर्भा च मेधिनी नखरञ्जनी ॥
बहुशाखा पत्रपुष्पैः प्रसृता क्षुपवृक्षकः ।" (स्व.)
["Mēhādinī mādayantī dvivṛntā yavanēṣṭadā
Rāgāṅgī raktagaṛbhā ca mēdhinī nakharañjanī
Bahuśākhā patṛapuṣpaiḥ pṛasṛtā kṣupavṛkṣakah" (Sva.)]

"तिमिरः कोकदन्ता च द्विवृन्तो नखरञ्जकः ।" (शा.नि.)
["Timiraḥ kōkadantā ca dvivṛntō nakharañjakaḥ" (Śā.ni.)

"रक्तरङ्गा दाहहन्त्री वान्तिकृच्छ्ळेष्मकुष्ठहा ।
बीजमस्या ग्राहकं तु शोषकं च प्रकीर्त्तितम् ॥
भूतग्रहाणां दोषञ्च ज्वरं चैव विनाशयेत् ।" (नि.र.)
["Raktaraṅgā dāhahantṛī vāntikṛcchḷēṣmakuṣṭhahā
Bījamasyā grāhakaṃ tu śōṣakaṃ ca pṛakīṛttitaṃ
Bhūtagrahāṇāṃ dōṣañca jvaraṃ caiva vināśayēt" (Ni.ra.)]

"मदयन्ती लघू रूक्षा कषाया तिक्तशीतळा ।
कफपित्तप्रशमनी कुष्ठघ्नी सा प्रकीर्त्तिता ॥
निहन्ति ज्वरकण्डूतिदाहासृक्पिकामलाः ।
रक्तातिसारहृद्रोगमूत्रकृच्छ्रभ्रमव्रणान् ॥" (द्र.वि.)
["Madayantī laghū rūkṣā kaṣāyā tiktaṣītaḷā
Kaphapittapṛaśamanī kuṣṭhaghnī sā pṛakīṛttitā
Nihanti jvarakaṇḍūtidāhāsṛkpittakāmalāḥ
Raktātisārahṛdrōgamūtṛakṛcchṛabhṛamavṛaṇān" (Dra.vi.)]

"कषायतिक्तमधुरा वातपित्तहरा परम् ।
त्वच्या व्रण्या च नेत्र्या च दीपनी ज्वरनाशिनी ॥
पत्रकल्कः पाणिपादनखरोमादिरञ्जकः ।
अलसादिक्षुद्ररोगान् शिरस्तोदं च नाशयेत् ॥
मूलत्वगादिक्वाथस्तु कृच्छ्राश्मप्लीहनाशनः ।
पाण्डुरोगं च शमयेत् गण्डूषे योजितस्तु सः ॥
विविधानास्यपाकादीन् गळरोगांश्च नाशयेत् ।" (स्व.)
["Kaṣāyatiktamadhurā vātapittaharā paraṃ
Tvacyā vṛaṇyā ca nētṛyā ca dīpanī jvaranāśinī
Patṛakalkaḥ pāṇipādanakharōmādirañjakaḥ
Alasādikṣudrarōgān śirastōdaṃ ca nāśayēt
Mūlatvagādikvāthastu kṛcchṛāśmapḷīhanāśanaḥ
Pāṇḍurōgaṃ ca śamayēt gaṇḍūṣē yōjitastu saḥ
Vividhānāsyapākādīn gaḷarōgāṁśca nāśayēt" (Sva.)]

Coll. No. AVS 1415

Leea indica (Burm.f.) Merr.

(L.sambucina *(Linn.) Willd.*)

Leeaceae (छत्री-कुलम्)

Hin	:	Kurkurjihvā (कुरकुरजिह्वा)
Kan	:	Gadhapatri, Andiḷu (ಗಂಧಪತ್ರಿ, ಅಂದಿಳು)
Mal	:	Kuṭañaḻukụ, Ñaḻukụ, Ñaḷḷụ, Ñakkụ, Eraṭṭayāṇi, Maṇiperaṇṭi (കുടഞഴുക്, ഞഴുക്, ഞള്ള്, ഞക്ക്, എരട്ടയാണി, മണിപെരണ്ടി)
San	:	Chatrī, Kukkurajihvā (छत्री, कुक्कुरजिह्वा)
Tam	:	Naikki, Oṭṭanāḷi (நைக்கி, ஒட்டனாளி)
Tel	:	Ankadora (అంకదొర)

Distribution: Throughout India, in evergreen forests upto 1,200 m

The plant: A large shrub with numerous tough branches, the young ones green, glabrous; leaves glabrous, very large, much divided, leaflets oblong or elliptic-oblong, chartaceous, coarsely and irregularly serrate, dark brown when dry, petiole dilated at the base into sheathing stipules; flowers white in large branched corymbose cymes; fruits black, purple, depressed globular berries.

Parts used: roots, leaves

Properties and uses: The roots are astringent, acrid, cooling, anthelmintic and sudorific. They are useful in diarrhoea, dysentery, colic, hyperdipsia, ulcers and skin diseases. The young leaves are digestive and are applied to the head in vertigo.

"छत्री कुक्कुरजिह्वा च श्वेतपुष्पा सुराङ्गिका ।
काकाङ्गी चापि काकाह्वा कर्कटा सुरपादपी ॥" (स्व.)
["Chatrī kukkurajihvā ca śvētapuṣpā surāṅgikā
Kākāṅgī cāpi kākāhvā karkaṭā surapādapī" (Sva.)]

"छत्री कषायकटुका नात्युष्णा कृमिशोफनुत् ।
रक्तप्रसादनी प्रोक्ता ज्वरश्रमविसर्पनुत् ॥
मूलमस्यातिसारघ्नं कण्डूकोठविसर्पजित् ।
दुष्टव्रणहरं प्रोक्तं त्वग्दोषे च प्रशस्यते ॥" (स्व.)

Leea indica

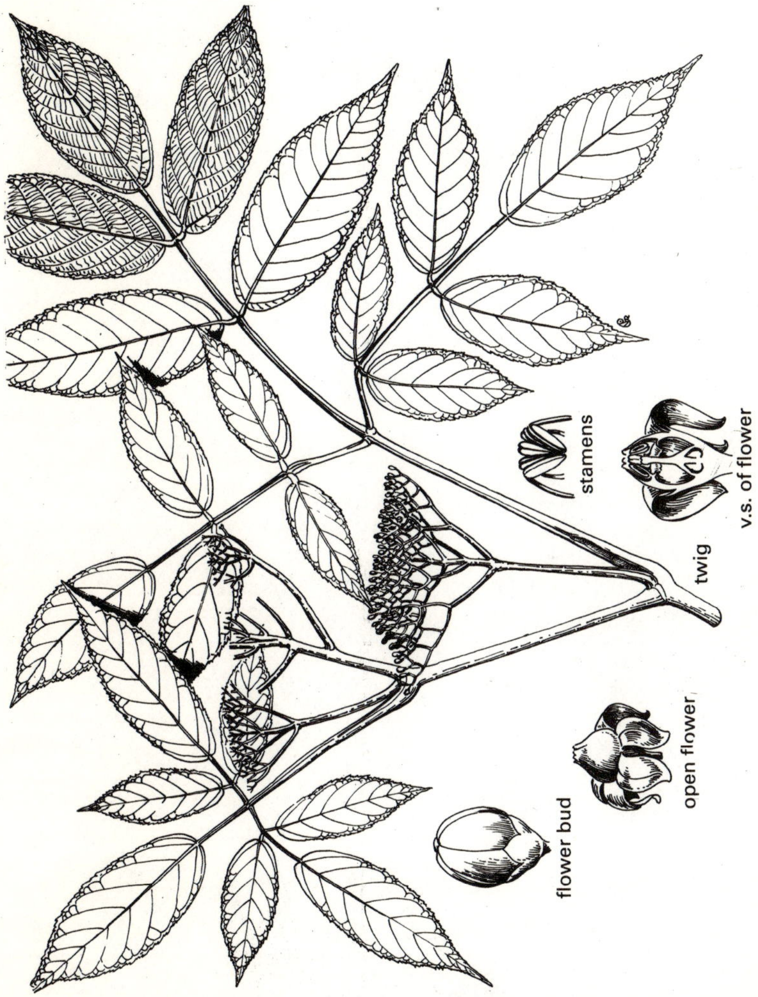

["Chaṭṛī kaṣāyakaṭukā nātyuṣṇā kṛmiśōphanut
Raktapṛasādanī pṛōktā jvarabhṛamavisaṛpanut
Mūlamasyātisāraghnaṃ kaṇḍūkōṭhavisaṛpajit
Duṣṭavṛaṇaharaṃ pṛōktaṃ tvagdōṣē ca pṛaśasyatē" (Sva.)]

Lens culinaris Medikus

Fabaceae (अपराजिता-कुलम्)

Eng	:	Lentil
Hin	:	Masūr, Masurī (मसूर, मसुरी)
Kan	:	Kēsaribēḷe (ಕೇಸರಿಬೇಳೆ)
Mal	:	Caṇampayar, Vaṭṭupparippu, Aṭhāṇapparippu (ചണമ്പയർ, വട്ടുപ്പരിപ്പ്, അഠാണപ്പരിപ്പ്)
San	:	Masūraḥ (मसूरः)
Tam	:	Miśūr paruppu, Atāṇapparuppu (மிசூர் பருப்பு, அதாணப் பருப்பு)
Tel	:	Misūripappu (మిసూరిపప్పు)

Distribution: Throughout the colder parts of India, cultivated

The plant: A small erect softly pubescent herb, branching from the base, 15–75 cm in height; leaves compound, leaflets 4–6 pairs, sessile; flowers white, rose, red or violet; solitary or in 2–4 flowered racemes; fruits smooth, compressed, oblong or rhomboid pods, seeds usually two, smooth, compressed with minute spots.

Parts used: seeds

Properties and uses: The seeds are sweet, refrigerant, astringent, constipating, diuretic and tonic. They are useful in ophthalmopathy, mammillitis, vitiated conditions of *pitta,* diarrhoea, dysentery, strangury, tumours, cardiopathy, foul and indolent ulcers, skin diseases, anaemia and general debility.

"मसूरस्त्रिपुटः कृष्णः कळायो मधुरः स्मृतः ॥" (अ.म.)
["Masūrastriputaḥ kṛṣṇaḥ kaḷāyō madhuraḥ smṛtaḥ" (A.ma.)]

"मङ्गल्यको मसूरः स्यात् मङ्गल्या च मसूरिका ।" (भा.प्र.)
["Maṅgalyakō masūraḥ syāt maṅgalyā ca masūrikā" (Bhā.pṛa.)]

"मसूरो रागदालिस्तु मङ्गल्यः पृथुबीजकः ।
शूरः कल्याणबीजश्च गुरुबीजो मसूरकः ॥" (रा.नि.)
["Masūrō rāgadālistu maṅgalyaḥ pṛthubījakaḥ
Śūraḥ kalyāṇabījaśca gurubījō masūrakaḥ" (Rā.ni.)]

Lens culinaris

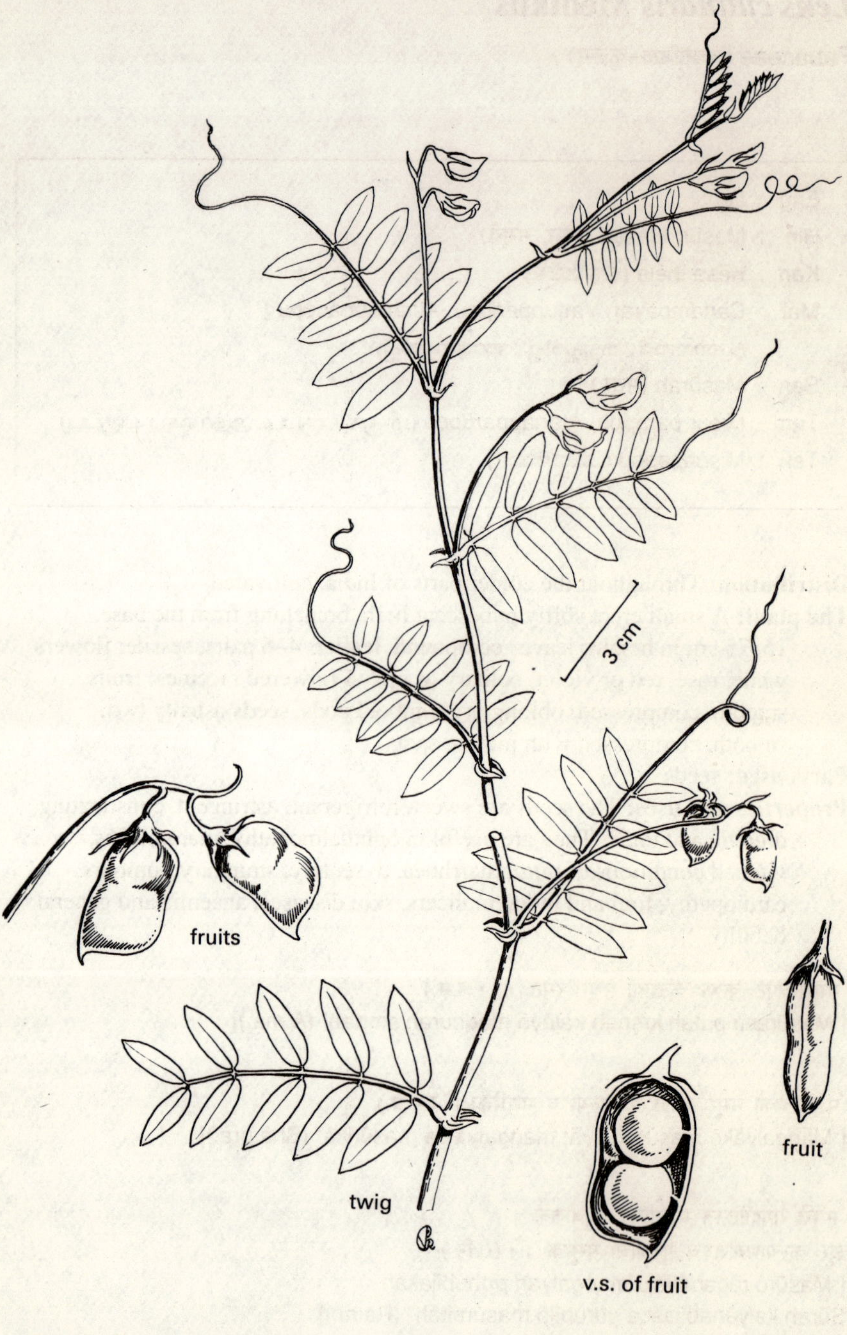

"मसूरिका मसूराख्या मङ्गल्या पाण्डुरा तथा ।" (कै.नि.)
["Masūrikā masūrākhyā maṅgalyā pāṇḍurā tathā" (Kai.ni.)]

"मसूरो मधुरः पाके संग्राही शीतळो लघुः ।
कफपित्तास्रजित् रूक्षो वातळो ज्वरनाशनः ॥" (भा.प्र.)
["Masūrō madhuraḥ pākē saṁgrāhī śītaḷō laghuḥ
Kaphapittāsṛajit rūkṣō vātaḷō jvaranāśanaḥ" (Bhā.pṛa.)]

"मसूरो मधुरः शीतः संग्राही कफपित्तहा ।
वातामयकरश्चैव मूत्रकृच्छ्रहरो लघुः ॥" (ध.नि.)
["Masūrō madhuraḥ śītaḥ saṁgrāhī kaphapittahā
Vātāmayakaraścaiva mūtṛakṛcchṛaharō laghuḥ" (Dha.ni.)]

"मसूरो मधुरः शीतः संग्राही कफपित्तजित् ।
वातामयकरश्चैव मूत्रकृच्छ्रहरो लघुः ॥" (रा.नि.)
["Masūrō madhuraḥ śītaḥ saṁgrāhī kaphapittajit
Vātāmayakaraścaiva mūtṛakṛcchṛaharō laghuḥ" (Rā.ni.)]

"मसूरा मधुराः पाके कषाया मधुरा हिमाः ।
लाघवो ग्राहिणो रूक्षा रक्तपित्तकफापहाः ॥
वर्ण्या वातोल्बणा बल्यास्तेषां शाकं सतिक्तकम् ।
ऋते मुद्गमसूराभ्यामन्ये त्वाध्मानकारकाः ॥" (कै.नि.)
["Masūrā madhurāḥ pākē kaṣāyā madhurā himāḥ
Lāghavō grāhiṇō rūkṣā raktapittakaphāpahāḥ
Varṇyā vātōlbaṇā balyāstēṣāṃ śākaṃ satiktakaṃ
Ṛtē mudgamasūrābhyāmanyē tvādhmānakārakaḥ" (Kai.ni.)]

"मसूरिर्मधुरः पाके संग्राही शीतळो लघुः ।
कफपित्तास्रजिद्बल्यस्तच्छाकं लघु तिक्तकम् ॥" (म.पा.नि.)
["Masūrirmadhuraḥ pākē saṁgrāhī śītaḷō laghuḥ
Kaphapittāsṛajidbalyastacchākaṃ laghu tiktakaṃ" (Ma.pā.ni.)]

"रूक्षो विशोषी मधुरः प्रदिष्टः
शूलार्त्तिगुल्मग्रहणीविकारान् ।
करोति वातामयवर्धनश्च
पित्तास्रसंकृच्छ्रहरो मसूरः ॥" (हा.सं.)
["Rūkṣō viśōṣī madhuraḥ pradiṣṭaḥ
śūlārttigulmagrahaṇīvikārān
Karōti vātāmayavaṛdhanaśca
pittāsṛasaṁkṛcchṛaharō masūraḥ" (Hā.saṁ.)]

"मसूरा लघवोऽतिरूक्षविशदश्चक्षुष्यमूत्रग्रहाः
श्ळेष्मापित्तनिबर्हणा रुचिकरा वातव्यथाकारकाः ।
विष्टम्भं जनयन्ति कोष्ठधमनं कृच्छ्राश्मरीच्छेदकाः
सर्वे पित्तविकारजेषु विहिता हृद्याश्च माधुर्यकाः ॥" (शा.नि.)

["Masūrā laghavōʃtirūkṣaviśadaścakṣuṣyamūtṛagrahāḥ
śḷēṣmāpittanibaṛhaṇā rucikarā vatavyathākārakāḥ
Viṣṭaṁbhaṃ janayanti kōṣṭḥadhamanaṃ kṛcchṛāśmarīchēdakāḥ
saṛvē pittavikāṛajēṣu vihitā hṛdyāśca mādhuryakāḥ" (Śa.ni.)]

"मसूरो लेपने वर्ण्यो रूक्षो बद्धमलो हिमः ।
वाताध्मानकरः किञ्चित्पित्तास्रकफहा लघुः ॥
कषायो मधुरो मेदोहन्ता चासौ प्रकीर्त्तितः ।" (सो.नि.)
["Masūrō lēpanō vaṛṇyō rūkṣō baddhamalō himaḥ
Vātādhmānakaraḥ kiñcitpittāsṛakaphahā laghuḥ
Kaṣāyō madhurō mēdōhantā cāsau pṛakīṛttitaḥ" (Sō.ni.)]

Lepidium sativum **Linn.**

Cruciferae (राजिका-कुलम्)

Eng : Garden cress, Water cress
Hin : Candsūr, Hālim̩ (चन्दसूर, हालिं)
Kan : Aḷavībīja (ಅಳವೀಬೀಜ)
Mal : Āśāḷi (ആശാളി)
San : Āśāḷikā (आशाळिका)
Tam : Aḷivirai (அளிவிரை)
Tel : Āditya (ఆదిత్య)

Distribution: Cultivated throughout India as a culinary vegetable

The plant: An erect herbaceous glabrous annual upto 45 cm in height; leaves entire or variously lobed or pinnatisect, the lower petiolate, the upper sessile; flowers white, small, in long racemes; fruits obovate, small pods, notched at the apex with two seeds per pod.

Seeds elongate, with tapering ends, brownish red in colour, testa smooth shiny, cotyledons fleshy, white, elongate with abundance of mucilage.

Parts used: roots, leaves, seeds

Properties and uses: The roots are bitter and acrid, and are useful in secondary syphilis and tenesmus. The leaves are stimulant, diuretic and antibacterial and are useful in scorbutic diseases and hepatopathy. The seeds are bitter, thermogenic, depurative, rubefacient, galactagogue, emmenagogue, tonic, aphrodisiac, ophthalmic and diuretic. They are useful as poultices for sprains and in leprosy, skin diseases, dysentery, diarrhoea, splenomegaly, dyspepsia, lumbago, ophthalmopathy, leucorrhoea, scurvy, seminal weakness, asthma, cough, hiccough, haemorrhoids and vitiated conditions of *vāta*. It can be administered to cause abortion.

"आशळिका काळमेषी दरकृष्णश्च कीर्त्तितः ।
दीर्घबीजो रक्तराजी तथा सिद्धप्रयोजनः ॥" (सो.नि.)
["Āśāḷikā kāḷamēṣī darakṛṣṇaśca kīṛttitaḥ
Dīṛghabījō raktarājī tathā siddhapṛayōjanaḥ" (Sō.ni.)]

Lepidium sativum

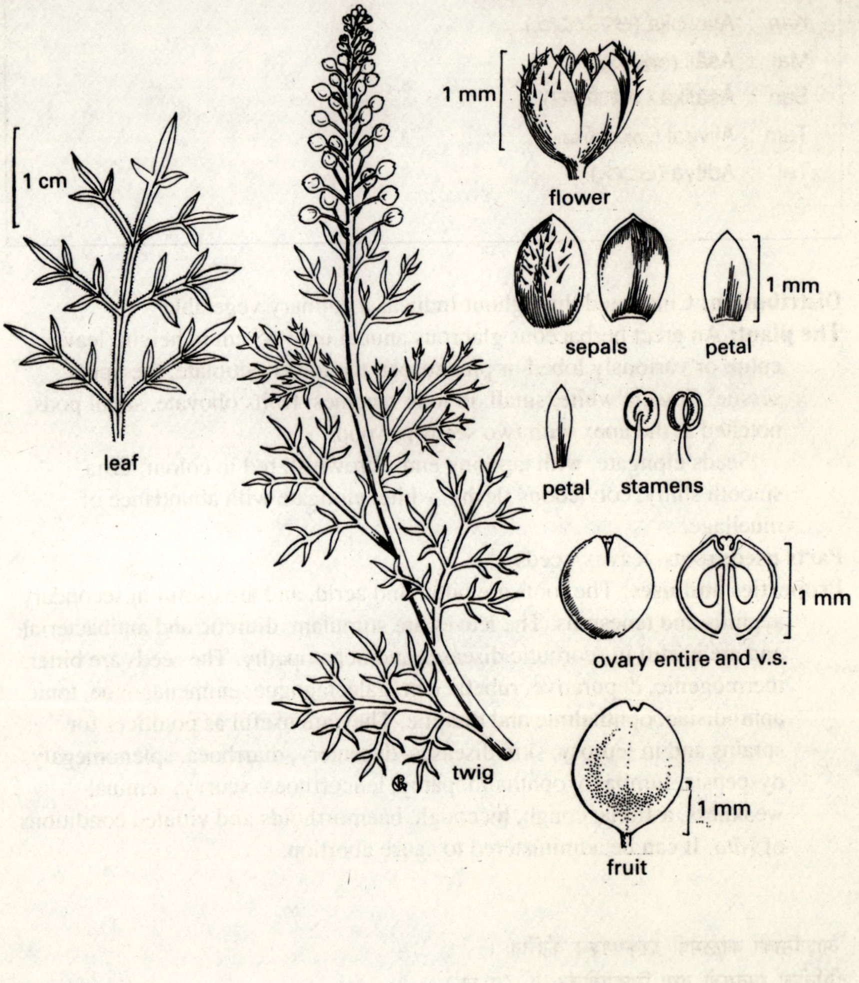

"चन्द्रिका चर्महन्त्री च पशुमेहनकारिका ।
नन्दिनी कारवी भद्रा वासपुष्पा सुवासरा ॥" (भा.प्र.)
["Candrikā caṛmahantṛī ca paśumēhanakārikā
Nandinī kāravī bhadrā vāsapuṣpā suvāsarā" (Bhā.pṛa.)]

"चन्द्रशूरं हितं हिक्कावातश्ळेष्मातिसारिणाम् ।
असृग्वातगदद्वेषी बलपुष्टिविवर्धनम् ॥" (भा.प्र.)
["Candraśūraṃ hitaṃ hikkāvātaśḷēṣmātisāriṇāṃ
Asṛgvātagadadvēṣī balapuṣṭivivaṛdhanaṃ" (Bhā.pṛa.)]

"दूरकृष्णो वातशूलगुल्मघ्नः स्तन्यपुष्टिकृत् ।
बल्यो वाजिकरः पानात् लेपाच्छोणितशूलनुत् ॥" (सो.नि.)
["Darakṛṣṇō vātaśūlagulmaghnaḥ stanyapuṣṭikṛt
Balyō vājikaraḥ pānāt lēpācchōṇitaśūlanut" (Sō.ni.)]

"अभिघातरुजं हन्ति सदुग्धोदरकष्णकः ।
त्वग्दोषान् वातरोगांश्च नेत्ररोगान् सशोणितान् ॥" (वै.नि.)
["Abhighātarujaṃ hanti sadugdhōdarakṛṣṇakaḥ
Tvagdōṣān vātarōgāṁśca nētṛarōgān saśōṇitān" (Vai.ni)]

"अहाळिमं मतं चोष्णं तिक्तं त्वग्दोषनाशनम् ।
वातगुल्मं नाशयतीत्येवं प्रोक्तं चिकित्सकैः ॥" (नि.र.)
["Ahāḷimaṃ mataṃ cōṣṇaṃ tiktaṃ tvagdōṣanāśanaṃ
Vātagulmaṃ nāśayatītyēvaṃ pṛōktaṃ cikitsakaiḥ" (Ni.ra.)]

***Leucas aspera* (Willd.) Link**

Lamiaceae (तुळसी–कुलम्)

Eng :	Thumbe
Hin :	Chōṭā halkkūsā (छोटा हलक्कूसा)
Kan :	Tumbe (ತುಂಬೆ)
Mal :	Tuṁpa (തുമ്പ)
San :	Drōṇapuṣpī (द्रोणपुष्पी)
Tam :	Tuṁbai (தும்பை)
Tel :	Tummaceṭṭu (తుమ్మచెట్టు)

Distribution: Throughout India, as a weed on waste lands and road sides upto 900 m

The plant: An erect or diffuse much branched herbaceous annual, 15–60 cm in height with hispid or scabrid quadrangular stems and branches; leaves sub-sessile, linear or linear-oblong or linear-lanceolate, obtuse, entire or crenate, pubescent upto 7.5 cm long and 1.25 cm broad; flowers pure white, small, in dense terminal or axillary whorls; fruits nutlets, 2.5 mm long, oblong, brown, smooth, inner face angular and outer face rounded.

Parts used: leaves, flowers

Properties and uses: The leaves and flowers are acrid, thermogenic, carminative, digestive, anthelmintic, anti-inflammatory, emmenagogue, sudorific, antipyretic, expectorant, antibacterial and depurative. They are useful in colic, dyspepsia, verminosis, arthralgia, chronic skin eruptions, psoriasis, cough and catarrh in children, amenorrhoea, dysmenorrhoea, intermittent fevers and ulcers.

The juice of the leaves is highly recommendable as an eyedrop in encephalopathy due to worm infestation in children and is useful as a nasa drop in catarrh and cephalalgia.

"अपरा क्षवका क्षवको राजक्षवकः क्षुधाभिजनकश्च ।
क्रूरः कुतुम्बकाह्वा शीतपुष्पो द्रोणपुष्पः स्यात् ॥" (अ.म.)
["Aparā kṣavakā kṣavakō rājakṣavakaḥ kṣudhābhijanakaśca
Krūraḥ kutuṁbakāhvā śītapuṣpō drōṇapuṣpaḥ syāt" (A.ma.)]

Leucas aspera

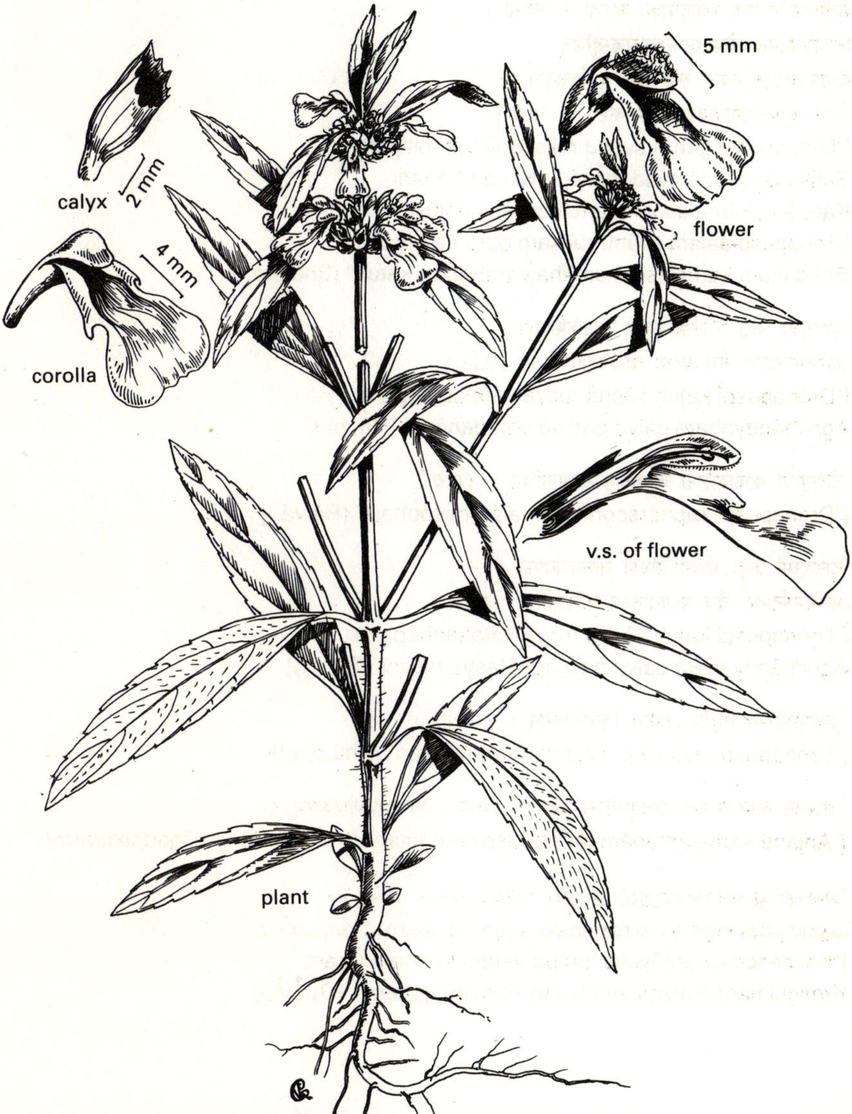

"द्रोणा च द्रोणपुष्पी च फलपुष्पा च कीर्त्तिता ।" (भा.प्र.)
["Drōṇā ca drōṇapuṣpī ca phalapuṣpā ca kīṛttitā" (Bhā.pṛa.)]

"द्रोणपुष्पी दीर्घपत्रा कुम्भयोनि कुतुम्बिका ।
चित्रक्षुपः कुतुम्बा च सुपुष्पा चित्रपत्रिका ॥" (रा.नि.)
["Drōṇapuṣpī dīṛghapatṛā kuṁbhayōni kutuṁbikā
Citṛakṣupaḥ kutuṁbā ca supuṣpā citṛapatṛikā" (Rā.ni.)]

"द्रोणपुष्पी गुरुः स्वादु रूक्षोष्णा वातपित्तकृत् ।
सतीक्ष्णा लवणा स्वादुपाका कट्वी च भेदनी ॥
कफामकामलाशोफतमकश्वासजन्तुजित् ।
द्रोणपुष्पीदळं स्वादु रूक्षं गुरु च पित्तकृत् ॥
भेदनं कामलाशोफमेहज्वरहरं कटुः ।" (भा.प्र.)
["Drōṇapuṣpī guruḥ svādu rūkṣōṣṇā vātapittakṛt
Satīkṣṇā lavaṇā svādupākā kaṭvī ca bhēdanī
Kaphāmakāmalāśōphatamakaśvāsajantujit
Drōṇapuṣpīdaḷaṃ svādu rūkṣaṃ guru ca pittakṛt
Bhēdanaṃ kāmalāśōphamēhajvaraharaṃ kaṭuḥ" (Bhā.pṛa.)]

"द्रोणपुष्पी कटुः सोष्णा रुच्या वातकफापहा ।
अग्निमान्द्यहरा चैव पथ्या वातापहारिणी ॥" (रा.नि.)
["Drōṇapuṣpī kaṭuḥ sōṣṇā rucyā vātakaphāpahā
Agnimāndyaharā caiva pathyā vātāpahāriṇī (Rā. ni.)]

"द्रोणपुष्पी कफार्शोघ्नी कामलाकृमिशोफजित् ।" (रा.व.)
["Drōṇapuṣpī kaphāṛśoghnī kāmalākṛmiśōphajit" (Rā.va.)]

"द्रोणपुष्पी कटुः सोष्णा रुच्या वातकफापहा ।
अग्निमान्द्यहरा चैव पक्षाघातस्य नाशिनी ॥" (सो.नि.)
["Drōṇapuṣpī kaṭuḥ sōṣṇā rucyā vātakaphāpahā
Agnimāndyaharā caiva pakṣāghātasya nāśinī" (Sō.ni.)]

"द्रोणपुष्पीरसो वाऽपि निहन्ति विषमज्वरान् ।" (भा.प्र.)
["Drōṇapuṣpīrasō vāऽpi nihanti viṣamajvarān" (Bhā.pṛa.)]

"अञ्जने कामलार्त्तानां द्रोणपुष्पीरसो हितः ।" (वृन्दः– पाण्डुरोगाधिकारम्)
["Añjanē kāmalāṛttānāṃ drōṇapuṣpīrasō hitaḥ" (Vṛndaḥ-Pāṇḍurōgādhikāraṃ)]

"കച്ചെരിച്ചുഷ്ണമായുള്ളു തുമ്പാ വാതം കഫം വിഷം
കൃമിഗുൽമങ്ങളർശസ്സെന്നിവറ്റെ കളവാൻ ഗുണം." (ഗു.പാ.)
["Kaccericcuṣṇamāyuḷḷu tuṁpā vātaṃ kaphaṃ viṣaṃ
Kṛmigulmaṅṅaḷaṛśassennivaṫṫe kaḷavān guṇaṃ." (Gu.pā.)]

Lilium polyphyllum

Plate 26

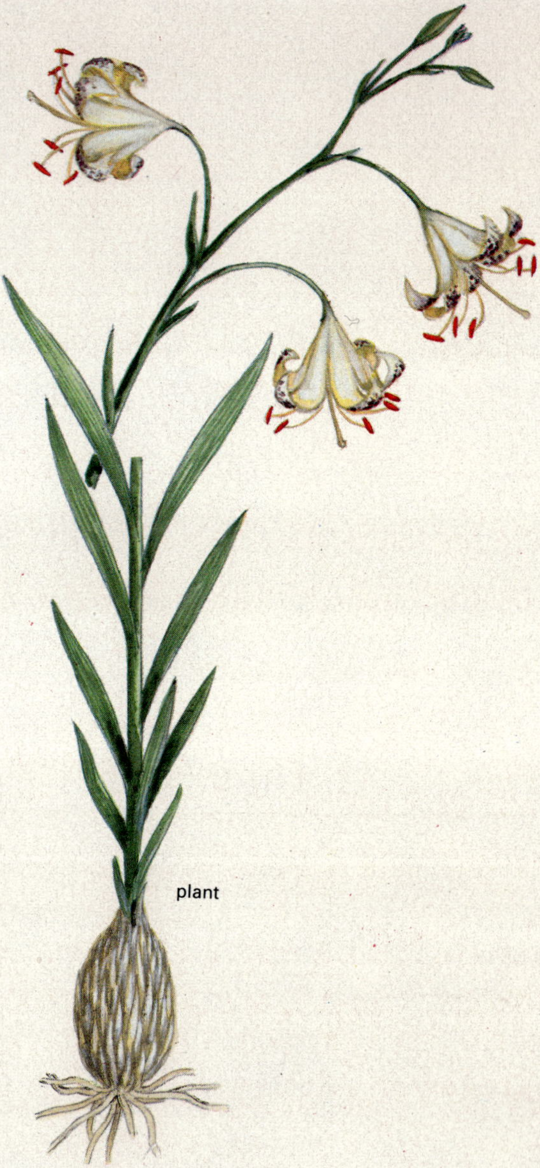

Lilium polyphyllum D. Don

Liliaceae (रसोन–कुलम्)

Eng : Ksheerakakoli
Hin : Kṣīrakākōli (क्षीरकाकोलि)
Kan : Kṣīrakākōḷi (ಕ್ಷೀರಕಾಕೋಳಿ)
Mal : Kṣīrakākōḷi (ക്ഷീരകാകോളി)
San : Kṣīrakākōḷī (क्षीरकाकोळी)
Tam : Kṣīrakākōḷi (க்ஷீரகாகோளி)
Tel : Kṣīrakākōli (క్షీరకాకోలి)

Distribution: Western temperate Himalayas, upto 3,600 m

The plant: A narrow bulbous herb upto a metre in height with few narrow subequal fleshy scales; leaves in whorls many nerved, narrowly lanceolate or linear, margins papillose; flowers 4–10, pendulous, fragrant, dull yellowish or greenish outside; white within, speckled with long purple streaks, in racemes, raised on the naked top of the stem; perianth recurved when fully expanded; fruit a capsule.

Parts used: bulb

Properties and uses: The bulbs are sweet, bitter, refrigerant, galactagogue, expectorant, aphrodisiac, diuretic, antipyretic and tonic. They are useful in agalactia, cough, bronchitis, vitiated conditions of *pitta*, seminal weakness, strangury, burning sensation, hyperdipsia, intermittent fevers, haematemesis, rheumatalgia and general debility.

"जायते क्षीरकाकोळी महामेदोद्भवस्थले ।
यत्र स्यात्क्षीरकाकोळी काकोळी तत्र जायते ॥
पीवरीसदृशः कन्दः क्षीरं स्रवति गन्धवान् ।
सा प्रोक्ता क्षीरकाकोळी काकोळीर्लिङ्गमुच्यते ॥
यथा स्यात्क्षीरकाकोळी काकोळ्यपि तथा भवेत् ।
एषा किञ्चिद्भवेत्कृष्णा भेदोऽयमुभयोरपि ।" (भा.प्र.)

["Jāyatē kṣīrakākōḷī mahāmēdōdbhavasthalē
Yatṛa syātkṣīrakākōḷī kākōḷī tatṛa jāyatē
Pīvarīsadṛśaḥ kandaḥ kṣīraṃ sṛavati gandhavān

Sā prōktā kṣīrakākōḷī kākōlīṛliṅgamucyatē
Yathā syātkṣīrakākōḷī kākōḷyapi tathā bhavēt
Ēṣā kiñcidbhavētkṛṣṇā bhēdō|yamubhayōrapi" (Bhā.pra.)]

"द्वितीया क्षीरकाकोळी पयस्या स्यात् पयस्विनी ।
विराळिका जीवकाळी विषा क्षीरविषाणिका ॥
धीरा च क्षीरशुक्ळेति वैद्यैः प्रोक्ता विकाणिका ।" (अ.म.)
["Dvitīyā kṣīrakākōḷī payasyā syāt payasvinī
Virāḷikā jīvakāḷī viṣā kṣīraviṣāṇikā
Dhīrā ca kṣīraśukḷēti vaidyaiḥ prōktā vikāṇikā" (A.ma.)]

"सा शुक्ळा क्षीरिकाकोळी वयःस्था क्षीरवल्लिका ।
कथिता क्षीरिणी धात्री क्षीरशुक्ळा पयस्विनी ॥" (भा.प्र.)
["Sā śukḷā kṣīrakākōḷī vayaḥsthā kṣīravallikā
Kathitā kṣīriṇī dhātṛī kṣīraśukḷā payasvinī" (Bhā.pra.)]

"क्षीरिणी क्षीरकाकोळी सुकोळी जीववत्यपि ।
वयःस्था क्षीरमधुरा वीरा शूरा विषाणिका ॥" (कै.नि.)
["Kṣīriṇī kṣīrakākōḷī sukōḷī jīvavatyapi
Vayaḥsthā kṣīramadhurā vīrā śūrā viṣāṇikā" (Kai.ni.)]

"तथैवा क्षीरकाकोळी पूर्वस्मादधिका गुणैः ।" (म.नि.)
["Tathaivā kṣīrakākōḷī pūrvasmādadhikā guṇaiḥ" (Ma.ni.)]

"काकोळीयुगळं शीतं शुक्ळळं मधुरं गुरु ।
बृंहणं वातदाहास्रपित्तशोफज्वरापहम् ।" (भा.प्र.)
["Kākōḷīyugaḷaṃ śītaṃ śukḷaḷam madhuraṃ guru
Bṛṁhaṇaṃ vātadāhāsṛapittaśōphajvarāpahaṃ" (Bhā.pra.)]

"रुचिष्या वातपित्तास्रहृद्रोगशम्नी मता ।
श्वासकासक्षयहरा वृष्या वस्तिविशोधनी ॥" (ध.नि.)
["Rucisyā vātapittāsrahṛdrōgaśamanī matā
Śvāsakāsakṣayaharā vṛṣyā vastiviśōdhanī" (Dha.ni.)]

"रसवीर्यविपाकेषु काकोळ्या सदृशी च सा ।" (रा.नि.)
["Rasavīryavipākēṣu kākōḷyā sadṛśī ca sā" (Rā.ni.)]

"काकोळीयुगळं वृष्यं मधुरं शीतळं गुरु ।
बृंहणं वातपित्तास्रदाहशोषज्वरापहम् ॥" (कै.नि.)
["Kākōḷīyugaḷaṃ vṛṣyaṃ madhuraṃ śītaḷaṃ guru
Bṛṁhaṇaṃ vātapittāsṛadāhaśōsajvarāpahaṃ" (Kai.ni.)]

"काकोळीयुगळं शीतं शुक्ळळं मधुरं गुरु ।
जयेत् समीरदाहास्रपित्तशोषतृषाज्वरान् ॥" (म.वि.)
["Kākōḷīyugaḷaṃ śītaṃ śukḷaḷaṃ madhuraṃ guru
Jayēt samīradāhāsṛapittaśōṣatṛṣājvarān" (Ma.vi.)]

"काकोळिकाद्वयं वृष्यं वयसःस्थापनं परम् ।
स्वादुपाकरसं बल्यं शीतवीर्यं च जीवनम् ॥" (सो.नि.)
["Kākōḷikādvayaṃ vṛṣyaṃ vayasaḥsthāpanaṃ paraṃ
Svādupākarasaṃ balyaṃ śītavīryaṃ ca jīvanaṃ" (Sō.ni.)]

"क्षीरकाकोळिका वृष्या स्तन्यवृद्धिकरी लघुः ।
रसवीर्यविपाकेषु काकोळी सदृशा च सा ॥" (ग.नि.)
["Kṣīrakākōlikā vṛṣyā stanyavṛddhikarī laghuḥ
Rasavīryavipākēṣu kākōḷī sadṛśā ca sā" (Ga.ni.)]

Coll. No. AVS 1433

Limnophila aromatica (Linn.) Merr.

(L. gratissima *Blume*)

Scrophulariaceae (कटुका–कुलम्)

Hin : Kuṭrā (कुट्रा)
Kan : Māngannāri (ಮಂಗನ್ನಾರಿ)
Mal : Māṅṅānāṛi (മാങ്ങാനാറി)
San : Āmṛagandhaḥ (आम्रगन्धः)
Tam : Māṅkāināri (மாங்காய் நாரி)

Distribution: Throughout India, upto 600 m in marshes, margins of ponds and backwaters

The plant: A much branched decumbent aromatic (odour of turpentine) herb, 30–50 cm in height, copiously rooting at the lower nodes; leaves sessile, opposite or in whorls of 3, linear-oblong or lanceolate, sharply serrate; flowers purplish in axillary and terminal racemes, pedicels long slender and glandular; fruits small obovoid-oblong capsules covered by the striate calyx.

Parts used: whole plant

Properties and uses: The plant is sour, slightly bitter, refrigerant, emollient, antiseptic, galactagogue, aperient, appetiser, digestive, carminative, anthelmintic, anti-inflammatory, diuretic and febrifuge. It is useful in vitiated conditions of *pitta*, foul ulcers, agalactia, galactic impurities, anorexia, dyspepsia, helminthiasis, constipation, inflammations, strangury, fever and pharyngitis.

"आम्रगन्धाम्बुजाम्रीका चूतपर्यायशब्दतः ।
परं गन्धेति संज्ञा स्यादाम्रलूपेति च स्मृताः ॥" (स्व.)
["Āmṛagandhāmbujāmṛīkā cūtaparyāyaśabdataḥ
Paraṃ gandhēti saṁjñā syādāmṛalūpēti ca smṛtāḥ" (Sva.)]

"आम्रगन्धा सरा स्वर्या शीतळा च रुचिप्रदा ।
दीपनी पाचनी प्रोक्ता कृमिशोफज्वरान् हरेत् ॥
द्वीपान्तरेषु तन्नीरं मूत्रळं शोफनाशनम् ।

Limnophila aromatica

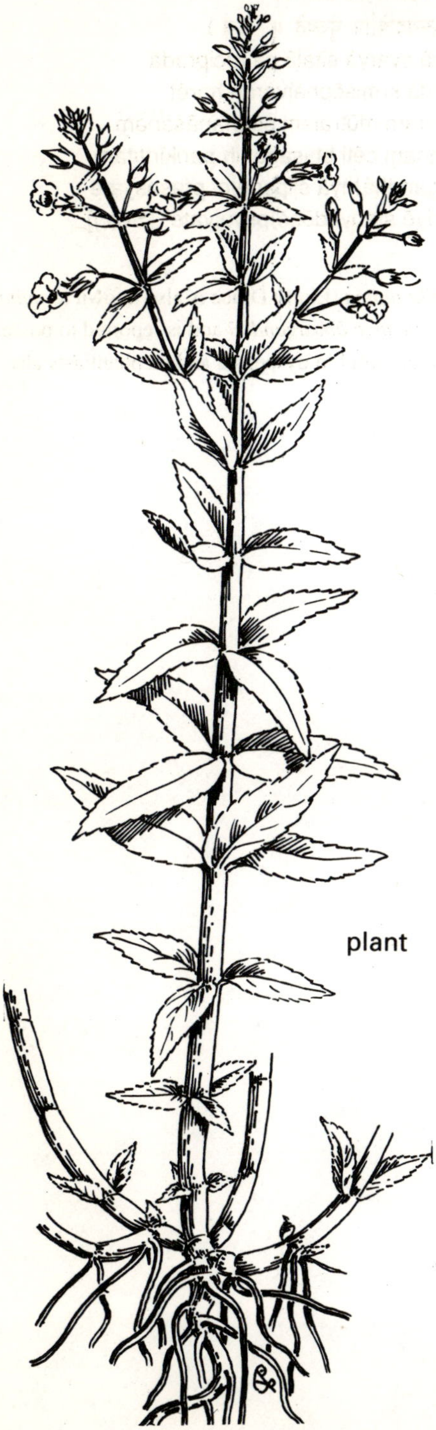

plant

शूलघ्नं बृंहणं चेति भिषग्भिः परिकीर्त्तितम् ॥
स्वल्पपत्राऽऽम्रगन्धाऽन्या श्ळीपदेऽपि प्रशस्यते ।
अतिसारे चाग्निमान्द्ये स्तन्यदोषेऽपि युज्यते ॥" (स्व.)
["Āmṛagandhā sarā svaryā śīṭaḷā ca rucipṛadā
Dīpanī pācanī pṛōktā kṛmiśōphajvarān harēt
Dvīpāntarēṣu tannīraṃ mūtṛaḷaṃ śōphanāśanaṃ
Śūlaghnaṁ bṛṁhaṇaṃ cēti bhiṣagbhiḥ parikīṛttitaṃ
Svalpapatṛāʃʃmṛagandhāʃnyā śḷīpadēʃpi pṛaśasyatē
Atisārē cāgnimāndyē stanyadōṣēʃpi yujyatē" (Sva.)]

Remarks: *Limnophila indica* (Linn.) Druce is also known as *māṅṅānāṛi* in Kerala. Its Sanskrit name is *anyā āmṛagandhā* and is reported to possess antidiarrhoeal properties and is useful in dyspepsia and elephantiasis also.

Limonia acidissima **Linn.**

(Feronia elephantum *Corr.*)

Rutaceae (जम्बीर–कुलम्)

Eng	:	Elephant apple, Wood apple, Curd fruit, Monkey fruit
Hin	:	Kātbēl, Kaith, Kavitā (कातबेल, कैथ, कविता)
Kan	:	Bēla (ಬೇಲ)
Mal	:	Viḷāṛmaraṃ, Viḷāvu̥ (വിളാർമരം, വിളാവ്)
San	:	Kapitthaḥ (कपित्थः)
Tam	:	Viḷāṅkāy maraṃ (விளாங்காய் மரம்)
Tel	:	Velagapanḍu (వెలగపండు)

Distribution: Throughout India, in the hotter and drier parts upto 450 m

The plant: A moderate sized to fairly large glabrous deciduous tree, armed with strong, straight, axillary spines, having a much branched dense crown of dark foliage and dark grey longitudinally furrowed rough wrinkled bark; leaves compound, imparipinnate, alternate, rachis narrowly winged, leaflets 3–7, obovate, crenulate, tip often notched, gland dotted; flowers small, frangrant, dull red, polygamous in lateral and terminal pubescent panicles; fruits globose, woody, rough, grey-coloured berries, seeds oblong, compressed, embedded in the pulp.

A gum is obtained from the trunk and branches of the tree after the rainy season. This is known as 'Feronia gum' which is of irregular semi-transparent tears and is of reddish brown to pale yellow colour.

Parts used: bark, leaves, fruits, gum

Properties and uses: The bark is aromatic and cooling, and is useful in vitiated conditions of *pitta*. The leaves are aromatic, astringent, carminative, constipating, antiemetic, expectorant and cardiotonic. They are useful in gastropathy, anorexia, diarrhoea, vomiting, cough, bronchitis, hiccough, cardiac debility and vitiated conditions of *vāta*. The unripe fruits are sour, aromatic, astringent, constipating and alexipharmic, and are useful in diarrhoea, pruritus and pharyngodynia. The ripe fruits are sweet, sour, astringent, bitter, refrigerant, aromatic, anodyne, constipating, aphrodisiac, antiscorbutic, alexipharmic, cardiotonic, diuretic, vulnerary, expectorant, stomachic and antiemetic. They are useful in diarrhoea, dysentery, vomiting, hyperdipsia, hiccough, pharyngodynia, stomatitis, gingivitis,

Limonia acidissima

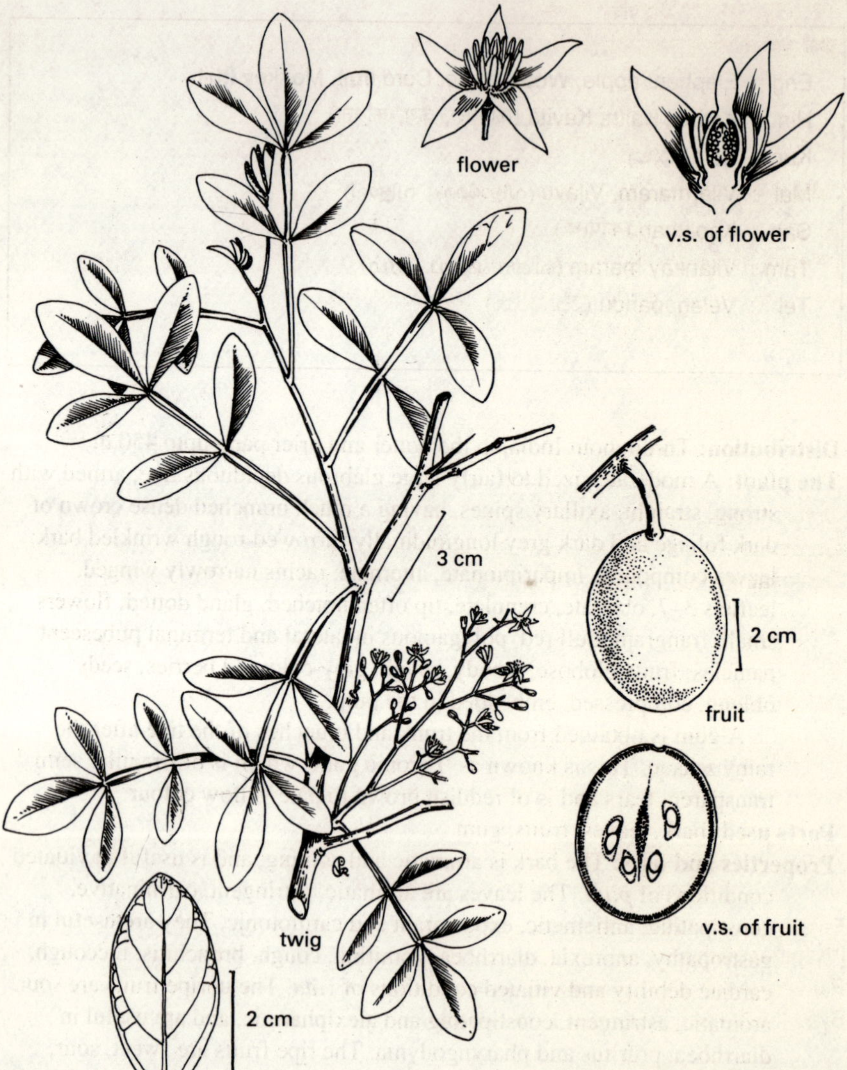

tumours, cough, asthma, consumption, ophthalmia, otalgia, cephalalgia, leucorrhoea, wounds and ulcers, anorexia, dyspepsia, cardiac debility, strangury and vitiated conditions of *vāta* and *pitta*. The gum is demulcent and constipating, and is useful in diarrhoea, dysentery, gastropathy, haemorrhoids and diabetes.

"कपित्थः फलगन्धी च दधित्थो मन्मथः कपिः ।
कपिप्रियश्चाक्षमत्स्याश्चिरपाकी विषद्रुमः ॥
ग्राही हृद्यो मूषिकघ्नः स्मृतो दधिफलो बुधैः ।" (अ.म.)
["Kapitthaḥ phalagandhī ca dadhitthō manmathaḥ kapiḥ
Kapipriyaścākṣamatsyāścirapākī viṣadrumaḥ
Grāhī hṛdyō mūṣikaghnaḥ smṛtō dadhiphalō budhaiḥ" (A.ma.)]

"कपित्थस्तु दधित्थः स्यात् तथा पुष्पफलः स्मृतः ।
कपिप्रियो दधिफलस्तथा दन्तशठोऽपि च ॥" (भा.प्र.)
["Kapitthastu dadhitthaḥ syāt tathā puṣpaphalaḥ smṛtaḥ
Kapipṛiyō dadhiphalastathā dantaśaṭhō∫pi ca" (Bhā.pṛa.)]

"मालूरस्तु कपित्थो मङ्गल्यो नीलमल्लिका च दधि ।
ग्राहिफलश्चिरपाकी ग्रन्थिफलो कुचफलो दधिफलश्च ॥
गन्धफलश्च कपीष्टो वृत्तफलः करभवल्लभश्चैव ।
दन्तशठः कठिनफलः करण्डफलकश्च सप्तदशसंज्ञः ॥" (रा.नि.)
["Mālūrastu kapitthō maṅgalyō nīlamallikā ca dadhi
Grāhiphalaścirapākī granthiphalō kucaphalō dadhiphalaśca
Gandhaphalaśca kapīṣṭō vṛttaphalaḥ karabhavallabhaścaiva
Dantaśaṭhaḥ kaṭhinaphalaḥ karaṇḍaphalakaśca saptadaśasaṁjñaḥ" (Rā.ni.)]

"कपित्थको दधित्थ स्यात् तक्रछित् सुरभिच्छदः ।
अक्षिसस्यो दधिफलो ग्राही ग्राहिफलो दधिः ॥
हृद्यः कषायाम्ळफलश्चिरपाकी कपिप्रियः ।" (कै.नि.)
["Kapitthakō dadhitthaḥ syāt takṛachit surabhicchadaḥ
Akṣisasyō dadhiphalō grāhī grāhiphalō dadhiḥ
Hṛdyaḥ kaṣāyāṁḷaphalaścirapākī kapipṛiyaḥ" (Kai.ni.)]

"कपित्थमामं संग्राहि कषायं लघु लेखनम् ।
पक्वं गुरु तृषाहिक्काशमनं वातपित्तजित् ॥
स्यादल्पं तुवरं कण्ठशोधनं ग्राहि दुर्जरम् ।" (भा.प्र.)
["Kapitthamāmaṃ saṁgrāhi kaṣāyaṃ laghu lēkhanaṃ
Pakvaṃ guru tṛṣāhikkāśamanaṃ vātapittajit
Syādalpaṃ tuvaraṃ kaṇṭhaśōdhanaṃ grāhi duṛjaraṃ" (Bhā.pṛa.)]

"कपित्थमाममस्वर्यं कफघ्नं ग्राहि वातळम् ।
कफानिलहरं पक्वं मधुराम्ळरसं गुरु ॥
श्वासकासारुचिहरं तृष्णाघ्नं कण्ठशोधनम् ।" (ध.नि.)

["Kapitthamāmamasvaryaṃ kaphaghnaṃ grāhi vātaḷaṃ
Kaphānilaharaṃ pakvaṃ madhurāṃḷarasaṃ guru
Śvāsakāsāruciharaṃ tṛṣṇāghnaṃ kaṇṭhaśōdhanaṃ" (Dha.ni.)]

"कपित्थो मधुराम्ळश्च कषायस्तिक्तशीतळः ।
वृष्यः पित्तानिलं हन्ति संग्राही व्रणनाशनः ॥
आमं कपित्थमम्ळोष्णं कफघ्नं ग्राहि वातळम् ।
दोषत्रयहरं पक्वं मधुराम्ळरसं गुरु ॥
आमं कण्ठरुजं कपित्थमधिकं जिह्वाजडत्वावहं
तद्दोषत्रयवर्धनं विषहरं संग्राहकं रोचकम् ।
पक्वं श्वासवमिश्रमक्ळमहरं हिक्का/पनोदक्षमं
सर्वं ग्राहि रुचिप्रदं च कथितं सेव्यं ततः सर्वदा ॥" (रा.नि.)

["Kapitthō madhurāṃḷaśca kaṣāyastiktaśītaḷaḥ
Vṛṣyaḥ pittānilaṃ hanti saṃgrāhī vraṇanāśanaḥ
Āmaṃ kapitthamaṃḷōṣṇaṃ kaphaghnaṃ grāhi vātaḷaṃ
Dōṣatṛayaharaṃ pakvaṃ madhurāṃḷarasaṃ guru
Āmaṃ kaṇṭharujaṃ kapitthamadhikaṃ jihvājaḍatvāvahaṃ
taddōṣatrayavarddhanaṃ viṣaharaṃ saṃgrāhakaṃ rōcakaṃ
Pakvaṃ śvāsavamiśṛamakḷamaharaṃ hikkā/panōdakṣamaṃ
saṛvaṃ grāhi rucipṛadaṃ ca kathitaṃ sēvyaṃ tataḥ saṛvadā" (Rā.ni.)]

"आमं कपित्थं संग्राहि कषायं लघु लेखनम् ।
रूक्षाम्ळं विषकण्ठघ्नं कफजित् वातपित्तकृत् ॥
पक्वं गुरु कषायाम्ळं स्वादु हिक्कात्रिदोषजित् ।
वमिकासतृषाश्वासशमनं कण्ठशोधनम् ॥
संग्राहि रोचनं हृद्यं दुर्जरं मूत्रदोषजित् ।
कपित्थबीजं गरहृत् तत्कपालविसर्पनुत् ॥
कपित्थपत्रं हिक्काघ्नं छर्द्यतीसारनाशनम् ।
पुष्पमाखुविषं हन्यात् कपित्थस्य विशेषतः ॥
कषायं स्वादु कापित्थं तैलमाखुविषापहम् ।
कफपित्तहरं ग्राहि वमिहिक्काविषापहम् ॥" (कै.नि.)

["Āmaṃ kapitthaṃ saṃgrāhi kaṣāyaṃ laghu lēkhanaṃ
Rūkṣāṃḷaṃ viṣakaṇṭhaghnaṃ kaphajit vātapittakṛt
Pakvaṃ guru kaṣāyāṃḷaṃ svādu hikkātṛidōṣajit
Vamikāsatṛṣāśvāsaśamanaṃ kaṇṭhaśōdhanaṃ
Saṃgrāhi rōcanaṃ hṛdyaṃ duṛjaraṃ mūtṛadōṣajit
Kapitthabījaṃ garahṛt tatkapālavisaṛpanut
Kapitthapatṛaṃ hikkāghnaṃ chaṛdyatīsāranāśanaṃ
Puṣpamākhuviṣaṃ hanyāt kapitthasya viśēṣataḥ
Kaṣāyaṃ svādu kāpitthaṃ tailamākhuviṣāpahaṃ
Kaphapittaharaṃ grāhi vamihikkāviṣāpahaṃ" (Kai.ni.)]

"कपित्थं मधुरं चाम्ळं तुवरं ग्राहि शीतळम् ।
वृष्यं तिक्तं पित्तवातव्रणनाशकरं मतम् ॥
फलमामं कपित्थस्य ग्राहि चोष्णं च रूक्षकम् ।
लघ्वम्ळं तुवरं चैव लेखनं वातपित्तकृत् ॥
जिह्वाजाड्यकरं रुच्यं विषस्वरकफप्रणुत् ।
तत्पक्वं रुचिदं चाम्ळं कषायं ग्राहि माधुरम् ॥
कण्ठशुद्धिकरं शीतं गुरु वृष्यं च दुर्जरम् ।
श्वासं क्षयं रक्तरुजं वान्तिं वातं श्रमं तथा ॥
हिध्मानं च विषं ग्ळानिं तृषां दोषत्रयं तथा ॥
हिक्कां कासं नाशयति बीजं च हृद्व्यथापहम् ॥
शीर्षव्यथां विषं चैव विसर्पं चैव नाशयेद् ।
बीजतैलं च तुवरं ग्राहकं स्वादु पित्तनुत् ॥
आखोर्विषं कफं चैव हिक्कां वान्तिं च नाशयेत् ।
विषनाशकरं पुष्पं पर्णं वान्त्यतिसारनुत् ॥
हिक्कां नाशयतीत्येवं प्रोक्तं पूर्वैर्महर्षिभिः ।" (नि.र.)
["Kapittham madhuram cāmḷam tuvaram grāhi śītaḷam
Vṛṣyam tiktam pittavātavraṇanāśakaram matam
Phalamāmam kapitthasya grāhi cōṣṇam ca rūkṣakam
Laghvamḷam tuvaram caiva lēkhanam vātapittakṛt
Jihvājāḍyakaram rucyam viṣasvarakaphapraṇut
Tatpakvam rucidam cāmḷam kaṣāyam grāhi māḍhuram
Kaṇṭhaśuddhikaram śītam guru vṛṣyam ca durjaram
Śvāsam kṣayam raktarujam vāntim vātam śramam tathā
Hidhmānam ca viṣam gḷānim tṛṣām dōṣatrayam tathā
Hikkām kāsam nāśayati bījam ca hṛdvyathāpaham
Śīrṣavyathām viṣam caiva visarpam caiva nāśayēd
Bījatailam ca tuvaram grāhakam svādu pittanut
Ākhōrviṣam kapham caiva hikkām vāntim ca nāśayēt
Viṣanāśakaram puṣpam parṇam vāntyatisāranut
Hikkām nāsayatītyēvam prōktam pūrvairmaharṣibhiḥ" (Ni.ra.)]

"कपित्थमामं कण्ठघ्नं विषघ्नं ग्राहि वातळम् ।
मधुराम्ळकषायत्वात् सौगन्ध्याच्च रुचिप्रदम् ॥
परिपक्वं च दोषघ्नं विषघ्नं ग्राहि गुर्वपि ।" (च.सू. २७)
["Kapitthamāmam kaṇṭhaghnam viṣaghnam grāhi vātaḷam
Madhurāmḷakaṣāyatvāt saugandhyācca rucipradam
Paripakvam ca dōṣaghnam viṣaghnam grāhi gurvapi" (Ca.Sū.27)]

"आमं कपित्थमस्वर्यं कफघ्नं ग्राहि वातळम् ।
कफानिलहरं पक्वं मधुराम्ळरसं गुरु ॥
श्वासकासारुचिहरं तृष्णाघ्नं कण्ठशोधनम् ।" (सु.सू. ४६)

["Āmaṃ kapitthamasvaryaṃ kaphaghnaṃ grāhi vātaḷaṃ
Kaphānilaharaṃ pakvaṃ madhurāṁḷarasaṃ guru
Śvāsakāsāruciharaṃ tṛṣṇāghnaṃ kaṇṭhaśōdhanaṃ" (Su.Sū. 46)]

"कपित्थमामं कण्ठघ्नं दोषळं, दोषघाति तु ।
पक्वं हिध्मावमथुजित् सर्वं ग्राहि विषापहम् ॥" (अ.हृ.सु. ६)
["Kapitthamāmaṃ kaṇṭhaghnaṃ dōṣaḷaṃ, dōṣaghāti tu
Pakvaṃ hidhmāvamathujit, saṛvaṃ grāhi viṣāpahaṃ" (A.hr.Su.6)]

വ്ലാങ്ങാപച്ച കഷായാമ്ലം ത്രിദോഷക്ഷോഭകൃത്പരം,
കഷായമധുരാമ്ലം തൽപക്വം രുചികരം പരം,
ഹിദ്ധ്മാവിനെ ശമിപ്പിക്കും ഛർദ്ദിക്കും നന്നിതെത്രയും. (ഗു.പാ.)
["Vḷāṅṅāpacca kaṣāyāṁḷaṃ tṛidōṣākṣōbhakṛtparaṃ,
Kaṣāyamadhurāṁḷaṃ talpakvaṃ rucikaraṃ paraṃ,
Hiddhmāvine śamippikkuṃ chaṛddikkuṃ nannitetṛayuṃ." (Gu.pā.)]

Linum usitatissimum Linn.

Linaceae (अतसी–कुलम्)

Eng : Linseed, Flax plant
Hin : Alsī, Tīṣi (अलसी, तीसी)
Kan : Alasībīja (ಅಲಸೀಬೀಜ)
Mal : Akaśi, Ceṛucaṇa, Kāyāvụ (അകശി, ചെറുചണ, കായാവ്)
San : Atasī (अतसी)
Tam : Aḷivirai (அளிவிரை)
Tel : Avisi (అవిసి)

Distribution: Cultivated throughout India, occasionally found run wild

The plant: An annual herb, 60–120 cm high; stems solitary or few, corymbosely branched; branches ascending towards the apex; leaves upto 3.8 cm long, linear-lanceolate, flowers small, blue, bluish violet or white in terminal panicles; fruits capsular with 5-cells; seeds compressed, ellipsoid, smooth, dark brown, shiny.

Parts used: flowers, seeds, oil

Properties and uses: The flowers are considered as cardiotonic. The seeds are sweet, bitter, acrid, emollient, thermogenic, expectorant and diuretic. It is astringent after roasting. The whole seed is prescribed as a laxative. The mucilaginous infusion–'Linseed tea' – is used internally as a demulcent in coughs, catarrh and bronchial affections, ureteritis, gonorrhoea and diarrhoea. The mucilage is dropped into the eye in irritable conditions of the conjunctiva. Crushed linseed is applied in the form of poultice for the relief of local inflammations, ulcers, boils and carbuncles.

In veterinary practice linseed infusion is used as a demulcent drink for horses, cattle and occasionally for small animals. Crushed linseed is used as a poultice. The surface of the poultice is smeared with oil to prevent its adhering to the skin.

Linseed oil is recommended mainly for external application. It is a common base for embrocations and liniments. Linseed oil has laxative properties but is seldom employed due to its unpleasant taste.

In veterinary practice linseed oil is employed as a laxative for horses and cattle.

Linum usitatissimum

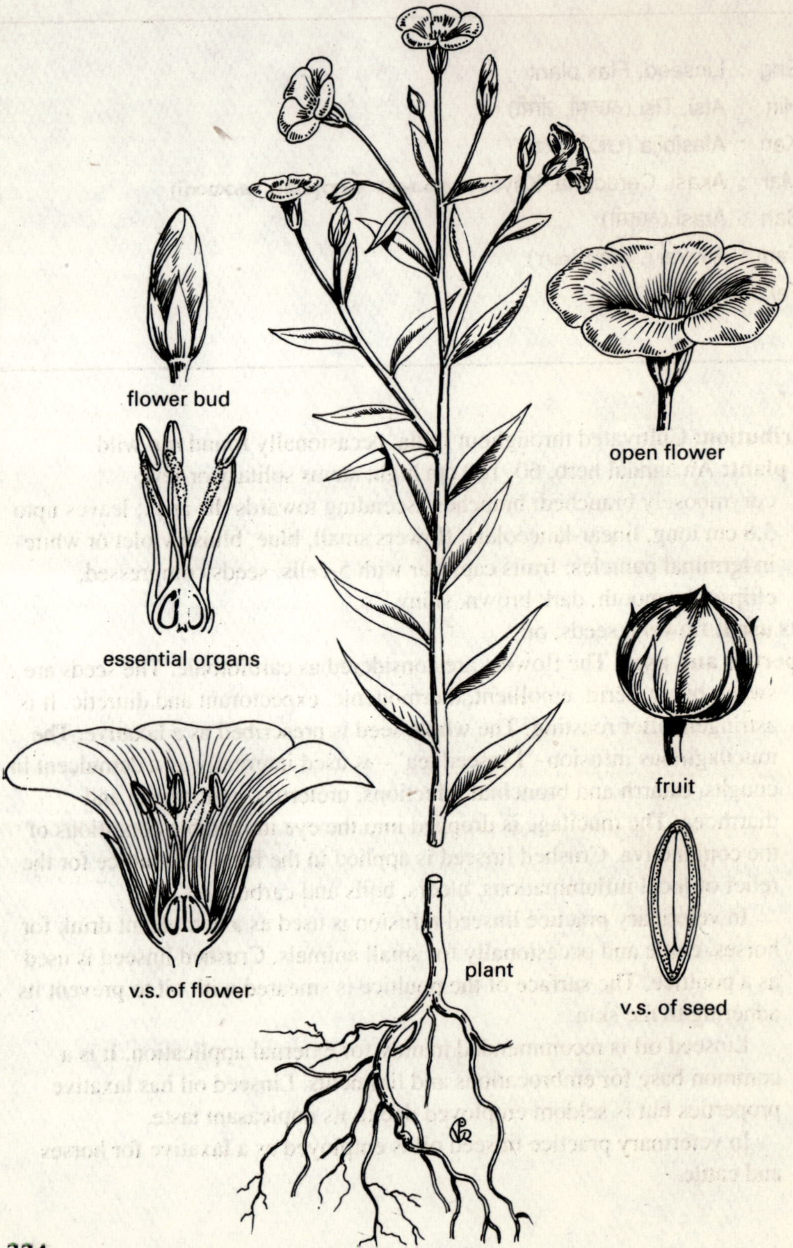

"अतसी नीलपुष्पी च पार्वती स्यादुमा क्षुमा ।" (भा.प्र.)
["Atasī nīlapuṣpī ca pāṛvatī syādumā kṣumā" (Bhā.pṛa.)]

"प्रतरीर्कतमा प्रोक्ता रुद्रपत्नी सुवल्कला ।
उमा सुनीलपुष्पा व वसुतर्का क्षुमापि च ।
शीतः तैलफला चैव पालिका पूतिपूरकः ॥" (ध.नि.)
["Pṛatarīṛkatamā pṛōktā rudrapatnī suvalkalā
Umā sunīlapuṣpā ca vasutaṛkā kṣumāpi ca
Śītā tailaphalā caiva pālikā pūtipūrakaḥ" (Dha.ni.)]

"अतसी पिच्छिला देवी मदगन्धा मदोत्कटा ।
उमा क्षुमा हैमवती सुनीला नीलपुष्पिका ॥" (रा.नि.)
["Atasī picchilā dēvī madagandhā madōtkaṭā
Umā kṣumā haimavatī sunīlā nīlapuṣpikā" (Rā.ni.)]

"अतसी मधुरा तिक्ता स्निग्धा पाके कटुर्गुरुः ।
अतसी शुक्ळवातघ्नी कफपित्तप्रकोपनी ॥ " (भा.प्र.)
["Atasī madhurā tiktā snigdhā pāke katuṛguruḥ
Atasī śukḷavātaghnī kaphapittapṛakōpanī" (Bhā.pṛa.)]

"स्निग्धोमा स्वादुतिक्तोष्णा कफपित्तकरी गुरु ः ।
दृक्शुक्ळहृत् कटुः पाके .... ॥" (अ.हृ.)
["Snigdhōmā svādutiktōṣṇā kaphapittakarī guruḥ
Dṛkṣukḷahṛt kaṭuḥ pākē......." (A.hṛ.)]

"अतसी मधुरा स्निग्धा गुर्वी चोष्णा बलप्रदा ।
पाके कट्वी च तिक्ता च कफवातव्रणापहा ॥
पृष्ठशूलञ्च शोफञ्च पित्तं शुक्ळं दृशं जयेत् ।
पर्णमस्याः कासकफवातनुत् श्वासहृत् तथा ॥" (नि.र.)
["Atasī madhurā snigdhā guṛvī cōṣṇā balapṛadā
Pākē kaṭvī ca tiktā ca kaphavātavṛaṇāpahā
Pṛṣṭhaśūlañca śōphañca pittaṃ śuklaṃ dṛśaṃ jayēt
Paṛṇamasyāḥ kāsakaphavātanut śvāsahṛt tathā" (Ni.ra.)]

"अतसी मधुरा तिक्ता स्निग्धा पाके कटुर्गुरुः ।
उष्णा दृक्शुक्ळवातघ्नी कफपित्तप्रकोपनी ॥
कासे श्रेष्ठमुमापत्रं वातरोगे तथा कफे ।" (कै.नि.)
["Atasī madhurā tiktā snigdhā pākē kaṭuṛguruḥ
Uṣṇā dṛkśukḷavātaghnī kaphapittapṛakōpanī
Kāsē śṛēṣṭhamumāpatṛaṃ vātarōgē tathā kaphē" (Kai.ni.)]

"अतसी मदगन्धा स्यान्मधुरा बलकारिका ।
कफवातकरी चेषत् पित्तहृत् कुष्ठवातनुत् ॥" (रा.नि.)
["Atasī madagandhā syānmadhurā balakārikā
Kaphavātakarī cēṣat pittahṛt kuṣṭhavātanut" (Rā.ni.)]

"अतस्युष्णा च तिक्ता च वातघ्नी श्ळेष्मपित्तळा ।
स्वाद्वम्ळमतसी तैलं वीर्योष्णं कटुपाकि च ॥" (रा.व.)
["Atasyuṣṇā ca tiktā ca vātaghnī śḷēṣmapittaḷā
Svādvaṁḷamatasītailaṃ vīryōṣṇaṃ kaṭupāki ca" (Rā.va.)]

"आतस्यं मधुराम्ळं तु विपाके कटुकं तथा ।
उष्णवीर्यं हितं वाते रक्तपित्तप्रकोपनम् ॥" (च.सं.)
["Ātasyaṃ madhurāṁḷaṃ tu vipākē kaṭukaṃ tathā
Uṣṇavīryaṃ hitaṃ vātē raktapittaprakōpanaṃ" (Ca.saṁ.)]

"उष्णातसी स्वादुरसानिलघ्नी
पित्तोल्बणा स्यात् कटुका विपाके ।
तत्तैलं मधुराम्ळं तु विपाके कटुकं तथा ।
उष्णवीर्यं हितं वाते रक्तपित्तप्रकोपनम् ॥" (सु.सं.)
["Uṣṇātasī svādurasānilaghnī
pittōlbaṇā syāt kaṭukā vipākē
Tattailaṃ madhurāṁḷaṃ tu vipākē kaṭukaṃ tathā
Uṣṇavīryaṃ hitaṃ vātē raktapittaprakōpanaṃ" (Su.saṁ.)]

"असतीतैलमाग्नेयं स्निग्धोष्णं कफपित्तकृत् ।
कटुपाकमचक्षुष्यं बल्यं वातहरं गुरु ॥
मलकृद्रसतः स्वादु ग्राहि त्वग्दोषहृत् घनम् ।
वस्तौ पाने तथाभ्यङ्गे नस्ये कर्णस्य पूरणे ॥
अनुपानविधौ चापि प्रयोज्यं वातशान्तये ।" (भा.प्र.)
["Atasītailamāgnēyaṃ snigdhōṣṇaṃ kaphapittakṛt
Kaṭupākamacakṣuṣyaṃ balyaṃ vātaharaṃ guru
Malakṛdrasataḥ svādu grāhi tvagdōṣahṛt ghanaṃ
Vastau pānē tathābhyaṅgē nasyē karṇasya pūraṇē
Anupānavidhau cāpi prayōjyaṃ vātaśāntayē" (Bhā.pra.)]

Liquidamber orientalis Mill.

Hamamelidaceae (सिह्ळक–कुलम्)

Eng	:	Oriental sweet-gum, Liquid amber, Asiatic storax
Hin	:	Śilāras (शिलारस)
Kan	:	Kundurka (ಕುಂದುರ್ಕ)
Mal	:	Aṛabikkunturukkaṃ, Turuṣkaṃ (അറബിക്കുന്തുരുക്കം, തുരുഷ്കം)
San	:	Sihḷakaḥ, Turuṣkaḥ (सिह्ळकः, तुरुष्कः)
Tam	:	Nēri - ariśippāl (நேரி-அரிசிப்பால்)
Tel	:	Śilarasu (శిలరసు)

Distribution: In Asia Minor

The plant: A medium sized much branched tree, 6–12 m or more in height; leaves palmately 5-lobed; flowers yellow, monoecious in globular heads.

The 'balsam' exuded from the inner bark is purified by boiling with water. It is dark brown in colour and is of semi-solid consistency. It is transparent in thin layers and possesses an agreeable balsamic odour and taste.

Parts used: balsam

Properties and uses: The balsam is bitter, acrid, sweet, aromatic, thermogenic, emollient, deodorant, antibacterial, vulnerary, expectorant, depurative, anodyne, diuretic, aphrodisiac, emmenagogue, constipating, febrifuge and tonic. It is useful in foul ulcers and wounds, leprosy, skin diseases, pruritus, vitiated conditions of *vāta*, inflammations, chronic cough, bronchitis, consumption, strangury, amenorrhoea, diarrhoea, fever and general debility.

"निर्दिश्यते तुरुष्को यवनः कल्पश्च कृत्रिमो धूमः ।
कपिलः कपिश्च शुक्तिर्युक्तिः कृतकश्च धूमवर्ण इति ॥
स एव पण्डितो विद्वान् पुण्यकः पुण्यगन्धकः ।
सुगन्धश्चेति विज्ञेयः शब्दैः पर्यायवाचकैः ॥" (अ.म.)

["Nirdiśyatē turuṣkō yavanaḥ kalpaśca kṛtrimō dhūmaḥ
Kapilaḥ kapiśca śuktiṛyuktiḥ kṛtakaśca dhūmavaṛṇa iti
Sa ēva paṇḍitō vidvān puṇyakaḥ puṇyagandhakaḥ
Sugandhaścēti vijñēyaḥ śabdaiḥ paryāyavācakaiḥ" (A.ma.)]

Liquidamber orientalis

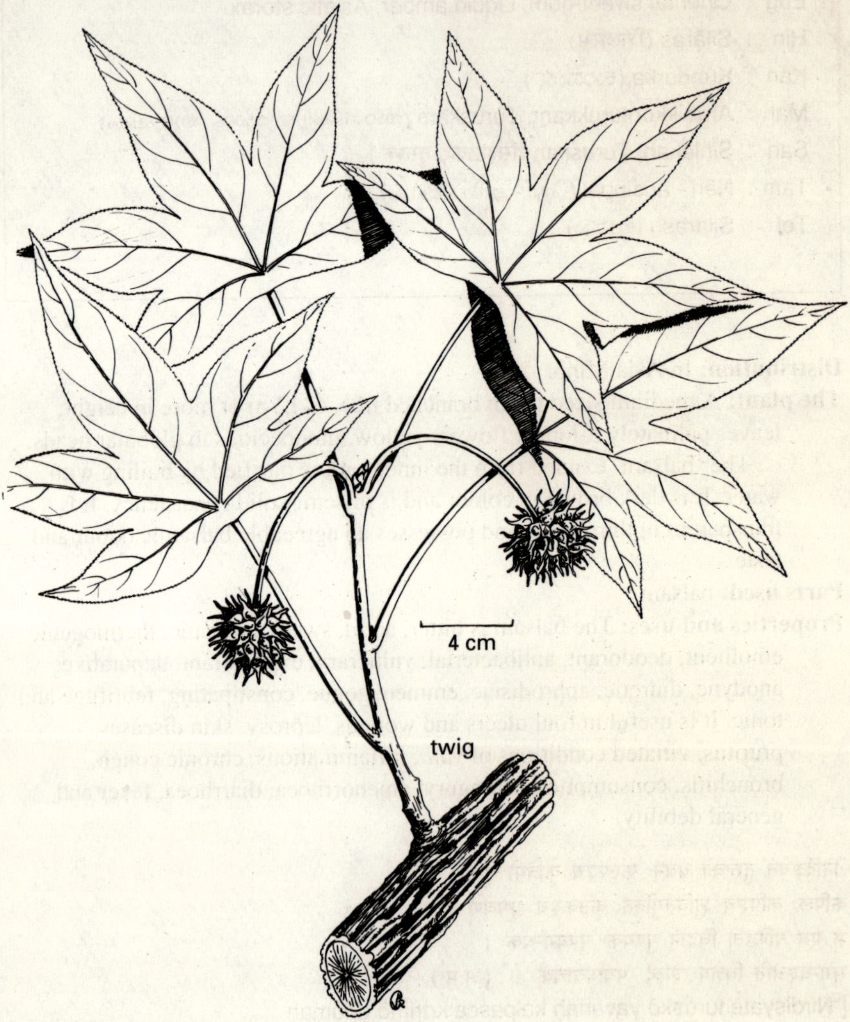

"सिह्लकस्तु तुरुष्कः स्याद् यतो यवनदेशजः ।
कपितैलञ्च संख्यातस्तथा च कपिनामकः ॥" (भा.प्र.)
["Sihḷakastu turuṣkaḥ syād yatō yavanadēśajaḥ
Kapitailañca saṁkhyātastathā ca kapināmakaḥ" (Bhā.pṛa.)]

"तुरुष्को यवनो धूम्रो धूम्रवर्णः सुगन्धिकः ।
सिह्लकः सिह्लसारश्च पीतसारः कपिस्तथा ॥
पिण्याकः कपिजः कल्कः पिण्डितः पिण्डतैलकः ।
करेवरः कृत्रिमको लेपनो मुनिभूह्वयः ॥" (रा.नि.)
["Turuṣkō yavanō dhūmṛō dhūmṛavarṇaḥ sugandhikaḥ
Sihḷakaḥ sihḷasāraśca pītasāraḥ kapistathā
Piṇyākaḥ kapijaḥ kalkaḥ piṇḍitaḥ piṇḍatailakaḥ
Karēvaraḥ kṛtṛimakō lēpanō munibhūhvayaḥ" (Rā.ni.)]

"तुरुष्कः सिह्लको धूम्रो धूम्रवर्णश्चलः पणः ।
पिण्डीतः पिण्डितः कल्कः कपिजः कपिशः कपिः ॥
पिण्याको यावकस्तैलसुगन्धः क्रीतपिण्डितः ।" (कै.नि.)
["Turuṣkaḥ sihḷakō dhūmṛō dhūmṛavarṇaścalaḥ paṇaḥ
Piṇḍītaḥ piṇḍitaḥ kalkaḥ kapijaḥ kapiśaḥ kapiḥ
Piṇyākō yāvakastailasugandhaḥ krītapiṇḍitaḥ" (Kai.ni.)]

"स्निग्धः सुगन्धोऽनिलहा कायवैभत्स्यनाशनः ।
पिटकाकोठशमनस्तुरुष्कः कफपित्तजित् ॥" (म.नि.)
["Snigdhaḥ sugandhōʃnilahā kāyavaibhatsyanāśanaḥ
Piṭakākōṭhaśamanasturuṣkaḥ kaphapittajit" (Ma.ni.)]

"सिह्लकः कटुकः स्वादुः स्निग्धोष्णाः शुक्ळकान्तिकृत् ।
वृष्यः कण्ठ्यः स्वेदकुष्ठज्वरदाहग्रहापहा ॥" (भा.प्र.)
["Sihḷakaḥ kaṭukaḥ svāduḥ snigdhōṣṇaḥ śukḷakāntikṛt
Vṛṣyaḥ kaṇṭhyaḥ svēdakuṣṭhajvaradāhagrahāpahā" (Bhā.pṛa.)]

"तुरुष्कः कटुतिक्तोष्णः स्निग्धो वातवलासजित् ।
स्वादुश्च कटुकः पाके सुरभिर्देवताप्रियः ॥" (ध.नि.)
["Turuṣkaḥ kaṭutiktōṣṇaḥ snigdhō vātavalāsajit
Svāduśca kaṭukaḥ pākē surabhiṛdēvatāpṛiyaḥ" (Dha.ni.)]

"तुरुष्कः सुरभिस्तिक्तः कटु स्निग्धश्च कुष्ठजित् ।
कफपित्ताश्मरीमूत्राघातभूतज्वरार्त्तिजित् ॥" (रा.नि.)
["Turuṣkaḥ surabhistiktaḥ kaṭu snigdhaśca kuṣṭhajit
Kaphapittāśmarīmūtṛāghātabhūtajvarāṛttijit" (Rā.ni.)]

"सिह्लकः कटुकः स्वादुः स्निग्धोष्णः कान्तिवर्णदः ।
वृष्यो हन्याद् दोषकण्डूस्वेदकुष्ठग्रहज्वरान् ॥" (कै.नि.)
["Sihḷakaḥ kaṭukaḥ svāduḥ snigdhōṣṇaḥ kāntivaṛṇadaḥ
Vṛṣyō hanyād dōṣakaṇḍūsvēdakuṣṭhagrahajvarān" (Kai.ni.)]

"सिह्ळकः कुष्ठकण्डूघ्नः स्निग्धोष्णः शुक्ळकान्तिकृत् ।" (म.पा.नि.)
["Sihḷakaḥ kuṣṭhakaṇḍūghnaḥ snigdhōṣṇaḥ śukḷakāntikṛt" (Ma.pā.ni.)]

"तुरुष्करः कान्तिकरो वृष्योष्णः स्वादु शुक्ळळः ।
वर्ण्यः सुगन्धिः कटुकस्तिक्तः स्निग्धश्च कुष्ठहा ॥
कफपित्ताश्मरीभूतबाधाज्वरविनाशनः ।
मूत्राघातस्वेदकण्डूदाहहा च त्रिदोषजित् ॥" (नि.र.)
["Turuṣkaraḥ kāntikarō vṛṣyōṣṇaḥ svādu śukḷaḷaḥ
Varṇyaḥ sugandhiḥ kaṭukastiktaḥ snigdhaśca kuṣṭhahā
Kaphapittāśmarībhūtabādhājvaravināśanaḥ
Mūtrāghātasvēdakaṇḍūdāhahā ca tridōṣajit" (Ni.ra.)]

Remarks: It is reported that a similar balsam is available from *Liquidamber styraciflua* Linn. (American storax) and has more or less the same properties. A third type which is obtained from *Altingia excelsa* Noronha can be regarded only as a substitute.

Coll. No. AVS 2492

Lodoicea maldivica (Poir.) Pers.

Arecaceae (पूग–कुलम्)

Eng	:	Double coconut palm, Sea coconut palm
Hin	:	Daryā-kā-nāriyal, Dariya-ī-nariyal (दर्या–का–नारियल, दरिया–ई–नारियल)
Kan	:	Kaḍalutengu (ಕಡಲುತೆಂಗು)
Mal	:	Akḷārittēṅṅa, Kaṭalttēṅṅa (അക്ലാരിത്തേങ്ങ, കടൽത്തേങ്ങ)
San	:	Aṛkarāgaḥ, Agnijāraḥ, Abdhinārikēlaḥ (अर्करागः, अग्निजारः, अब्धिनारिकेलः)
Tam	:	Kaḍalttēṅgāi (கடல் தேங்காய்)
Tel	:	Samudraputenkāya (సముద్రపుటెంకాయ)

Distribution: In Seychelles Islands

The plant: A tall palm, 12–30 m high, with smooth annulated trunk bearing a crown of large fan-shaped leaves. The palm is dioecious and its fruits are large weighing 11–27 kg, one seeded, deeply bilobed and bony. The shell is thick and black.

Parts used: husk, endosperm

Properties and uses: A decoction of the fibrous husk as well as the kernel is reported to reduce the quantity of sugar in urine in diabetes mellitus. The kernel is sweet, acrid, refrigerant, digestive, carminative, febrifuge and tonic. It is useful in vitiated conditions of *vāta* and *kapha*, cholera, hyperdipsia, oedema, acute diarrhoea, colic and also as an antidote in opium and Aconite poisoning. It is a good cardiotonic. The water of the green fruit and its kernel are antacid and are useful in vitiated conditions of *pitta*.

"अब्धिकेरोऽर्करागश्च युग्मकेरोऽस्थिकेरकः ।
कर्कशः श्रीफलोऽक्ळारिस्तृणराजतरुः स्मृतः ॥" (स्व.)
["Abdhikērōऽṛkarāgaśca yugmakērōऽsthikērakaḥ
Kaṛkaśaḥ śṛīphalōऽkḷāristṛṇarājataruḥ smṛtaḥ" (Sva.)]

"स्वादुपाकरसं हृद्यं तृष्णाक्ळमहरं परम् ।
कषायमीषद्रूक्षं च शूलपित्तकफापहम् ॥
छर्द्यतीसारगुल्मघ्नं जीर्णज्वरविषापहम् ।
अम्ळपित्तहरं प्रोक्तं मेध्यं चापि रसायनम् ॥" (स्व.)

Lodoicea maldivica

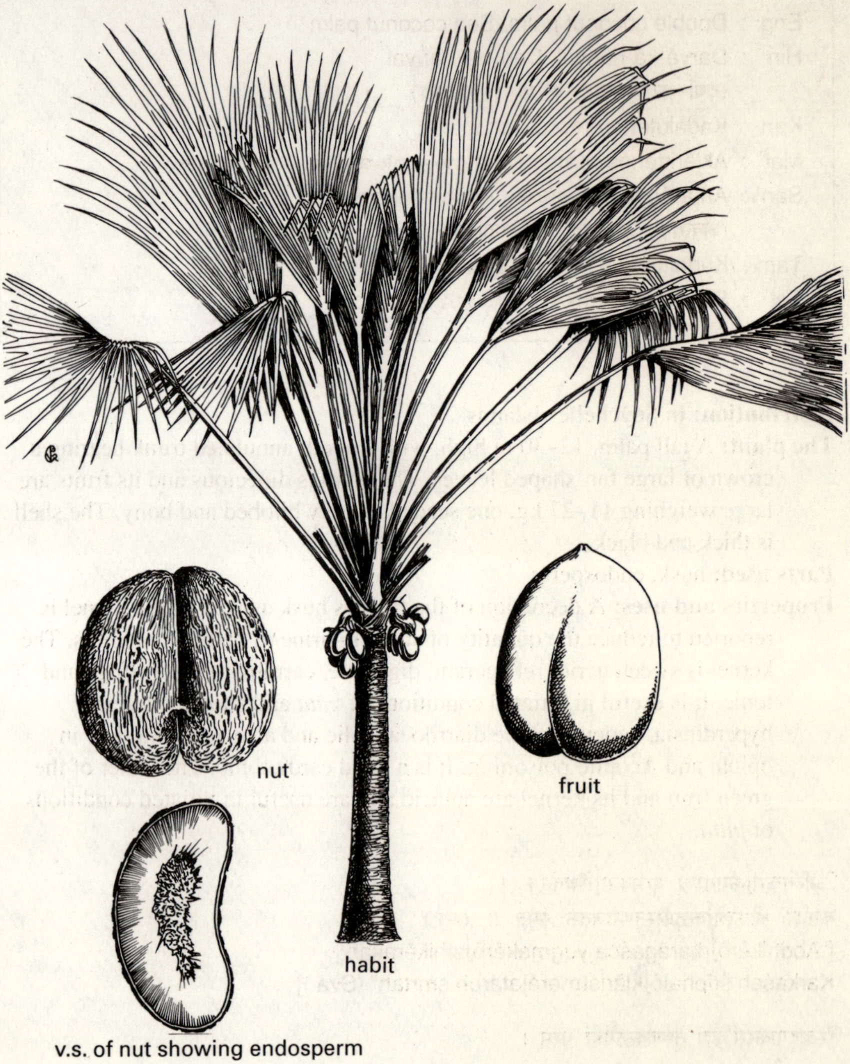

["Svādupākarasaṃ hṛdyaṃ tṛṣṇāklamaharaṃ paraṃ
Kaṣāyamīṣadrūkṣaṃ ca śulapittakaphāpahaṃ
Chaṛdyatīsāragulmaghnaṃ jīṛṇajvaraviṣāpahaṃ
Aṁḷapittaharaṃ pṛōktaṃ mēdhyaṃ cāpi rasāyanaṃ" (Sva.)]

"समुद्रनारिकेलस्तु मधुरः कटुको लघुः ।
वीर्योष्णः कफवातघ्नः शीतप्रशमनो मतः ॥
हृद्यो विषघ्नोऽनलकृत्तृष्णानिग्रहणः परम् ।
विषूचिकायां हृद्रोगे ज्वरे शीते च शस्यते ॥" (द्र.वि.)
["Samudranārikēlastu madhuraḥ kaṭukō laghuḥ
Vīryōṣṇaḥ kaphavātaghnaḥ śītapṛaśamanō mataḥ
Hṛdyō viṣaghnōʃnalakṛttṛṣṇānigrahaṇaḥ paraṃ
Viṣūcikāyāṃ hṛdrōgē jvarē śītē ca śasyatē" (Dra.vi.)]

Coll. No. AVS 1012

Ludwigia octovalvis (Jacq.) Raven *ssp. sessiliflora* (Micheli) Raven

(Jussiaea suffruticosa *Linn.*)

Onagraceae (भूलवङ्ग–कुलम्)

Eng	:	Primrose willow
Hin	:	Banluṁgā (बनलुंगा)
Kan	:	Bavakula, Kauakula (ಬವಕುಲ, ಕವಕುಲ)
Mal	:	Kāṭṭukarayāṁpū (കാട്ടുകരയാമ്പൂ)
San	:	Bhūlavaṅgaḥ (भूलवङ्गः)
Tam	:	Kāṭṭukkirāṁpu (காட்டுக்கிராம்பு)
Tel	:	Nīrubaccala (నీరు బచ్చల)

Distribution: Throughout India, in moist localities in the plains

The plant: An erect much branched perennial suffruticose under shrub upto 1.2 m in height with stiff, terete, striate branches; leaves alternate, nearly sessile, broadly elliptic to lanceolate, acute or more or less woolly, main nerves numerous; flowers yellow, tetramerous, axillary and solitary; fruits subquadrangular, truncate, 8-ribbed capsules, breaking up between the ribs, clove-like in appearance, seeds numerous, minute, ovoid.

Parts used: whole plant

Properties and uses: The plant is astringent, carminative, vermifuge, laxative, diuretic, anti-inflammatory, expectorant and febrifuge. It is useful in dyspepsia, verminosis, flatulence, strangury, dropsy, cough, asthma, vitiated conditions of *vāta*, neuropathy, diarrhoea, dysentery, cephalalgia, orchitis, leucorrhoea, cervical adenitis and fever.

"लवङ्गाभसुमश्चिल्ली कळम्बुः पीतपुष्पका ।
भूलवङ्गः कळम्बी च कैदारो मूलपोतिका ॥" (स्व.)
["Lavaṅgābhasumaścillī kaḷaṁbuḥ pītapuṣpakā
Bhūlavaṅgaḥ kaḷaṁbī ca kaidārō mūlapōtikā" (Sva.)]

"भूलवङ्गा सरा स्वर्या सक्षारेषत् सपिच्छिला ।
दीपनी मूत्रळाऽऽध्मानरक्तपित्तहरी स्मृता ॥
ज्वरातिसारकासघ्नी कृमिशोफविनाशिनी ।
वातानुलोमनी युक्त्या प्रयुक्ता च समूलतः ॥" (स्व.)

Ludwigia octovalvis ssp. sessiliflora

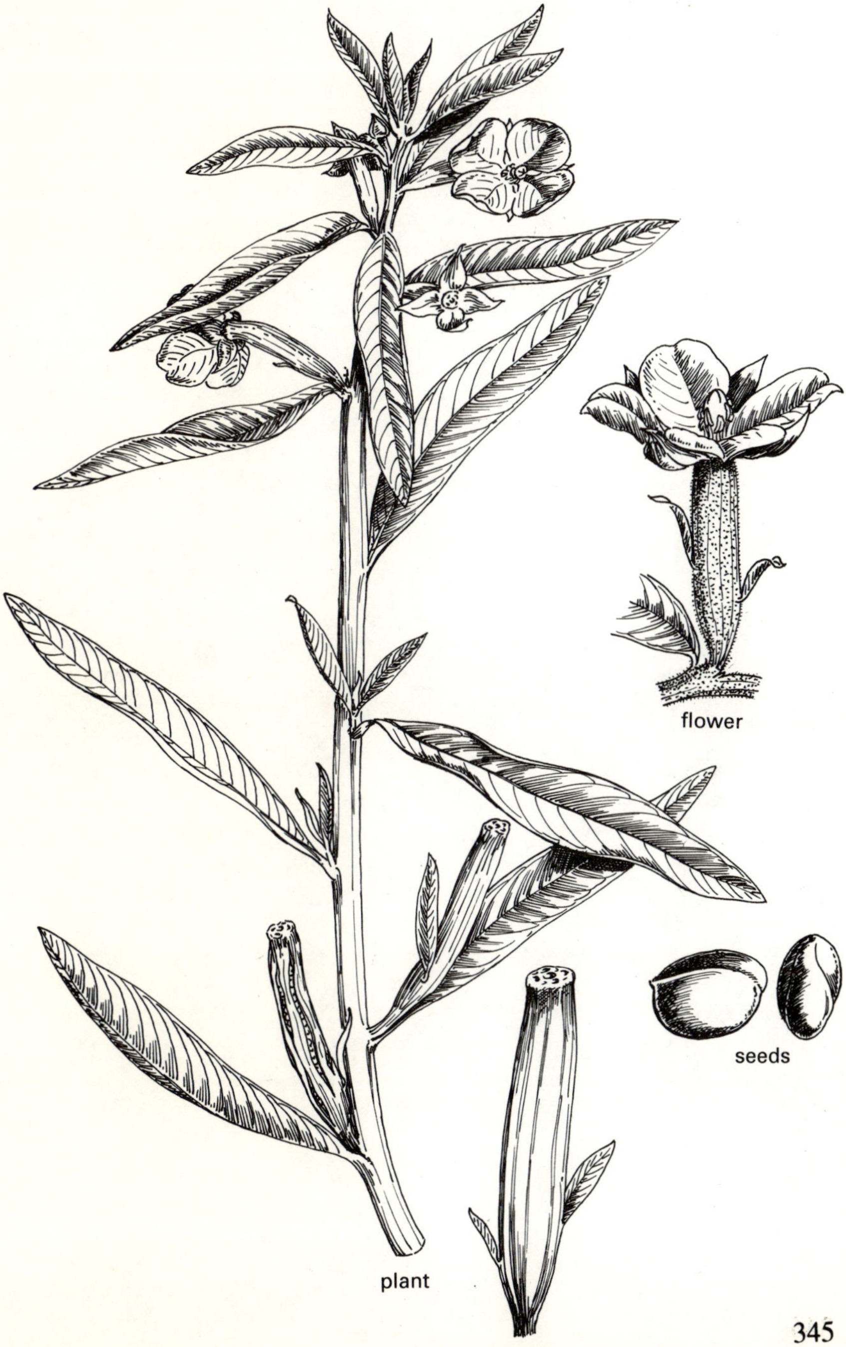

["Bhūlavaṅgā sarā svaryā sakṣārēṣat sapicchilā
Dīpanī mūtṛaḷā∫∫dhmānaraktapittaharī smṛtā
Jvarātisārakāsaghnī kṛmiśōphavināśinī
Vātānulōmanī yuktyā pṛayuktā ca samūlataḥ" (Sva.)]

Luffa acutangula (Linn.) Roxb.

Cucurbitaceae (कोशातकी–कुलम्)

Eng	:	Ridged gourd, Ribbed gourd
Hin	:	Tōrī, Kālī tōrī (तोरी, काली तोरी)
Kan	:	Kāḍupaḍagila (ಕಾಡುಪಡಗಿಲ)
Mal	:	Pīccil, Pīcciṅṅa (പീച്ചിൽ, പീച്ചിങ്ങ)
San	:	Dhāmārgavaḥ, Svādukōśātakī (धामार्गवः, स्वादुकोशातकी)
Tam	:	Pīkaṅgāi, Pīṛkkaṅgāi (பீக்கங்காய், பீர்க்கங்காய்)
Tel	:	Bīrakāya (బీరకాయ)

Distribution: Cultivated throughout India

The plant: A large monoecious climber with 5-angled glabrous stems and 3-fid tendrils; leaves orbicular-cordate, palmately 5–7 lobed, scabrid on both sides, veins and veinlets prominent beneath; flowers yellow, males in 12–20 flowered axillary racemes, female flowers solitary, in the axils as the males, ovary strongly ribbed; fruits oblong-clavate with 10-sharp angles 15–30 cm long, tapering towards the base, seeds black, ovoid-oblong, much compressed, not winged.

Parts used: leaves, fruits, seeds

Properties and uses: The leaves are used in splenitis, haemorrhoids, leprosy, granular-conjunctivitis and ringworm. Fruits are demulcent, diuretic, tonic and nutritive, and are used as excellent vegetable. The seeds are bitter, emetic, expectorant and purgative, and are useful in dermatopathy.

"धामार्गवः पीतपुष्पो जलिनी कृतवेधनः ।
राजकोशातकी चेति यथोक्ता राजिमत्फला ॥" (भा.प्र.)
["Dhāmārgavaḥ pītapuṣpō jalinī kṛtavēdhanaḥ
Rājakōśātakī cēti yathōktā rājimatphalā" (Bhā.pṛa.)]

"कोशातकी स्वादुफला सुपुष्पा
 कर्कोटकी स्यादपि पीतपुष्पा ।
धाराफला दीर्घफला सुकोशा
 धामार्गवः स्यान्नवसंज्ञकोऽयम् ॥" (रा.नि.)

Luffa acutangula

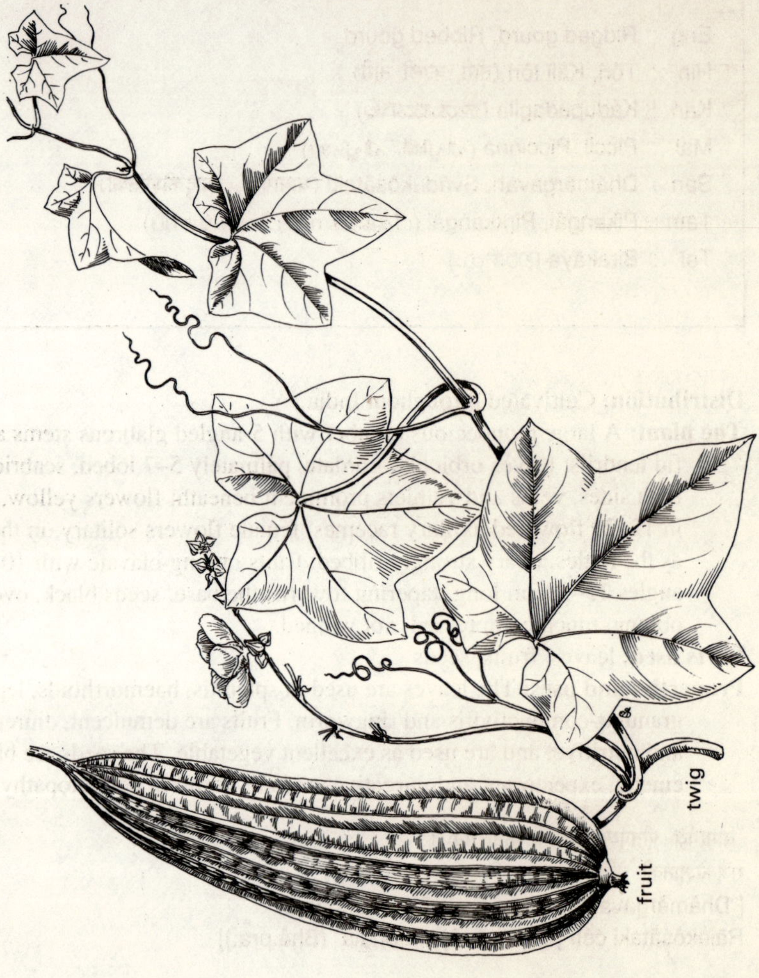

["Kośātakī svāduphalā supuṣpā
kaṛkōṭakī syādapi pītapuṣpā
Dhārāphalā dīrghaphalā sukōśā
dhāmārgavaḥ syānnavasaṁjñakōʃyaṃ" (Rā.ni.)]

"स्वादुकोशातकी प्रोक्ता कर्कोटी राजिमत्फला ।
मिष्टकोशफला चैव जलिनीति च कथ्यते ॥" (स्व.)
["Svādukōśātakī pṛōktā kaṛkōtī rājimatphalā
Miṣṭakōśaphalā caiva jalinīti ca kathyatē" (Sva.)]

"राजकोशातकी शीता मधुरा कफवातळा ।
पित्तघ्नी दीपनी श्वासज्वरकासकृमिप्रणुत् ॥" (भा.प्र.)
["Rājakōśātakī śītā madhurā kaphavātaḷā
Pittaghnī dīpanī śvāsajvarakāsakṛmipṛaṇut" (Bhā.pṛa.)]

"धाराकोशातकी स्निग्धा मधुरा कफपित्तनुत् ।
ईषद्वातकरी पथ्या रुचिकृद्बलवीर्यदा ॥" (रा.नि.)
["Dhārākōśātakī snigdhā madhurā kaphapittanut
Īṣadvātakarī pathyā rucikṛdbalavīryadā" (Rā.ni.)]

"राजकोशातकी तिक्ता मधुरा कफवातळा ।
पित्तघ्नी दीपनी हन्ति श्वासकासज्वरकृमीन् ॥" (कै.नि.)
["Rājakōśātakī tiktā madhurā kaphavātaḷā
Pittaghnī dīpanī hanti śvāsakāsajvarakṛmīn" (Kai.ni.)]

Coll. No. AVS 1350

Luffa cylindrica **(Linn.) M. Roem.**

(L. aegyptiaca *Mill.*)

Cucurbitaceae (कोशातकी–कुलम्)

Eng	:	Sponge gourd, Vegetable sponge, Wash sponge
Hin	:	Khiyā tōrī (खियातोरी)
Kan	:	Tuppahīre (ತುಪ್ಪಹೀರೆ)
Mal	:	Kāṭṭupīccil, Puṭṭilpīraṃ, Kāṭṭupīraṃ, Perumpīraṃ (കാട്ടുപീച്ചിൽ, പുട്ടിൽപീരം, കാട്ടുപീരം, പെരുംപീരം)
San	:	Mahākōśātakī (महाकोशातकी)
Tam	:	Muḷukkuppērakkāi (முழுக்குப் பேரக்காய்)
Tel	:	Nētibīrakāya (నేతిబీరకాయ)

Distribution: Throughout India, wild in waste lands especially along the coastal areas and also cultivated

The plant: A large monoecious climber with stout 5-angled twisted nearly glabrous stems; leaves orbicular-reniform, palmately 5-lobed, scabrous and punctate, glabrous except the pubescent nerves beneath; male flowers in axillary racemes, crowded at the top, female flowers solitary, usually from the same axils as the males; fruits large, cylindric, smooth, 12.5–30 cm long, 10-ribbed, seeds black or grey, much compressed, narrowly winged smooth on sides.

Parts used: fruits, seeds

Properties and uses: The fruits are diuretic, emollient, depurative, laxative, expectorant, tonic, carminative, anthelmintic and galactagogue. They are useful in vitiated conditions of *pitta*, splenopathy, leprosy, haemorrhoids, fever, haematuria, syphilis, bronchitis and tumours. The seeds are bitter, emetic and cathartic, and are useful in dermatopathy.

"महाकोशातकी प्रोक्ता हस्तिघोषा महाफला ।
धामार्गवो घोषकश्च हस्तिपर्णश्च सा स्मृता ॥" (भा.प्र.)
["Mahākōśātakī prōktā hastighōṣā mahāphalā
Dhāmārgavō ghōṣakaśca hastiparṇaśca sā smṛtā" (Bhā.pra.)]

"महाकोशातकी त्वन्या हस्तिघोषा महाफला ।
धामार्गवो गदेष्विष्टः स्थिरेषु च महत्सु च ॥" (ध.नि.)

Plate 27

Luffa cylindrica

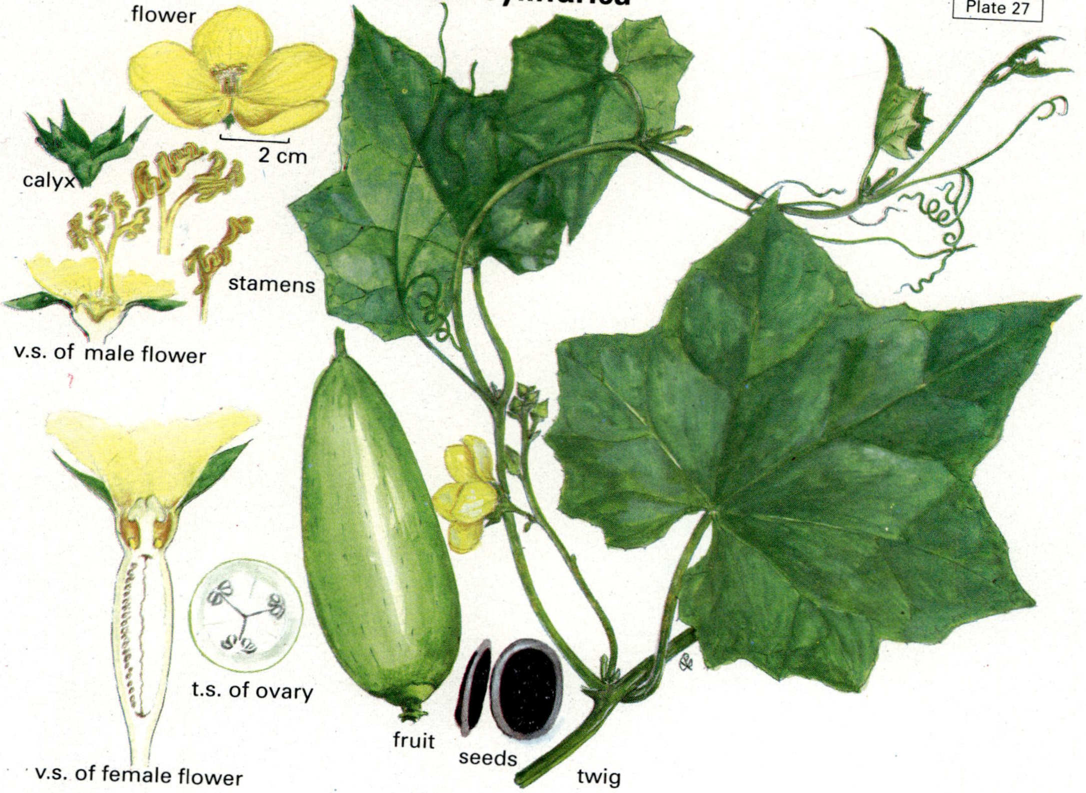

["Mahākōśātakī tvanyā hastighōṣā mahāphalā
Dhāmārgavō gadēṣviṣṭaḥ sthirēṣu ca mahatsu ca" (Dha.ni.)]

"अन्या त्वैभी हस्तिघोषा महत्पुष्पा सपीतिका ।
महाकोशातकी त्वस्याः कथितं जाङ्गलं फलम् ॥" (कै.नि.)
["Anyā tvaibhī hastighōṣā mahatpuṣpā sapītikā
Mahākōśātakī tvasyāḥ kathitaṃ jāṅgalaṃ phalaṃ" (Kai.ni.)]

"महाकोशातकी स्निग्धा रक्तपित्तानिलापहा ।" (भा.प्र.)
["Mahākōśātakī snigdhā raktapittānilāpahā" (Bhā.pra.)]

"हस्तिकोशातकी स्निग्धा मधुराऽऽध्मानवातकृत् ।
वृष्या कृमिकरी चैव व्रणसंरोपणी च सा ॥" (रा.नि.)
["Hastikōśātakī snigdha madhurāʃʃdhmānavātakṛt
Vṛṣyā kṛmikarī caiva vraṇasaṁrōpaṇī ca sā" (Rā.ni.)]

"कोशातकी सुतिक्तोष्णा पक्वामाशयशोधिनी ।
कासगुल्मोदरगरे वाते श्ळेष्माशयस्थिते ॥
कफे च कण्ठवक्त्रस्थे कफसञ्चयनेषु च ।" (ध.नि.)
["Kōśātakī sutiktōṣṇā pakvāmāśayaśōdhinī
Kāsagulmōdaragarē vātē śḷēṣmāśayasthitē
Kaphē ca kaṇṭhavaktṛasthē kaphasañcayanēṣu ca" (Dha.ni.)]

"हस्तिघोषा सरा स्निग्धा मधुरा श्ळेष्मळा गुरुः ।" (कै.नि.)
["Hastighōṣā sarā snigdhā madhurā śḷēṣmaḷā guruḥ" (Kai.ni.)]

"പുട്ടിൽപീരയുടേ കായ് കയ്പുചേർന്ന രസം ലഘു
വിരേചനകരം രുച്യം ദീപനം കഫവാതജിത്
തെരുന്നനെ ശമിപ്പിക്കും കാസശ്വാസവിഷങ്ങളെ." (ഗു.പാ.)
["Puṭṭilpīrayuṭē kāy kaypucēṛnna ṛasaṃ laghu
Virēcanakaraṃ rucyaṃ dīpanaṃ kaphavātajit
Terunnane śamippikkuṃ kāsaśvāsaviṣaṅṅaḷe" (Gu.pā.)]

Remarks: *Luffa acutangula* var.*amara* Clark & Hook. is known in Sanskrit as *kaṭukōśātaki* and *tiktakōśātaki* and as *tuḷakkāppīraṃ* in Malayalam while *Luffa echinata* Roxb.is known as *dēvatāḷi* in Sanskrit.

Though these species are reported to be abundantly available in north India no mention seems to have been made about their use in Ayurvedic formulations.

Coll. No. AVS 1230

Lycopersicon esculentum Mill.

(= *L. lycopersicum* (*Linn.*) *Karsten*)

Solanaceae ([illegible])

Eng : Tomato
Hin : Tamatar, Bilayati [illegible]
Kan : [illegible]
Mal : Takkali ([illegible])
San : Rak[illegible]
Tam : Takkali ([illegible])
Tel : [illegible]

Distribution: Throughout India, cultivated

The plant: An annual, herbaceous spreading [illegible]; leaves unevenly pinnate, [illegible] pubescent throughout, lobes acute or acuminate, [illegible] axillary cymes; fruits globose, villous when young, glabrous [illegible] when mature, red or yellow [illegible] on ripening; seeds [illegible] pubescent, flat, kidney shaped.

Parts used: fruit

Properties and uses: The fruits are sweet, [illegible] digestive, [illegible], haematinic, depurative, [illegible], antiseptic, liver and kidney stimulant and tonic. They are useful in atonic dyspepsia, anorexia, flatulence, constipation, asthma, bronchitis, haemoptysis, ulcerative [illegible], nephropathy and general debility.

[illegible]

["Raktomāci bhadramāci mṛdugōlaphalā smṛtā
Śākaśrēṣṭhā pītapuṣpā rāgaśrēṣṭhaphalā tu sā
Āmaprāyē haridvarṇā pakvē syāt raktavarṇatā" (Sva.)]

[illegible]

अग्निपक्वामपक्वं वा खाद्यं स्याद् बलपुष्टिदम् ।
रक्तप्रसादनं चोक्तं विशेषात् पाण्डुरोगिणाम् ॥"(स्व.)
["Raktamācī mṛduḥ snigdhā śītaḷā svādu rōcanī
Āmapakvaṃ ca yōjyaṃ syāt tatphalaṃ vyañjanādiṣu
Agnidīptikaraṃ hṛdyaṃ śīghṛapākī na dōṣaḷaṃ
Agnipakvāmapakvaṃ vā khādyaṃ syād balapuṣṭidaṃ
Raktapṛasādanaṃ cōktaṃ viśēṣāt pāṇḍurōgiṇāṃ" (Sva.)]

Coll. No. AVS 1385

Macrotyloma uniflorum (Lam.) Verdc.

(= Dolichos biflorus *Linn.*)

Fabaceae (अपराजिता–कुलम्)

Eng	:	Horse gram
Hin	:	Kultthī (कुलत्थी)
Kan	:	Huruḷi (ಹುರುಳಿ)
Mal	:	Mutira (മുതിര)
San	:	Kulatthaḥ (कुलत्थः)
Tam	:	Koḷḷu (கொள்ளு)
Tel	:	Ulavalu (ఉలవలు)

Distribution: Cultivated throughout India

The plant: A much branched suberect or trailing annual, leaves trifoliate, leaflets lanceolate or oblong, entire, membranous; flowers yellow, 1-3 in the axils of the leaves, one at the base and two placed laterally; fruits sword-shaped, compressed pods about 5 cm long, tipped with the persistent style, seeds 5-6 compressed reniform, usually reddish brown.

Parts used: seeds.

Properties and uses: The seeds are bitter, acrid, thermogenic, anthelmintic, astringent, diaphoretic, diuretic, emmenagogue, expectorant, febrifuge, ophthalmic and tonic. They are useful in haemorrhoids, tumours, bronchitis, cardiopathy, nephrolithiasis, urolithiasis, splenomegaly, asthma, strangury, hiccough, ophthalmopathy, verminosis and vitiated conditions of *vāta*.

"कुलत्थिका कुलत्थश्च कथ्यन्ते तद्गुणा अथ ।" (भा. प्र.)
["Kulatthikā kulatthaśca kathyantē tadguṇā atha" (Bhā.pṛa.)]

"कुलत्थः काळकुम्भश्च ताम्रवर्णोऽनिलनाशनी ।
अम्ळपाकी खल्व इति प्रोच्यते हि चिकित्सकैः ॥" (अ.म.)
["Kulatthaḥ kāḷakuṁbhaśca tāmṛavaṛṇō∫nilanāśanī
Aṁḷapākī khalva iti pṛōcyatē hi cikitsakaiḥ" (A.ma.)]

"कुलत्थास्ताम्रवर्णाश्च कलावृत्तानिलापहाः ।
कर्षणाः पीतमुद्गाश्च त्वळिस्कन्धाः सुराष्ट्रकाः ॥ "(ध.नि.)

Macrotyloma uniflorum

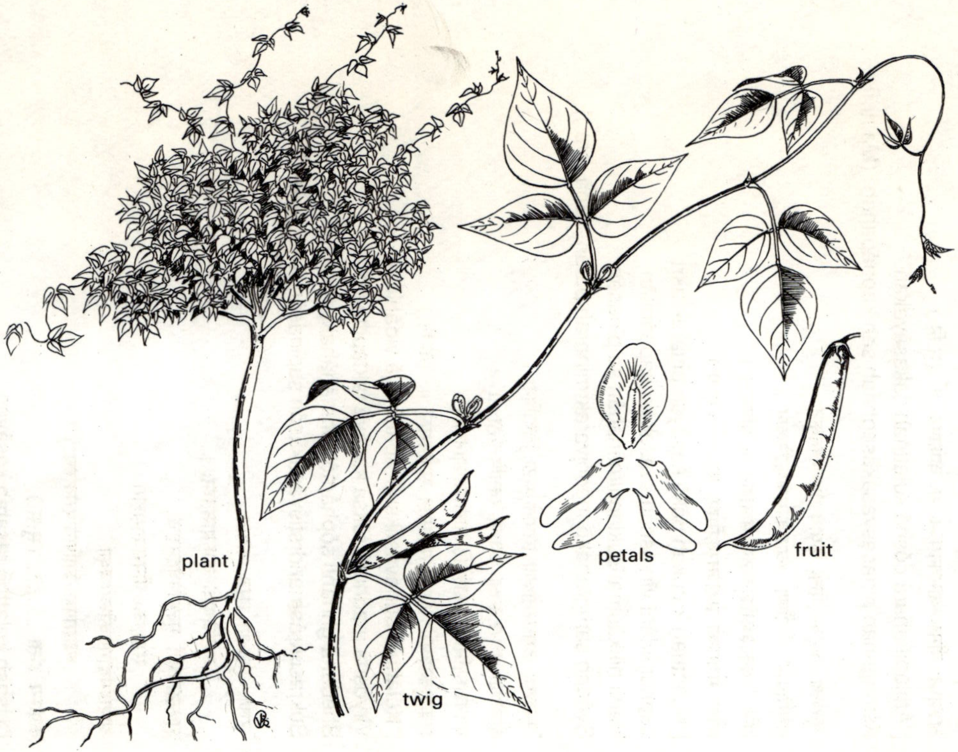

["Kulatthāstāmṛavaṛṇāśca kalāvṛttānilāpahāḥ
Kaṛṣaṇāḥ pītamudgāśca tvaḷiskandhāḥ surāṣṭṛakāḥ" (Dha.ni.)]

"उष्णा कुलत्था पाकेऽम्ळा शुक्ळाश्मश्वासपीनसान् ।
कासार्शःकफवातांश्च घ्नन्ति पित्तास्रदापरम् ।"(अ.हृ.)
["Uṣṇā kulatthā pākēऽmḷā śukḷāśmaśvāsapīnasān
Kāsāṛśaḥkaphavātāṁśca ghnanti pittāsṛadāparaṃ (A.hṛ.)]

"अम्ळपित्तहरा चोष्णा कुलत्थः सकषायकः ।
अश्मघ्नः पीनसश्वासकासघ्नः सः कफापहः ॥" (म.नि.)
["Aṁḷapittaharā cōṣṇā kulatthaḥ sakaṣāyakaḥ
Aśmaghnaḥ pīnasaśvāsakāsaghnaḥ saḥ kaphāpahah" (Ma.ni.)]

"कुलत्थः कटुकः पाके कषायः पित्तरक्तकृत्
लघुर्विदाही वीर्योष्णः श्वासकासकफानिलान् ॥
हन्ति हिक्काश्मरीशुक्ळगुल्मानाहान् स पीनसान् ।
स्वेदः संग्राहको मेदोज्वरकृमिहरः परः ॥" (भा.प्र.)
["Kulatthaḥ kaṭukaḥ pākē kaṣāyaḥ pittaraktakṛt
Laghuṛvidāhī vīryōṣṇaḥ śvāsakāsakaphānilān
Hanti hikkāśmarīśukḷagulmānāhān sa pīnasān
Svēdaḥ saṁgrāhakō mēdōjvarakṛmiharaḥ paraḥ" (Bhā. pṛa.)]

"कुलत्था लघवस्तीक्ष्णा विपाकेऽम्ळा विदाहिनः ।
वीर्योष्णा मधुरा रूक्षा कषाया रक्तपित्तळाः ॥
भेदना घ्नन्ति शोफार्शोहिध्मानाहकफानिलान् ।
शुक्रशुक्राश्मरीदृष्टिश्वासकासान् सपीनसान् ॥" (कै.नि.)
["Kulatthā laghavastīkṣṇā vipākēऽmḷā vidāhinaḥ
Vīryōṣṇā madhurā rūkṣā kaṣāyā raktapittaḷāḥ
Bhēdanā ghnanti śōphāṛśōhidhmānāhakaphānilān
Śukṛaśukṛāśmarīdṛṣṭiśvāsakāsān sapīnasān "(Kai.ni.)]

"उष्णः कुलत्थो रसतः कषायः
कटुर्विपाके कफमारुतघ्नः ।
शुक्ळाश्मरी गुल्मनिषूदनश्च
संग्राहकः पीनसकासहारी ॥
आनाहमेदोगुदकीलहिक्का
श्वासापहः शोणितपित्तकृच्च ।
कफस्य हन्ता .... (सु.सं.)
["Uṣṇaḥ kulatthō rasataḥ kaṣāyaḥ
kaṭuṛvipākē kaphamārutaghnaḥ
Śukḷāśmarīgulmaniṣūdanaśca
saṁgrāhakaḥ pīnasakāsahārī
Ānāhamēdōgudakīlahikkā-
śvāsāpahaḥ śōṇitapittakṛcca
Kaphasya hantā.........." (Su. saṁ.)]

"कषायस्वादुरूक्षोष्णाः कुलत्थाः रक्तपित्तळाः ।
पीनसश्वासकासार्शोहिध्मानाहकफानिलान् ॥
घ्नन्ति शुक्ळाश्मरीं शुक्ळं दृष्टिं शोफं तथोदरम् ।
ग्राहिणो लघवस्तीक्ष्णो विपाकेऽम्ळा विदाहिनः ॥" (अ.सं.)
["Kaṣāyasvādurūkṣōṣṇāḥ kulatthāḥ raktapittaḷāḥ
Pīnasaśvāsakāsārṣōhidhmānāhakaphānilān
Ghnanti śukḷāśmarīṃ śukḷaṃ dṛṣṭiṃ śōphaṃ tathōdaraṃ
Grāhiṇō laghavastīkṣṇō vipākē∫mḷā vidāhinaḥ" (A. saṁ.)]

"उष्णाः कषायाः पाकेऽम्ळाः कफशुक्ळानिलापहाः ।
कुलत्थाः ग्राहिणाः कासहिक्काश्वासार्शसां हिताः ॥" (च.सं.)
["Uṣṇāḥ kaṣāyāḥ pākē∫mḷāḥ kaphaśukḷānilāpahāḥ
Kulatthāḥ grāhiṇaḥ kāsahikkāśvāsārśasāṃ hitāḥ" (Ca. saṁ.)]

"कुलत्थः कफवातघ्नो ग्राह्युष्णो बृंहणः कटुः ।
गुल्मशुक्ळाश्मरीमेदश्वासकासप्रमेहजित् ॥" (रा.व.)
["Kulatthaḥ kaphavātaghnō grāhyuṣṇō bṛṁhaṇaḥ kaṭuḥ
Gulmaśukḷāśmarīmēdaśvāsakāsapṛamēhajit" (Rā. va.)]

"कुलत्थयूषो युक्ताम्ळो लावकीयूषसंस्कृतः ।
ससैन्धवरसमरिचो वातशूलविनाशनः ॥" (सु.सं.)
["Kulatthayūṣō yuktāṁḷō lāvakīyūṣasaṁskṛtaḥ
Sasaindhavarasamaricō vātaśūlavināśanaḥ" (Su. saṁ.)]

"बीजं पुराणं ग्राह्यम्" ।
["Bījaṃ purāṇaṃ grāhyaṃ")

"സ്വാദുണ്ടാം മുതിരയ്ക്കേറ്റം കഷായമധുരം രസം
രക്തപിത്തത്തെയുണ്ടാക്കുമുഷ്ണംതാനുമിതിത്തിരി
പീനസശ്വാസകാസങ്ങൾ വാതാനാഹകഫങ്ങളും
ശുക്ലം ശുക്ലാശ്മരീശോഫമുദരം ദൃഷ്ടിദോഷവും
എന്നെല്ലാമുള്ള ദണ്ഡങ്ങൾക്കൊക്കെയും ഗുണമായ്വരും" (ഗു. പാ.)
["Svāduṇṭām mutiraykkēṭṭam kaṣāyamadhuraṃ rasaṃ
Raktapittatteyuṇṭākkumuṣṇaṃtānumitittiri
Pīnasaśvāsakāsaṅṅaḷ vātānāhakaphaṅṅaḷuṃ
Śukḷaṃ śukḷāśmarīśōphamudaraṃ dṛṣṭidōṣavuṃ
Ennellāmuḷḷa daṇḍaṅṅḷkkokkeyuṃ guṇamāyvaruṃ" (Gu.pā.)]

Coll. No. AVS 2493

Madhuca longifolia (Koenig) Macbride

(Bassia longifolia *J. Koenig*)

Sapotaceae (मधूक–कुलम्)

Eng	:	South Indian mahua
Hin	:	Mahvā, Mōhvā (महुवा, मोहुवा)
Kan	:	Erappe (ಎರಪ್ಪೆ)
Mal	:	Ilippa, Irippa (ഇലിപ്പ, ഇരിപ്പ)
San	:	Madhūkaḥ (मधूकः)
Tam	:	Iluppai (இலுப்பை)
Tel	:	Ippa (ఇప్ప)

Distribution: In the forests of Karnataka and Kerala at low elevations

The plant: A large evergreen tree with a dense spreading crown with dark grey or brownish scaly bark; leaves thin, clustered near the ends of branches upto 18 cm long, 4 cm broad with slender petioles and 12–15 pairs of main nerves; flowers pale yellow and fleshy appearing in dense clusters near the ends of branches, corolla tubular, fleshy, pale yellow, aromatic and caducous; fruits ovoid berries, yellow when ripe.

Sap wood is pale yellowish brown to brownish white and heartwood reddish brown.

Parts used: bark, heart-wood, flowers, fruits, seeds

Properties and uses: The bark is sweet, bitter, astringent and emollient, and is good for inflammations, sprains and pruritus. The heart-wood is recommended for epilepsy and alleviates *vāta* and *pitta*. Flowers are stimulant, diuretic, sweet, refrigerant and anthelmintic, and are useful in strangury, verminosis, haemoptysis and hepatopathy and gastropathy especially in children. The fruits are sweet, refrigerant, aphrodisiac and tonic, and are useful in dipsia, bronchitis, consumption. The oil obtained from the seed–Mahua oil–is emollient and laxative, and is useful in dermatopathy, rheumatism, cephalalgia, and haemorrhoids.

"निर्दिश्यते मधूको मधुवृक्षस्तीक्ष्णसारश्च ।
मधुपुष्पो गुडपुष्पो मधुद्रवो माध्विको मधुष्ठीलः ॥
सैव स्याद्वनवासी वानप्रस्थश्च लोध्रपुष्प इति ।

Madhuca longifolia

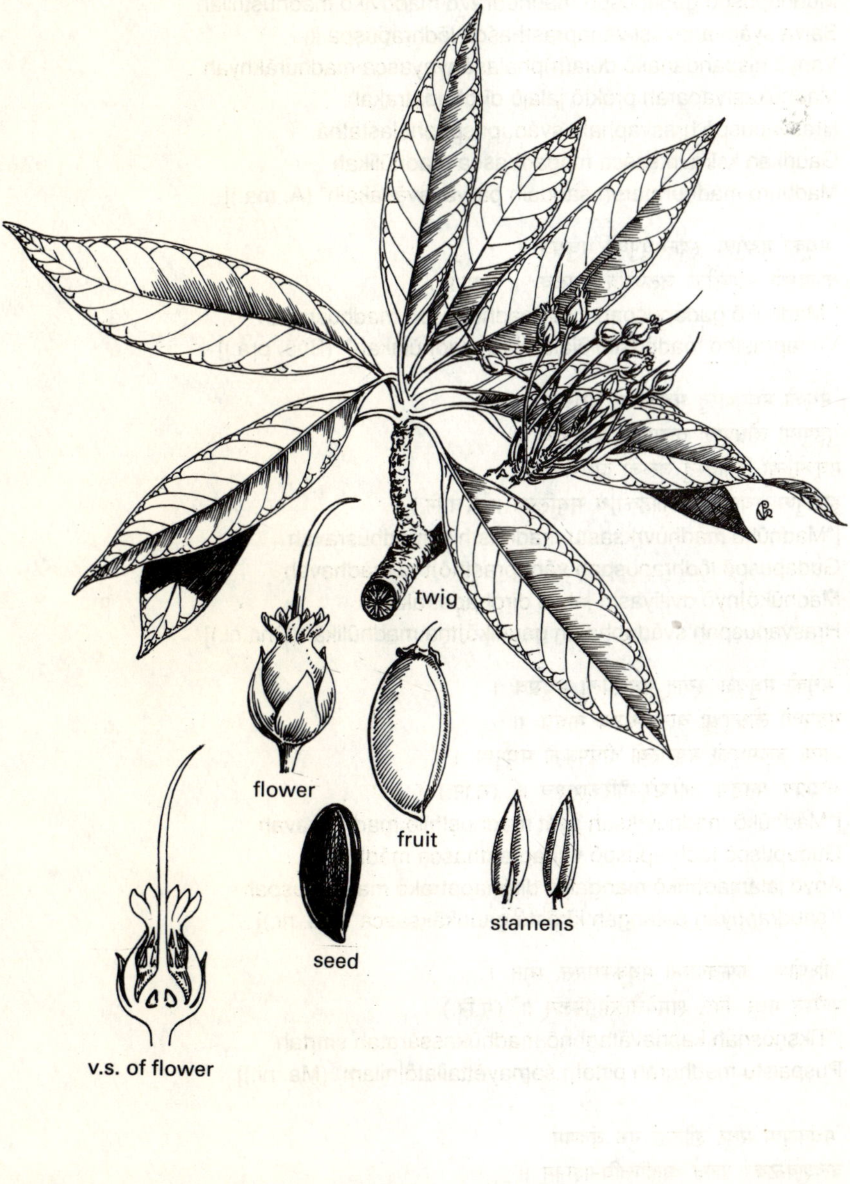

वन्यो निष्पन्दनको डोळ(ः)फलसाह्वयश्च मधुराख्यः ॥
मधूकस्त्वपरः प्रोक्तो जलजो दीर्घपत्रकः ।
ह्रस्वपुष्पो ह्रस्वफलो स्वादुपुष्पफलस्तथा ॥
गौरिकः क्षीरवृक्षश्च मागधश्च मधूलिकः ।
मधुरो मधुरतरुः शब्दैः पर्यायवाचकैः ॥" (अ.म.)
["Niṛdiśyatē madhūkō madhuvṛkṣastīkṣṇasāraśca
Mudhupuṣpō guḍapuṣpō madhudravō mādhvikō madhuṣṭhīlaḥ
Saiva syādvanavāsī vānapṛasthaśca lōdhṛapuṣpa iti
Vanyō niṣpandanakō ḍōḷa(ḥ)phalasāhvayaśca madhurākhyaḥ
Madhūkastvaparaḥ pṛōktō jalajō dīṛghapatṛakaḥ
Hṛasvapuṣpō hṛasvaphalō svādupuṣpaphalastathā
Gaurikaḥ kṣīravṛkṣaśca māgadhaśca madhūlikaḥ
Madhurō madhurataruḥ śabdaiḥ paryāyavācakaiḥ" (A. ma.)]

"मधूका गुडपुष्पः स्यान्मधुपुष्पो मधुस्रवः ।
वानप्रस्थो मधुष्ठीलो जलजोऽत्र मधूलकः ॥" (भा.प्र.)
["Madhukō guḍapuṣpaḥ syānmadhupuṣpō madhusṛavaḥ
Vānapṛasthō madhuṣṭhīlōjalajōʃtṛa madhūlakaḥ" (Bhā. pṛa.)]

"मधूको मधुवृक्षस्तु मधुष्ठीलो मधुस्रवः ।
गुडपुष्पो लोध्रपुष्पः वानप्रस्थोऽथ माधवः ॥
मधूकोऽन्यो द्वितीयस्तु जलजो दीर्घपत्रकः ।
ह्रस्वपुष्पः स्वादुफलः गौडिकोऽथ मधूलिका ॥" (ध.नि.)
["Madhūkō madhuvṛkṣastu madhuṣṭhīlō madhusṛavaḥ
Guḍapuṣpō lōdhṛapuṣpaḥ vānapṛasthōʃtha mādhavaḥ
Madhūkōʃnyō dvitīyastu jalajō dīṛghapatṛakaḥ
Hṛasvapuṣpaḥ svāduphalaḥ gauḍikōʃtha madhūlikā" (Dha.ni.)]

"मधूको मधुवृक्षः स्यात् मधुष्ठीलो मधुस्रवः ।
गुडपुष्पो लोध्रपुष्पो वानप्रस्थश्च माधवः ॥
अन्यो जलमधूको मङ्गल्यो दीर्घपत्रको मधुपुष्पः ।
क्षौद्रप्रियः पतङ्गः कीरेष्टो गौरिकाक्षश्च ॥" (रा.नि.)
["Madhūkō madhuvṛkṣaḥ syāt madhuṣṭhīlō madhusṛavaḥ
Guḍapuṣpō lōdhṛapuṣpō vānapṛasthaśca mādhavaḥ
Anyō jalamadhūkō maṅgalyō dīṛghapatṛakō madhupuṣpaḥ
Kṣaudrapṛiyaḥ pataṅgaḥ kīrēṣṭō gaurikākṣaśca" (Rā. ni.)]

"तीक्ष्णोष्णः कफवातघ्नो मधूकस्सारतः स्मृतः ।
पुष्पैस्तु मधुरः पित्तं शमयेत्तैलतोऽनिलम् ॥" (म.नि.)
["Tīkṣṇōṣṇaḥ kaphavātaghnō madhūkassārataḥ smṛtaḥ
Puṣpaistu madhuraḥ pittaṃ śamayēttailatōʃnilaṃ" (Ma. ni.)]

"मधूकपुष्पं मधुरं शीतळं गुरु बृंहणम् ।
बलशुक्ळकरं प्रोक्तं वातपित्तविनाशनम् ॥

फलं शीतं गुरु स्वादु शुक्ळळं वातपित्तनुत् ।
अहृद्यं हन्ति तृष्णास्रदाहश्वासक्षतक्षयान् ॥" (भा.प्र.)
["Madhūkapuṣpaṃ madhuraṃ śītaḷaṃ guru bṛṁhaṇaṃ
Balaśukḷakaraṃ prōktaṃ vātapittavināśanaṃ
Phalaṃ śītaṃ guru svādu śukḷaḷaṃ vātapittanut
Ahṛdyaṃ hanti tṛṣṇāsṛadāhaśvāsakṣatakṣayān" (Bhā. pṛa.)]

"मधूकं मधुरं शीतं पित्तदाहश्रमापहम् ।
वातळं न तु दोषघ्नं वीर्यपुष्टिविवर्धनम् ॥
बृंहणीयमहृद्यं च मधूककुसुमं गुरु ।
वातपित्तोपशमनं फलं तस्योपदिश्यते ॥
ज्ञेयो जलमधूकस्तु मधूरो व्रणनाशनः ।
वृष्यो वान्तिहरः शीतो बलकारि रसायनः ॥" (ध.नि.)
["Madhūkaṃ madhuraṃ śītaṃ pittadāhaśṛamāpahaṃ
Vātaḷaṃ na tu dōṣaghnaṃ vīryapuṣṭivivaṛdhanaṃ
Bṛṁhaṇīyamahṛdyaṃ ca madhūkakusumaṃ guru
Vātapittōpaśamanaṃ phalaṃ tasyōpadiśyatē
Jñēyō jalamadhūkastu madhurō vṛaṇanāśanaḥ
Vṛṣyō vāntiharaḥ śītō balakāri rasāyanaḥ" (Dha. ni.)]

"मधूकं मधुरं शीतं पित्तदाहश्रमापहम् ।
वातळं जन्तुदोषघ्नं वीर्यपुष्टिविवर्धनम् ॥
ज्ञेयो जलमधूकस्तु मधुरो व्रणनाशनः ।
वृष्यो वान्तिहरः शीतः बलकारि रसायनः ॥" (रा.नि.)
["Madhūkaṃ madhuraṃ śītaṃ pittadāhaśṛamāpahaṃ
Vātaḷaṃ jantudōṣaghnaṃ vīryapuṣṭivivaṛdhanaṃ
Jñēyō jalamadhūkastu madhurō vṛaṇanāśanaḥ
Vṛṣyō vāntiharaḥ śītō balakāri rasāyanaḥ" (Rā. ni.)

"मधुको मधुरः शीतः श्ळेष्मळो वीर्यदः स्मृतः ।
पुष्टिकृत्तुवरस्तिक्तः पित्तदाहव्रणश्रमान् ॥
कृमिदोषं च वातं च नाशयेदिति कीर्त्तितम् ।
पुष्पं च मधुरं शीतं धातुवृद्धिकरं गुरु ॥
स्निग्धं विकाषि हृद्यं च दाहपित्तमरुत्प्रणुत् ।
फलमस्य गुरुश्शीतमहृद्यं शुक्ळळं मतम् ॥
स्निग्धं रसे च पाके च मधुरं धातुवर्धकम् ।
मलावष्टम्भकं बल्यं रक्तरुक्वातपित्तहम् ॥
तृषां दाहं श्वासकासं क्षतयक्ष्मापहं स्मृतम् ।
तदेव पक्वं बलदं पित्तवातविनाशनम् ॥" (नि.र.)
["Madhūkō madhuraḥ śītaḥ śḷēṣmaḷō vīryadaḥ smṛtaḥ
Puṣṭikṛttuvarastiktaḥ pittadāhavṛaṇaśṛamān
Kṛmidōṣaṃ ca vātaṃ ca nāśayēditi kīṛttitaṃ
Puṣpaṃ ca madhuraṃ śītaṃ dhātuvṛddhikaraṃ guru

Snigdhaṃ vikāṣi hṛdyaṃ ca dāhapittamarutpraṇut
Phalamasya guruśśītamahṛdyaṃ śukḷaḷaṃ mataṃ
Snigdhaṃ rasē ca pākē ca madhuraṃ dhātuvaṛdhakaṃ
Malāvaṣṭaṁbhakaṃ balyaṃ raktarukvātapittahaṃ
Tṛṣāṃ dāhaṃ śvāsakāsaṃ kṣatayakṣmāpahaṃ smṛtaṃ
Tadēva pakvaṃ baladaṃ pittavātavināśanaṃ" (Ni. ra.)]

"मधूकस्तुवरस्तिक्तो व्रणानिलकफापहः ।
तत्पुष्पं मधुरं शीतमहृद्यं बृंहणं गुरु ॥
(बलशुक्रकरं प्रोक्तं वातपित्तविनाशनम् ।)
स्निग्धं विकाषि तीक्ष्णोष्णं तत्फलं गुरु शीतळम् ।
अहृद्यं शुक्रळं स्निग्धं मधुरं रसपाकयो ॥
विष्टम्भि बृंहणं बल्यं कफकृन्मारुतापहम् ।
हन्ति पित्तास्रतृड्दाहश्वासकासक्षतक्षयान् ॥
पक्वं तु तत्फलं बल्यं पित्तमारुतनाशनम् ।
कषायं स्वादु माधूकं तैलं पित्तकफप्रणुत् ॥" (कै.नि.)
["Mudhūkastuvarastiktō vraṇānilakaphāpahaḥ
Tatpuṣpaṃ madhuraṃ śītamahṛdyaṃ bṛṁhaṇaṃ guru
(Balaśukṛakaraṃ prōktaṃ vātapittavināśanaṃ)
Snigdhaṃ vikāṣi tīkṣṇōṣṇaṃ tatphalaṃ guru śītaḷaṃ
Ahṛdyaṃ śukṛaḷaṃ snigdhaṃ madhuraṃ rasapākayōḥ
Viṣṭaṁbhi bṛṁhaṇaṃ balyaṃ kaphakṛnmārutāpahaṃ
Hanti pittāsṛatṛḍdāhaśvāsakāsakṣatakṣayān
Pakvaṃ tu tatphalaṃ balyaṃ pittamārutanāśanaṃ
Kaṣāyaṃ svādu mādhūkaṃ tailaṃ pittakaphapṛaṇut" (Kai. ni.)]

"मधूकतैलं मधुरं पिच्छिलं तुवरं मतम् ।
कफपित्तज्वरं चैव दाहपित्तं च नाशयेत् ॥" (शा.नि.)
["Mādhūkatailaṃ madhuraṃ picchilaṃ tuvaraṃ mataṃ
Kaphapittajvaraṃ caiva dāhapittaṃ ca nāśayēt" (Śā. ni.)]

"रक्तपित्तहराण्याहुर्गुरूणि मधुराणि च ।
बृंहणीयमहृद्यं च मधूककुसुमं गुरु ॥
वातपित्तोपशमनं फलं तेनोपदिश्यते ।" (सु.सं.सू.)
["Raktapittaharāṇyāhurgurūṇi madhurāṇi ca
Bṛṁhaṇīyamahṛdyaṃ ca madhūkakusumaṃ guru
Vātapittōpaśamanaṃ phalaṃ tēnōpadiśyatē" (Su. saṁ. Sū.)]

ഇലിപ്പപ്പൂവു പിത്തഘ്നം തൃഷ്ണാജ്വരഹരം പരം.
ഇലിപ്പയെണ്ണ സക്ഷാരം കഷായഞ്ച ത്രിദോഷകൃത്. (ഗു. പാ.)
["Ilippappūvu pittaghnaṃ tṛṣṇājvaraharaṃ paraṃ
Ilippayeṇṇa ṣākṣaraṃ kaṣāyañca tridōṣakṛt" (Gu. pā.)]

Remarks: In north India *Madhuca latifolia* Mac Bride is used as *madhūkaḥ*. The caducous corolla is used as *ilippappū* in Ayurvedic preparations.

Malaxis acuminata D.Don

(=Microstylis wallichii *Lindl.*)

Orchidaceae (मज्जातक-कुलम्)

Eng : Jeevak
Hin : Jīvak (जीवक)
Kan : Jīvaka (ಜೀವಕ)
Mal : Jīvakaṃ (ജീവകം)
San : Jīvakaḥ (जीवकः)
Tam : Jīvakaṃ (சீவகம்)
Tel : Jīvakamu (జీవకము)

Distribution: Throughout India, on hills upto 3,000 m

The plant: A short stemmed terrestrial herb upto 30 cm in height with more or less pseudo bulb at the base and fibrous roots, new plant arising from the side of the mother plant which is decaying; leaves simple, 3 or 4, alternate, sheathing, ovate or lanceolate, acute, 5–15 cm long; flowers minute, pale yellowish green tinged with purple in terminal racemes, sides of the lip produced upwards into auricles, apex notched.

Parts used: Green swollen stem base covered by brown scales

Properties and uses: The stem base is sweet, refrigerant, aphrodisiac, febrifuge, and tonic. It is useful in haematemesis, vitiated conditions of *pitta* and *vāta*, fever, seminal weakness, burning sensation, dipsia, emaciation, tuberculosis and general debility.

"जीवकर्षभकौ ज्ञेयो हिमाद्रिशिखरोद्भवौ ।
रसोनकन्दवत्कन्दौ निस्सारौ सूक्ष्मपत्रकौ ॥
जीवकः कूर्चिकाकारः .... ।" (भा.प्र.)
["Jīvakarṣabhakau jñēyō himādriśikharōdbhavau
Rasōnakandavatkandau nissārau sūkṣmapatṛakau
Jīvakaḥ kūrcikākāraḥ..................." (Bhā. pṛa.)]

"जीवको ह्रस्वविटपः कूर्चशीर्षश्च दक्षिणे ।
देशे संजायते कन्दो निःसारः सूक्ष्मपत्रकः ॥" (शि.नि.)
["Jīvakō hṛasvaviṭapaḥ kūrcaśīṛṣaśca daṣkiṇē
Dēśē saṁjāyatē kandō niḥsāraḥ sūkṣmapatṛakaḥ (Śi.ni.)]

Malaxis acuminata

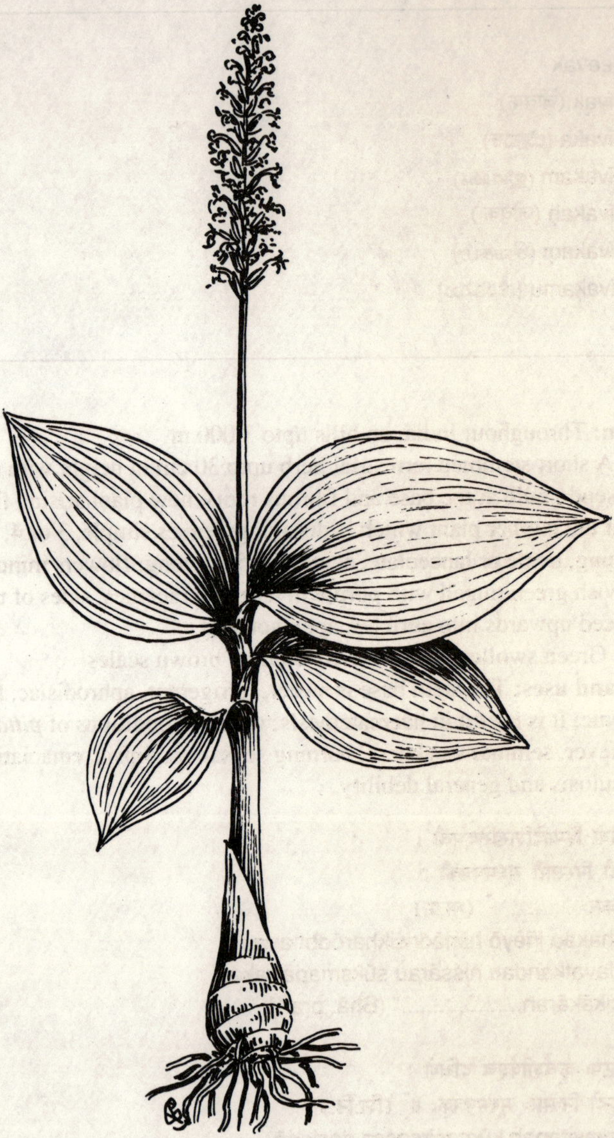

plant

"जीवक उक्तः स्वादुर्ह्रस्वाङ्गः शृङ्कश्च दीर्घायुः ।
श्रेयांश्च गन्धकोऽसौ प्रियसंज्ञः कूर्चशीर्षकश्चेति ॥" (अ.म.)
["Jīvaka uktaḥ svāduṛhṛasvāṅgaḥ śṛṅgakaśca dīṛghāyuḥ
Śṛēyāṁśca gandhakōऽsau pṛiyasaṁjñaḥ kūṛcaśīṛṣakaścēti" (A. ma.)]

"जीवको मधुरः शृङ्गी ह्रस्वाङ्गा कूर्चशीर्षकः ।" (भा.प्र.)
["Jīvakō madhuraḥ śṛṅgī hṛasvāṅgā kūṛcaśīṛṣakaḥ" (Bhā. pṛa.)]

"जीवकः शृङ्गकः क्ष्वेडो दीर्घायुः कूर्चशीर्षकः ।
ह्रस्वाङ्गो मधुरः स्वादुः प्राणदश्चिरजीव्यपि ॥" (ध.नि.)
["Jīvakaḥ śṛṅgakaḥ kṣvēḍō dīṛghāyuḥ kūṛcaśīṛṣakaḥ
Hṛasvāṅgō madhuraḥ svāduḥ pṛāṇadaścirajīvyapi" (Dha.ni.)]

"जीवको जीवनो जीव्यः शृङ्गाह्वः प्राणदः प्रियः ।
चिरजीवी च मधुरो मङ्गल्यः कूर्चशीर्षकः ॥
ह्रस्वाङ्गो वृद्धिदश्चोक्तो ह्यायुष्मान् जीवदस्तथा ।
दीर्घायुर्बलदश्चैव नामान्येतानि षोडश ॥" (रा.नि.)
["Jīvakō jīvanō jīvyaḥ śṛṅgāhvaḥ pṛāṇadaḥ pṛiyaḥ
Cirajīvī ca madhurō maṅgalyaḥ kūṛcaśīṛṣakaḥ
Hṛasvāṅgō vṛddhidaścōktō hyāyuṣmān jīvadastathā
Dīrghāyuṛbaladaścaiva nāmānyētāni ṣōḍaśa" (Rā. ni.)]

"ह्रस्वाङ्गकः शमी कूर्चशीर्षकः कूर्चको मतः ।
जीवको जीवदः क्षोदी मङ्गल्यो मधुरः प्रियः ॥
जीवनः शृङ्गकः श्रेयो दीर्घायुः चिरजीव्यपि ।" (कै.नि.)
["Hṛasvāṅgakaḥ śamī kūṛcaśīṛṣakaḥ kūṛcakō mataḥ
Jīvakō jīvadaḥ kṣōdī maṅgalyō madhuraḥ pṛiyaḥ
Jīvanaḥ śṛṅgakaḥ śṛēyō dīṛghāyuḥ cirajīvyapi" (Kai. ni.)]

"जीवको मधुरः शीतो रक्तपित्तानिलान् जयेत् ।
दाहज्वरक्षयान् हन्ति कफशुक्ळविवर्धनः ॥" (ध.नि.)
["Jīvakō madhuraḥ śītō raktapittānilān jayēt
Dāhajvarakṣayān hanti kaphaṣukḷavivaṛdhanaḥ" (Dha. ni.)]

"जीवको मधुरः शीतो रक्तपित्तानिलार्त्तिजित् ।
क्षयदाहज्वरान् हन्ति शुक्ळश्ळेष्मविवर्धनः ॥" (रा.नि.)
["Jīvakō madhuraḥ śītō raktapittānilāṛttijit
Kṣayadāhajvarān hanti śukḷaśḷēṣmavivaṛdhanaḥ" (Rā. ni.)]

"जीवको जीवनीयश्च स्वादुपाकरसो हिमः ।
अलक्ष्मीपित्तविध्वंसी बृंहणः शुक्ळवृद्धिकृत् ॥" (सो.नि.)
["Jīvakō jīvanīyaśca svādupākarasō himaḥ
Alakṣmīpittavidhvaṁsī bṛṁhaṇaḥ śukḷavṛddhikṛt" (Sō.ni.)]

"जीवको मधुरः शीतः शुक्ळळः कफकृन्मतः ।
रक्तपित्तहरो बल्यो वातपित्तज्वरापहः ॥
कृशताक्षयदाहानां रक्तदोषस्य नाशकः ।" (नि.र.)
["Jīvakō madhuraḥ śītaḥ śukḷaḷaḥ kaphakr̥nmataḥ
Raktapittaharō balyō vātapittajvarāpahaḥ
Kr̥śatākṣayadāhānāṃ raktadōṣasya nāśakaḥ" (Ni. ra.)]

ജീവകർഷഭങ്ങൾക്കു രസം കച്ചുമതൃത്തതു
ഗുരുവായ് വൃഷ്യമായുള്ളൂ ബൃംഹണം ബലവർദ്ധനം
വാതപിത്തഹരം മേധ്യം രണ്ടിനും സദൃശം ഗുണം. (ഗു. പാ.)
["Jīvakarṣabhakaṅṅaḷkku rasaṃ kaccumatr̥ttatu
Guruvāy vr̥ṣyamāyuḷḷu br̥ṁhaṇaṃ balavarddhanaṃ
Vātapittaharaṃ mēdhyaṃ raṇṭinuṃ sadr̥śaṃ guṇaṃ" (Gu. pā.)]

Malaxis muscifera (Lindley) Kuntze

(=Microstylis muscifera *(Lindley) Ridley*)

Orchidaceae (मुञ्जातक–कुलम्)

Eng : Risabak
Hin : Ṛṣabhak (ऋषभक)
Kan : Ṛṣabaka (ಋಷಬಕ)
Mal : Iṭavakaṃ (ഇടവകം)
San : Ṛṣabhakaḥ (ऋषभकः)
Tam : Iṭavagaṃ, Ṛṣabakaṃ (இடவகம், ரிஷபகம்)
Tel : Ṛṣabaka (ఋషబక)

Distribution: Throughout India, in hills upto 4,000 m

The plant: A terrestrial herb upto 40 cm in height with small ovoid pseudo-bulb and fibrous roots; leaves 3–5, unequal, short-petioled, oblong or ovate; flowers pale yellowish green in terminal racemes, lip fleshy, broadly ovate, 2 mm long, basal portion excavated, obscurely angled on either side of the base, apex acuminate.

Parts used: Green swollen stem base covered with brown scales

Properties and uses: The swollen stem is sweet, refrigerant, aphrodisiac, styptic, antidysenteric, febrifuge and tonic. It is useful in sterility, vitiated conditions of *pitta* and *vāta*, seminal weakness, internal and external haemorrhages, dysentery, fever, emaciation, burning sensation and general debility.

" .... ऋषभो वृषशृङ्गवत् ।" (भा.प्र.)
"................. ṛṣabhō vṛṣaśṛṅgavat" (Bhā. pṛa.)]

"ऋषभक उक्तः श्रीमान् धीरो वीरश्च कुक्कुटी चेति ।
वृषभस्तथा कुकुद्मान् वृषाह्वयो गोपतिः ककुदी ॥" (अ.म.)
["Ṛṣabhaka uktaḥ śṛīmān dhīrō vīraśca kukkuṭī cēti
Vṛṣabhastathā kukudmān vṛṣāhvayō gōpatiḥ kakudī" (A. ma.)]

"ऋषभो वृषभो धीरो विषाणीन्द्राक्ष इत्यपि ।" (भा.प्र.)
["Ṛṣabhō vṛṣabhō dhīrō viṣāṇīndrākṣa ityapi" (Bhā. pṛa.)]

Malaxis muscifera

plant

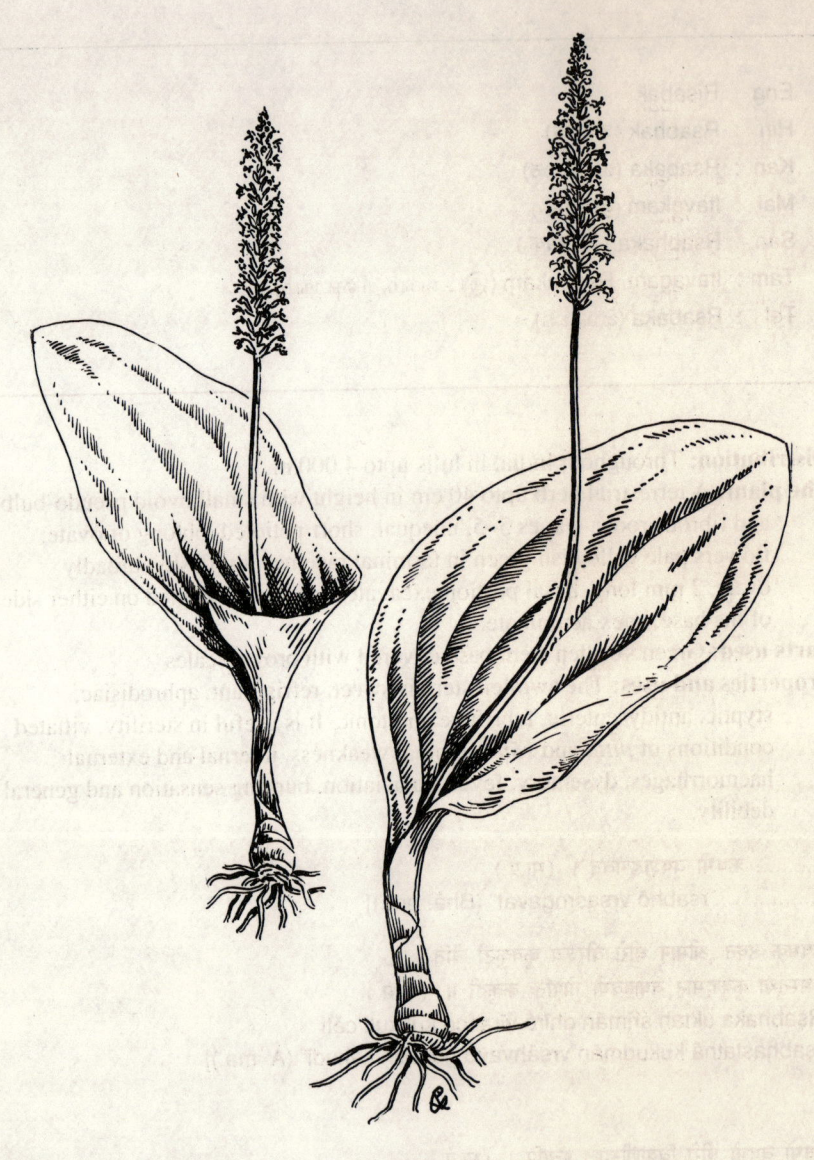

"ऋषभो दुर्धरो धीरो मातृको वृषभो वृषः ।
विषाणी ककुदिन्द्राक्षो बन्धुरो गोपतिस्तथा ॥" (ध.नि.)
["Ṛṣabhō duṛdharō dhīrō mātṛkō vṛṣabhō vṛṣaḥ
Viṣāṇī kakudindrākṣō bandhurō gōpatistathā" (Dha. ni.)]

"ऋषभो गोपतिर्धीरो विषाणी धूर्द्धरो वृषः ।
ककुद्मान् पुङ्गवो वोढा शृङ्गवी धुर्यश्च भूपतिः ॥
कामी ऋक्षप्रियश्चोक्षा लाङ्गुली गौश्च बन्धुरः ।
गोरक्षी वनवासी च ज्ञेयो विंशतिनामकः ॥" (रा.नि.)
["Ṛṣabhō gōpatiṛdhīrō viṣāṇī dhūṛddharō vṛṣaḥ
Kakudmān puṅgavō vōḍhā śṛṅgavī dhuryaśca bhūpatiḥ
Kāmī ṛkṣapṛiyaścōkṣā lāṅguli gauśca bandhuraḥ
Gōrakṣī vanavāsī ca jñēyō viṁśatināmakaḥ" (Rā. ni.)]

"वृषळो दुर्धरो धीरो विषाणी गोपतिर्वृषः ।
दुर्धरो मातृकेन्द्राक्षो बन्धुरः पृथिवीपतिः ॥
ऋषभः ककुदी श्रीमान् भूपतिर्वृषलीपतिः ।" (कै.नि.)
["Vṛṣaḷō duṛdharō dhīrō viṣānī gōpatiṛvṛṣaḥ
Duṛdharō mātṛkēndrākṣō bandhuraḥ pṛthivīpatiḥ
Ṛṣabhaḥ kakudī śṛīmān bhūpatiṛvṛṣalīpatiḥ" (Kai.ni.)]

"ऋषभो जीवकश्चैव गर्भसन्धानकारकौ ।
रक्तपित्तहरौ शीतौ बृंहणौ शुक्ळवर्द्धनौ ॥" (म.नि.)
["Ṛṣabhō jīvakaścaiva gaṛbhasandhānakārakau
Raktapittaharau śītau bṛṁhanau śukḷavaṛddhanau" (Ma. ni.)]

"जीवकर्षभकौ बल्यौ शीतौ शुक्ळकफप्रदौ ।
मधुरौ पित्तदाहास्रकार्श्यवातक्षयापहौ ॥" (भा.प्र.)
["Jīvakaṛṣabhakau balyau śītau śukḷakaphapṛadau
Madhurau pittadāhāsṛakāṛśyavātakṣayāpahau" (Bhā.pṛa.)]

"ऋषभस्तु रसे स्वादु पित्तरक्तसमीरहा ।
क्षयदाहज्वरान् हन्ति श्ळेष्मशुक्ळविवर्द्धनः ॥" (ध.नि.)
["Ṛṣabhastu rasē svādu pittaraktasamīrahā
Kṣayadāhajvarān hanti śḷēṣmaśukḷavivaṛddhanaḥ" (Dha.ni.)]

"ऋषभो मधुरः शीतः पित्तरक्तविरेकनुत् ।
शुक्ळश्ळेष्मकरो दाहक्षयज्वरहरश्च सः ॥" (रा.नि.)
["Ṛṣabhō madhuraḥ śītaḥ pittaraktavirēkanut
Śukḷaśḷēṣmakarō dāhakṣayajvaraharaśca saḥ" (Rā. ni.)]

"जीवकर्षभकौ शीतौ बृंहणौ कफशुक्ळळौ ।
मधुरौ दाहपित्तास्रदाहक्षयनिबर्हणौ ॥" (कै.नि.)
["Jīvakaṛṣabhakau śītau bṛṁhaṇau kaphaśukḷaḷau
Madhurau dāhapittāsṛadāhakṣayanibaṛhaṇau" (Kai.ni.)]

"जीवकर्षभकौ बल्यौ शीतौ शुक्ळकफप्रदौ ।
हरतः पित्तदाहास्रकार्श्यवातक्षयामयान् ।।" (म.वि.)
["Jīvakaṛṣabhakau balyau śītau śukḷakaphapṛadau
Harataḥ pittadāhāsṛakāṛśyavātakṣayāmayān" (Ma. vi.)]

"तद्वदृषभकः प्रोक्तः कामदः स विशेषतः ।" (सो.नि.)
["Tadvadṛṣabhakaḥ pṛoktaḥ kāmadaḥ sa viśēṣataḥ" (Sō. ni.)]

"ऋषभको मधुरः शीतो गर्भसन्धानकारकः ।
शुक्ळधातुकफानाञ्च कारको बलदायकः ॥
वृष्यः पुष्टिकरः प्रोक्तः पित्तरक्तातिसारजित् ।
रक्तरुक्कृशतावातज्वरदाहक्षयापहः ॥" (नि.र.)
["Ṛṣabhakō madhuḥ ṣītō gaṛbhasandhānakārakaḥ
Śukḷadhātukaphānāñca kārakō baladāyakaḥ
Vṛṣyaḥ puṣṭikaraḥ pṛōktaḥ pittaraktātisārajit
Raktarukkṛśatāvātajvaradāhakṣayāpahaḥ" (Ni.ra.)]

Coll. No. AVS 1266

Mallotus philippensis (Lam.) Muell.-Arg.

Euphorbiaceae (एरण्ड–कुलम्)

Eng	:	Kamala tree
Hin	:	Sindūr, Kamalā (सिन्दूर, कमला)
Kan	:	Kampillaka (ಕಂಪಿಲ್ಲಕ)
Mal	:	Sindūri, Mañjanā, Kūramaṭakkụ, Kaṁpipāla (സിന്ദൂരി, മഞ്ജനാ, കുരമടക്ക്, കംപിപാല)
San	:	Rēcanakaḥ, Kaṁpillakaḥ (रेचनकः, कम्पिल्लकः)
Tam	:	Mañjanai, Kuṅkumaṃ, Kamalā (மஞ்சனை, குங்குமம், கமலா)
Tel	:	Sundari, Vasanta, Kumkumamu (సుందరి, వసంత, కుంకుమము)

Distribution: Throughout India, in evergreen and deciduous forests upto 1,500 m

The plant: A small tree about 10 m in height with grey or pale brown rough bark with irregular fissures; leaves alternate, longer than broad, three ribbed at the base ovate or ovate-lanceolate, entire or shortly serrate, red glandular beneath, the transverse nervules prominent; flowers dioecious, small in spikes, the males clustered sessile or very shortly pedicellate in erect long terminal spikes usually several together, the females nearly sessile in short spikes; fruits globose, three-lobed capsules covered over with dense reddish brown glandular pubescence, seeds black, smooth, sub-globose.

Parts used: The glandular hairs of the fruit

Properties and uses: The glandular hairs, which are reddish brown in colour, are acrid, thermogenic, purgative, digestive, lithontriptic, styptic, vermifuge, alexipharmic and depurative. They are useful in vitiated conditions of *kapha* and *vāta*, verminosis, constipation, flatulence, wounds, ulcers, cough, renal and vesical calculi, haemorrhages, poisonous affections, scabies, ringworm, herpes and other parasitic skin affections.

"इष्टिकाचूर्णसंकाशः चन्द्रिकाढ्योऽल्परेचनः ।
सौराष्ट्रदेशे वृक्षस्य पुष्परेणुः कपिल्लकः ॥" (शिवदत्त)
["Iṣṭikācūrṇasaṁkāśaḥ candrikāḍhyōऽlparēcanaḥ
Saurāṣṭradēśē vṛkṣasya puṣparēṇuḥ kapillakaḥ" (Śivadatta)]

Mallotus philippensis

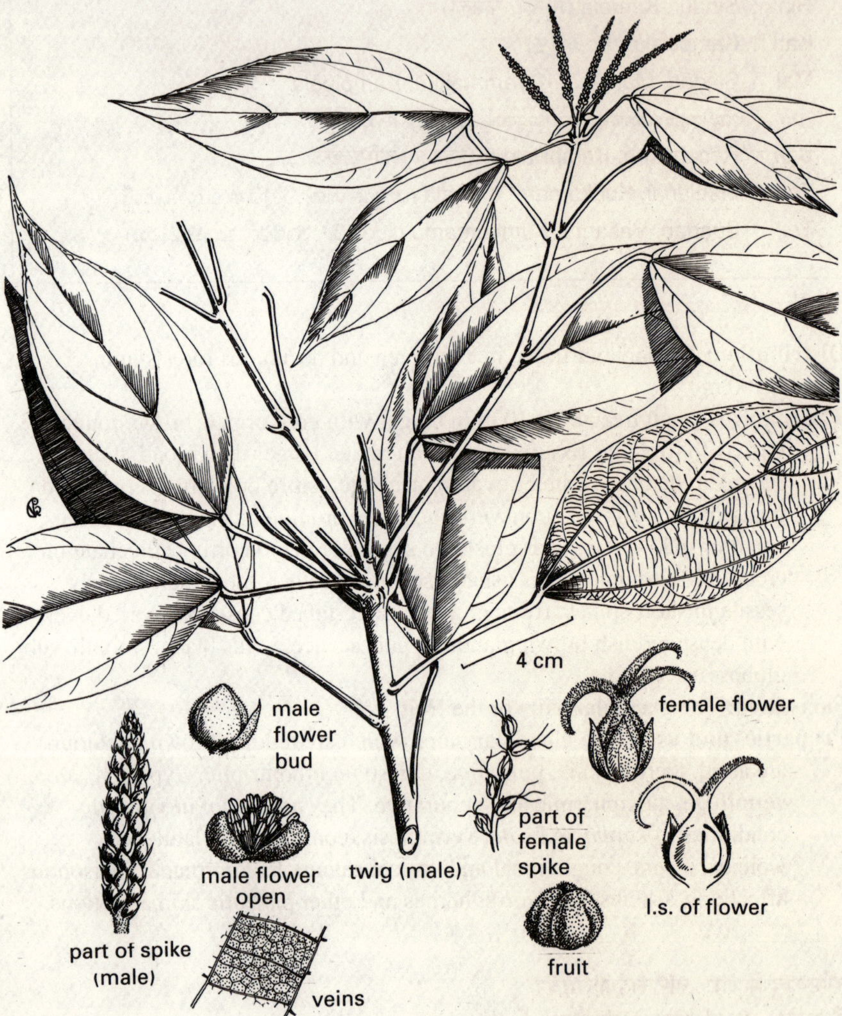

"कम्पिल्यको रजनिको रेचनको रञ्जकश्च रञ्जनकः ।
रक्ताङ्गश्च मनोह्वा चूर्णफलो लोहिताक्षः स्यात् ॥" (अ.म.)
["Kaṁpilyakō rajanikō rēcanakō rañjakaśca rañjanakaḥ
Raktāṅgaśca manōhvā cūrṇaphalō lōhitākṣaḥ syāt" (A. ma.)]

"कम्पिल्लः कर्कशश्चन्द्रो रक्ताङ्गो रेचनोऽपि च ।" (भा.प्र.)
["Kaṁpillaḥ karkaśaścandrō raktāṅgō rēcanōऽpi ca" (Bhā.pra.)]

"कम्पिल्लको रोचनको रञ्जनो रक्तचूर्णकः ।
रक्ताङ्गो रक्तशमनो विरेकी व्रणशोधनः ॥" (कै.नि.)
["Kaṁpillakō rōcanakō rañjanō raktacūrṇakaḥ
Raktāṅgo raktaśamanō virēkī vraṇaśōdhanaḥ" (Kai.ni.)]

"कम्पिल्लकोऽथ रक्ताङ्गो रेची रेचनकस्तथा ।
रञ्जनो लोहिताङ्गश्च कम्पिल्लो रक्तचूर्णकः ॥" (ध.नि.)
["Kaṁpillakōऽtha raktāṅgō rēcī rēcanakastathā
Rañjanō lōhitāṅgaśca kaṁpillō raktacūrṇakaḥ" (Dha. ni.)]

"कृमिघ्नः कफपित्तघ्नो रेचनो व्रणशोधनः ।
गुल्मे गरे विषे शस्तः कम्पिल्यो मेहहाऽग्निकृत् ॥" (म.नि.)
["Kṛmighnaḥ kaphapittaghnō rēcanō vraṇaśōdhanaḥ
Gulmē garē viṣē śastaḥ kaṁpilyō mēhahāऽgnikṛt" (Ma.ni)]

"काम्पिल्लः कफपित्तास्रकृमिगुल्मोदरव्रणान् ।
हन्ति रेची कटूष्णश्च मेहानाहविषाश्मनुत् ॥" (भा.प्र.)
["Kāmpillaḥ kaphapittāsṛakṛmigulmōdaravraṇān
Hanti rēcī kaṭūṣṇaśca mēhānāhaviṣāśmanut" (Bhā. pra.)]

"कम्पिल्लको विरेची स्यात् कटूष्णो व्रणनाशनः ।
गुल्मोदरविबन्धाध्मश्ळेष्मकृमिविनाशनः ॥" (ध.नि.)
["Kaṁpillakō virēcī syāt kaṭūṣṇō vraṇanāśanaḥ
Gulmōdaravibandhādhmaśḷēṣmakrmivināśanaḥ" (Dha.ni.)]

"काम्पिल्लो दीपनो रेची कटूष्णः कफवातजित् ।
व्रणगुल्मोदरानाहमेहाश्मविषजन्तुहा ॥
तच्छाकं शीतळं तिक्तं वातळं ग्राहि दीपनम् ।" (कै.नि.)
["Kāmpillō dīpanō rēcī kaṭūṣṇaḥ kaphavātajit
Vṛaṇagulmōdarānāhamēhāśmaviṣajantuhā
Tacchākaṃ śītaḷaṃ tiktaṃ vātaḷaṃ grāhi dīpanaṃ" (Kai. ni.)]

"कम्पिल्लकः सरश्चाग्निदीपकः कटुकः स्मृतः ।
व्रणस्य रोपणश्चोष्णो लघुर्भेदी कफापहः ॥
व्रणगुल्मोदराध्मानकासपित्तप्रमेहहा ।
आनाहं च विषं चैव मूत्राश्मरिरुजापहः ॥
कृमीं च रक्तदोषं च नाशयेदिति कीर्त्तितः ।
तच्छाकं शीतळं तिक्तं वातळं ग्राहि दीपनम् ॥" (शा.नि.भू.)

["Kaṁpillakaḥ saraścāgnidīpakaḥ kaṭukaḥ smṛtaḥ
Vṛaṇasya rōpaṇaścōṣṇō laghuṛbhēdi kaphāpahaḥ
Vṛaṇagulmōdarādhmānakāsapittapṛamēhahā
Ānāhaṃ ca viṣaṃ caiva mūtṛāśmarirujāpahaḥ
Kṛmīṃ ca raktadōṣaṃ ca nāśayēditi kiṛttitaḥ
Tacchākaṃ śītaḷaṃ tiktaṃ vātaḷaṃ grāhi dīpanaṃ" (Śā.ni.bhū.)]

"कम्पिल्लो व्रणवातास्रहृत् भेदी रक्तगुल्मजित् ।" (सो.नि.)
["Kaṁpillō vṛaṇavātāsṛahṛt bhēdi raktagulmajit" (Sō.ni.)]

"कम्पिल्लचूर्णं कर्षार्धं गुडेन सह भक्षितम् ।
पातयेत्तु कृमीन् सर्वान् उदरस्थान्न संशयः ॥" (भा.प्र.)
["Kaṁpillacūṛṇaṃ kaṛṣāṛdhaṃ guḍēna saha bhakṣitaṃ
Pātayēttu kṛmīn saṛvān udarasthānna saṁśayaḥ" (Bhā.pṛa.)]

Remarks: Generally, in Kerala *kaṁpillaka* is translated as *kaṁpippāla.*

"जीवन्ती मञ्जिष्ठा दार्वी कम्पिल्लकं पयस्तुत्थं ।
एष घृततैलपाकः सिद्धः सिद्धे च सर्जरसः ॥
देयः स मधूच्छिष्टो विपादिका तेन नश्यति ह्युक्ता ।
चर्मैककुष्ठकिटिभं कुष्ठं नाशयत्यलसकं च ॥"
["Jivantī mañjiṣṭhā dāṛvī kaṁpillakaṃ payastutthaṃ
Ēṣa ghṛtatailapākaḥ siddhaḥ siddhē ca saṛjarasaḥ
Dēyaḥ sa madhūcchiṣṭō vipādikā tēna naśyati hyuktā
Caṛmaikakuṣṭhakiṭibhaṃ kuṣṭhaṃ nāśayatyalasakaṃ ca").

As given here in the *'Jīvantyādiyamakaṃ'* of *Kuṣṭhacikitsitaṃ* in 'Aṣṭāṅgahṛdayaṃ', for *kaṁpillakaṃ* the milky latex of *kaṁpippāla* is being used. But in the Commentaries on treatises like 'Aṣṭāṅgahṛdayaṃ' and 'Aṣṭāṅgasaṁgrahaṃ' *kaṁpillakaṃ* is regarded as *raktacūṛṇaviśēṣā* and *ṛaktāṅga.* Besides, in 'Saṛvāṅgasundarī' the word *payaḥ* is interpreted as "*kṣīramatṛa aṛkaṃ grāhyaṃ*" (क्षीरमत्र अर्कंग्राह्यं). Shri. P.M. Govindan Vaidyan in his 'Aṣṭāṅgahṛdayaṃ Bhāṣa' considers *'Jīvantyādiyamakaṃ'* as shown below:

"കമ്പില്ലകമടപതിയൻ ദാർവീമഞ്ചട്ടി തുരിശെരുക്കിൻപാൽ,
ഇവ നെയ്യും തൈലവുമായ്.................."

["Kaṁpillakamaṭapatiyan dāṛvīmañcaṭṭituriśerukkinpāl,iva neyyuṃ tailavumāy...........".) In the same way, Indu interpṛets *kaṁpillakaṃ* of *Mustāmṛtādicūṛṇaṃ* as:-

"कम्पिल्लको रजनको रेवतो रक्तचूर्णकः ।"

["Kaṁpillakō rajanakō rēvatō raktacūṛṇakaḥ"). Even though *kaṃpillakaṃ* is interpreted as *raktacūṛṇaviśēṣā* and *payaḥ* as *kṣīramatṛa aṛkaṃ grāhyaṃ*, the general tendency for using milky latex of *kaṁpippala* should not be encouraged.

This is probably the outcome of considering *kaṁpillaka* and *paya* as a single word *kaṁpillakaṃ payaḥ*.

Besides, there are differences of opinion regarding the plants used as *kaṁpippāla* in different parts of Kerala. Some use the latex of *Euphorbia tirucalli* Linn., where as others use *Tabernaemontana heyneana* Wall.

Kumaran krishnan in his 'Ōṣadhinighaṇṭu' gives the Malayalam name *kaṁpippāla* for *kaṁpillakaṃ* and has stated that the powdery structures on the surface of the fruits have to be used. In 'the Ayurvedic Formulary of India' the Latin name given to *kaṁpillakaṃ* is *Mallotus philippensis* (Linn.) Muell.-Arg. This plant which is abundantly available in Kerala has to be used as *kaṁpillakaṃ* .

Coll. No. AVS 1522

Mangifera indica Linn.

Anacardiaceae (आम्र–कुलम्)

Eng	:	Mango tree, Spring tree, Cupid's favourite, Cuckoo's joy
Hin	:	Āṃ, Āṁb (आम, आम्ब)
Kan	:	Māvu (ಮಾವು)
Mal	:	Māvụ (മാവ്)
San	:	Āmraḥ, Cūtaḥ (आम्रः, चूतः)
Tam	:	Māmaraṃ, Māṅkāi (மாமரம், மாங்காய்)
Tel	:	Mamidi (మామిడి)

Distribution: Throughout India, in forests upto 1,200 m also widely cultivated

The plant: A large spreading evergreen tree upto 45 m in height with a heavy doom shaped crown, straight, stout bole and thick rough dark grey bark; leaves simple, crowded at the ends of branches, linear-oblong, or elliptic -lanceolate, acute, acuminate or sub-obtuse; flowers small, pungently odorous, reddish white or yellowish green in large many-flowered pubescent panicles, longer than the leaves; fruits large, fleshy drupes, green, orange, yellow or red in colour, seed solitary, encased in a hard compressed fibrous endocarp.

Parts used: roots, bark, leaves, flowers, fruits, seed kernel

Properties and uses: The roots and bark are astringent, acrid, refrigerant, styptic, antisyphilitic, vulnerary, antiemetic, anti-inflammatory and constipating. They are useful in vitiated conditions of *pitta*, metrorrhagia, colonorrhagia, pneumorrhagia, leucorrhoea, syphilis, wounds, ulcers, vomiting, uteritis, diarrhoea, dysentery, diphtheria and rheumatism.

The leaves are astringent, refrigerant, styptic, vulnerary and constipating. They are useful in vitiated conditions of *kapha* and *pitta*, hiccough, hyperdipsia, burning sensation, haemorrhages, haemoptysis, haemorrhoids, wounds, ulcers, diarrhoea, dysentery, pharyngopathy and stomatopathy. The ash of the burnt leaves are useful in burns and scalds.

The flowers are astringent, refrigerant, styptic, vulnerary, constipating and haematinic. They are useful in vitiated conditions of *pitta*, haemorrhages, haemoptysis, wounds, ulcers, anorexia, dyspepsia,

Mangifera indica

Plate 29

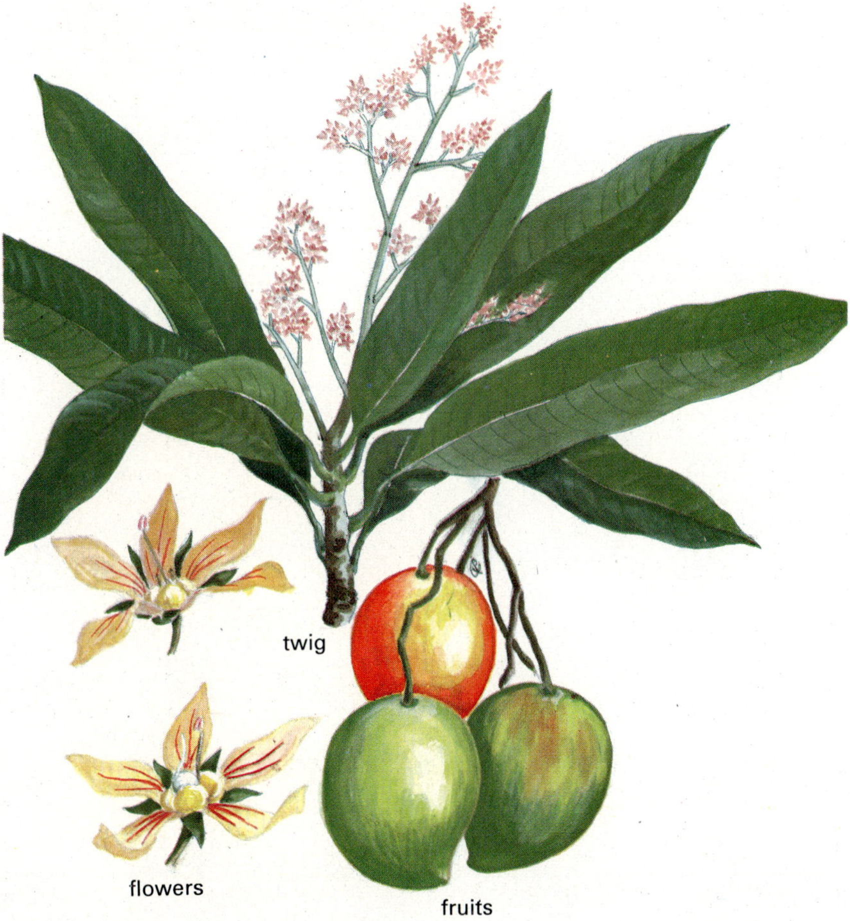

uro-edema, gleet, diarrhoea, chronic dysentery and anaemia.

The unripe fruits are sour, acrid, refrigerant, digestive and carminative. They are useful in gastropathy, dyspepsia, pharyngopathy, ulcers, dysentery, urethrorrhea and vaginopathy. The ripe fruits are refrigerant, sweet, emollient, laxative, cardiotonic, haemostatic, aphrodisiac and tonic. They are useful in vitiated conditions of *vāta* and *pitta*, anorexia, dyspepsia, cardiopathy, haemoptysis, haemorrhages, emaciation, anaemia and general debility.

The seed kernel is sweet, acrid, astringent, refrigerant, anthelmintic, constipating, haemostatic, vulnerary and uterine tonic. It is useful in vitiated conditions of *pitta* and *kapha*, helminthiasis, chronic diarrhoea, dysentery, haemorrhages, haemoptysis, haemorrhoids, ulcers, bruises, leucorrhoea, menorrhagia, diabetes, heartburn and vomiting.

Leaves, bark, stem and unripe fruit extracts show antibacterial activity. The antifungal micro-organisms are reported to be present in ripe fruit.

"आम्रश्चूतो वनजो वसन्तदूतस्तथा महावृक्षः ।
चुंचीवानस्थिफलः प्रियचुंचिक उच्यते निघण्टुज्ञैः ॥" (अ.म.)
["Āmṛaścūtō vanajō vasantadūtastathā mahāvṛkṣaḥ
Cuṁcīvanasthiphalaḥ priyacuṁcika ucyatē nighaṇṭujñaiḥ" (A.ma.)]

"आम्रश्चूतो रसाळोऽसौ सहकारोऽतिसौरभः ।
कामाङ्गो मधुदूतश्च माकन्दः पिकवल्लभः ॥" (भा.प्र.)
["Āmṛaścūtō rasāḷōऽsau sahakarōऽtisaurabhaḥ
Kāmāṅgō madhudūtaśca mākandaḥ pikavallabhaḥ" (Bhā.pṛa.)]

"आम्रः कामशरश्चूतो रसाळः कामवल्लभः ।
कामाङ्गः सहकारश्च कीरेष्टो माधवद्रुमः ॥
भृङ्गाभीष्टः सीधुरसो मधूळी कोकिलोत्सवः ।
वसन्तदूतोऽम्ळफलो मदाढ्यो मन्मथालयः ॥
मध्वावासः सुमदनः पिकरागो नृपप्रियः ।
प्रियाम्बुः कोकिलावासः सः प्रोक्तस्त्रिकराह्वयः ॥" (रा.नि.)
["Āmṛaḥ kāmaśaraścūto rasāḷaḥ kāmavallabhaḥ
Kāmāṅgaḥ sahakāraśca kīrēṣṭō mādhavadrumaḥ
Bhṛṅgābhīṣṭaḥ sīdhurasō madhūḷī kōkilōtsavaḥ
Vasantadūtōऽmlaphalō madāḍhyō manmathālayaḥ
Mdhvāvasaḥ sumadanaḥ pikarāgō nṛpapriyaḥ
Pṛiyāṁbuḥ kōkilāvāsaḥ saḥ prōktastṛikarāhvayaḥ" (Rā.ni.)]

"आम्रश्चूतश्चैत्रवृक्षो वनपुष्पोत्सवः स्मृतः ।
सहकारो मन्मथः स्यात् कामाङ्गः श्यामतैलकः ॥
शिलीष्टः सुपथामोदः शिष्टः पिकमहोत्सवः ।
मनोरथो मद्यसहो माकन्दः शौण्डिकप्रियः ॥

पिण्डीफलो रसाळः स्यात् पुरपुष्टोऽतिसौरभः ।
कान्तः कोकिलबन्धुश्च स्यात्समन्वितकार्यपि ॥" (कै.नि.)
["Āmṛaścūtaścaitṛavṛkṣō vanapuṣpōtsavaḥ smṛtaḥ
Sahakārō manmathaḥ syāt kāmāṅgaḥ śyāmatailakaḥ
Śilīṣṭaḥ supathāmōdaḥ śiṣṭaḥ pikamahōtsavaḥ
Manōrathō madyasahō mākandaḥ śauṇḍikapṛiyaḥ
Piṇḍīphalō rasāḷaḥ syāt purapuṣṭōऽtisaurabhaḥ
Kāntaḥ kōkilabandhuśca syātsamanvitakāryapi" (Kai.ni.)]

"आम्रत्वचा कषाया च मूलं सौगन्धि तादृशम् ।
रुच्यं संग्राहि शिशिरं पुष्पं तु रुचिदीपनम् ॥
आम्रपुष्पमतीसारकफपित्तप्रमेहनुत् ।
असृग्दुष्टिहरं शीतं रुचिकृद् ग्राहि वातळम् ॥
आम्रं बालं कषायाम्ळं रुच्यं मारुतपित्तकृत् ।
तरुणन्तु तदत्यम्ळं रूक्षं दोषत्रयास्रकृत् ॥
आम्रमामं त्वचा हीनमातपेऽतिविशोषितम् ।
अम्ळं स्वादु कषायं स्यात् भेदनं कफवातजित् ॥
पक्वं तु मधुरं वृष्यं स्निग्धं बलसुखप्रदम् ।
गुरु वातहरं हृद्यं वर्ण्यं शीतमपित्तळम् ॥
कषायानुरसं वह्निश्ळेष्मशुक्ळविवर्धनम् ।
तदेव वृक्षसम्पक्वं गुरु वातहरं परम् ॥
मधुराम्ळरसं किञ्चित् भवेत् पित्तप्रकोपणम् ।
आम्रं कृत्रिमपक्वं तु तद्भवेत् पित्तनाशनम् ॥
रसस्याम्ळस्य हीनन्तु माधुर्याच्च विशेषतः ।
उषितं तत्परं रुच्यं बल्यं वीर्यकरं लघु ॥
शीतळं शीघ्रपाकी स्याद् वातपित्तहरं सरम् ।
तद्रसो गाळितो बल्यो गुरुर्वातहरः सरः ॥
अहृद्यस्तर्पणोऽतीव बृंहणः कफवर्धनः ।
तस्य खण्डं गुरु परं रोचनं चिरपाकि च ॥
मधुरं बृंहणं बल्यं शीतळं वातनाशनम् ।
वातपित्तहरं रुच्यं बृंहणं बलवर्धनम् ॥
वृष्यं वर्णकरं स्वादु दुग्धाम्रं गुरु शीतळम् ।
मन्दानलत्वं विषमज्वरं च
रक्तामयं बद्धगुदोदरञ्च ।
आम्रातियोगो नयनामयं वा
करोति तस्मादति तानि नाद्यात् ॥
एतदम्ळाम्रविषयं मधुराम्ळपरं न तु ॥
मधुरस्य परं नेत्रहितन्त्वाद्या गुणा यतः ।
शुण्ठ्याम्बसोऽनुपानं स्यादाम्राणामतिभक्षणे ॥
जीवकं वा प्रयोक्तव्यं सह सौवर्चलेन वा ।

पक्वस्य सहकारस्य पटे विस्तारितो रसः ॥
घर्मशुष्को मुहुर्दत्त आम्रावर्त्त इति स्मृतः ।
आम्रावर्त्तस्तृषाच्छर्दिवातपित्तहरः सरः ॥
रुच्यः सूर्यांशुभिः पाकाल्लघुश्च स हि कीर्त्तितः ।
आम्रबीजं कषायं स्याच्छर्द्यतीसारनाशनम् ॥
ईषदम्ळं च मधुरं तथा हृदयदाहनुत् ।
आम्रस्य पल्लवं रुच्यं कफपित्तविनाशनम् ॥" (भा.प्र.)
["Āmṛatvacā kaṣāyā ca mūlaṃ saugandhi tādṛśaṃ
Rucyaṃ saṁgrāhi śiśiraṃ puṣpaṃ tu rucidīpanaṃ
Āmṛapuṣpamatīsārakaphapittapṛamēhanut
Asṛgduṣṭiharaṃ śītaṃ rucikṛd grāhi vātaḷaṃ
Āmṛaṃ bālaṃ kaṣāyāṁḷaṃ rucyaṃ mārutapittakṛt
Taruṇantu tadatyaṁḷaṃ rūksaṃ dōṣatṛayāsṛakṛt
Āmṛamāmaṃ tvacā hīnamātapēʃtiviśōṣitaṃ
Aṁḷaṃ svādu kaṣāyaṃ syāt bhēdanaṃ kaphavātajit
Pakvaṃ tu madhuraṃ vṛṣyaṃ snigdhaṃ balasukhapṛadaṃ
Guru vātaharaṃ hṛdyaṃ vaṛṇyaṃ śītamapittaḷaṃ
Kaṣāyānurasaṃ vahniśḷēṣmaśukḷavivaṛdhanaṃ
Tadēva vṛkṣasaṁpakvaṃ guru vātaharaṃ paraṃ
Madhurāṁḷarasaṃ kiñcit bhavēṭ pittapṛakōpaṇaṃ
Āmṛaṃ kṛtṛimapakvaṃ tu tadbhavēt pittanāśanaṃ
Rasasyāṁḷasya hīnantu mādhuryācca viśēṣataḥ
Uṣitaṃ tatparaṃ rucyaṃ balyaṃ vīryakaraṃ laghu
Śītaḷaṃ śīghṛapākī syād vātapittaharaṃ saraṃ
Tadrasō gāḷitō balyō guruṛvātaharaḥ saraḥ
Ahṛdyastaṛpaṇōʃtīva bṛṁhaṇaḥ kaphavaṛdhanaḥ
Tasya khaṇḍam guru paraṃ rōcanaṃ cirapāki ca
Madhuraṃ bṛṁhaṇaṃ balyaṃ śītaḷaṃ vātanāśanaṃ
Vātapittaharaṃ rucyaṃ bṛṁhaṇaṃ balavaṛdhanaṃ
Vṛṣyaṃ vaṛṇakaraṃ svādu dugdhāmṛaṃ guru śītaḷaṃ
Mandānalatvaṃ viṣamajvaraṃ ca
raktamayaṃ baddhagudōdarañca
Āmṛātiyōgō nayanāmayaṃ vā
karōti tasmādati tāni nādyāt
Ētadaṁḷāmṛaviṣayaṃ madhurāmḷaparaṃ na tu
Madhurasya paraṃ nētṛahitantvādyā guṇā yataḥ
Śuṇṭhyaṁbasōʃnupānaṃ syādāmṛāṇāmatibhakṣaṇē
Jīvakaṃ vā pṛayōktavyaṃ saha sauvaṛcalēna vā
Pakvasya sahakārasya paṭē vistāritō rasaḥ
Ghaṛmaśuṣkō muhuṛdatta āmṛāvaṛtta iti smṛtaḥ
Āmṛāvaṛttastṛṣācchaṛdivātapittaharaḥ saraḥ
Rucyaḥ sūryāṁśubhiḥ pākāllaghuśca sa hi kīṛttitaḥ
Āmṛabījaṃ kaṣāyaṃ syācchaṛdyatīsāranāsanaṃ

Īṣadaṁḷaṃ ca madhuraṃ tathā hṛdayaḍāhanut
Āmṛasya pallavaṃ rucyaṃ kaphapittavināśanaṃ" (Bhā.pṛa.)]

"बालं कषायं कट्वम्ळं रूक्षं वातास्रपित्तकृत् ।
सम्पूर्णमाममम्ळं च रक्तपित्तकफप्रदम् ॥
हृद्यं वर्णकरं रुच्यं रक्तमांसबलप्रदम् ।
कषायानुरसं स्वादु वातघ्नं बृंहणं गुरु ॥
पित्ताविरोधि सम्पक्वं आम्रं शुक्ळविवर्धनम् ।
मधुरं बृंहणं बल्यं गुरु विष्टम्भ्यजीर्णकृत् ॥
सहकाररसो हृद्यः सुरभिः स्निग्धरोचनः ।
त्वङ्मूलपल्लवं ग्राहि कषायं कफपित्तजित् ॥" (ध.नि.)
["Bālaṃ kaṣāyaṃ kaṭvaṁḷaṃ rūkṣaṃ vātāsṛapittakṛt
Saṁpūṛnamāmamaṁḷaṃ ca raktapittakaphapṛadaṃ
Hṛdyaṃ vaṛnakaraṃ rucyaṃ raktamāṁsabalapṛadaṃ
Kaṣāyānurasaṃ svādu vātaghnaṃ bṛṁhaṇaṃ guru
Pittāvirōdhi saṁpakvaṃ āmṛaṃ śukḷavivaṛdhanaṃ
Madhuraṃ bṛṁhaṇaṃ balyaṃ guru viṣṭaṁbhyajīṇṛakṛt
Sahakārarasō hṛdyaḥ surabhiḥ snigdharōcanaḥ
Tvaṅmūlapallavaṃ grāhi kaṣāyaṃ kaphapittajit" (Dha.ni.)]

"आम्रः कषायाम्ळरसः सुगन्धिः
कण्ठामयघ्नोऽग्निकरश्च बालः ।
पित्तप्रकोपानिलरक्तदोष –
प्रदः पटुत्वादिरुचिप्रदश्च ॥
बालं पित्तानिलकफकरं तच्च बद्धास्थि तादृक्
पक्वं दोषत्रितयशमनं स्वदुपुष्टिं गुरूञ्च ।
दत्ते धातुप्रचयमधिकं तर्पणं कान्तिकारि
ख्यातं तृष्णाश्रमशमकृतौ चूतजातं फलं स्यात् ॥
आम्रत्वचा कषाया च मूलं सौगन्धि तादृशम् ।
रुच्यं संग्राहि शिशिरं पुष्पं तु रुचिदीपनम् ॥" (रा.नि.)
["Āmṛaḥ kaṣāyāṁḷarasaḥ sugandhiḥ
kaṇṭhāmayaghnōʃgnikaraśca bālaḥ
Pittapṛakōpānilaraktadōṣa-
pṛadaḥ paṭutvādirucipṛadaśca
Bālaṃ pittānilakaphakaraṃ tacca baddhāsthi tādṛk
pakvaṃ dōṣatṛitayaśamanaṃ svādupuṣṭiṃ gurūñca
Dattē dhātupṛacayamadhikaṃ taṛpaṇaṃ kāntikāri
khyātaṃ tṛṣṇāśṛamaśamakṛtau cūtajātaṃ phalaṃ syāt
Āmṛatvacā kaṣāyā ca mūlaṃ saugandhi tādṛśaṃ
Rucyaṃ saṁgrāhi śiśiraṃ puṣpaṃ tu rucidīpanaṃ" (Rā.ni.)]

रसाळस्तुवरो रूक्षो रक्तपित्तकफव्रणान् ।
योनिदोषमतीसारं प्रमेहं सन्नियच्छति ॥
कफपित्तप्रशमनं रुच्यमाम्रस्य पल्लवम् ।

आम्रपुष्पमतीसारं प्रमेहं दुष्टशोणितम् ॥
कफपित्तहरं शीतं रुचिकृद् ग्राहि वातळम् ।
बालं तस्य फलं रूक्षं कषायकटुकाम्ळकम् ॥
वातपित्तास्रकृद् यत्तु बद्धास्थि कफपित्तकृत् ।
पक्वं तु मधुरं साम्ळं गुरु स्निग्धमपित्तळम् ॥
वातघ्नं बृंहणं रुच्यं हृद्यं मांसबलप्रदम् ।
कषायानुरसं व्रण्यं कफशुक्ळविवर्द्धनम् ॥
शुष्कं कषायमुष्णं च भेदनं कफवातजित् ।
सहकाररसो हृद्यः सुरभिः स्निग्धरोचनः ॥
त्वच्यः प्रलेपनेऽभ्यङ्गे केश्यो रौक्ष्यमलापहः ।
रूक्षश्चूतस्य संग्राही कृमिवातप्रकोपणः ॥
कषायमधुरो मज्जा, ग्राहिणी त्वक् च दाहनुत् ।
सहकारभवं तैलं कषायं स्वादु तिक्तकम् ॥
मुखरोगहरं रूक्षं सुगन्धि श्ळेष्मवातजित् ।" (कै.नि.)

["Rasāḷastuvarō rūkṣō raktapittakaphavṛaṇān
Yōnidōṣamatīsāraṃ pṛamēhaṃ sanniyacchati
Kaphapittapṛaśamanaṃ rucyamāmṛasya pallavaṃ
Āmṛapuṣpamatīsāraṃ pṛamēhaṃ duṣṭaśōṇitaṃ
Kaphapittaharaṃ śītaṃ rucikṛd grāhi vātaḷaṃ
Bālaṃ tasya phalaṃ rūkṣaṃ kaṣāyakaṭukāṁḷakaṃ
Vātapittāsṛakṛd yattu baddhāsthi kaphapittakṛt
Pakvaṃ tu madhuraṃ sāṁḷaṃ guru snigdhamapittaḷaṃ
Vātaghnaṃ bṛṁhaṇaṃ rucyaṃ hṛdyaṃ māṁsabalapṛadaṃ
Kaṣāyānurasaṃ vṛaṇyaṃ kaphaśukḷavivaṛddhanaṃ
Śuṣkaṃ kaṣāyamuṣṇaṃ ca bhēdanaṃ kaphavātajit
Sahakārarasō hṛdyaḥ surabhiḥ snigdharōcanaḥ
Tvacyaḥ pṛalēpanēʃbhyaṅgē kēśyōraukṣyamalāpahaḥ
Rūkṣaścūtasya saṁgrāhī kṛmivātapṛakōpaṇaḥ
Kaṣāyamadhurō majjā, grāhiṇī tvak ca dāhanut
Sahakārabhavaṃ tailaṃ kaṣāyaṃ svādu tiktakaṃ
Mukharōgaharaṃ rūkṣaṃ sugandhi śḷēṣmavātajit" (Kai.ni.)]

"आम्रो ग्राही प्रमेहास्रकफपित्तव्रणाञ्जयेत् ।
तत्फलं बालमत्यम्ळं रूक्षं दोषत्रयास्रजित् ॥
पक्वं तु मधुरं वृष्यं स्निग्धं हृद्यं बलप्रदम् ।
गुरु वातहरं रुच्यं वर्ण्यं शीतमपित्तळम् ॥
रसस्तस्य सरः स्निग्धो रोचनो बलवर्णकृत् ।
सहकारञ्च वातघ्नं पित्तश्ळेष्मविनाशनम् ॥
कषायं मधुरं वृष्यं गुरु स्निग्धं विशेषतः ।
पक्वाम्रं जनयेदायुर्मांसशुक्ळबलप्रदम् ॥
शुष्काम्रं तु कषायाम्ळं भेदनं कफवातजित ।" (म.पा.नि.)

["Āmṛō grāhī pṛamēhāsṛakaphapittavṛaṇāñjayēt
Tatphalaṃ bālamatyaṁḷaṃ rūkṣaṃ dōṣatṛayāsṛajit
Pakvaṃ tu madhuraṃ vṛṣyaṃ snigdhaṃ hṛdyaṃ balapṛadaṃ
Guru vātaharaṃ rucyaṃ vaṛṇyaṃ śītamapittaḷaṃ
Rasastasya sarah snigdhō rōcanō balavaṛṇakṛt
Sahakārañca vātaghnaṃ pittaśḷēṣmavināśanaṃ
Kaṣāyaṃ madhuraṃ vṛṣyaṃ guru snigdhaṃ viśēṣataḥ
Pakvāmṛaṃ janayēdāyuṛmāmsaśukḷabalapṛadaṃ
Śuṣkāmṛaṃ tu kaṣāyāṁḷaṃ bhēdanaṃ kaphavātajit" (Ma.pā.ni.)]

"आम्रः कफहरो ग्राही वर्ण्यो वातप्रमेहनुत् ।
सम्पूर्णमाम्रमम्ळं च रक्तपित्तकफप्रदम् ॥
बालं कषायकट्वम्ळं रूक्षं पित्तास्रवातकृत् ।
तत् पक्वं मधुरं साम्ळं गुरु स्निग्धमपित्तळम् ॥
हृद्यं वातहरं श्ळेष्ममांसशुक्ळबलप्रदम् ।
सम्पक्वस्य रसो हृद्यः स्निग्धः सुरभिरोचनः ॥
दीपनोऽनिलपित्तघ्नः शुक्ळशोणितशुद्धिकृत् ।
पक्वाम्रफलजो मज्जा छर्द्यतीसारनाशनः ॥" (सो.नि.)
["Āmṛaḥ kaphaharō grāhi vaṛṇyō vātapṛamēhanut
Saṁpūṛṇamāmṛamaṁḷaṃ ca raktappittakaphapṛadaṃ
Bālaṃ kaṣāyakaṭvaṁḷaṃ rūkṣaṃ pittāsṛavātakṛt
Tat pakvaṃ madhuraṃ sāṁḷaṃ guru snigdhamapittaḷaṃ
Hṛdyaṃ vātaharaṃ śḷēṣmamāṁsaśukḷabalapṛadaṃ
Saṁpakvasya rasō hṛdyaḥ snigdhaḥ surabhirōcanaḥ
Dīpanōʃnilapittaghnaḥ śukḷaśōṇitaśuddhikṛt
Pakvāmṛaphalajō majjā chaṛdyatīsāranāśanaḥ" (Sō.ni.)]

"आम्रपुष्पं शीतळं स्याद्वातळं ग्राहकं मतम् ।
अग्निदीप्तिकरं रुच्यं कफपित्तप्रमेहनुत् ॥
प्रदरं चातिसारं च नाशयेदिति मे मतम् ।
बालाम्रस्तुवरश्चोष्णः सुगन्धिश्चाम्ळकः स्मृतः ॥
क्षारस्य योगाद्रुचिदो ग्राही रूक्षश्च कान्तिदः ।
पित्तवातकफान् रक्तदोषांश्चैव करोति सः ॥
कण्ठरुग्वातमेहञ्च योनिदोषव्रणं तथा ।
अतिसारं प्रमेहं च नाशयेदिति कीर्त्तितः ॥
पक्वाम्रो मधुरः शुक्ळवर्द्धकः पौष्टिकः स्मृतः ।
गुरुः कान्तितृप्तिकरः किञ्चिदम्ळो रुचिप्रदः ॥
हृद्यो मांसबलानां च वर्द्धकः कफकारकः ।
तुवरश्च तृषावातश्रमानां नाशकः स्मृतः ॥
चोषिताम्रो बलरुचिर्वीर्यवृद्धिकरः परः ।
लघुता शीतता शीघ्रपाकता वातपित्तनुत् ॥
मलबन्धकरश्चैव पूर्ववैद्यैरुदीरितः ।

पक्वः स्याच्छस्त्रछिन्नाम्रो जाड्यमाधुर्यशीतकृत् ॥
रुचिकृच्चिरपाकाश्च धातुवृद्धिं करोति सः ।
बलकर्त्ता वातपित्तनाशनः परिकीर्त्तितः ॥
आम्रबीजं तु मधुरं किञ्चिदम्ळं कषायकम् ।
वान्त्यतीसारहृद्दाहनाशनं च बुधैर्मतम् ॥
आम्रतैलं तु तुवरं स्वादु रूक्षं च तिक्तकम् ।
सुगन्धिः मुखरोगस्य नाशनं कफवातनुत् ॥
आम्रान्तस्त्वग्ग्राहिणी तु तुवरा दाहकारिणी ।
पित्तमेहकफानां च नाशिनी योनिशुद्धिकृत् ॥
आम्रमूलं तु तुवरं ग्राहि शीतं रुचिप्रदम् ।
सुगन्धि कफवातानां नाशनं परिकीर्त्तितम् ॥
आम्रच्छदस्तु तुवरो ग्राहको रुचिकारकः ।
वातपित्तकफान् हन्तीत्येवञ्च परिकीर्त्तितम् ॥" (नि.र.)

["Āmṛapuṣpaṃ śītaḷaṃ syādvātaḷaṃ grāhakaṃ mataṃ
Agnidīptikaraṃ rucyaṃ kaphapittapṛamēhanut
Pṛadaraṃ cātisāraṃ ca nāśayēditi mē mataṃ
Bālāmṛastuvaraścōnṣṇaḥ sugandhiścāṁḷakaḥ smṛtaḥ
Kṣārasya yōgādrucidō grāhī rūkṣaśca kāntidaḥ
Pittavātakaphān raktadōṣāṁścaiva karōti saḥ
Kaṇṭharugvātamēhañca yōnidōṣavṛaṇaṃ tathā
Atisāraṃ pṛamēhaṃ ca nāśayēditi kīṛttitaḥ
Pakvāmṛō madhuraḥ śukḷavaṛdhakaḥ pauṣṭikaḥ smṛtaḥ
Guru kāntitṛptikaraḥ kiñcidaṁḷō rucipṛadaḥ
Hṛdyō māṁsabalānāṁ ca vaṛddhakaḥ kaphakārakaḥ
Tuvaraśca tṛṣāvātaśṛamānāṃ nāśakaḥ smṛtaḥ
Cōṣitāmṛō balaruciṛvīryavṛddhikaraḥ paraḥ
Laghutā śītatā śīghṛapākatā vātapittanut
Malabandhakaraścaiva pūṛvavaidyairudīritaḥ
Pakvaḥ syācchastṛachinnāmṛō jāḍyamādhuryaśītakṛt
Rucikṛccirapākaśca dhātuvṛddhiṃ karōti saḥ
Balakaṛttā vātapittanāśanaḥ parikīṛttitaḥ
Āmṛabījaṃ tu madhuraṃ kiñcidaṁḷaṃ kaṣāyakaṃ
Vāntyatīsarahṛddāhanāśanaṃ ca budhaiṛmataṃ
Āmṛatailaṃ tu tuvaraṃ svādu rūkṣaṃ ca tiktakaṃ
Sugandhiḥ mukharōgasya nāśanaṃ kaphavātanut
Āmṛāntastvaggrāhiṇī tu tuvarā dāhakāriṇī
Pittamēhakaphānāṃ ca nāśinī yōniśuddhikṛt
Āmṛamūlaṃ tu tuvaraṃ grāhi śītaṃ rucipṛadaṃ
Sugandhi kaphavātānāṃ nāśanaṃ parikīṛttitaṃ
Āmṛacchadastu tuvarō grāhakō rucikārakaḥ
Vātapittakaphān hantītyēvañca parikīṛttitaṃ" (Ni.ra.)]

"रक्तपित्तकरं बालं अपूर्णं पित्तवर्धनम् ।
पक्वमात्रं जयेद्वायुं शुक्ळमांसबलप्रदम् ॥" (च.सू.२७)
["Raktapittakaraṃ bālaṃ apūṛnaṃ pittavaṛdhanaṃ
Pakvamāṭraṃ jayēdvāyuṃ śukḷamāṁsabalapṛadaṃ" (Ca.Sū.27)]

"पित्तानिलकरं बालं पित्तळं बद्धकेसरम् ।
हृद्यं वर्णकरं रुच्यं रक्तमांसबलप्रदम् ॥
कषायानुरसं स्वादु वातघ्नं बृंहणं गुरु ।
पित्ताविरोधि सम्पक्वमाम्रं शुक्ळविवर्धनम् ॥" (सु.सू.४६)
["Pittāṇilakaraṃ bālaṃ pittaḷaṃ baddhakēsaraṃ
Hṛdyaṃ vaṛṇakaraṃ rucyaṃ raktamāṁsabalapṛadaṃ
Kaṣāyānurasaṃ svādu vātaghnaṃ bṛṁhaṇaṃ guru
Pittāvirōdhi saṁpakvamāmṛaṃ śukḷavivaṛdhanaṃ" (Su.Sū.46)]

"वातपित्तास्रकृत् बालं, बद्धास्थि कफपित्तकृत् ।
गुर्वाम्रं वातजित्पक्वं स्वाद्वम्ळं कफशुक्ळकृत् ॥" (अ.हृ.सू.६)
["Vātapittāsṛakṛt bālaṃ, baddhāsthi kaphapittakṛt
Guṛvāmṛaṃ vātajitpakvaṃ svādvaṁlaṃ kaphaśukḷakṛt" (A.hr.Sū.6)]

മാമ്പൂ രുചിയെയുണ്ടാക്കും കഫഘ്നം പിത്തവർദ്ധനം.
കണ്ണിമാങ്ങ ചവർത്തുള്ളു വാതപിത്താസ്രവർദ്ധനം.
അണ്ടിമൂത്താൽ പുളിരസം കഫപിത്തഹരം പരം.
ചനച്ചതു പുളിച്ചുള്ളു വാതനാശനമായ് വരും.
പഴുത്താൽ മധുരം വാതനാശനം കഫപിത്തകൃത്.
ശ്ലേഷ്മം മാമ്പൂവിലെ വെള്ളം ഹൃദ്യഞ്ച മുഖരോചനം
സുതിക്തം സുരഭിസ്നിഗ്ദ്ധം മധുരം വാതനാശനം.
അണ്ടിയേറ്റം മലം ഗ്രാഹീ തൃഷ്ണാദാഹവിനാശനം
അതു നീർക്കടമ്പനും നന്നു രക്തപിത്തജ്വരാപഹം (ഗു. പാ.)
["Māṁpū ruciyeyuṇṭākkuṃ kaphaghnaṃ pittavaṛddhanaṃ
Kaṇṇimāṅṅa cavaṛttuḷḷu vātapittāsṛavaṛddhanaṃ
Aṇṭi mūttāl puḷirasaṃ kaphapittaharaṃ paraṃ
Canaccatu puḷiccuḷḷu vātanāśanamāyvaruṃ
Paḻuttāl madhuraṃ vātanāśanaṃ kaphapittakṛt
Śḷēṣmaṃ māṁpūvile veḷḷaṃ hṛdyañca mukharōcanaṃ
Sutiktaṃ surabhisnigdhaṃ madhuraṃ vātanāśanaṃ
Aṇṭiyēṫṫaṃ malaṃ grāhī tṛṣṇādāhavināśanaṃ
Atu nīṛkkaṭaṁpanuṃ nannu raktpittajvarāpahaṃ" (Gu.pā.)]

Coll. No. AVS 2566

Manihot esculenta **Crantz**

(M. utilissima *Pohl*)

Euphorbiaceae (एरण्ड-कुलम्)

Eng	:	Cassava, Manioc, Tapioca
Hin	:	Śakkarkand (शक्करकन्द)
Kan	:	Marageṇasu (ಮರಗೆಣಸು)
Mal	:	Maraccīni, Marakkiḻaṅṅu, Koḷḷikkiḻaṅṅu, Pūḷakkiḻaṅṅu, Kappa (മരച്ചീനി, മരക്കിഴങ്ങ്, കൊള്ളിക്കിഴങ്ങ്, പൂളക്കിഴങ്ങ്, കപ്പ)
San	:	Dārukandah, Kalpakandah (दारुकन्दः, कल्पकन्दः)
Tam	:	Maravaḷḷikkiḻaṅku (மரவள்ளிக்கிழங்கு)
Tel	:	Karrapendalamu (కఱ్ఱపెండలము)

Distribution: Cultivated widely in Kerala and Tamil Nadu

The plant: A shrub 2–5 m in height with stems and branches of varying colour, marked by leaf scars and cluster of tuberous roots; leaves palmate, pale green, 5–9 lobed, lobes lanceolate, acuminate, entire; flowers yellow or greenish white, unisexual, in terminal cymes; fruits capsules containing 3 seeds.

Parts used: tuberous roots

Properties and uses: The tuberous roots are sweet, appetiser, aperient, vulnerary, nourishing and tonic. They are useful in anorexia, dyspepsia, constipation, wounds, foul ulcers and general debility.

"कल्पकन्दो दारुकन्दो दारुचीनिश्च पूलकः ।
पूलकन्दश्च काष्ठालुः काण्डखण्डजनिस्तथा ॥" (स्व.)
["Kalpakandō dārukandō dārucīniśca pūlakaḥ
Pūlakandaśca kāṣṭhāluḥ kāṇḍakhaṇḍajanistathā" (Sva.)]

"रसे पाके च मधुरं रुच्यं च बलपुष्टिदम् ।
नातिश्ळेष्मकरं चैतत् नैवोत्क्ळेशकरं स्मृतम् ॥
सद्योद्धृतं तु योज्यंस्यात् सर्वदा नैव चोषितम् ।
विषात्मकं पर्युषितं वान्तिकृत् सर्वदोषळम् ॥" (स्व.)
["Rasē pākē ca madhuraṃ rucyaṃ ca balapuṣṭidaṃ
Nātiśḷēṣmakaraṃ caitat naivōtkḷēśakaraṃ smṛtaṃ
Sadyōddhṛtaṃ tu yōjyaṃ syāt saṛvadā naiva cōṣitaṃ
Visātmakaṃ paryuṣitaṃ vāntikṛt saṛvadōṣaḷaṃ" (Sva.)]

Manihot esculenta

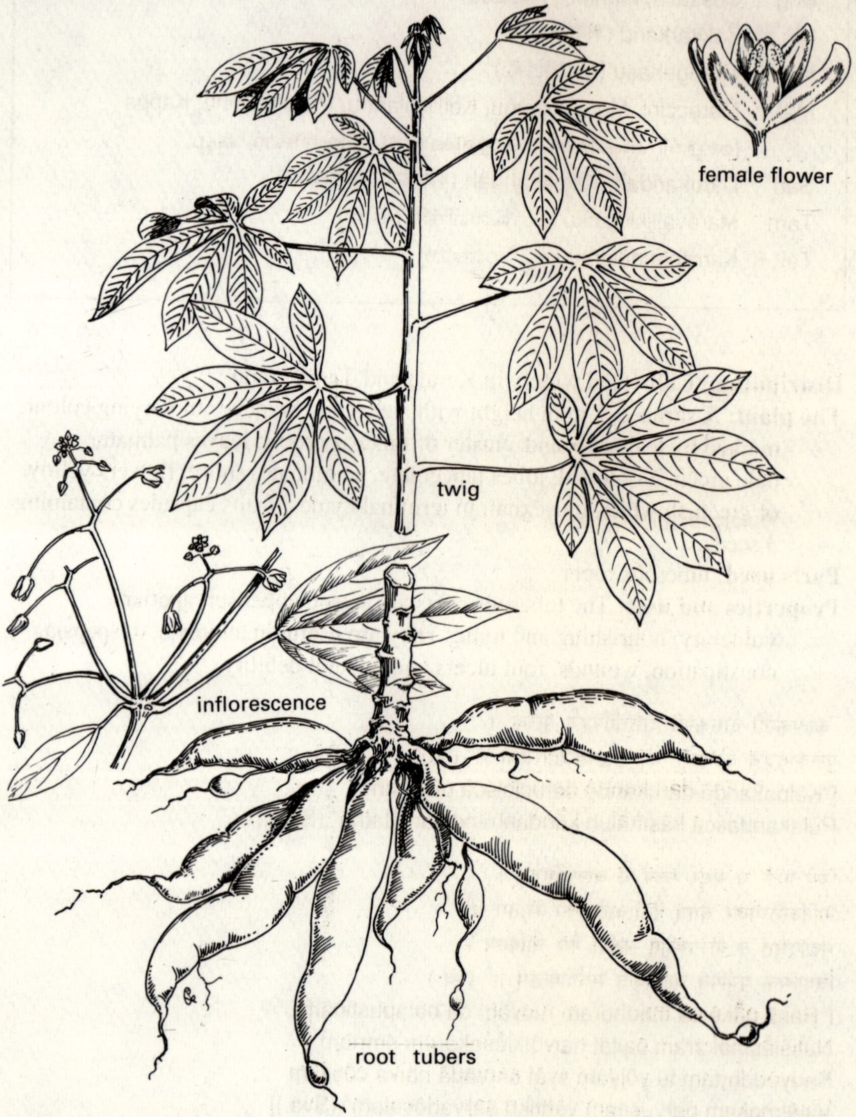

Manilkara hexandra (Roxb.) Dubard

(Mimusops hexandra *Roxb.*)

Sapotaceae (मधूक – कुलम्)

Eng	:	Obtuse leaved mimusops
Hin	:	Khirnī (खिरनी)
Kan	:	Hāle Haṇṇu (ಹಾಲೆ ಹಣ್ಣು)
Mal	:	Paḻamuṇpāla, Paḻamuṅṅippāla (പഴമുൺപാല, പഴമുണ്ണിപ്പാല)
San	:	Rājādanaḥ (राजादनः)
Tam	:	Ulakkaippālai, Pālai (உலக்கைப்பாலை, பாலை)
Tel	:	Patla, Pōla, Kirni (పట్ల, పోల, కిర్ని)

Distribution: Throughout India, in evergreen forests, also cultivated

The plant: A small to medium sized glabrous evergreen tree, 15–18 m in height with smooth grey bark and conical hard degenerate branchlets; leaves simple, alternate, elliptic-obovate or oblong, coriaceous, rounded or emarginate at the apex, glabrous on both sides, main nerves 12-20 pairs; flowers white or pale yellow, axillary, solitary or in fascicles; fruits one seeded reddish yellow berries, ovoid or ellipsoid, seeds ovoid, reddish brown with shining testa.

Parts used: bark, fruits

Properties and uses: The bark is astringent, sweet, refrigerant, aphrodisiac, alexipharmic, stomachic and anthelmintic. It is useful in ulorrhagia, ulitis, odontopathy, fever, flatulence, colic, dyspepsia, helminthiasis, hyperdipsia, burning sensation and vitiated conditions of *pitta*. It retards the fermentation process in toddy.

The fruits are milky, sweet, sour, cooling, aphrodisiac, appetiser, emollient and tonic. They are useful in consumption, hallucinations, loss of consciousness, anorexia, dipsia, bronchitis, urethrorrhea, leprosy and vitiated conditions of *pitta*. The seeds are useful in ulcers and the opacity of the cornea.

"राजातनः कपीष्टो राजन्यः क्षीरपूरकः कृमिकृत् ।
नृपति प्रियदर्शनकः शाखामृगवर्षणः प्रोक्तः ॥" (अ.म.)
["Rājātanaḥ kapīṣṭō rājanyaḥ kṣīrapūrakaḥ kṛmikṛt
Nṛpati pṛiyadaṛśanakaḥ śākhāmṛgavaṛṣaṇaḥ pṛōktaḥ" (A.ma.)]

Manilkara hexandra

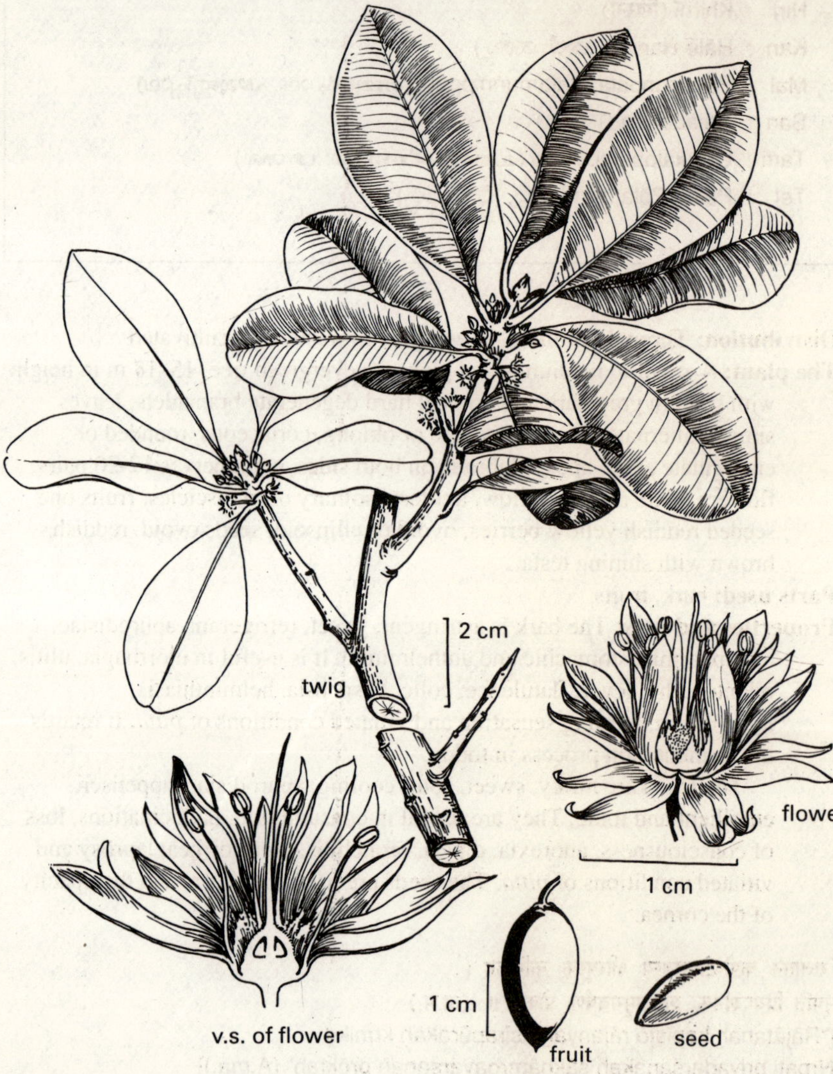

"राजादनो फलाध्यक्षो राजन्या क्षीरिकापि च ।" (भा.प्र.)
["Rājādanō phalādhyakṣō rājanyā kṣīrikāpi ca" (Bhā.pṛa.)]

"राजादनो राजफलः क्षीरवृक्षो नृपद्रुमः ।
निम्बबीजो मधुफलः कपीष्टो माधवोद्भवः ॥
क्षीरी गुच्छफलः प्रोक्तः शुकेष्टो राजवल्लभः ।
श्रीफलोऽथ दृढस्कन्धः क्षीरशुक्लस्त्रिपञ्चधा ॥" (रा.नि.)
["Rājādanō rājaphalaḥ kṣīravṛkso nṛpadrumaḥ
Niṁbabījō madhuphalaḥ kapīṣṭō mādhavōdbhavaḥ
Kṣīrī gucchaphalaḥ pṛōktaḥ śukēṣṭō rājavallabhaḥ
Śṛīphalō̕tha dṛḍhaskandhaḥ kṣīraśuklastripañcadhā" (Rā.ni.)]

"राजादनो दृढस्कन्धो मालाशी वानरप्रियः ।
फलाध्यक्षो गुरुस्कन्धः क्षत्रियः प्रियदर्शनः ।
राजाह्वः क्षीरभृत् क्षीरी बलोक्षी विश्वरूपकः ॥" (कै.नि.)
["Rājādanō dṛḍhaskandhō mālāśī vānarapṛiyaḥ
Phalādhyakṣō guruskandhaḥ kṣatṛiyaḥ pṛiyadaṛśanaḥ
Rājāhvaḥ kṣīrabhṛt kṣīrī balōkṣī viśavarūpakaḥ" (Kai.ni.)]

"स्वादुपाकरसः शीतः तृण्मूर्च्छामदमोहजित् ।
वातघ्नो बृंहणो वृष्यः क्षीरी रक्तप्रसादनः ॥" (म.नि.)
["Svādupākarasaḥ śītaḥ tṛṇmūrcchāmadamōhajit
Vātaghnō bṛṁhaṇō vṛṣyaḥ kṣīrī raktapṛasādanaḥ" (Ma.ni.)]

"क्षीरिकायाः फलं वृष्यं बल्यं स्निग्धं हिमं गुरु ।
तृष्णामूर्च्छामदभ्रान्तिक्षयदोषत्रयास्रजित् ॥" (भा.प्र.)
["Kṣīrikāyāḥ phalaṃ vṛṣyaṃ balyaṃ snigdhaṃ himaṃ guru
Tṛṣṇāmūṛcchāmadabhṛāntikṣayadōṣatṛayāsṛajit" (Bhā.pṛa.)]

"राजादनो रसे स्वादुः पाकेऽम्ळः शीतळस्तथा ।
रुचिकारी भवेद् वातनाशनश्च प्रकीर्त्तितः ।" (ध.नि.)
["Rājādanō rasē svāduḥ pākē̕ṁḷaḥ śītaḷastathā
Rucikārī bhavēd vātanāśanaśca pṛakīrttitaḥ" (Dha.ni.)]

"राजादनी तु मधुरा पित्तहृत् गुरु तर्पणी ।
वृष्या स्थौल्यकरी हृद्या सुस्निग्धा मेहनाशकृत् ॥" (रा.नि.)
["Rājādanī tu madhurā pittahṛt guru taṛpaṇī
Vṛṣyā sthaulyakarī hṛdyā susnigdhā mēhanāśakṛt" (Rā.ni.)]

"राजादनं हिमं स्निग्धं कषायं मधुरं गुरु ।
स्वाद्वम्ळपाकं संग्राहि वृष्यं विष्टम्भि बृंहणम् ॥
रोचनं मांसळं हन्ति दोषत्रयमदभ्रमान् ।
मूर्च्छामोहतृषादाहरक्तपित्तक्षतक्षयान् ॥" (कै.नि.)

["Rājādanaṃ himaṃ snigdhaṃ kaṣāyaṃ madhuraṃ guru
Svādvaṁḷapākaṃ saṁgrāhi vṛṣyaṃ viṣṭaṁbhi bṛṁhaṇaṃ
Rōcanaṃ māṁsaḷaṃ hanti dōṣatṛayamadabhṛamān
Mūṛcchāmōhatṛṣādāharaktapittakṣatakṣayān" (Kai.ni.)]

"क्षीरवृक्षफलं शीतं स्निग्धं गुरु बलप्रदम् ।
तृष्णामूर्च्छामदभ्रान्तिक्षयदोषत्रयास्रजित् ॥" (म.पा.नि.)
["Kṣīravṛkṣaphalaṃ śītaṃ snigdhaṃ guru balapṛadaṃ
Tṛṣṇāmūṛcchāmadabhṛāntikṣayadōṣatṛayāsṛajit" (Ma.pā.ni.)]

"राजादनो गुरुग्राही वातकृद्व्रणरोपणः ।" (सो.नि.)
["Rājādanō guruṛgrāhī vātakṛdvṛaṇarōpaṇaḥ" (Sō.ni.)]

"स्निग्धं स्वादु कषायं च राजादनफलं गुरु ।" (सु.सं.)
["Snigdhaṃ svādu kaṣāyaṃ ca rājādanaphalaṃ guru" (Su.saṁ)]

APPENDIX A : GLOSSARY OF BOTANICAL TERMS

achene	a small dry one-seeded fruit developed from a superior ovary. Pericarp and testa are free from one another.
acicular	needle shaped
acuminate	tip drawn out into a narrow prolonged termination
acute	tip forming an acute angle, without a special tapering
adhesion	union of dissimilar parts
adnate anther	filament is attached to the back of the anther throughout
adnate stipule	stipules become concrescent during growth with the leafbase or petiole
amplexicaul	lobes clasping the stem
apetalous	when the corolla or inner whorl of perianth is not present
apocarpous	all carpels being free when the gynoecium consists of more than one carpel
aril	major or minor outgrowths of various kinds which develop from any part of the seed, funicle, integuments, chalaza or micropyle
auriculate	ear shaped; two lobes of a sessile leaf partially overlapping the stem
axile placentation	placentae on which the ovules are borne being on the axis in the centre of the ovary
basal	ovules attached to the base of the ovary
basifixed	the connective being less prominent and the filament attached to the base of the anther
berry	a fleshy fruit with usually a massive, soft and juicy pericarp which is differentiated into an outer epicarp and a massive fleshy mesocarp
bicarpellary	with two carpels
bifoliate	with two leaflets
bilabiate	with two projecting lips

bipinnate	rachis is once branched and bears secondary rachis on which the leaflets are borne
bracteate	flower with a bract
bracteolate	flower with bracteoles
bulbils	small axillary bulbs which become fleshy due to storage of food materials
caducous	falling away early
campanulate	bell shaped
capsule	a dry dehiscent fruit formed from a multicarpellary syncarpous gynoecium dehiscing in a variety of ways
caryopsis	an achene in which the fruit wall and seed coat are fused with one another
cauline	leaves arising on the stem
circinate	rolled up spirally like a watch spring from the apex to the base
cirrhose	tendrilled apex
cohesion	union of similar parts
conduplicate	leaves folded lengthwise along the midrib with the upper face within
connate	the lobes of two opposite sessile leaves united at the node
cordate	heart shaped. The base is rounded in forming a notch or sinus where the stalk is attached.
coriaceous	tough and rigid, leathery
corymb	a raceme relatively shorter and broader, the lower flowers bearing longer stalks relatively to the upper ones so that all the flowers reach the same level
cremocarp	a bicarpellary, bilocular capsule derived from an inferior ovary which splits into two indehiscent one-seeded parts or mericarps attached to the common axis, carpophore
crenate	teeth on the leaf margin rounded
crustaceous	hard and brittle

cuneate	wedge shaped, broad above and tapering by straight lines to an acute base
cuspidate	apex ends in a hard spine
cyathium	a special type of cymose inflorescence reduced to look like a single flower
cypsela	an achene that develops from a bicarpellary, inferior uniovulate ovary with the pericarp and testa free from one another
deciduous	lasting only for a single season
decompound	a general name applied to much or irregularly branched or dissected leaves
decurrent	leaf extending to a wing on the stem
decussate	the successive pairs of leaves stand at right angles to one another
dentate	margin with teeth directed outwards, not towards the apex of the blade
diadelphous	stamens united into two bundles
dichlamydeous	with two whorls of perianth or complete
didynamous	an androecium of four stamens in two pairs, a pair of short and a pair of long stamens
dioecious	unisexual flowers. The male and female flowers are present in different plants.
dorsifixed	tip of the filament attached to the back of the anther about the middle of it
drupe	a fleshy fruit having its pericarp differentiated into outer epicarp, middle mesocarp and inner endocarp
ebracteate	flower without a bract
ebracteolate	flower without bracteoles
elliptic	oblong but ends tapering towards both the ends
emarginate	with a terminal notch
epicalyx	a collection of bracteoles on the outside of the calyx

epigynous flower	The receptacle is cup shaped and the ovary of the gynaecium is sunk inside it and the ovary and the receptacle wall become fused. Calyx, corolla and androecium are inserted above the top of the ovary.
epipetalous	concrescent with the corolla
exstipulate	leaves without stipules
fascicle	a clustered form of an inflorescence in which the flowers are short and crowded
fistular	hollow
foliaceous	large green and leaf-like
foliaceous stipules	green and expanded leaf-like stipules that do the function of assimilation
follicle	a dry dehiscent fruit developed from a single carpel (superior ovary) which dehisces from the ventral suture only
free central	In a syncarpous unilocular ovary the ovules are borne on a mound or column in the centre, at the base of the common locule, free from the ovary walls
gamopetalous	petals united
gamosepalous	sepals united
glabrous	surface smooth without any hair
glaucous	covered with bluish waxy gloss
glumes	specialised bracts characteristic of the inflorescence of the grasses and the sedges
gynobasic	arising from the base of the ovary
gynophore	internode between the androecium and the gynaecium
hastate	with the two pointed lobes at the base stretching out horizontally
head (capitulum)	inflorescence with a common receptacle bearing sessile flowers in a dense mass with the youngest to the centre
helicoid	branching regularly to one side only

hesperidium	a fruit that develops from a superior multicarpellary syncarpous ovary. The fruit wall has outer glandular skin or epicarp, a middle fibrous mesocarp and an inner membranous endocarp and has juicy hairs or outgrowths from the placentae.
hispid	covered with rough bristly hair
hypanthodium	inflorescence axis hollowed into a cavity bearing a number of flowers and having a narrow opening at the top
hypogynous flower	calyx, corolla and androecium arranged in sequence below the gynaecium; the ovary is said to be superior.
imparipinnate	with an odd leaflet at the end
interpetiolar stipule	stipules lying between the petioles of opposite or whorled leaves so that they alternate with the latter
intrapetiolar stipule	stipules of the two sides of a leaf unite in the axil of a leaf and become axillary
involucre	a collection or cluster of bracts usually surrounding a condensed inflorescence
lanceolate	lance shaped
legume	a dry dehiscent fruit developed from a monocarpellary superior ovary which dehisces by both the sutures
lianes	large woody climbing or twining plants
ligule	a scale at the upper end of leaf sheath
linear	long and narrow
loculicidal	a capsule where the carpels split down along their dorsal sutures opening into their locules
lomentum	a pod oonstricted between the seeds breaking into one-seeded parts
lyrate	divided with a large terminal lobe
marginal	in single carpels, the ovules are arranged along the length of the margin
monadelphous	stamens form only a single bundle
monocarpellary	containing a single carpel

monochlamydeous:	with one whorl of perianth or incomplete—apetalous, if the corolla is not present
monoecious	flowers unisexual and both male and female flowers present in the same plant
mucronate	abruptly tipped with a small and short point on a nearly straight edge
multicarpellary	containing many carpels
multifoliate or digitate	with several leaflets
nut	a large dry indehiscent achene having woody hard pericarp
obcordate	heart shaped at the top
oblong	nearly elliptical, with sides more or less parallel, ends blunted, 2-4 times as long as broad
obovate	inversely ovate
obtuse	blunt tip ending in a blunt or roundish extremity forming an obtuse angle
offset	a stout and short runner-like branch which bends at the tip and gives rise to rosette of leaves above and roots below
orbicular	circular or round in outline
ovate	egg shaped; broad at the base and narrow at the tip
panicle	a compound raceme or any repeatedly branching inflorescence
papilionaceous	corolla consisting of vexillum (two laterals), alae (wings, two partially fused structures) and keel or carnia
pappus	reduced to bristles or hairs
parallel venation	veins and veinlets parallel
paripinnate	with an even number of leaflets
pendulous anther	filament flexible and hanging, carrying the anther at the top of it
pentacarpellary	containing five carpels

pepo	a baccate fruit developed from a tricarpellary syncarpous inferior ovary with parietal placentation. The epicarp is hard and the mesocarp fleshy.
parietal	ovules are borne on the inner walls of the ovary in unilocular syncarpous gynoecia
perfoliate	lobes of the sessile leaf fused together round the stem
perigynous flower	receptacle concave or cup shaped, gynoecium situated at the bottom of the cup, calyx, corolla and androecium arise from the rim of the cup of the receptacle
perisperm	persisting nucellus.
petaloid	brightly coloured and serves to attract insects
pilose	with soft scattered hair
pistillate	only gynoecium is present
polypetalous	petals free
polysepalous	sepals free
pome	a fleshy false fruit developed from a multicarpellary syncarpous inferior ovary in which the receptacle also develops along with the ovary to form fleshy edible part
pubescent	covered with fine, soft hair
pulvinate	swollen or cushion shaped
quadrifoliate	with four leaflets
radical	leaves all crowded together and springing from the level of the ground
raceme	a racemose inflorescence in which the main axis is unbranched and indefinite in growth, bearing pedicellate flowers
regular (actino-morphic)	a flower in which the members in each whorl are similar to one another, and can be divided in any plane into two equal halves
reniform	kidney shaped
repand	when the margin is wavy, slightly bending inward and outward

reticulate venation	ultimate branches of veins, forming a fine mesh or network
retuse	broad tip and slightly notched
rugose	ridged or wrinkled
sagittate	arrow-shaped where the ear-like parts are acute and turned downwards towards the stem, while the main body of the blade tapers upwards to a point
samara	a large winged achene
scabrous	surface rough
scarious	thin, dry, not green, stiff
scorpioid	branching alternately to either side
septicidal	a capsule that splits along the septa
septifragal	a capsule may split either in a loculicidal or septicidal manner but the septa break from the outer walls of the carpels and remain attached to the central axis with the seeds left in the centre of the fruit
serrate	small and sharp teeth directed forward like the teeth of a saw, pointing to the tip of the blade
serrulate	diminutive of serrate, and is equivalent to minutely serrate
sheathing	leaf base forming a sheath round the stem
siliqua	a dry dehiscent fruit developed from a bicarpellary syncarpous superior ovary divided vertically into two loculi by a false septum
simple pinnate	a once pinnate compound leaf possessing only a single unbranched rachis on which the leaflets are borne
sorosis	a multiple fruit that develops from a spicate inflorescence
spadix	a fleshy spike usually enclosed by a spathe
spathe	a large bract usually coloured and enclosing an inflorescence
spathulate	spoon shaped
spike	a raceme with sessile flowers

stipel	a stipule of a leaflet
stipulate	leaves with stipules
stolon	a prostrate or reclined branch which strikes root at its tip where it touches the ground and then develops an ascending growth
succulent	fleshy or spongy
sucker	a short branch which arises commonly from a subterranean stem from the axil of a scale leaf
superficial	ovary multilocular and placentae spread over the surface of the partition walls bearing the ovules
syncarpous	carpels united with one another
tomentose	covered with cottony felt
tricarpellary	containing three carpels
trifoliate	with three leaflets
tripinnate	secondary rachis of a pinnate compound leaf bearing tertiary rachii on which the leaflets are borne
truncate	tip as if cut off by a straight transverse line
umbel	a racemose inflorescence in which there is an extreme reduction of the inflorescence axis
unifoliate	a palmate compound leaf with a single leaflet joined to the petiole
variegated	multicoloured
versatile	top of the filament delicate and the anther free to swing in all directions
verticillaster	a special type of cymose inflorescence condensed and occurring in the axils of a pair of opposite leaves forming a false whorl at the node
whorled	more than two leaves arise at a node
zygomorphic	an irregular flower in which the members are so dissimilar to one another that the flower can be divided only into two equal halves in one plane only

APPENDIX B : GLOSSARY OF MEDICAL TERMS

abortifacient:	an agent that induces abortion
abscess	a localised collection of pus caused by suppuration in a tissue
absorbent·	any agent which attracts and sucks up gases or secretions from a wound
acne	a term denoting an inflammatory disease occurring in or around the sebaceous glands
acrid	biting, pungent
agalactia	absence or failure of secretion of milk
ague	malaria
albuminuria	the presence of serum albumin and serum globulin in the urine
alexipharmic	antidote to poison
alexiteric	protective to infectious diseases
alopecia	loss of hair - a malady in which the hair falls from one or more circumscribed round or oval areas, leaving the skin smooth and white
alterative	causing a favourable change in the disordered functions of the body or metabolism
amenorrhoea	failure of menstruation
amentia	an arrest of the development of the mind from birth to early age
anaemia	lack of enough blood causing paleness
analgesic	an anodyne
anaphrodisiac	having the power to lessen or inhibit sexual feeling
anasarca	diffused dropsy in the skin and subcutaneous tissue
anodyne	a medicine that allays pain
anorexia	a condition of having lost the appetite for food
anthelmintic	destroying or expelling worms

antidote	an agent which neutralises or opposes the action of a poison
antiemetic	an agent that relieves vomiting
antilithic	an agent which prevents the formation of calculi or promotes their dilution
antiperiodic	preventing the regular recurrence of a disease
antiphlogistic	acting against heat or inflammation
antipruritic	preventing or relieving itching
antipyretic	counteracting fever
antiscorbutic	acting against scurvy
antiseptic	a chemical sterilising substance to kill or control pathogenic microbes
antispasmodic	opposing spasms or convulsions
anuria	complete cessation of the secretion and excretion of urine
aperient	a laxative or mild cathartic
aphrodisiac	a drug which stimulates sexual desire
aphthae	ulcer on the surface of a mucous membrane
apoplexy	a sudden loss of consciousness
arthralgia	pain in a joint
arthritis	inflammation of a joint
ascites	abnormal accumulation of fluid in the peritoneal cavity
asphyxia	inability to breathe
atrophy	wasting of a tissue or organ
balanitis	a condition of inflammation of the glans penis or of the glans of clitoris
bechic	anything which relieves or cures cough
beriberi	a deficiency disease caused by imbalance of carbohydrate and vitamin B

blennorrhagia	free discharge of mucus
bronchopathy	any disease of the bronchi
bubo	an inflammatory swelling of a lymph gland
cachexia	depressed habit of mind
calculus	a concretion formed in any part of the body usually compounds of salts of organic or inorganic acids
calefacient	a remedy which gives rise to a sensation of warmth
calmative	sedative
carbuncle	an infection of the skin and subcutaneous tissue by *Staphylococcus aureus*
carcinoma	a malignant epithelial tumour eventually becoming fatal
cardiodynia	pain in the region of the heart
cardiopalmus	palpitation of the heart
cardiopathy	a morbid condition of the heart
carminative	drug curing flatulence
cataplexy	a condition marked by abrupt attacks of muscular weakness
cataract	opacity in the crystalline lens of the eye which may be partial or complete
catarrh	inflammation of a mucous membrane, usually associated with an increase in the amount of normal secretion of mucus
cathartic	having the power of cleansing the bowels - purgative
cephalalgia	headache
cephalic	a remedy for disorders of the head
cephalopathy	any disease of the head
cerebropathy	any disorder of the brain
cholagogue	a drug which causes increased flow of bile into the intestine

cholera	a severe infectious epidemic disease due to *Vibrio cholerae*
cirrhosis	a general term meaning progressive fibrous tissue overgrowth in an organ
colic	a severe spasmodic griping pain
colitis	inflammation of the colon
collyrium	an eye-salve or eye-wash
colonalgia	pain in the colon
colonitis	inflammation of the colon
colonorrhagia	haemorrhage from the colon
colonorrhea	a mucous discharge from the colon
colpitis	inflammation of the vagina
colpoptosis	prolapse of the vagina
colporrhagia	haemorrhage from the vagina
coma	the state of complete loss of consciousness
conjunctivitis	inflammation of the conjunctiva
consumption	pulmonary tuberculosis
contraceptive	any agent or device used to prevent conception
convulsion	a violent involuntary contraction of the skeletal musculature
corn	a small circumscribed painful horny growth
coxalgia	pain in the hip
coxitis	inflammation of the hip joint
croup	any condition caused by respiratory obstruction
cystalgia	pain in the urinary bladder
cystitis	inflammation of a bladder, especially the urinary bladder
cystodynia	cystalgia
cystorrhea	mucous discharge from the bladder

dandruff	dead scarf-skin separating in small scales and entangled in the hair
demulcent	soothing
dental caries	decay of teeth
dentalgia	toothache
dentifrice	any liquid, paste or powder used for cleansing the teeth
deobstruent	relieving or removing obstruction
deodorant	removing the odour
depurative	an agent that purifies blood
dermatopathy	any skin disorder
dermatophytosis	a superficial infection of the skin caused by a fungus
desiccating	depriving of moisture
diaphoresis	sweating
diaphoretic	a drug which induces perspiration
diphtheria	a specific infectious disease caused by virulent strains of a bacillus
disinfectant	having a lethal effect upon germs
diuretic	promoting the flow of urine
dizziness	any sensation of imbalance of a stable relationship with the immediate environment
dropsy	an excessive accumulation of clear or watery fluid in any of the tissues or cavities of the body
dysmenorrhoea	difficult or painful menstruation
dysopia	defective vision
dyspnoea	difficulty in breathing
dyspepsia	indigestion
dysphonia	difficulty or pain in speaking
dystocia	difficult parturition

dysuria	difficulty or pain while passing urine
eclampsia	an attack of convulsion associated with hypertension in pregnancy
eczema	a noncontagious inflammatory disease of the skin with much itching and burning
elephantiasis	gross lymphatic oedema of the limbs leading to hypertrophy
elixir	a drug capable of prolonging life indefinitely
embrocate	to moisten and rub
emetic	causing vomiting
emmenagogue	medicine intended to restore the menses
emollient	softening
emphysema	a pathologic accumulation of air in tissues or organs
empyema	accumulation of pus in a body cavity
encephalitis	inflammation of the brain and spinal cord due to infection
encephalopathy	any degenerative brain disease
enuresis	involuntary voiding of urine
epilepsy	an affection of the nervous system resulting from excessive or disordered discharge of cerebral neurons
epistaxis	bleeding from the nose
errhine	an agent causing increased nasal discharge
erysipelas	an inflammatory disease generally affecting the face marked by a bright redness of the skin
expectorant	aiding the secretion of the mucous membrane of the air passages and the removal of fluid by spitting
febrifuge	anything which reduces fever
filariasis	infection with filarial nematode worms
fistula in ano	an open channel from the anus or rectum to the skin near the anus
flatulence	presence of excessive gas in the stomach or intestine

frenzy	violent temporary mental derangement
galactagogue	medicine that promotes secretion of milk
galactorrhea	excessive or spontaneous flow of milk
gangrene	necrosis and putrefaction of tissue due to lack of blood supply
gastralgia	pain in the stomach
gastrodynia	gastralgia
gastroenteritis	inflammation of the mucous coat of the stomach and intestine due to bacterial infection
gastrohelcosis	ulceration of the stomach
gastromegaly	enlargement of the stomach
gastropathy	any disease of the stomach
germicidal	causing destruction of micro-organisms
gingivitis	inflammation of the gingival margins arourd the teeth accompanied by swelling and bleeding
glaucoma	a term signifying increased intraocular pressure and its consequences
gleet	chronic discharge of thin mucus from the vagina
glycosuria	excretion of sugar in the urine
goitre	enlargement of the thyroid gland
gonorrhoea	an inflammatory disease of the genitourinary passages characterised by pain and discharge
gout	a disease of purine metabolism characterised by attacks of arthritis with an associated raised level of serum uric acid
gripe	a sharp pain in the stomach
haematemesis	vomiting of blood
haematuria	the presence of blood in the urine
haemoptysis	spitting of blood
haemorrhoid	a bleeding pile

haemostatic	styptic
halitosis	offensive odour of the breath
helminthiasis	morbid state due to infestation with worms
hematorrhea	copious haemorrhage
hemicrania	headache confined to one side
hemiplegia	paralysis of one side of the body
hepatitis (viral)	inflammation of the liver; jaundice
hepatodynia	pain in the liver
hepatomegaly	enlargement of the liver
hepatopathy	any disease of the liver
hepatosis	downward displacement of the liver
hepatalgia	pain in the liver
hernia	the protrusion of an internal organ through a defect in the wall of the anatomical cavity in which it lies
herpes	inflammation of the skin or mucous membrane with clusters of deep seated vesicles
hydragogue	promoting expulsion of water or serum
hydrocele	a circumscribed collection of fluid in the tunica vaginalis testis
hydrophobia	exaggerated fear of water as in rabies
hyperadenosis	proliferation of glandular tissue
hyperdipsia	intense thirst of relatively brief duration
hyperdiuresis	excessive secretion of urine
hyperemesis	excessive vomiting
hyperhidrosis	excessive perspiration
hyperorexia	excessive appetite
hyperpraxia	abnormal activity; restlessness

hypertension	high arterial blood pressure
hyperthermia	a very high body temperature
hypochondriasis	a state of mind in which the sufferer is much preoccupied with his health
hypotension	a fall in blood pressure below the normal level
hypothermia	greatly decreased temperature
hysteria	a neurotic disorder with varying symptoms
impetigo	an inflammation of the skin associated with discrete vesicles due to streptococcal infection
impotence	inability to perform the sexual act due to failure of the reflex mechanism
insecticide	any agent which kills or destroys insects
insanity	mental disease of a grave kind
insomnia	the condition of being unable to sleep
intoxication	general condition which results following the absorption and diffusion in the body of a soluble poison
lactifuge	retarding or causing cessation of the secretion of milk
laryngitis	inflammation of the larynx
laxative	having the action of loosening the bowel
lentigo	a brownish or yellowish spot found on the skin, most often on the hands, arms or face often caused by exposure to sunlight
leucoderma	any white area on the skin
leucorrhoea	an abnormal mucous discharge from the vagina
leukaemia	blood cancer
lithiasis	the formation of calculus of any kind
linthontriptic	an agent that effects the dissolution of a calculus
lumbago	pain in mid or lower back
malignant	threatening life or tending to cause death

mammillitis	inflammation of the nipple
maturate	to bring to maturity
melalgia	pain in the limbs
melancholia	a mental illness in which the predominant symptom is melancholy, depression of spirits, unhappiness and misery
menolipsis	temporary cessation of menstruation
menorrhagia	excesive or prolonged menstruation
menostasis	amenorrhoea
metropathy	any uterine disease
metroptosis	prolapse of the uterus
metrorrhagia	uterine bleeding, usually of normal amount occurring at completely irregular intervals, the period of flow sometimes being prolonged
metrorrhea	abnormal uterine discharge
micturition	the act of passing urine
migraine	a periodic condition with localised headaches, frequently associated with vomiting and sensory disturbances
morbid	belonging or relating to disease
mumps	epidemic parotitis, an acute infectious disease caused by a virus
myalgia	muscular pain
mydriasis	dilatation of the pupil
mydriatic	a drug that dilates the pupil
myringitis	inflammation of the tympanic membrane
narcotic	a drug that induces sleep
nasitis	inflammation of the nose
nauseant	an agent that causes nausea
nephralgia	pain in the kidney

nephritis	inflammation of the kidneys
nephrolithiasis	presence of renal calculi
nephropathy	disease of the kidneys
neuralgia	a painful affection of the nerves due to functional disturbances or neuritis
neurasthenia	nervous debility
notalgia	pain in the back
nyctalopia	night blindness
obesity	an excessive accumulation of fat in the body
odontalgia	toothache
odontopathy	any disease of the teeth
oleaginous	oily, greasy
opacity	an opaque or non-transparent area
ophthalmia	a term usually applied to conjunctivitis
opthalmitis	inflammation of the eye ball
ophthalmodynia	pain in the eye
ophthalmopathy	any disease of the eye
orchialgia	pain in the testis
orchiopathy	any disorder of the testis
orchitis	inflammation of the testis characterised by hypertrophy and pain
ostalgia	pain in the bones
osteomalacia	softening of the bones, resulting from vitamin D deficiency
otalgia	pain in the ear
otopathy	any disease of the ear
otopyorrhea	purulent discharge from the ear
pancreatitis	inflammation of the pancreas

paraplegia	stroke affecting one side
parkinsonism	Parkinson's disease - a disease characterised by rigidity of muscles and tremor of the hands
pectoral	effective in diseases of the chest
pectoralgia	pain in the chest
pertussis	whooping cough
pharyngitis	inflammation of the mucous membrane and underlying part of the pharynx
pharyngodynia	pain in the pharynx
pharyngopathy	any disease of the pharynx
phthisis	any wasting disease in which the whole body or part of the body is involved
pneumonia	a general disease in which the essential lesion is an inflammation of the spongy tissue of the lung with consolidation of the alveolar exudate
pneumonitis	inflammation of lung tissue
pneumonopathy	any disease of the lungs
pneumonosis	any lung disorder
pneumorrhagia	a severe haemoptysis
poliomyelitis	an acute inflammation of the anterior horn cells of the spinal cord due to an enterovirus infection
poultice	a soft mush prepared by various substances with oily or watery fluids
procreant	the drug which begets
proctalgia	pain in the rectum
proctitis	inflammation of the rectum
proctoptosis	prolapse of the rectum
prophylactic	pertaining to the prevention of the development of a disease
prurigo	an eruption of the skin causing severe itching

pruritus	itching
psoriasis	a condition characterised by the eruption of circumscribed discrete and confluent reddish, silvery scaled lesions
psoriasis plantaris	psoriasis of the sole
psychopathy	any disease of the mind
ptyalism	excessive secretion of saliva
pyrexia	a condition characterised by the presence of pus
pyorrhoea	a discharge of pus
rachialgia	pain in the vertebral column
radiculalgia	neuralgia of the nerve roots
radiculitis	inflammation of spinal nerve roots
ramitis	inflammation of a nerve root
rectalgia	proctalgia
rectitis	proctitis
refrigerant	cooling
renal calculi	calculi relating to kidney
renopathy	any disease of the kidney
resolvent	causing resolution of a tumour or swelling
restorative	having the power to restore or renew health
resuscitative	the act of restoring to life
retinitis	inflammation of the retina
revulsive	causing revulsion in drawing away of blood from a pathological area to another area
rheumarthritis	rheumatoid arthritis
rheumatalgia	rheumatic pain
rhinalgia	pain in the nose
rhinitis	inflammation of the nasal mucous membrane

rhinodynia	pain in the nose
rhinopathy	any disease of the nose
rhinorrhagia	copious haemorrhage from the nose
rickets	a disturbance of the calcium/phosphorus metabolism which occurs in the growing child as a result of vitamin D deficiency
roborant	a strengthening agent
sarcocele	fleshy swelling or tumour of the testis
scabies	sarcoptic infestation of the human skin particularly a contagious skin disease caused by invasion of the epidermis
scald	the lesion caused by contact with a hot liquid or vapour
scalding of urine	severe burning sensation during micturition
scleritis	inflammation of the sclera
scrofula	tuberculous cervical adenitis with or without ulceration
scurvy	a deficiency disease due to lack of Vitamin C
sialogogue	an agent that increases the flow of saliva
sinovitis	inflammation of the synovial membrane of a joint
sinusitis	inflammation affecting the mural epithelium of a sinus
somatalgia	body pain
somnifacient	causing sleep
somnolence	sleepiness
soporific	inducing sleep
spanomenorrhea	scanty menstruation
splenalgia	pain in the spleen
splenitis	inflammation of the spleen
splenohepato-megaly	enlargement of spleen and liver

splenomegaly	enlargement of the spleen
splenopathy	any disease of the spleen
stomachalgia	pain in the stomach
stomatalgia	pain in the mouth
stomatitis	generalised inflammation of the oral mucosa
stomatopathy	any disorder of the mouth
stomatorrhagia	haemorrhage from the mouth
styptic	having the power to arrest bleeding
suppurative	pus forming
syphilis	a contagious venereal disease
tetanus	an infective disease due to the toxins of *Clostridium tetani*
thermoplegia	sun stroke
tonsilitis	inflammation of the tonsil
toxaemia	the condition of general poisoning caused by the entrance of soluble bacterial toxins into the blood
trauma	a pathological alteration of the supporting tissues of a tooth due to abnormal occlusion
trichogenous	stimulating the growth of hair
ulemorrhagia	bleeding from the gums
ulitis	inflammation of the gums
ulocace	ulceration of the gums
ulorrhagia	free haemorrhage from the gums
ulorrhea	bleeding from the gums
urelcosis	ulceration of the urinary tract
ureteralgia	pain in the ureter
ureteritis	inflammation of the ureter
urethritis	inflammation of the urethra

urethrorrhagia	flow of blood from the urethra
urethrorrhea	abnormal discharge from the urethra
urocyst	the urinary bladder
urocystitis	inflammation of the urinary bladder
urodynia	pain on urination
uro-oedema	oedema due to infiltration of urine
urolithiasis	urinary calculi
uropathy	any disease of the urinary tract
urorrhagia	excessive secretion of urine
urorrhea	involuntary flow of urine
uroschesis	retention of urine
urticaria	nettle rash
uteralgia	pain in the uterus
uteritis	inflammation of the uterus
vaginitis	inflammation of the vagina
vaginodynia	pain in the vagina
vaginopathy	any disease of the vagina
vermifuge	a drug that expels worms
verminosis	helminthiasis
vertigo	dizziness
vesical	referring to the urinary bladder
visceromegaly	abnormal enlargement of the viscera
wart	a circumscribed cutaneous excrescence

INDEX TO SANSKRIT TERMS